新编实用临床护理学

王　美等◎主编

吉林科学技术出版社

图书在版编目（CIP）数据

新编实用临床护理学 / 王美，宋宁，叶美欣主编--
长春：吉林科学技术出版社，2017.4
　　ISBN 978-7-5578-1969-9

　　Ⅰ．①新… Ⅱ．①王… ②宋… ③叶… Ⅲ．①护
理学Ⅳ．①R47

中国版本图书馆CIP数据核字(2017)第075004号

新编实用临床护理学

XINBIAN SHIYONG LINCHUANG HULIXUE

主　　编	王　美等	
出 版 人	李　梁	
责任编辑	刘建民　韩志刚	
封面设计	长春创意广告图文制作有限责任公司	
制　　版	长春创意广告图文制作有限责任公司	
开　　本	787mm×1092mm　1/16	
字　　数	702千字	
印　　张	29	
印　　数	1—1000册	
版　　次	2017年3月第1版	
印　　次	2018年3月第1版第2次印刷	

出　　版　吉林科学技术出版社
发　　行　吉林科学技术出版社
地　　址　长春市人民大街4646号
邮　　编　130021
发行部电话/传真　0431-85635177　85651759　85651628
　　　　　　　　　　85652585　85635176

储运部电话　0431-86059116
编辑部电话　0431-86037565
网　　址　www.jlstp.net
印　　刷　永清县晔盛亚胶印有限公司

书　　号　ISBN 978-7-5578-1969-9
定　　价　85.00元

前　言

　　21 世纪社会的发展和健康需求的改变，对护理专业人员赋予了更多的任务。护士的工作从单纯地为病人提供身体和生理的照顾扩展到为病人、家庭和社区人群提供生理护理、心理咨询与疏导、健康指导与教育。护士的角色也相应地扩展到健康教育和指导者、精神卫生和心理支持的提供者、个体和群体健康的管理者、护理对象同家庭以及和其他医务人员的沟通者、健康保健团队的协调者；从单纯的医生的助手改变为健康保健队伍中的合作伙伴。在人类健康从最佳状态到生命濒临尽头的全过程中，"促进和维持健康、预防疾病、协助康复、减轻痛苦"将是 21 世纪护理人员的根本任务

　　本书分为五部分，以护理专业基础为主线，详细介绍了护理基础知识、内科、妇产科、外科和儿科等常见疾病的护理方法及措施。内容丰富全面，融综合性、实用性为一体。望本书的出版能为广大护理人员和教学工作者提供有价值的学习及借鉴意义。

　　由于学术进展迅速，编者的水平及时间有限，书中难免有疏漏之处，望广大读者惠于指正。

编　者

目　　录

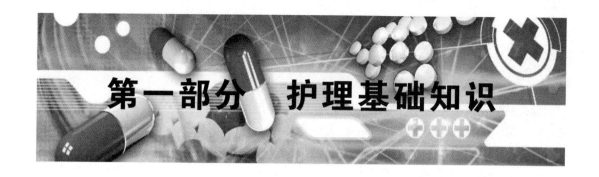

第一部分 护理基础知识

第一章 基本护理模式

第一节 人际模式

人际模式是指导护患关系的理论，由美国 H. Peplau 1952 年提出。人际模式认为个体具有不同的生理、心理、社会特征和需要，是一个发展的自我体系。Peplau 的人际关系模式的重点：

人：是一个生活在不稳定平衡中的有机体，即生理、心理和社会都处于流动状态。人是有需要的，因而产生压力，这些压力使人的行为趋向于减小压力，满足需要。

健康：要求各种生活和人格的需要得到满足，这样人才能充分发挥其能力。

环境：指与人相互作用的重要成员。

护理：帮助人们满足现有的需要，目的是促进人向前发展。护士与患者之间的关系是治疗性过程的关键，从两个陌生人有不同的目的和兴趣开始，随着相互间关系的进展，为解决冲突、困难、焦虑以满足患者的需要提供了条件。

Peplau 描述护患关系有以下 4 个时期：

1. 熟悉期　患者感到有寻求专业性帮助的需要，护士主要是收集资料，明确诊断。

2. 确定期　患者开始选择性地对给他提供帮助的人予以反应。此期患者可能表达他对健康问题的认识，护士可通过观察来了解患者对护士的期望，澄清护士对患者抵御疾病能力的估计是否恰当。

3. 开拓期　此期可与确定期、解决期重叠，护患关系在此期充分发挥作用以获得最大效益，患者可充分利用提供给他的服务。在开始康复时，容易出现依赖与独立的冲突。患者的需要可能会很快改变，护士也应该随之改变才能满足其需要。随着康复的进行，应有逐渐脱离帮助的新目标。

4. 解决期　是在以上基础上逐渐获得自由的过程，患者在逐渐加强独立能力的过程中，还在心理上有所依赖而维持关系，因而医疗上的康复不应是护患关系的结束，如果患者能够重新独立，护士就应帮助他通过顽强的努力达到自立。

（王美）

第二节　行为系统模式

行为系统模式是美国护理专家约翰逊于 1980 年所倡导的一种护理模式，他认为护理是一种作用于患者的调节力量，即在行为对身体社会健康造成威胁或患病时起作用，以促使患者的行为结构和完善性维持最佳水平。

人：Johnson 认为有两个主要系统。生物系统是医生角色的重点，而行为系统为护理角色的重点。当其中一个有功能障碍时，两个系统间可相互作用。

社会：对个人来说环境就是社会。个人的行为受周围环境事物所影响，而文化对个人行为的影响是深远的。

健康：是身体、精神、情感和社会方面对内在的和外部的刺激的有目的的和适应的反应，以维持稳定和舒适。个体的目的是有效地并高效地保持全部行为系统，并在功能失调、平衡遭到破坏时，能有足够的能力恢复原有的平衡。

护理：目的是促进个体内部的平衡，这意味着在健康—疾病连续过程中的任何一阶段都可进行护理实践，其重点是在个体有病时维持行为系统平衡，护理措施着重在对个人维持平衡不利的异常行为上。

Johnson 确立了互有差异的 7 个次系统，它们是互相关联的，一个次系统的变化，会影响所有的次系统。7 个次系统分别为：

1. 依恋或从属　是个体发展中第一个反应系统，这个次系统的功能是进入社会并产生亲密感，形成并依恋于一个强有力的社会纽带，进入儿童或成人期时，对抚养者的依恋仍然存在，并增加对其他人的依恋，这些其他重要成员可为个人提供安全感。

2. 依赖　依赖行为是环境中其他个体参与抚育的"援助性"行为，如赞同、注意、理解和具体帮助。

3. 摄取　是围绕进食行为的，与生物系统有关，护理的重点在于围绕进食时社会状态的结构和意义。与进食有关的行为在一定文化情况下是否被社会接受较个体在生理上对食物的需要更有意义。

4. 排泄　与从体内排除废物的行为有关，与生物系统很难分开，不过人的排泄在时间与地点方面也有能否被社会接受的社会问题。不同的文化有不同的排泄方式。

5. 性　是反映与生育有关行为的次系统。生物因素和社会因素都能影响性次系统的行为，与文化亦有关，并随性别而不同。

6. 进取　本次系统与保卫和自我防护有关，当生命受到威胁时，个人能产生防御性反应，但不包括蓄意伤害他人的行为。

7. 成就　是指对环境进行控制的行为，各刊，技能方面的成就均属之。其他个人的成就或成功，也可包括在本次系统中。

每个次系统在结构上都应具备以下 4 个要素：

1. 目的性　每个次系统所寻求的目的是什么？其最终目的是相同的，但为达到目的所使用的方法可因个人文化和其他差异而不同。

2. 定向性　人的活动倾向性。每个人经常是顺着几个固定的途径朝其目的而活动的。

尽管选择行为时只有少数几个可选性，但个人仍将挑选他认为最喜爱的。

3. 选择性　每个次系统都有一定的活动范围，以供选择。比较适应的人可得到的选择范围较广，随着生活经历的增长，个人可得到的选择性就多。不过当个人对其所得感到满足时，他获得新行为的机会就下降。

4. 可观察的行为　是行为次系统所产生的结果，即人的行为，这些能观察到的行为可使他人（或护士）去了解个人为达到有关目的时所采取的行为，并可在帮助他达到目的时，对行为的效果和效率进行评价。

每个次系统都有3种功能的需求：

1. 每个次系统都应受到保护，避免一些系统所不能应付的恶性刺激。

2. 每个次系统必须经常接受刺激，以加速成长和预防迟滞。

3. 每个次系统必须接受来自环境的适当供给，以获得营养。

这些需求可以通过个人的努力和外界力量（护士）的帮助得到满足，而在满足以上需要后，系统和次系统就能得以维持。健康是系统的平衡。

疾病与次系统之间相互作用的不平衡，或次系统本身缺乏结构上和功能上的平衡有关，导致这些不稳定的主要原因有：①次系统或其各部分没有完全发展或异常发展；②内部的调节或控制机制遭到破坏；③环境中的恶劣影响；④对系统的刺激不适当；⑤缺乏充分的环境的输入。

护理是在行为对身体健康构成威胁或已发现有疾病的情况下，为保存患者行为的组织和整体性处于高水平的一种外界调节力量。护理可以利用外界的调节和控制机制，按期望的方向改变结构，满足次系统的功能需要，或帮助次系统间调节平衡等。随着健康状态的变化，护理独特的责任是维持或调节患者不断变化的身心平衡，或者促成它的产生，重点清除不平衡因索，以后发展了这个概念，充实了人所具备的心理、社会、文化、生理要求的行为系统即行为系统模式。

（王美）

第三节　健康-护理系统模式

健康-护理系统模式是研究压力对个体的影响，以及人的调节反应和重建平衡的理沦，系美国护理专家 B. Neuman 于 1974 年所提出。这一理论认为人是通过人际之间、个人之外多种因素与环境相互作用的开放系统。

Neuman 的保健系统模式是围绕减少应激而组织的，是主要考虑应激的作用和应激对发展和维持健康的反应的模式。

人：是为寻求平衡与和谐而与环境相互作用的开放系统，是由生理、心理、社会文化和发展等变量所组成的一个整体。任何次系统或系统的任何部分的功能都应结合整体来评价。

健康：是一种满足的状态，即各种需要不受干扰的状态，与正常防御线的动态平衡有关。应激原可以成功地被应变防御线所克服和避免，此时，应激原已通过正常防御线

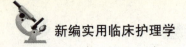

而与抵抗线起了反应。

环境：是指所有内部的和外部的应激原以及抵抗因素。

护理：是为减少应激因素并扭转受影响或可能受影响的情况。

Neuman 认为人是不断地受到应激原的影响的，应激原是产生刺激的压力，具有干扰平衡或正常防御线的能力。正常防御线是人的稳定状态。

应激原可以是体内的、人与人之间的或体外的。对应激原的抵抗是由应变防御线所提供的，它是一种活动的、保护性缓冲力量，是由所有影响着个体的变量所组成的。这些变量包括生理结构、社会文化背景、发展状态、认知技能、年龄、性别等。这些变量间的关系，决定个体对应激原的抵抗量。若应变防御线不能保护人抵抗应激原，正常防御线遭到破坏，人的平衡被破坏了并产生了反应，可导致死亡，也可导致平衡恢复（即回复到正常防御线），这决定于恢复平衡的内在抵抗线，对应激原的反应及其预后还受应激原的数量和程度、时间的长短以及对个体的意义所影响。

Neuman 认为护理干预是通过三级预防来完成的：

1. 初级预防 以减少应激原侵犯的可能性、降低应激原的强度和加强应变防御线等方法来预防应激原透过正常防御线或减轻反应的程度，这可由对个别患者的评估和减少可能与应激原有关的风险因素来完成，也可用计划、干预和评价等措施来加强正常防御线。

2. 二级预防 适用于应激原已穿透正常防御线后，包括早期诊断及对症状处理的计划和评价。

3. 三级预防 恢复平衡，使其返回到初级预防的状态，重点在于预防将来可能发生的事件，再适应和维持稳定的反复教育。

（王美）

第四节 自理模式

自理模式是系美国护理专家粤伦（D. E. Orem）于 1971 年所倡导。他认为自理是个体为保存生存、健康、幸福而创造及采取的行为，分为正常情况下的自理和健康情况下降时的自理两类。

自理模式又称自我照顾模式，是围绕护理的目的而组织的，其本质是自理概念。自理是一种有一定形式的、连续的、有意识的行为。它从每天的日常生活中得到发展，在学习和完成自理活动时，需要智慧和经验以及他人的指导和帮助。当每个人或集体都能有效地进行自理时，就能对人的整体性、人类的功能和发展有所贡献。自理活动受到文化信仰、家庭和社会、风俗和习惯的影响，每个人的年龄，发展状态和健康情况也能影响自理活动的能力。

1. Orem 的 4 个主要概念：

（1）人：人与其他生物明显不同是因为有以下能力：反映自己及其环境；总结并解释经验；在思考、交往和工作中创造性地为自己和他人谋幸福。整体的人的功能包括躯体的、心理的、人际间的和社会等方面。相信个人是有能力学习和发展的，并且人不是通过学习行为来达到自我照顾需要的，只有在本人不会学习自理时，才由别人学习后再提供给他。

（2）健康：Orem 支持 WHO 关于健康的定义，认为每个人健康的躯体、心理、人际间和社会等方面是不可分割的。健康可以有不同的状态，一个人可以从一种状态移至另一种状态，但必须保持内、外环境的稳定，以使自理需要得到满足，还指出健康应以预防保健为基础，包括促进维持健康（初级预防）、治疗疾病（二级预防）和预防并发症的发生（三级预防）。Orem 还以健康为中心，把护理需要分为以下几个方面：生命周期、康复、不明原因的疾病、遗传和发展的问题、不成熟、治疗、调整、整体功能的稳定以及晚期疾病等。

（3）社会：认为环境是人以外的所有因素，人生活在社会中是希望能自我管理，并对自己的健康与依赖者的健康负责的。大多数社会对那些不能满足自理需要的人们是会接受的。因此，自我帮助和帮助他人都会被社会认为是有价值的活动。

（4）护理：认为护理是克服或预防自理缺陷发展的活动，或为不能自理的个人提供治疗性自理活动。护理是一种服务，是一种助人的方式而不是有形的商品。护理的形成是从经过护士慎重选择和执行对个人或集体进行具体行为帮助时产生的。在其照顾下，个人或集体得以维持或改变他们自身或周围的环境。

2. 护理技术包括：

（1）社会和人际间的交往技术。

1）要根据年龄、发展情况、健康状况和社会文化的倾向来进行沟通。

2）努力促进并维持人际间、集体中或集体间的关系协调。

3）建立并保持良好的护患关系，这对健康与疾病的心理状态能起作用。

4）提供帮助以促进对人类需要、活动能力和缺点的适应。

（2）对机体进行调整的技术。

1）维持和促进生命过程。

2）调整对健康和疾病起作用的心身状态。

3）促进成长和发展。

4）调整在空间的体位和活动。

3. Orem 学说的三个理论结构：

（1）自理结构

1）一般自理需要：与生命过程和维持人的结构和功能的整体性有联系，对所有人在生命周期各发展阶段都需要。①摄入足够的空气、水和食物；②提供与排泄有关的照顾，包括调节和控制；③维持活动和休息的平衡；④孤独与社会交往，即独处和与人共处的平衡；⑤防止发生危险，预防对生命的有害因素；⑥维持正常发展。

2）发展自理需要：包括各发展时期的不同需要以及对能影响发展过程的预防性护理等。

3）健康不佳时的自理需要或由于一些诊断性措施或治疗措施引起改变后的需要，如结肠手术后需要重新学习排便自理技术等。

（2）自理缺陷结构：Orem 将需要进行护理活动的自理需要称之为治疗性自理需求，

这是在自理能力缺陷时，决定是否需要护理的标准，一般是在成人自理能力有缺陷或受限时、父母或抚养人为满足小儿的持续自理需要时，以及在进行需要特殊技术和科学知识的护理时有这种需求。

（3）护理系统结构：涉及如何满足患者的自理需要以及如何通过护理系统由患者自己来满足处理需要，护理系统是根据患者的自理需要和自理能力而定的。

4．人们对自身护理有3种基本类型：

（1）普通的自护：存在于生长过程中的各个阶段，为人们所共有。其内容可因年龄、发育阶段、性别、环境等有不同变化，但其维护生命活动的需要，维护人体结构与功能的完整统一，这一基本要求是普遍的、共同的。如对饮食的照料，睡眠条件的选择，衣服的安排，气温条件的要求等，都是普遍的自护内容。

（2）发育的自护：是指针对在人的生长发育过程中各不同阶段出现的各种特殊情况（需要），自己为自己提供的护理，如女孩进入发育过程中的青春期，就提出了不少特殊的需要：消除第一次出现月经的恐惧、羞涩心理，懂得月经期间的卫生知识。又如男女更年期心理情绪出现的变化，也要自己学会掌握自我护理的技能。"发育的自护"是人类普遍存在和普遍需要的护理，但仅限于发育的特殊阶段。

（3）健康脱逸的自护：这是一种特殊情况下的自护。所谓健康脱逸，就是健康偏离了正常轨迹，人从健康状态进入了不健康的状态，其中包括遗传、体质缺陷方面的脱逸，也包括人体生理、心理方面出现的障碍和结构功能受到损伤、影响时。人们遇到了健康的脱逸，当然需要旁人提供帮助和支持，这种外在的帮助和支持，仍然是为自护创造条件，它不能取代自我护理，可给予"全补偿"、"部分补偿"和"辅助教育"的三种形式系统帮助：

1）全补偿系统是指由护士代替或帮助患者的自我照顾活动。

2）部分补偿系统是指由护士代替和帮助患者主要的自我照顾活动。

3）辅助教育系统是指患者能采取必须的措施，完成自我照顾活动，需要护士给予支持和指导。

"自我论"强调在康复过程中患者的主体作用，强调护士的任务在于增进患者自护的主观能力。这种思想有助于调动和激发患者的主观能动作用，以这种观点指导护理工作，要求护士十分重视处理好与患者的关系，要求护士在患者有可能自己照顾自己的情况下，不要替代患者自己所作的努力。从总体来说，这是一种积极的护理思想。当然，"自护论"不是绝对的，不能因为自护而放弃护士的责任和努力，更不能因此而认为护士是可有可无的。"自护论"的主导思想在于强调患者自我照顾的重要意义，突出健康的恢复首先应该是患者自己积极努力的结果。

5．Orem学说将护理程序分为三阶段：

（1）决定该患者为何需要护理：即评估患者的治疗性自理要求以及患者进行自理的能力，可提出以下问题：患者的自理缺陷是什么？是什么原因引起的？患者的自理能力有哪些潜力？是应帮助患者不让他自理呢，还是发挥他的自理潜力？应制定哪些目的？这种决定过程是否应从开始到最后持续进行？

（2）是护理程序中的计划部分：即规划一个护理系统以达到健康的目的，可按全补偿、部分补偿和辅助教育三个系统进行构思，然后把治疗性自理需求的内容加以组织，并选择一些有效的补偿自理和克服自理缺陷的方法。

（3）执行与评价：执行为克服自理缺陷，提供治疗性自理和预防新的自理缺陷发展所制订的行为计划，并将护理后的结果与所制订的目的进行比较与评价。

本模式强调在患者不能提供自理需要时的护士角色是确定患者治疗性自理需求并予以满足。护理的目的是维持健康，预防疾病和恢复健康。护理活动包括患者的活动和与患者共同进行的活动。

（宋宁 王美）

第五节 适应模式

适应模式系美国护理专家罗伊（sister C. Roy）1970 年所倡导。他认为人是一个不断与环境互相协调的生物、心理、社会的整体。

Roy 的适应模式，是围绕人的适应性行为，即人对环境的应激原进行适应的过程组成的。

1. 人 是一个适应系统，包含着适应与系统两个概念。人作为一个有生命的系统是处于不断与其环境互动的状态，并可因此而引起内在的和外部的变化，而人在这变化万千的世界中必须保持完整性，因此每个人都需要适应而被认为是一个适应系统。人的行为是适应系统的输出，输入的行为亦可有内部及外部的，这些行为都应可以被察觉到，可被测量和记录。输出分为适应性反应与无效性反应两类。

2. 健康 是人的功能处于对变化的持续适应状态，也可被看成是从死亡—健康极差—健康差—健康正常—健康良好—高水平健康—高峰状态，即成为一个完整的和全面的人的持续过程，而人的完整性表现为有能力达到生存、成长、繁衍、主宰和自我实现的目的。

3. 环境 人生存在一个对内在与外部刺激开放的环境中；因而环境的定义围绕和作用于人或集体的发展或行为的所有情况、事情和影响。

4. 护理 是对作用于人的各种刺激加以控制以促进适应性反应，也可扩展适应范围，使个人耐受较大范围的刺激。刺激分为三种：

（1）主要刺激：为当时面对的，需要立即适应的刺激。

（2）相关的刺激：所有内在或外部的、对当时的情景有影响的刺激，这些刺激是可观察到、可测量到或由本人主动诉说的。

（3）固有的刺激：是原有的、构成本人特性的刺激，这些刺激与当时情景有一定关联，但不易观察及客观测量到。如心绞痛患者面对的主要刺激是心肌缺氧，相关刺激有温度（发热或寒冷），疼痛阈，体重，冠状动脉耐受程度等。固有刺激包括吸烟史、职业等。这三种刺激都能起到应激原的作用而引起应激，而这三种刺激的联合效应为适应水平。

应对是为对付日常情况的一些常规的和习惯性的行为以及当有巨大变化时，在通常的反应以外所产生的一些新的行为。人有两个主要应对机制。

1. 调节次系统　主要由神经、内分泌和感知、精神运动等部分组成。

2. 认知次系统　包括感知和形成信息过程，学习，判断和情感。

以上两个次系统都作用于以下 4 个方面：生理功能、自我概念、角色功能、互相依赖。常见适应问题分类如下。

（1）生理功能：①供氧方面：低氧、休克、负荷过重；②营养方面：营养不良、恶心、呕吐；③排泄方面：便秘、腹泻、腹胀、失禁、尿潴留；④活动与休息：躯体活动不足、潜在废用性萎缩、休息不足、失眠、睡眠剥夺、休息过度；⑤皮肤完整性、瘙痒、干燥、褥疮。

（2）自我概念：①躯体自我：性的自我概念降低，性行为过度、失落；②人格自我：焦虑、无能为力、自罪感、自尊减低。

（3）角色功能：角色转移、角色差距、角色冲突、角色失败。

（4）互相依赖：分离性焦虑、孤独。

适应既是应对应激原的过程，也是这个过程的最后状态，其最终目的是希望达到有助于促进人的生存、成长、繁衍与主宰境界。

按照 Roy 模式执行护理程序有其相应的准则，包括一级估计、二级估计（诊断）、制订目标、措施与评价。

1. 一级估计　指收集与以上四个方面有关的输出性行为，也可称为估计。护士应考虑这些行为是否有助于促进人的完整性、是否有助于健康，以确认无效性反应和需要护士帮助才能达到适应性反应。

2. 二级估计　包括收集各种刺激的资料，将这些资料进行分析并列出问题或作出护理诊断。如某工人因接触过高温度而发生胸疼，则可诊断为"胸疼，由心肌缺氧与接触高温引起"。若把这些行为联系到有关的其他方面，如此工人所从事的劳动必须接触高温，但由于疾病今后不宜再从事这种工作则可诊断"角色失败，由于高温时心肌活动受限所致"。

3. 制订目标　目的就是最后能达到的行为，需要注意的是目标应是在尊重个人利益和权利的基础上，与个人共同制订的，而这个目的是可能达到的。若个人不能制订，护士应根据伦理及法律原则来制订。

4. 措施　为制订护理计划的具体措施，可通过对作用于适应系统的各种刺激加以改变和控制，使这些刺激作用于适应范围以内，以获得适应性反应。

5. 评价　即将输出性行为与所制订的行为目标进行比较并衡量其中的差距，然后根据评价的资料作出再调整和进一步的措施。

（宋宁）

第六节　生命过程模式

生命过程模式系美国护理专家罗杰兹（Martha E. Rogers）于 1970 年所倡导。

这一理论根据人类学、社会学等知识，提出生命过程分婴儿期、少年期、青年期、壮年期及老年期5个时期，认为这是基础的护理概念结构，也是一个完整的、持续的、动态的和有创造性的过程。

Rogers 把人描述为一个协调的整体，人的生命过程是一个动态的，持续的、有创新的、进化的，具有高度差异和不断变换型态的过程，因而本模式又称为生命过程模式。按 Rogers 理论，护理学是针对人类生命过程，解释与预测其发展性质和方向的科学。

1. 人　是一个有组织的、有独特类型的能量场，与环境能量场不断进行事物和能量的交换，因而导致人与环境不断更换其类型，并增加了人的复杂性和创新性。人的行为包括物理、心理、生物、社会、文化和精神属性，并按不可分割的整体反映整个人。

2. 环境　是四维性的能量场，并与人能量场不断地进行相互作用，因而也是开放的。

3. 健康　健康与疾病不是分离的，但也不是一种线性关系，舒适与不舒适的概念不能用以说明人所表现的动态的复杂性和经常变化的满足程度。

4. 护理　是对人和环境的型态进行重新塑造，以求得人的最佳健康可能。护理应是帮助个人有意识或无意识地利用各种条件，以加强人与环境的关系，使人的整体性得到提高。

Rogers 提供出了3个原则，说明人的生命过程，预测其发展。

1. 整体性或相互依赖性　由于人与环境是不可分割的，在他们相互作用时，双方进行着塑造与被塑造，因而人能量场和环境能量场应同时被理解，而在其互相作用中所出现的不断修正也就是生命过程中的系列变化。

2. 共振性　指人与环境能量场之间的变化是按波浪方式进行的。人的生命过程是各种不同频率的、有节奏的波动所组成的交响乐。

3. 螺旋性　表明人与环境变化的性质与方向，是沿着时一空范围中螺旋式的纵轴前进的，且随着年龄的增长，人的行为不会重复而是蛛更复杂的形式再现。Rogers 特别强调整体的人和人与环境同时并持续进行互相作用这个概念，如果个体以外的任何事物与人都是环境的一部分，则护士也是环境的一部分，护理就是护士与患者一起工作，而不是"为"或"替"患者工作，护士考虑的是整个人而不是某一方面、某一问题或满足有限的一部分需要，在这互相作用的过程中，不但患者发生了改变，护士也得到了再塑造。

（宋宁）

第二章 常用的基础护理技术

第一节 物品消毒灭菌法

消毒法是指杀灭微生物繁殖体所采用的物理或化学方法；灭菌法是指杀灭物品上所有致病的和非致病的微生物，包括细菌芽孢，所采用的物理或化学方法，以防止交叉感染。

（一）物品的终末处理

未直接接触患者的物品，使用后可清洗还原。直接接触患者的物品，使用后先消毒，再清洗备用。一次性物品，使用后先消毒，再作进一步处理。输液器、注射器、橡胶手套等先行毁形后，于消毒液中浸泡消毒，再集中销毁。传染患者使用后的物品，严格按照消毒、清洗、再消毒的原则处理。

（二）物理消毒灭菌法

1. 煮沸灭菌法　凡不怕潮湿可耐高热的物品均可采用此法。

（1）用物：炉，煮锅，碳酸氢钠，待消毒物品。

（2）操作要点：煮沸消毒灭菌时，物品必须刷洗干净，全部浸没在水中。器械的轴节及容器的盖要打开，不能重叠；玻璃类物品须用纱布包好，温水或冷水时放入；橡胶类用纱布包裹，空腔导管应先在腔内注水，水沸后放入，3～5min取出。

物品在100℃温度下煮沸5～10min可达消毒目的，1～3h可杀灭芽孢。如在水中加入碳酸氢钠配至1%～2%浓度，可提高沸点至105℃，且可去污和防锈。煮沸消毒灭菌于水沸后开始计时，若中途加入物品，则于第二次水沸后重新计时。煮沸消毒灭菌的物品可保存24h，过期须重新灭菌。

2. 高压蒸汽灭菌法　凡耐高热的物品，如金属类、玻璃类、布类等均可采用此法。

（1）用物：容器或包裹，灭菌指示卡，化学指示胶带，待消毒物品。

（2）操作要点：包裹不宜过大、过紧，放置时各包之间要有空隙，便于蒸汽流通。布类物品放在金属、搪瓷类物品之上，以免包裹受潮，影响灭菌效果。根据物品大小、性质，决定所需气压、温度及时间。灭菌后物品有效期为7～14d，过期须重新灭菌。

清点物品后打包或置于贮槽内，于包的中央放置灭菌指示卡，包外贴化学指示胶带，注明物品名称、灭菌日期及责任者，送供应室高压蒸汽灭菌处理。灭菌后烤干，按灭菌日期先后顺序置于干燥固定处备用。

3. 燃烧法　已污染而又无保留价值的物品，如带芽孢敷料、培养瓶或培养试管、某些金属器械、搪瓷盆等，急用时可采用此法。

（1）用物：搪瓷盆等，95%乙醇或酒精灯，火柴，待消毒物品。

（2）操作要点：注意安全，远离易燃或易爆物品。在燃烧过程中，不可添加乙醇，以免造成烧伤或火灾。①金属器械、搪瓷盆等：清洗器械或盆，将器械放入盆内，倒入95%乙醇少许后缓慢转动使乙醇分布均匀，点火燃烧至熄灭；②培养瓶或试管：点燃酒精灯，当开启及关闭瓶塞时，在火焰上烧灼瓶（试管）口和塞子，来回 2 ~ 3 次。

4. 日光曝晒消毒法　不宜浸泡、蒸煮的物品均可采用此法消毒。

（1）用物：晒衣架，待消毒物品。

（2）操作要点：物品摊开直接暴露在日光下曝晒 6h，被褥可搭在架上，每 2h 翻面 1 次。

5. 紫外线消毒法　适于空气和某些物品表面消毒。

（1）用物：紫外线灯，待消毒物品。

（2）操作要点：采用紫外线照射时，环境应清洁，室温 20 ~ 40℃，相对湿度 < 60%。空气消毒的有效距离不超过 2m，消毒时间 1 ~ 2h；物品消毒有效距离为 25 ~ 60cm，消毒时间为 20 ~ 30min。保持灯管表面清洁，每周用乙醇棉球擦拭 1 ~ 2 次。物品须摊开直接照射。使用时须保护眼睛及皮肤，可戴墨镜或用纱布遮挡。照射时，从灯亮后 5 ~ 7min 开始计时；关灯后须间歇 3 ~ 4min 后再开启。每 3 ~ 6 个月进行紫外线灯管照射强度测定 1 次，如灯管强度低于 70bcw/cm^2 时，应予更换。

6. 生物净化（层流）法　采用生物洁净技术，通过三级空气过滤器，除掉空气中 0.5 ~ 5μm 的尘埃，选用合理的气流方式，达到空气洁净的目的。

（三）化学消毒灭菌法

化学消毒灭菌剂的使用原则是：根据物品性能及各种病原微生物，选择适用的化学药品。严格掌握各种消毒剂的有效浓度、消毒时间、使用方法及有效期限。消毒剂应定期更换，挥发性的要加盖，并定期检测、调整浓度。消毒物品要洗净擦干，浸没在消毒液内，打开轴节及盖，管腔内须充满消毒液。在使用前用无菌生理盐水冲洗，避免消毒剂刺激人体组织。

1. 消毒剂的配制

（1）用物：容器，500 ~ 1000ml 量杯，10ml 量杯，消毒剂。

（2）操作程序：用 10ml 量杯（或注射器）量取所需量消毒剂，倒入 500 ~ 1000ml 量杯内；用 10ml 量杯接水后倒入 500 ~ 1000ml 量杯内（以保证消毒剂剂量准确）；用 500 ~ 1000ml 量杯量取所需量水，倒入容器内。高浓度溶液配制低浓度溶液的换算法：

$$高浓度溶液量 = \frac{消毒液用量 \times 消毒液浓度}{高浓度溶液浓度}$$

2. 浸泡消毒法　凡不怕潮湿的物品均可采用此法。

（1）用物：盛有消毒溶液的容器，待消毒物品。

（2）操作要点：将物品浸没于消毒溶液中，在标准浓度与时间内达到消毒灭菌效果。

3. 喷雾消毒法　常用于墙壁、地面的消毒。

（1）用物：喷雾器，消毒剂。

（2）操作要点：用喷雾器均匀喷洒消毒剂，进行空气和物品表面的消毒，在标准的浓度内达到消毒效果。

4. 擦拭消毒法　常用于地面、墙壁、床、桌椅的消毒。

（1）用物：消毒剂，抹布。

（2）操作要点：用消毒剂擦拭物品表面，在标准的浓度内达到消毒效果。

5. 熏蒸消毒灭菌法　常用于空气消毒，及精密仪器、医疗器械、棉制品、化纤织物、塑料制品、书报、皮革类的消毒灭菌。

（1）用物：薰蒸柜、容器，消毒剂，氧化剂。

（2）操作要点：将消毒剂加热或加入氧化剂，使消毒剂呈气体，在标准的浓度与时间里，达到消毒灭菌效果。

（3）空气消毒法：消毒前密闭门窗，将消毒剂加热（或加入氧化剂）薰蒸，按规定时间保持密闭，消毒毕，再开门、窗通风换气。常用消毒剂为：①纯乳酸：每立方米空间用 0.12ml 加等量水，加热薰蒸，密闭门、窗 30～120min；②37%～40% 甲醛：每立方米用 2～10ml，加水 4～20ml，加热薰蒸；也可用高锰酸钾气化，每立方米用 2～10ml 甲醛加高锰酸钾 1～5g，先将高锰酸钾倒入盆内，加等量水拌成糊状，再将甲醛倒入，密闭门、窗 6～12h；③2% 过氧乙酸：每立方米用 8ml 加热薰蒸，密闭门、窗 30～120min；④食醋：每立方米用 5～10ml，加热水 1～2 倍，加热薰蒸，密闭门、窗 30～120min。

（4）物品消毒法：常用甲醛，每立方米用甲醛 40～80ml，加入高锰酸钾 20～40g，密闭薰蒸 6～12h。

常用化学消毒剂见表 1-2-1。

表 1-2-1　常用化学消毒剂

消毒剂名称	消毒效力	使用范围	注意事项
乙醇	中效	1. 70% 乙醇用于皮肤消毒 2. 95% 乙醇用于燃烧灭菌	1. 易挥发，需加盖保存，要定期测定，保持有效浓度 2. 有刺激性，不宜用于黏膜及创面消毒 3. 易燃，应存放于阴凉、避火处
碘酊	高效	2% 碘酊用于皮肤消毒，擦后 20s，再用 70% 乙醇脱碘	1. 不能用于黏膜消毒 2. 皮肤过敏者禁用 3. 对金属有腐蚀性
碘伏（PVP-I），是碘与表面活性剂的不稳定型络合物	中效	1. 5% 溶液（含有效碘 250mg/L）用于皮肤消毒 2. 20% 溶液（含有效碘 1000mg/L）用于体温计消毒，前后 2 次各浸泡 30min，用冷开水冲净，擦干	1. 碘伏稀释后稳定性差，因此宜现配现用 2. 避光密闭保存，放阴凉处 3. 皮肤消毒后留有色素，可用水清洗
戊二醛	高效	2% 戊二醛溶液加入 0.3% 碳酸氢钠，成为 2% 碱性戊二醛，用于器械、内窥镜的消毒灭菌等，需浸泡 30～60min，灭菌需浸泡 10h	1. 每周过滤 1 次，每 2～3 周更换消毒剂 1 次 2. 浸泡金属类物品时，加入 0.5% 亚硝酸钠作为防锈剂 3. 灭菌后的物品，在使用前用无菌蒸馏水冲洗 4. 内窥镜连续使用需间隔消毒 10min，每天使用前后各消毒 30min，消毒后用冷开水冲净

消毒剂名称	消毒效力	使用范围	注意事项
甲醛(37% ~ 40%)(福尔马林)	高效	薰蒸消毒空气和某些物品	1. 薰蒸穿透力弱,因此,衣服应挂起消毒 2. 温、湿度对消毒效果有明显影响,要求室温在18℃以上,相对湿度80% ~90% 3. 对人有一定毒性和刺激性,使用时注意防护过氧乙酸
过氧乙酸(PAA)	高效	1. 0.2%溶液用于手的消毒,浸泡1 ~2min 2. 0.5%溶液用于餐具消毒,浸泡30 ~60min 3. 0.2% ~0.5%溶液用于物体表面的擦拭,或浸泡10min 4. 1% ~2%溶液用于室内空气消毒	1. 对金属有腐蚀性 2. 易氧化分解而降低杀菌力,故需现配现用 3. 原液太浓有刺激性和腐蚀性,配制时戴口罩或橡胶手套 4. 存放于阴凉处,防高温引起爆炸
含氯消毒剂(有漂白粉、漂白粉精、氯胺T、二氯异氰脲酸钠等)	中、高效	1. 0.5%漂白粉溶液及0.5% ~1%氯胺溶液用于浸泡餐具、便具等,浸泡30min 2. 1% ~3%漂白粉溶液、0.5% ~3%氯胺溶液喷洒或擦拭地面、墙壁及物品表面 3. 排泄物消毒:干粪5份加漂白粉1份搅拌,放置2h;尿液100ml加漂白粉1g,放置1h	1. 消毒剂保存在密闭容器内,置于阴凉、干燥、通风处,减少有效氯的丧失 2. 配制的溶液性质不稳定,应现配现用 3. 有腐蚀及漂白作用,不宜用于金属制品、有色衣服及油漆家具的消毒 4. 3天调换1次消毒液苯扎溴铵
苯扎溴铵(新洁尔灭)	低效	1. 0.05%溶液用于黏膜消毒 2. 0.1%溶液用于皮肤消毒,亦用于浸泡金属器械,加入0.5%亚硝酸钠可防锈	1. 是阳离子表面活性剂,对阴离子表面活性剂(如肥皂)有拮抗作用 2. 有吸附作用,会降低药效,因此,溶液内勿投入纱布、毛巾等 3. 对铝制品有破坏作用,故不可用铝制容器盛装
苯扎溴铵酊(新洁尔灭酊)	中效	用于皮肤、黏膜消毒	配制:苯扎溴铵1g + 曙红0.4g + 95%乙醇700ml + 蒸馏水至1000ml 双氯苯双
双氯苯双胍乙烷(洗必泰)	中效	1. 0.02%溶液用于手的消毒,浸泡3min 2. 0.05%溶液用于黏膜消毒 3. 0.1%溶液用于器械消毒,浸泡30mln	同苯扎溴铵

（王美　叶美欣）

第二节 无菌技术的基本操作

应用无菌技术操作，可以避免污染无菌物品或区域；防止病原微生物侵入或传播给病员。无菌技术的操作规程是根据科学原则制定的，如果违反操作原则，就可导致医院内感染，给病员和社会带来不应有的痛苦和危害。因此，每一名医务工作者都必须加强无菌操作观念，熟练地掌握无菌技术，严守操作规程，以保证病员的安全。

（一）无菌技术概念

1. 无菌技术 在执行医疗护理过程中，防止发生感染和交叉感染的一项操作技术。

2. 无菌物品 经过理化方法灭菌后，未被污染的物品。

3. 无菌区域 经过灭菌处理而未被污染的区域。

（二）无菌技术操作原则

1. 环境清洁 进行无菌操作前30分钟，通风，停止清扫地面，避免不必要的人流走动，防止尘埃飞扬。治疗结束，开窗通风，紫外线消毒，治疗室每日1次紫外线消毒。

2. 衣帽整洁 帽子应遮住全部头发，口罩须遮住口、鼻，修剪指甲，洗手。必要时穿无菌衣，戴无菌手套。

3. 有效日期 无菌包在未污染的情况下，可保存7～14日，过期或包布受潮，应重新灭菌。无菌包外应注明失效日期（或消毒日期）。

4. 保持无菌 无菌物品不可暴露在空气中，必须存放于无菌包内或无菌容器内。从无菌容器内取出的物品，虽未使用，也不可再放回无菌容器内。无菌物品须放在固定的地方，与非无菌物品分别放置，并按失效日期的顺序排列放置。

5. 取用物品 取用无菌物时，应面向无菌区，须用无菌钳，手臂保持在腰部水平以上，注意不可跨越无菌区域。

6. 无菌操作 进行无菌操作时，不可面对无菌区域谈笑、咳嗽、打喷嚏，用物疑有污染或已被污染，应予更换或重新灭菌。

7. 一物一人 一套无菌物品，只能供1位病员使用，以免发生交叉感染。

（三）无菌技术的基本操作

无菌技术的基本操作法包括无菌持物钳的使用法、无菌容器的使用法、取用无菌溶液法、无菌包使用法、铺无菌盘法、戴无菌手套法。

1. 无菌持物钳的使用法 无菌持物钳是取用无菌物品的器械。常用的持物钳有卵圆钳、三叉钳和长短镊子三种。无菌持物钳应浸泡在消毒溶液的大口容器内，容器底部垫以无菌纱布，（若选用0.1%新洁尔灭消毒液时，容器内不能存放纱布。因纱布是有机物，对新洁尔灭有吸附作用，可降低消毒液的效果。）液面需超过持物钳的轴节以上2～3cm或镊子的50%。

取放无菌持物钳时，应将钳端闭合，不可触及液面以上的容器内壁和容器口缘，钳端保持向下。若到远处夹取物品时，应连容器一起搬移，就地取物。

无菌持物钳只能取无菌物品，不可用于换药或消毒皮肤，不可夹取油纱布，因粘于钳端的油污可形成保护层，使消毒液渗透不进去，影响消毒效果。另外，油污还可污染其他物品及消毒液。无菌持物钳及其浸泡容器每周清洁消毒一次，宜更换消毒溶液。门诊部或使用较多的部门，应每日清洁消毒、更换。

2. 无菌容器的使用法　盛放无菌物品的容器称为无菌容器。常用的有无菌盒、罐、贮槽竿。打开无菌容器时，盖的内面（无菌面）朝上。持无菌容器时，手托底部，手指不可触及容器边缘及内面。取出物品后，即将容器盖盖严，尽量缩短无菌容器开盖状态的时间。无菌容器清洁消毒，每周 1 次。

3. 取用无菌溶液法　先核对标签、检查瓶子有无裂缝、瓶口有否松动及无菌溶液的澄清度，确信质量完好，才能使用。

倾斜溶液时，标签朝上，不可将无菌物品伸入无菌溶液瓶内，以蘸取或直接接触瓶口倒液，以免污染瓶内溶液。

（1）取用密封瓶装溶液法：用双手拇指将橡胶塞边缘翻起，用食指和中指套住橡胶塞拉出，先倒少量溶液于污染弯盘内，以冲洗瓶口，再由原处倒出溶液于无菌容器中，倒后即将橡胶塞塞好。

（2）取用烧瓶装溶液法：先解开系带，物持盖布外面（盖布内面为无菌面），倾倒溶液的方法同密封瓶。

4. 无菌包的使用法：

（1）包扎法：将物品放在双层包布的中央，把包布的一角盖在物品上，然后折盖左右两角（左右角尖端向外翻折），最后一角折盖后，用带扎紧。包布外注明无菌物品的名称。如玻璃容器，应用棉垫包裹。

（2）打开法：核对无菌包的名称及失效期；将无菌包放在清洁、干燥、平坦处，解开系带，卷放在包布下面；用拇指和食指先揭开包布外角，再揭开左右两角，最后揭开内角，手不可触及包布的内面；用无菌持物钳夹取所需物品，放在事先备好的无菌区域内。如包内用物一次用不完，则按原折痕包起扎好，并注明开包时间。24 小时后仍未用完，则重新消毒。如不慎污染了包内物品或无菌包受潮，外面微生物可渗入包内，造成污染，也需重新消毒；如需将包内物品全部取出，可将包托在手中打开，另一手将包布四角抓住，稳妥地将包内物品放入无菌容器中或无菌区域里。

5. 铺无菌盘法　在进行无菌操作前，将无菌巾铺在洁净干燥的治疗盘内，形成无菌区域，其中放置无菌物品，以供治疗和护理操作用。有效时限不超过 4 小时。

（1）无菌治疗巾折叠法：同一方向对折二次，垂直方向对折二次，形成十六开的长方块。

（2）半幅铺、半幅盖单层治疗巾铺法：先打开无菌包，用无菌钳取出一块治疗巾，放在治疗盘内；双手握住治疗巾两角的外面，轻轻摊开，双折（开口向操作者）铺于治疗盘上，内面为无菌区；握住上层两角外面，呈扇形折向对面，开口边向外；放入无菌物品后，展平上层治疗巾，上下层边缘对齐盖好，开口处向上翻折两次，两侧边缘向下翻折一次，以保持无菌。

6. 戴无菌手套法

（1）戴手套前先将手洗净擦干或烘干。核对无菌手套袋外注明的号码及消毒日期。

（2）打开手套袋，取出滑石粉袋，将粉擦手双手掌、手背和指间。

（3）以一手掀起口袋开口处，另一手握住手套翻折部分（手套内面），取出手套，对准五指戴上。

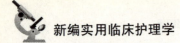

（4）掀起另一只袋口，以戴着无菌手套的手指插入另一只手套的翻边内面（手套外面），对准五指戴上。

（5）双手调整手套位置，然后分别托起两手套的翻折部分，套在工作衣袖外面。

一旦发现手套破裂，立即更换。脱下手套时，先翻下手套口，握住双层脱下。不可用力强拉单层手套口或手指部分，以免损坏。

（宋宁）

第三节　隔离技术

隔离是指将传染源传播者（传染患者和带菌者）和高度易感人群安置在指定地方，暂时避免和周围人群接触，对前者采取传染源隔离，防止传染病病原体向外传播，对后者采取保护性隔离，保护高度易感人群免受感染。

（一）口罩的使用

防止交叉感染。

1. 用物　清洁的纱布口罩或一次性口罩。

2. 操作要点　洗手后戴口罩，要罩住口、鼻，戴上口罩后不可用污染的手触摸口罩。口罩用毕，应用清洁的手取下，握住两侧带子将污染面向内折叠，放入胸前小袋或清洁小塑料袋内，不可挂在胸前。一般情况下，纱布口罩使用4~8h应更换；每次接触严密隔离的传染患者后应立即更换。使用一次性口罩不能超过4h，用毕丢入污物桶。

（二）手的消毒

避免感染和交叉感染；避免污染无菌物品或清洁物品。

1. 刷手　用于接触感染源后的双手消毒。

（1）用物：治疗碗内盛10%肥皂水及手刷，纸巾或小毛巾。

（2）操作要点：用手刷蘸10%肥皂液依次刷洗前臂、腕部、手背、手掌、手指、指缝、指甲，每只手刷30s，然后用流水冲净，再重复刷洗1次（共刷2min），擦干双手。刷手时身体勿靠水池，以免污染水池或弄湿工作服。流水洗手时腕部要低于肘部，使污水从前臂流向指尖。肥皂液每天更换1次，手刷每天煮沸或高压蒸汽消毒。

2. 泡手　无刷手设备时可采用此法。

（1）用物：消毒液1盆（内有小毛巾或手刷），清水1盆，清洁毛巾。

（2）操作要点：将双手浸泡在盛有消毒液的盆中刷洗1~2min，再在清水内洗净后擦干。注意定期更换消毒液。

3. 卫生洗手　用于各种操作前后清洁双手。

（1）用物：皂液或肥皂，清洁毛巾，洗手池设备。

（2）操作要点：取皂液或肥皂，按刷手法顺序，以环形动作用力搓揉以产生泡沫，搓揉时间至少10~15s，然后用流水冲净，擦干。

（三）穿脱隔离衣

保护工作人员和患者，防止交叉感染。

1. 用物　清洁隔离衣及挂衣架；盆内盛消毒溶液，手刷或小方巾；洗手池设备及清洁毛巾。

2. 隔离衣的使用要求　隔离衣衣领及内面为清洁面，外面为污染面；保护性隔离时内面为污染面，外面为清洁面。穿脱隔离衣时，周围环境应宽敞。隔离衣长短要合适，须全部遮盖工作服，有破洞不可使用。保持衣领清洁，系领子时污染的袖口不可触及衣领、面部和帽子。穿隔离衣后不得进入清洁区。隔离衣如挂在半污染区，清洁面向外；如挂在污染区，则污染面向外。隔离衣每天更换，如有潮湿或污染应立即更换。

3. 穿隔离衣步骤

（1）备齐操作用物，戴好帽子、口罩，取下手表，卷袖过肘。

（2）手持衣领，清洁面向自己，穿上隔离衣。

（3）扣好领扣，再扣肩扣及袖扣。

（4）双手在背后将隔离衣边缘对齐，向一侧折叠。解开腰带活结，将腰带在背后交叉，到前面打一活结。

（5）扣上隔离衣后缘下部扣子。

4. 脱隔离衣步骤

（1）松开后缘下部扣子，解开腰带，在前面打一活结。

（2）解开袖口、肩部扣子，将衣袖上拉塞入肘部袖内。消毒双手。

（3）解开领扣，脱下隔离衣（注意手不可触及污染面）。

（4）手持衣领，将衣两边对齐，挂在衣钩上。

（5）不再穿的隔离衣，脱下后清洁面向外，卷好投入污衣袋中。

（四）避污纸的使用

避污纸即清洁的纸片。用避污纸垫着拿取物品或做简单操作，保持手或物品不被污染，以省略消毒手续。用清洁的手拿取污染的物品，或用污染的手拿取清洁的物品，均可用避污纸。使用时从页面抓取，不可掀页撕取，以保持清洁。避污纸用后弃于污物桶内，定时焚烧。

（叶美欣）

第四节　生命体征的观察

生命体征是机体内在活动的一种主要客观反应，是衡量机体身心健康的基本指标。生命体征包括体温、脉搏、呼吸、血压及瞳孔。

正常人的生命体征相对稳定，有一定的范围。各生命体征之间也有内在的相互联系，当机体出现异常时，体温、脉搏、呼吸、血压等生命体征均可发生不同程度的变化。因此正确观察生命体征可以为临床上的诊断、预防、治疗、护理提供第一手资料和依据。所以，观察生命体征是护理工作中重要的基本技能。

（一）体温的观察

人的体温调节是一个极其复杂的过程，它涉及许多器官的功能。人之所以恒温，是因为大脑和丘脑下部的体温调节中枢及神经体液的调节，使机体的产热与散热保持动态平衡。产热主要由机体对摄入食物中的糖、脂肪、蛋白质氧化而来，散热则通过辐射、传导、对流、蒸发四种途径。

1. 正常体温　测量体温常以口腔、直肠或腋下温度为标准，温度以 c（摄氏）和 F（华氏）来表示。C 与 F 的换算公式为：$C = (F - 32) \times \frac{5}{9}$，$F = C \times \frac{9}{5} + 32$。体温是指机体深部的平均温度。口腔、直肠、腋下等三个部位测量所得的温度和机体深部体温相近，其变动一般不超过平均值 ±0.5℃。正常体温，不是指一个具体的温度点，而是一个温度范围。其正常值口腔舌下测温为 37℃（范围在 36.3～37.2℃）；直肠温度为 37.5℃，范围比口腔温度高出 0.3～0.5℃ 左右；腋下温度为 36.5℃，范围比口腔温度低 0.3～0.5℃ 左右。

2. 体温的生理变动　体温可随年龄、运动、情绪等变化，出现生理性波动。温度的改变往往在正常范围内。

（1）环境：外界温度会影响体内温度，室内温度高或天气炎热可使体温有所上升，而寒冷的环境可使体温有所下降，婴儿及老年人尤甚。

（2）年龄：新生儿因体温调节功能发育不全，体温易受环境温度的影响并随之波动；儿童由于机体代谢率较高，体温多高于成人；老年人则由于机体代谢率低下，体温往往在正常范围的低值。

（3）昼夜：一般情况下，人体清晨 2～6 时体温最低，下午 2～8 时最高，其变动范围不超过平均值的 ±0.5℃。这种昼夜的节律活动可能与人体活动，代谢，血液循环，及肾上腺素的昼夜分泌规律有关。

（4）情绪：心理和生理的紧张都会影响体温，通常神经和激素的作用可使体温变化。如交感神经、分泌肾上腺素和去甲肾上腺素，致使机体代谢增快，于是体温上升。

（5）睡眠：睡眠时由于机体产热减少，代谢降低，肌肉活动减少而散热增加，因而睡眠时体温较低。

（6）内分泌：妇女的体温常随月经周期而波动。因为孕激素，有使体温轻度升高的作用。因此妇女在月经期体温降低 0.2～0.5℃，直至排卵期体温开始升高 0.2～0.5℃，到第二次月经来潮前止；甲状腺素的分泌增加也会使体温升高，如甲状腺机能亢进者可出现高热就属此例。

（7）过度运动：运动时由于肌肉收缩增加致使产热增加也可使体温上升，增加的幅度取决于活动的强度和所做的功大小。运动结束后 30 分钟，体温即可恢复正常。

3. 异常体温的观察及处理

（1）发热：产热的增加或散热的减少所导致的体温高于正常范围，称为发热。

1）发热的病理生理：发热过程可分为三个阶段，体温上升期、高热持续期及退热期。体温上升期的特点为产热大于散热，患者可表现出畏寒，皮肤苍白，无汗。这是由于皮肤血管收缩，皮温下降所致。有时患者还可出现寒战。寒战是人体在致病因子作用下通过肌肉的收缩来增加产热。寒战后体温多呈骤升，即数小时内体温迅速升至高峰，见于肺炎球菌性肺炎。而畏寒之后体温多呈渐升，即数小时内逐渐上升，常见于伤寒。高热持续期的特点为产热与散热在较高水平上的平衡，因而体温维护在较高状态。此时患者可表现为颜面潮红，皮肤灼热、口唇干燥、呼吸和心率较快。此期持续时间可因疾病及治疗效果而异。可持续数小时至数天或更长。退热期的特点为散热增加而产热趋于正常。体温恢复至正常的调节水平，表现为大量出汗及皮肤温度降低。退热方式有骤退与渐退两种。骤退为温度急剧下降至正常，渐退为温度逐渐下降至正常。在体温下降时，由于大量出汗，体液大量丢失，年老体弱及心血管疾病患者易出现血压下降、脉搏细速、四肢冰冷等休克现象或称虚脱，应加强观察。

2）发热的原因：发热的原因大致可分为感染性和非感染性两大类。前者为多见，如各种急慢性传染病和全身或局部的感染；非感染性发热常见于血液病、恶性肿瘤、中暑、脑溢血等。此外手术后、外伤后持续的疼痛也可导致发热。

3）发热的分类：

①根据发热程度的高低，可分为低热、中度热、高热及超高热。以口腔温度为例，低热不超过38℃，中度热在38℃到39℃之间，高热在39℃到40℃，超高热指体温达40℃以上。

②根据患者体温变动的特点，又可分为稽留热、间歇热、弛张热与不规则热四种类型。

a. 稽留热：多为高热，体温升高达39～40℃左右，持续数日或数周，24小时温差不超过1℃，常见于急性传染病如伤寒、肺炎等。

b. 间歇热：高热与正常或正常以下体温交替、有规律地反复出现，间歇时间有数小时、1日、2日等不同。多见于疟疾与回归热。

c. 弛张热：体温可上升到39℃以上，波动幅度大，日差可达2℃以上，最低体温仍高于正常。多见于败血症、肺结核等病。

d. 不规则热：发热无一定规律。持续时间不定。常见于流行性感冒与肿瘤性发热。

4）高热患者的观察及护理：

①观察：高热患者需每4小时测量体温1次，待体温恢复正常3日后，逐渐递减为每日2次，同时需加强观察患者的面色、脉搏、呼吸和血压及出汗等体征。如有异常及时通知医师。用退热药物或物理降温须在30分钟后测量体温1次，并做好交班记录。

②降温：如体温高达40℃，且持续不退，应采取降温措施。较好的方法是物理降温。若体温超过39℃，给用冰袋冷敷头部；体温超过39.5℃，给予患者酒精擦浴或大动脉处冷敷。

③营养、水分的补充：高热时由于迷走神经的兴奋性降低，使胃肠蠕动减弱，消化液分泌减少而影响消化吸收。另一方面，分解代谢增强，三大营养物质及维生素大量消耗，因此应给病员营养丰富又易消化的流质或半流质饮食，鼓励少食多餐；高热还可导致水分大量丧失，因为高热时患者呼吸加快，蒸发水分增多，皮肤出汗增多也丧失很多水分，因此需鼓励患者多饮水。必要时可通过静脉补充水分、营养物质及电解质。

④口腔护理：长期发热患者，唾液分泌减少，口腔粘膜干燥，有利于细菌繁殖；同时还由于维生素缺乏和机体抵抗力下降极易并发口腔炎和粘膜溃疡。应在患者晨起，饭后和睡前帮助患者漱口或用棉球清洁口腔。口唇干裂者还应涂油保护。

⑤皮肤清洁：高热病员退热时，会大量出汗，需及时擦干汗液，更换衣服甚至床单位，保持皮肤清洁干燥。

⑥休息：高热患者机体代谢率增快，体温每增高1℃，代谢率增快7%，致使机体消耗多，进食少，体质虚弱。故应卧床休息。同时注意调整高温环境，使患者感到舒适。

（2）体温过低：体温在35℃以下者称为体温过低，常见于早产儿及全身衰竭的危重患者。前者由于体温调节中枢尚未发育成熟，对外界的温度变化不能自行调节；后者则因末梢循环不良，尤其在低温环境中，机体散热大于产热而使体温下降。

护理此类患者时，首先设法提高室温（24～26℃为宜），室内避免有促进散热作用的空气对流，其次可采取局部保暖措施如用热水袋保温，但对老人、小儿及昏迷患者要注意热水袋温度不可过高。

4. 测量体温的方法

（1）体温计：体温计有玻璃水银式体温计，半导体体温计，便携式电子体温计，可弃式化学体温计等。我国目前最常应用的是玻璃水银式体温计，但电子与化学体温计也日渐增多。

玻璃水银式体温计：分口表、肛表与腋表。由一种有刻度的真空毛细管构成，其末端有贮液槽，口表的贮液槽较细长，肛表的水银槽则较粗，贮液槽内贮有水银。体温表的毛细管下端和水银槽之内有一凹陷处，使水银柱遇冷不致下降，当水银槽受热后，水银膨胀而沿着毛细管上升，其上升高度与受热程度成正比。摄氏体温计的刻度为35～42℃，每1度之内分成10小格，在0.5℃和1℃的地方用较粗且长的线标记，在37℃处则染以红色，华氏温度计刻度为92～106℉，每2℉之间分成10小格。

便携式电子体温计（充电式）：它采用电子感温探头来测量温度，测得的温度直接由数字管显示，读数直观，测温准确，灵敏度高。使用时，只烦将探头放入外套内，外套使用后丢弃，注意探头须插入外套顶端，让病员张嘴，放入探头至舌下后部，维持60秒，即可读出数字管上的温度。

可弃式化学体温计：此温度计内有若干化学单位，在45秒内能按特定的温度来改变体温表上点状的颜色。当颜色点从白变为墨绿色或蓝色时，最后出现的墨绿点或蓝点，即为所测的体温。该体温计使用后即丢弃，无交叉感染及污染的危险。

（2）测量方法：一种方法是将体温计的水银管一端置于患者舌下，即舌下与口腔底部之间；另一种方法是将体温计的水银管一端置于舌后靠近臼齿处，称热袋，是口腔中温度最高的部位。

（3）体温计的清洁、消毒与检查：电子体温计的探头外套与化学体温计均是可弃式的。而玻璃水银体温计是反复使用的，需严格消毒，防止交叉感染。

浸泡体温计的消毒溶液需每日更换，体温计存放容器每周用肥皂水擦洗并消毒处理。

体温计应定期检验以保持其准确性。将所有温度计的水银甩至35℃以下，于同一时间放入已测好40℃以下的温水内，3分钟后取出检查，若体温表之间相差在0.2℃以上或水银柱有裂缝，则不能继续使用。

（二）脉搏的观察

随着心脏的收缩与舒张，在表浅动脉上可摸到一次搏动称为脉搏。当心室收缩时，动脉内压力增加，管壁扩张，心脏舒张时，动脉内压力下降，管壁回缩，大动脉壁的这种有节律的舒缩，向外周血管传导，就产生了脉搏。因此正常情况下脉率和心率是一致的，脉率是心率的指示，但当脉率微弱难以测量或脉率和心率不一致时，应分别测量脉率和心率。

1. 正常脉搏　脉搏应包括搏动的频率—脉率，搏动的节律—脉律，搏动的强弱，搏动的紧张度等。

脉率：即每分钟搏动的次数，成人安静时每分钟 60~100 次。

脉律：即脉搏的节律性。正常时搏动均匀、间隔时间相等。

脉搏的强弱：取决于动脉的充盈程度和脉压的大小。

脉搏的紧张度：正常的动脉壁光滑柔软，有一定的弹性。

2. 脉搏的生理变化　脉搏可随年龄、性别、运动、情绪等因素而变化。一般幼儿比成人快，同年龄女性比男性快；进食、运动、情绪激动时增快；同一人在卧位时最慢，坐位时其次，立体时最快；日间较快，休息和睡眠时较慢。

3. 异常脉搏的观察与护理

（1）频率异常

1）速脉：安静状态下成人脉率每分钟超过 100 次，称为速脉，见于发热、甲状腺机能亢进、大出血的患者。

2）缓脉：安静状态下成人脉率每分钟低于 60 分，称缓脉见于颅内压增高、房室传导阻滞的病员。

（2）节律异常：脉搏的搏动不规则，间隔时间时长时短。称不整脉。不整脉可分为：

1）间歇脉：指不影响基本脉率的不整脉，即在一系列正常均匀的脉搏中出现一次提前而较弱的搏动，其后有一较正常延长的间歇，亦称期前收缩。

2）二联律、三联律：指有一定规律的不整脉，即每隔一个或两个正常波动出现一次期前收缩。前者称为二联律，后者称为三联律。

3）绌脉（脉搏短绌）：指无规律的不整脉，即在单位时间内脉率少予心率，脉细、数，且极不规则。发生机制是由于心率快慢不一，心肌收缩力强弱不等，有些心输出量少的搏动可发生心音，但不能引起周围血管的搏动，造成脉率低于心率。绌脉见于心房纤维颤动的患者，绌脉越多，心律失常越严重。当病情好转时，绌脉可以消失。临床上遇心房颤动有绌脉的病员应由两名护士同时分别测量其心率与脉率。

（3）脉搏强弱的改变

1）洪脉：当心输出量增加，动脉充盈度和脉压较大时，脉搏强大有力，称洪脉，见于高热患者。

2）丝脉：当心输出量减少，动脉充盈度降低，脉搏细弱扣之如细丝，称丝脉。见于大出血、休克及全身衰竭患者。

（4）脉搏紧张度的改变：动脉硬化时管壁可以变硬，失去弹性而且呈纤曲状，用手触摸有紧张条索感。

（5）异常脉搏的护理

1）若诊脉不能准确反映心脏搏动的次数时。需同时听诊绌脉患者需两人同时分别听心率与数脉率。

2）若患者首次出现脉搏异常时，视病情与条件尽量给予做心电图。

3）诊脉不满意时，可改变局部肢体的姿势，保持放松或局部垫软垫以便突出局部的动脉管壁。

4）偏瘫患者患肢的脉搏如较难测得，可改为测健侧肢体。

5）对于脉搏异常的病员，提供针对性的心理安慰。

4. 测量脉搏的方法

（1）部位：凡浅表且靠近骨骼大动脉处都可以用来诊脉，最常用的是桡动脉，其次是颞动脉、颈动脉、肱动脉、腘动脉、足背动脉、胫后动脉及股动脉等。

（2）方法：食、中、无名指的指端按于桡动脉上。一般病员测量 15～30 秒，重病号测 60 秒，绌脉患者由二人同时进行，一人测脉搏，一人听心率。

（三）呼吸的观察

呼吸是人体内外环境之间的气体交换，主要是吸入氧气，呼出二氧化碳，呼吸主要是受神经系统及化学、物理因素调节。

1. 正常呼吸　正常呼吸速率成人在安静状态下每分钟为 16～20 次，深度较均匀，有一定的节律。吸气较呼气略长，吸与呼之比为 1：1.5～1：2。

2. 呼吸的生理变化　呼吸频率及深浅度可随年龄、活动、情绪、意志等因素影响而改变。如小儿快于老人、女性，快于男性；活动和情绪激动时快于休息和睡眠时。意志也能控制呼吸的频率和深浅度。

3. 异常呼吸的观察与护理

（1）频率异常：

1）呼吸增快：成人每分钟呼吸超过 24 次，称呼吸增快。常见于高热、缺氧患者，这是由于机体需氧增加，血氧不足和氧化碳增多，刺激了呼吸中枢，使呼吸加快所致。

2）呼吸徐缓：成人每分钟呼吸少于 10 次称呼吸徐缓。常见于颅内疾病所致颅内压增高或药物抑制呼吸中枢所致。

（2）节律异常

1）潮式呼吸：又称陈-施氏呼吸，是一种周期性呼吸异常。其周期约 30 秒至 2 分钟，特点是开始呼吸浅慢。以后逐渐加深加快，达高潮后又逐渐变浅变慢，然后呼吸暂停，5～30 秒后又出现上述状态的呼吸，如此周而复始，其呼吸运动如潮水涨落，故称潮式呼吸。潮式呼吸多见于脑溢血、酒精中毒、全身衰竭与临终患者。其发生机理是由于呼吸中枢兴奋性减弱或高度缺氧时，血中正常浓度的二氧化碳不能通过化学感受器刺激呼吸中枢兴奋，故呼吸逐渐减弱以至暂停，由于呼吸暂停，血中二氧化碳分压增高至一定程度后，通过颈动脉窦和主动脉弓的化学感受器反射性地刺激呼吸中枢，引起呼吸。随着呼吸的进行，二氧化碳的排出，使二氧化碳分压降低呼吸再次减慢。以至暂停。从而形成周期性呼吸。

2）间断呼吸：又称毕氏（Biol's）呼吸，表现为呼吸和呼吸暂停，交替进行，其特点是有规律的呼吸几次后，突然停止呼吸，随即又开始呼吸．如此反复交替。部分毕氏式呼吸可表现为深、浅和节律呈不规则性改变，可伴有短暂的呼吸暂停，呈不规则性间歇性呼吸。二者多见于颅内病变或呼吸中枢衰竭患者。间断呼吸的发生机理同潮式呼吸的呼吸一样，中枢兴奋性显著降低的表现，但比潮式呼吸更为严重，多在呼吸停止前出现。

（3）呼吸深浅度的改变：

1）深度呼吸：又称库氏呼吸，是一种深而规则的大呼吸。多见于代谢性酸中毒，如糖尿病的酮症酸中毒。

2）表浅呼吸：是一种呼吸幅度小的浅表而又不规则的呼吸。有时呈叹息样。多见于濒死患者。

（4）呼吸音响的改变：

1）蝉鸣样呼吸：即吸气时有一种高音调的音响，多由于声带附近阻塞，使空气进入发生困难。此种呼吸多发生于喉头水肿、痉挛、异物等。

2）鼾声呼吸：由于气管或支气管内有较多的分泌物蓄积，使呼气时发生粗糙的鼾声。多见于深昏迷患者。

（5）呼吸困难：呼吸困难是指呼吸频率、节律、深浅度均发生改变。患者自感空气不足呼吸费力，胸闷烦躁，不能平卧，口唇指（趾）甲紫绀，鼻翼煽动。主要是气体交换不足，机体缺氧。根据呼吸困难时的不同表现又可分为吸气性、呼气性与混合性呼吸困难。

1）吸气性呼吸困难：吸气费力，吸气时间显著长于呼气，辅助呼吸肌显著的收缩增强，出现三凹征（胸骨上窝、锁骨上窝、肋间隙均呈极度凹陷）。见于喉头水肿、喉头异物。

2）呼气性呼吸困难：呼气费力，呼气时间显著长于吸气，多见于哮喘与阻塞性肺气肿。

3）混合性呼吸困难：吸气和呼气均感费力，呼吸频率增加而呼吸幅度减小，多见于肺部感染及休克患者。

（6）异常呼吸的护理

1）调整室内空气：为了使患者能更舒适地呼吸，应注意调节室内温度、湿度，并应保持室内空气新鲜。病室内禁止吸烟。

2）调节体位：卧床患者可抬高头部20。左右，使病员胸部得以充分扩张，亦可用枕头使上身略抬高，但应避免仅垫高头部。否则胸部不能充分扩张，而颈部前倾、气道不够通畅反而加剧呼吸困难，还可视病情变化帮助病员改为半卧位或端坐位。

3）保持呼吸道通畅：首先要防止食物、饮料等误入气管，当病员神志不清时不可经口摄食；吞咽困难、咳嗽剧烈病员须进食时要慢慢喂食，停留片刻；其次须防止气管分泌物、呕吐物或舌后坠所致气道阻塞。对麻醉尚未清醒患者、衰弱、病重的病员及吐血、咯血的患者取仰卧、头侧向一边或侧卧位，还可采取体位排痰、吸引器吸取分泌物等方法及时清除呼吸道分泌物。

4）精神安慰：护士应守候在呼吸异常的患者身边，采取针对性的护理措施同时给予语言安慰，使病员增加心理上的安全感。

5）各种呼吸护理技术的运用。如吸氧、人工辅助呼吸及机器辅助呼吸、气管内吸引及呼吸复苏技术。

4. 测量呼吸方法　在测量桡动脉脉搏后，手指仍放原处，观察病员胸部或腹部的起伏，避免患者因主观意念控制的呼吸而改变呼吸频率。观察方法是看胸腹的起伏，一起一伏为一次呼吸。

（四）血压的观察

血压是血液在血管内流动时对血管壁的侧压力。一般指动脉血压，如无特别注明，均指肱动脉的血压。

当心脏收缩时。血液射入主动脉，此时动脉的压力最高。称为收缩压；当心脏舒张时，动脉管壁弹性回缩，此时动脉管壁压力最低，称为舒张压。收缩压与舒张压之差称为脉压差。

1. 正常血压　安静状态下，正常成年人（小于 40 岁的），收缩压力 12 ~ 19 kPa，40 岁以后每增加 10 岁，收缩压提高 1 kPa。舒张压为 8 ~ 12 kPa，无年龄界限。脉压差为 4 ~ 5 kPa。

2. 血压的生理性变动

（1）年龄和性别影响：中年以前，女子血压比男子偏低 1 kPa 左右；中年以后差别较小；40 岁以后成年人收缩压不应高于 19 kPa。

（2）昼夜和睡眠的影响：一般傍晚高于清晨。过度劳累与睡眠不佳时血压稍有升高，睡眠与休息后可略有下降。

（3）环境的影响：寒冷环境中血压可上升，高温环境中血压可略下降。

（4）体位的影响：收缩压在卧位时最高，坐位其次，立位时最低；舒张压立位时最高，坐位其次，卧位时最低。对于长期卧床初次起床病员尤为明显，侧卧位时上面手臂的血压低于下面手臂的血压。

（5）进食：进食后收缩压可升高 1 kPa，约 1 小时可复原，对舒张压尤其影响。

（6）不同部位影响：约有 25% 的人右上肢血压高于左上肢约 0.5 kPa，因右侧肱动脉来自主动脉产的第一大分支无名动脉，而左侧肱动脉来自主动脉产的第二大分支左锁骨下动脉，在血液运行中能量稍有消耗，压力有所下降故右侧血压稍高于左侧；大多数人下肢血压比上肢血压高 3 ~ 5 kPa，因股动脉的管径大于肱动脉，血流量也多，故下肢血压高于上肢。

（7）精神状态：紧张、恐惧、害怕、兴奋及疼痛都可引起精神状态的改变而致收缩压升高。舒张压无变化。

3. 异常血压的观察与护理　异常血压有高血压、低血压、临界高血压及脉压差的变化。

（1）高血压：收缩压在 22 kPa 以上或舒张压在 13 kPa 以上者称为高血压。

（2）临界高血压：血压值在正常和高血压之间，收缩压高于 19 kPa 而低于 22 kPa，或舒张压高于 12 kPa，而低于 13 kPa。均属临界高血压。

（3）低血压：收缩压低于 12 kPa，舒张压低于 7 kPa。

（4）脉压差异常：脉压差增大。常见于主动脉病变如主动脉关闭不全、主动脉硬化；脉压差减小可见于心包病变及休克早期。

（5）异常血压的护理：遇血压异常时首先要排除外界因素，如袖带过松使橡胶袋呈球状，而使有效的测量面积变窄，致使测出的血压偏高；袖带过紧可使血管在未注气前已受压致使测出的血压值偏低。袖带宽窄不合适如袖带过宽则使大段血管受压使搏动在达到袖带下缘之前已消失，故测出的血压偏低；袖带太窄，需用较高的空气压力才能阻止动脉血流，使测出的血压偏高。小儿最合适的袖带宽度为上臂直径的 1/2 ~ 1/3。

当听得舒张压有变音与消失音之间有差异时可记录两个读数即变音/消失音数值。按世界卫生组织统一规定应以动脉搏动音消失的值为舒张压。

当发现血压听不清或异常时，除了检查上述因素以外还应重复测量一次。重复测量时先将袖带内气体驱尽，汞柱降至 0 点，稍等片刻，再进行第二次测量。而连续加压时间过长可使机体循环受阻而影响测量数值准确性。

测得血压异常时，不要表现出焦虑，而要与病变基础血压相对照后给再患者合理的解释。

同时还须观察患者的伴随症状与体征并对照其它生命体征，作出正确的判断。

血压过高患者迅速让其平卧；血压过低者迅速使其呈休克体位（平卧位或下肢抬高，头部微抬），作应急处理并通知医师。

4. 测量血压的方法

（1）血压计：血压计是根据血液通过狭窄的动脉管道形成涡流时发出响声的原理来设讨的；能用来间接地测量动脉压力。

血压计有两种：一种为弹簧式，一种为汞柱式。

测定血压时，是以血压和大气压作比较，用血压高于大气压的数值表示血压的高度，其单位翻毫米汞柱（mmHg）表示，1986 年 9 月我国正式使用法定计量单位千帕（kPa）。

（2）测量步骤与方法：先让患者安静休息片刻，以消除劳累及紧张因素对血压的影响；被检者手臂应放在与右心房同高（坐位时放在第四肋软骨水平，卧位时在腋中线水平），并外展 45°。将袖带（宽度为 12 ~ 14 cm）展平，气袋中部对着肱动脉，缚于上臂，袖带下缘要距肘窝 2 ~ 3 cm，不可过紧或过松，以免影响准确性；将听诊器放在肘部肱动脉上，然后向袖带内打气，待肱动脉搏动消失，再将汞柱上升 2.6 ~ 3.9 kPa(20 ~ 30 mmHg)，使汞柱缓慢下降，以便正确读出结果。听到第一个声音所示的压力值为收缩压；此音逐渐增强后转为柔和的杂音，压力再降低后又出现不带杂音的声音，并逐渐减弱，当该音的性质突然变为低沉，然后则很快消失，一般取动脉音消失前突然变为低沉时的压力值为舒张医。测血压时，一般应连测 2 ~ 3 次，取其最低值者。

（五）瞳孔的观察

瞳孔变化是颅内疾病、药物中毒等病情变化的一个重要指征。认真细致地观察瞳孔变化，对疾病的诊断、治疗以及重危病病员的抢救都有极其重要的意义。

1. 正常瞳孔　正常瞳孔在自然光线下其直径平均为 2.5 ~ 4 mm，两侧等大、等圆，边缘整齐，亮光下可缩小，暗环境下可略大。用拇指和食指分开上、下眼睑。露出眼球，用手电筒光照射瞳孔，瞳孔立即缩小，移去光源或闭合眼睑后；瞳孔迅速复原。

正常瞳孔收缩和扩张是由虹膜平滑肌（收缩平滑肌和舒张平滑肌）组成，受植物神经支配和调节。瞳孔有环形走向的瞳孔括约肌（副交感神经支配），以及较薄的瞳孔开大肌（交感神经支配）。调节瞳孔的大小。正常时瞳孔受这二组相对抗的肌群控制。当交感神经兴奋时，瞳孔扩大；当副交感神经兴奋时，瞳孔缩小。

2. 瞳孔的生理变化　正常瞳孔大小与年龄、屈光、生理状态、外界环境等因素有关。1 岁以内的婴儿瞳孔最小，儿童和青少年期瞳孔较大，以后逐渐变小；近视眼瞳孔大于远视眼；交感神经兴奋时（如惊恐、疼痛等）瞳孔扩大，副交感神经兴奋时（如深呼吸、脑力劳动、睡眠等），瞳孔缩小。

3. 异常瞳孔的观察

（1）瞳孔扩大：瞳孔直径 >5 mm，称瞳孔扩大。常见有青光眼、颠茄类药物中毒、中枢性损害。还有某些滴眼剂，如肾上腺素、麻黄素、阿托品、东莨菪碱可使瞳孔扩大。

（2）瞳孔缩小：瞳孔直径 <2 mm，称瞳孔缩小。常见于有机磷中毒、吗啡、氯丙嗪等药物中毒、葡萄膜炎、中枢性损害。还有某些滴眼剂，如毛果芸香碱、乙酰胆碱、麦角胺等可使瞳孔缩小。当桥脑出血时，可出现针尖样瞳孔，具有诊断价值。

（3）两侧瞳孔大小不等：提示颅内病变，如脑肿瘤、颅内出血、脑疝等。

（4）瞳孔对光反应改变：当用手电筒照射瞳孔时，其变化很小，而移去光源后瞳孔仅略增大，称为瞳孔对光反应迟钝。当瞳孔对光照射刺激毫无变化，称为对光反应消失。多为病情急剧变化或临终期的表现。

（王美 于利萍 郭坤芳）

第五节　排尿患者的护理

（一）尿的形成

尿是由肾单位和集合管协同活动而形成的。流经肾小球的血浆通过滤过膜的滤过。除了血细胞和绝大部分血浆蛋白以外的成分都被滤入肾小囊的囊腔。此滤过的液体称为原尿。据测算，人两侧肾脏 24 小时的原尿约为 180L，其晶体渗透压与血浆渗透压完全相等。原尿进入肾小管后经过肾小管、集合管的选择性重吸收处理，约 94% 水分被重吸收，只有 1% 水分成为终尿被排出体外。因此，肾小球的滤过、肾小管与集合管的分泌（或排泄）是尿生成过程的三个相联系的环节。

肾脏的泌尿功能是排除机体大部分尾产物以及进入体内的异物；调节细胞内外液量和血液的渗透压；保留体液中的重要电解质：如钠、钾、碳酸氢盐以及氯离子等；排出过剩的电解质，尤其是氢离子。

（二）排尿生理与排尿反射

排尿是使肾脏滤过的废物，经输尿管贮存在膀胱达到一定量时引起反射动作，经尿道排空膀胱的过程。

膀胱的逼尿肌和括约肌受交感和副交感神经支配。主要有以下三种神经即：盆神经，其中含副交感神经纤维，兴奋时使逼尿肌收缩，内括约肌松弛，促进排尿；由腰髓发出的交感神经纤维。经腹下神经达到膀胱。兴奋时使逼尿肌松弛，内括约肌收缩。阻抑尿的排放；阴部神经．支配膀胱括约肌，兴奋时可使外括约肌收缩，这一作用受意识控制。在正常情况时。成年人膀胱平均容量为 300~500 ml。膀胱逼尿肌受副交感神经兴奋冲动的影响处于轻度收缩状态，使膀胱内压经常保持在 0.98kPa（10 cmH$_2$O）以下。即使膀胱内尿量增加，由于膀胱粘膜上皱襞有较大伸展性，膀胱内压虽略有上升但不会超过 0.98 kPa（10 cmH$_2$O）。当膀胱内尿量增加到 400~500 ml 时，膀胱内压才明显升高。膀胱内尿量增加到 700 ml，膀胱内压可增至 3.43 kPa（35cmH$_2$O），此时排尿欲明显增加，但可有意识地控制排尿。直至膀胱内压达 6.85 kPa（70cmH$_2$O）时，排尿反射无法被控制。而不得不排尿。因膀胱充盈到一定程度贮尿约 400~500 ml 时，膀胱壁的牵张感受器受到刺激兴奋性增高，冲动沿盆神经传入到达骶髓的排尿反射初级中枢；冲动也达到脑干和大脑皮层的排尿反射高级中枢，产生尿欲。排尿反射进行时，冲动沿盆神经传出 t 引起逼尿肌收缩，内括约肌松弛，尿液进入后尿道。此时尿液也可以刺激尿道感受器使冲动再次沿盆神经传到骶髓排尿反射初级中枢，以加强排尿并反射性抑制阴部神经，使膀胱外括约肌开放，于是尿液被强大的膀胱内压驱出。在排尿时腹肌、膈肌、尿道海绵体肌的收缩均有助于尿液的排出。

（三）影响正常排尿的因素

除泌尿道本身的因素外，影响正常排尿的主要因素有以下几点：

1. 心理因素　当无排尿的合适环境和机会时，脊髓的初级排尿中枢会受到大脑皮层的抑制，控制排尿反射活动。排尿也受暗示的影响，任何听、视或躯体感觉的刺激，均能引起排尿反射的加强或抑制。焦虑、紧张即可引出排尿又可阻碍排尿，如：出现尿急、尿频或尿潴留。

2. 个体差异　独自的排尿习惯如：姿势，可帮助排尿反射，当习惯受到影响后排尿即可受阻；自动的排尿训练，可影响到成年后排尿习惯；文化素养也可影响排尿，如排尿最重要的文化规则是需要遮挡，否则不能正常排尿。

3. 液体的摄入　肾脏的功能之一是维持体液平衡，机体的体液状况是影响排尿的重要因素。若液体平衡的所有其它变量不变。产尿量直接与摄入量有关，与摄入液体的种类有关，如：饮入咖啡、茶、酒类饮料有助于利尿。高盐食物及饮料使其保留液体而致产尿减少。摄入液体的时间可决定或妨碍正常排尿习惯，睡前饮入大量液体或含水量高的水果，必然导致夜尿次数增加。大量排汗必然以尿量减少来调节体液平衡。

4. 手术与创伤　外科手术过程患者处于缺水状态，术中可有更多的液体丢失。因此产尿量减少；手术中使用的麻醉剂既可减少肾小球的滤过率又干扰排尿反射的进行，有些患者会出现尿潴留；手术或创伤损伤泌尿系统或周围组织，使通路受阻妨碍排尿。

5. 其它因素　内分泌的改变如在妇女月经周期前保留液体使尿量减少，月经周期开始后有一个时期多尿；妊娠时胎儿可压迫膀胱使母体排尿次数增加；男性前列腺肥大渐渐压迫尿道，可出现排尿困难，尿排不尽之感觉。

（四）对排尿异常的观察

排尿或贮尿任何一方发生障碍时，均可出现排尿异常。临床常见多尿、少尿或无尿、尿频、尿急、尿痛、尿潴留、尿失禁等。24 小时尿量经常超过：500 ml 时称为多尿，可由内分泌代谢障碍、肾小管浓缩功能不全、精神因素引起。24 小时尿量少于 400 ml 称为少尿。24 小时尿量少于 100 ml 或 12 小时内完全无尿称为无尿。少尿或无尿可由肾小球滤过率或肾小管重吸收量发生异常引起，分为肾前性、肾性、肾后性三类。排尿次数过多者为尿频，病理性尿频常由膀胱炎症或机械性刺激引起。有尿意即迫不及待要立即排尿者为尿急，起因于膀胱三角或后尿道的刺激。排尿时病损处受刺激所产生的痛感称尿痛。膀胱中尿液充盈过多而不能自动排出称尿潴留，多为腰骶部脊髓损伤使排尿反射初级中枢活动发生障碍所致；也可因尿液流出受阻引起尿潴留。当脊髓受损，初级中枢与大脑皮层失去功能联系时。使排尿失去意识控制可出现尿失禁。

对上述排尿异常患者既要肉眼观察尿量、尿的次数、尿的颜色、透明度、比重、酸碱度、气味，又要随时留取尿标本进行尿的生化和细胞学检查，以监测患者排尿异常的程度。

（五）排尿异常的护理

1. 一般护理

（1）解除思想顾虑：教育患者。使其了解除必须限制液体摄入量的疾病外，每人每天平均摄入 1200～1500 ml 液体，某些疾病还需增加液体入量，以保证机体的正常需要量。解除患者因怕增加排尿次数而减少摄入液体量的顾虑。

（2）保持习惯性排尿模式：患者住院后改变了以往的生活环境，会出现很多不适应情况，故保持患者习惯的排尿时间、方式、体位、姿势，采取必要的遮挡，促使患者放松，有助于排尿。

2. 尿潴留患者的护理　尿路机械性梗阻、腹部手术后起床过晚、液体摄入过少以及某些心理因素均可引起尿潴留。其症状主要是膀胱充满无尿液排出，并伴有下腹胀痛、烦躁、紧张、焦虑。解除尿潴留的措施是：

（1）促使患者思想放松：采取适当体位，热敷，建立排尿条件反射。如听流水声、温水冲洗会阴，采用针刺关元、中极、气海、曲骨、三阴交或艾灸关元、中极穴等方法。

（2）按摩法与按压法协助排尿：若患者一般情况好，术者可将手置于下腹部，轻轻推揉膀胱 10～20 次，使腹肌松弛。然后再用手掌自膀胱底向尿道方向推移按压，力量由轻到重逐渐加压，切忌用力过猛损伤膀胱，另一手掌按压关元、中极穴，以促进排尿。若有尿液排出待尿液排空后再放松按压。无尿液排出时可重复此法。但不得强行按压。年老体弱、高血压患者慎用此法。

按压"利尿穴"（约在神阙穴与曲骨穴的中点）治疗尿潴留的效果较好。方法是拇指按压穴位后逐渐加压自尿排出至排尿结束。

（3）导尿术：上述方法均不能解除尿潴留时可采用导尿术。

1）尿道的解剖特点：男性尿道平均长 18 cm，管径平均 5～7 mm，全长可分为前列腺部、膜部、海绵体部。在行程中有三个狭窄：即尿道内口、膜部和尿道外口；三个膨大：即前列腺部、尿道球部和尿道舟状窝；二个弯曲即：耻骨前弯为可变弯曲，耻骨下弯为恒定不变弯曲。女性尿道长 3～5 cm，起于尿道内口，开口于阴蒂与阴道之间。置导尿管时应根据尿道解剖特点实施操作，方能提高导尿术成功率。

2）用物：无菌物品：大持物钳 1 把、0.1% 新洁尔灭溶液、手套，导尿包内有导尿管 2 根（型号、质地根据需要而定）、弯血管钳 2 把、治疗碗 2 只、弯盘 1 只、孔巾 1 条、纱布 2 块、润滑油棉球瓶 1 个、无菌标本瓶 1 个、棉球 8 个；一般物品治疗盘、弯盘、橡皮布、杂用巾各 1 个（块）；必要时备留置尿瓶（袋）全套、大量杯、便器、备皮用具等。

3）女患者导尿法：导尿术前须清洗外阴部。病情较轻者嘱患者自理，病情较重者由护士给予会阴冲洗。

护士按要求着装，洗手后准备导尿盘，携用物至床旁，查对，向患者说明来意，遮挡患者，脱去远侧裤腿盖于近侧腿上，远侧腿用被盖好，取仰卧屈膝位，铺橡皮布、杂用巾于患者臀下，导尿盘竖置于两腿间，取出消毒用物（包括弯盘、治疗碗内盛消毒液浸泡棉球 7 个、血管钳 1 把、纱布 1 块），用纱布包裹左手拇、食指，分离大阴唇，右手持血管钳夹棉球按中一两侧一中一两侧一中的顺序消毒会阴部，污物移至床尾。打开治疗盘半覆盖的治疗巾铺于两腿间。戴无菌手套后铺无菌孔巾，润滑导尿管，将治疗碗置于会阴前，分离小阴唇再次消毒尿道口后，将导尿管缓慢插入尿道4~6 cm，即见尿后，再插入1~2 cm，必要时留取标本。尿潴留时每次放尿量在750 ml以内，超过1 000 ml时会因膀胱内压迅速下降引起膀胱粘膜急剧充血导致血尿及腹腔内压力突然下降产生虚脱。放出尿流后根据需要留置尿管或拔出尿管。需要留置尿管时接好留置尿瓶或袋。脱手套，固定导尿管，擦净外阴，整理用物及床单位，记录尿量，协助患者取舒适体位。

4）男患者导尿法：与女患者导尿法不同点是取出消毒用物后，左手持纱布包裹阴茎并提起。右手持血管钳夹棉球从尿道口环形向上消毒至冠状沟以上。共3~4次，再将阴茎到阴囊分别消毒；插入导尿管前，戴无菌手套，左手持无菌纱布包裹阴茎并提起约与腹壁呈60°角。再次消毒尿道口，将导尿管缓慢插入尿道20~22 cm即见尿后再插入1~2 cm。

导尿术常可引起医源性感染，在可能情况下尽量避免这一操作，必须采用时要严格执行无菌技术，以防医源性感染。

（4）导尿术常见的问题：

1）尿道口异位：常见异位在阴道口左上方、右上方处、阴道口平行处或阴道上方紧贴阴道口处。有的被小阴唇边缘遮盖很难辨认。故在导尿时若找不到尿道口，应考虑到尿道异位的可能。可在阴道口周围仔细观察，发现与正常粘膜不同的突起、凹陷或裂隙，可在此处重新消毒试插。

2）尿道括约肌痉挛：常见于未婚女患者，由于羞涩、恐惧、精神过度紧张所致。当尿管插入2~3 cm时，主诉疼痛难忍，插入困难。此时应做好解释工作，嘱其配合治疗外，可向部分已插入尿管内注入2%普鲁卡因或利多卡因1~2 ml，然后将尿管拔出。更换无菌导尿管后重新插入。

3）尿道异常：常见有先天性尿道畸形，获得性尿道狭窄等，此种情况一般需外科处理。

4）前列腺肥大：前列腺中叶肥大容易阻塞尿道内口。引起排尿困难。两侧叶肥大可使前列腺部尿道弯曲、伸长并受挤压而变形、狭窄。也可造成排尿困难。此种患者插入导尿管出现困难时，泌尿外科可用尿道探子扩张尿道，然后用金属导尿管导尿。另外，有人报道可采用将食指插入肛门。于前列腺中间沟处触及导尿管前端，轻轻用力向前上方顶按，徐徐向前推进，导尿管可顺利插入膀胱的方法。但瘢痕性尿道狭窄或狭窄严重者，不宜采用此法，以免损伤直肠粘膜。

（5）耻骨上膀胱穿刺术：急性尿潴留导尿未成功者、小儿、年老体弱不宜施导尿术者均可采用此法做临时急救措施解除尿潴留。膀胱充盈时下腹部皮肤常规消毒，在正中线耻骨联合上缘一横指处行局部麻醉后用长穿刺针向后下倾斜刺入膀胱，抽吸尿液即可。过多膨胀的膀胱抽吸宜缓慢，以免膀胱内减压过速产生血尿及虚脱。也可用粗针头或套管针穿刺后，经穿刺针将细塑料管或硅胶管送入膀胱进行引流。

3. 尿失禁患者的护理 膀胱内的尿液失去控制而随时流出称尿失禁。尿失禁可分为：

（1）真性尿失禁：即为尿道括约肌损伤或神经功能失调，控制尿的能力丧失，尿液淋漓.膀胱内无存尿。

（2）假性尿失禁：尿道梗阻或膀胱收缩无力，排尿障碍导致尿潴留，待膀胱过分膨大，尿液被迫外溢。

（3）压力性尿失禁：尿道括约肌松弛，当腹压骤然增加时，造成少量尿液外溢，多见于女性。

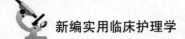

尿失禁患者心理创伤严重，精神苦闷，伤害自尊，尿液淋漓给生活带来不便，所以此类患者除应进行内外科的治疗加以矫正外，护理工作应注意以下几点：

1）膀胱功能训练程序：包括使患者树立信心，确信治疗会解决尿失禁的问题。若病情允许应维持每天液体摄入量，液体可在白天间隔时间摄入，睡前要限制液体摄入。增加腹肌、膈肌及有关肌肉运动。协助定时排尿等。

2）皮肤护理：尿液长期浸润皮肤，使皮肤角质层变软而失去正常防御机能，加之尿中氨对皮肤的刺激，患者容易出现皮疹和褥疮。所以可使用尿布以免尿湿衣服；皮肤经常保持清洁干燥，勤换衣、裤、床单；局部皮肤可外涂油膏以保护皮肤。

3）尿液引流：尿失禁的男性患者，可定时置尿壶接尿，也可用阴茎套体外引流。用阴茎套体外引流时固定阴茎用的胶布勿过紧以免影响血流，每天要定时取下阴茎套清洗阴茎并暴露于空气中。

（王美　段素梅）

第六节　排便患者的护理

一、患者排便观测

（一）一般概念

1. 便秘　排便次数减少，每 2 ~ 3d 或更长时间 1 次，无规律性，粪质干硬，常伴有排便困难。

2. 腹泻　肠蠕动增快，排便次数增多，粪质稀薄不成形。

3. 大便失禁　肛门扩约肌不受意识控制而不自主地排便。

（二）粪便的观察

1. 正常粪便　成人每日排便 1 ~ 2 次，平均量 150 ~ 200g，粪便柔软成形，呈黄褐色。

2. 异常粪便

（1）形状：当消化不良或急性肠炎时，排便次数增多，呈糊状或水样便；当便秘时，粪便干结坚硬，有时呈粟子样；直肠、肛门狭窄或部分肠梗阻时，粪便呈扁条状或带状。

（2）颜色：柏油样便见于上消化道出血；暗红色便见于下消化道出血；陶土色便见于胆道完全阻塞；果酱样便见于阿米巴痢疾或肠套叠；粪便表面鲜红或排便后有鲜血滴出，见于肛裂或痔疮出血。

（3）气味：酸臭味见于消化不良；腐臭味见于直肠溃疡、肠癌；腥臭味见于上消化道出血。

（4）混合物：粪便中混有大量黏液常见于肠炎；伴有脓血常见于痢疾、直肠癌；肠道寄生虫病者的粪便中可查见蛔虫、蛲虫等。

（三）护理措施

1. 便秘

（1）心理护理：了解患者的心态和排便习惯，给予耐心解释和指导。

（2）提供排便的环境。

（3）取适当的体位和姿势。

（4）腹部按摩，刺激肠蠕动，帮助排便。

（5）按医嘱给予口服缓泻剂。

（6）保健指导：①向患者讲解有关排便的知识，养成定时排便的习惯；②建立合理的食谱，多吃含膳食纤维多的食物，多饮水，适当摄取油脂类食物；③安排适量的活动；④对于某些特殊患者，有计划地训练其床上使用便器；⑤使用简易通便剂，软化粪便、润滑肠壁、刺激肠蠕动，促进排便；⑥上述方法无效时，遵医嘱给予灌肠。

2. 腹泻

（1）卧床休息。

（2）饮食护理：鼓励患者饮水，给予清淡的流质或半流质饮食。腹泻严重时暂禁食。

（3）防治水和电解质紊乱，及时补充水分及电解质。

（4）肛周护理：便后用温水清洗，肛门周围涂油膏。

（5）观察粪便的次数和性质，及时记录，需要时留取标本送检。

（6）疑为传染病时，按隔离原则护理。

3. 大便失禁

（1）心理护理和室内环境：同尿失禁护理。

（2）皮肤护理：床上铺橡胶单及中单，每次便后用温水洗净肛门周围及臀部皮肤，保持清洁干燥，预防褥疮的发生。

（3）观察排便反应，帮助患者重建排便的控制能力。

（4）保健指导：教会患者进行盆底肌收缩运动锻炼，以逐步恢复肛门扩约肌的控制能力（同尿失禁护理）。

二、患者灌肠护理程序

（一）相关知识

1. 不保留灌肠　将一定量的溶液由肛门经直肠灌入结肠，刺激肠蠕动，清除肠腔粪便和气体。包括大量不保留灌肠、小量不保留灌肠、清洁灌肠。

2. 保留灌肠　自肛门灌入药液，保留在直肠或结肠内，通过肠黏膜吸收，达到治疗目的。

（二）护理程序

1. 护理评估

（1）衰弱的老幼患者、妊娠、急腹症、消化道出血、各种严重疾病晚期患者均不宜做不保留灌肠。

（2）肛门、直肠、结肠手术后以及排便失禁患者不宜作保留灌肠。

（3）肝昏迷患者忌用肥皂水灌肠。

（4）心衰或钠潴留患者禁用生理盐水灌肠。

2. 护理问题　肠道清洁不彻底有影响手术如期进行的可能；有肠穿孔的潜在危险。

3. 护理措施

（1）灌肠过程中尽量少暴露患者的肢体，防止受凉。

（2）随时观察病情变化，如患者出现脉速、面色苍白、出冷汗、剧烈腹痛、心慌气急等情况，应立即停止灌肠，与医生联系及时处理。

（3）环境：根据季节关门窗，大房间用屏风遮挡患者，有患者进餐时应不做此操作或在治疗室完成操作。

（4）大量不保留灌肠应根据医嘱准备灌肠液，注意液体的温度、浓度、压力和量。常用灌肠溶液为0.1%~0.2%肥皂水、生理盐水。成人每次用量为500~1000ml（腹部与骨盆手术患者不超过300ml）；老年人500~800ml；小儿200~500ml；新生儿50~100ml；伤寒患者少于500ml。溶液温度以39~41℃为宜，降温时用28~32℃，中暑患者用4℃等渗盐水。

患者取左侧卧位，屈膝（上腿弯曲向前与腹部呈90°，下腿与腹部呈135°），肛门括约肌松弛患者可取仰卧位，腰下放一橡皮软枕，臀下置便盆。

肛管插入深度成人7~10cm，小儿3~6cm。灌肠筒液面高于肛门40~60cm，清洁灌肠小于40cm，伤寒、慢性阑尾炎患者以及保留灌肠时均不能超过30cm。操作中如液体流入受阻，可稍移动肛管，必要时检查有无粪块阻塞，如果患者有便意应将压力适当放低，并嘱患者深呼吸。

灌肠后嘱患者尽量保留5~10min后排便。降温灌肠保留30min后排便，排便后30min再复测体温，并记录。

（5）小量不保留灌肠：常用溶液为"1、2、3"灌肠液（50%硫酸镁30ml+甘油60ml+温开水90ml）或甘油加温开水各60~90ml。一般保留10~20min后排便。

（6）保留灌肠：常用溶液为镇静解痉剂、肠道杀菌剂。溶液量不超过200ml。

保留灌肠患者卧位与病变部位有关，灌肠时臀部抬高10cm，使液体易于保留。细菌性痢疾病变在乙状结肠处，应左侧卧位；阿米巴痢疾病变在回盲部，应右侧卧位。

保留灌肠宜在睡前进行，肛管插入深度为10~15cm。灌入镇静剂及退热剂时，溶液不可加温。灌肠后嘱患者尽量保留1h后排便。

（7）用物：治疗盘内盛灌肠筒一套，遵医嘱准备溶液，注洗器，大、小量杯，水温计，治疗碗内盛合适肛管2根、无菌纱布2块、血管钳、棉签、润滑剂、弯盘、卫生纸、一次性手套（或指套）。保留灌肠另备治疗碗内盛15~20ml温开水或生理盐水。

另备屏风、灌洗架、便盆，必要时备绒毯。

4. 操作步骤

（1）携用物至床旁，向患者解释，以取得合作。

（2）作好周围环境准备，嘱患者排尿，保留灌肠的患者嘱其先排便（必要时协助）。

（3）协助患者取合适卧位，脱裤至膝部，侧卧位时将患者臀部移近床沿，将卫生纸垫于臀下，弯盘置于臀旁。

（4）将灌肠筒挂于灌洗架上，肛管前端涂润滑剂，排气后夹紧皮管，显露肛门，请患者做排便动作，将肛管轻缓插入至所需深度，固定肛管使溶液缓缓流入，注意流速及患者情况。

（5）溶液即将完毕，夹紧皮管，用卫生纸包住肛管缓缓拔出。擦净肛门，协助患者平卧，嘱其按要求保留一定时间后再排便。不能下床的患者助其坐上便盆，将卫生纸和信号灯开关放在易取处；重症患者守至便毕。

（6）便毕及时取出便盆，并观察大便性状、颜色及量，必要时留取标本送检。整理床单位，协助患者洗手。清理用物，开窗换气。

（7）记录灌肠结果：1/E 表示灌肠后排便 1 次；0/E 表示灌肠后无排便；$1\frac{1}{E}$ 表示自行排便 1 次，灌肠后又排便 1 次。

5. 效果评价　达到清洁肠道及治疗目的，无肠出血、肠穿孔等并发症发生。

（叶美欣　于利萍）

第七节　静脉输液的护理

静脉输液是利用液体静压的物理原理，将一定量的无菌溶液、药液直接滴入静脉内的方法。

（一）相关知识

1. 静脉输液的目的　纠正水电解质失调，维持酸碱平衡；补充营养，供给热量；输入药物，治疗疾病；增加血容量，维持血压；利尿消肿。

2. 输液速度计算方法

（1）已知每小时输液量，计算每分钟滴数：

$$每分钟滴数 = \frac{每小时输入量 \times 每毫升相当滴数（15 滴）}{60（min）}$$

（2）已知每分钟滴数，计算每小时输入量：

$$每小时输入量 = \frac{每分钟滴数 \times 60（min）}{每毫升相当滴数（15 滴）}$$

3. 输液不滴的处理方法

（1）针头滑出血管外：重新穿刺。

（2）针头斜面紧贴血管壁：调整针头位置或变换；体位，至点滴通畅为止。

（3）针头阻塞：更换针头重新穿刺。勿挤压，因易将针头内的血栓挤入静脉内。

（4）压力过低：抬高输液瓶的位置。

（5）静脉痉挛：热敷注射部位上端血管，以解除静脉痉挛。

4. 滴管内液面过高的处理方法

（1）取下输液瓶，倾斜液面，使插入瓶内的针头露于液面上，等溶液缓缓流下，至滴管露出液面，再将瓶挂于输液架上。

（2）夹住滴管上端输液管，开放滴管侧孔，待液面自行下降后，封闭侧孔，松开输液管。

5. 滴管内液面过低　折叠夹紧滴管下端输液管，同时挤压塑料滴管，至液面升高至滴管1/2处。

6. 滴管内液面自行下降　检查滴管及滴管上端输液管有无漏气或裂隙，必要时更换输液器。

7. 小儿头皮静脉的特点　小儿头皮静脉分支多，互相沟通，交错成网，浅表易见，不易滑动，便于固定。与动脉的鉴别方法见表1－2－2。临床常选择颞浅静脉、额静脉、耳后静脉、枕静脉进行注射。

表 1 - 2 - 2　小儿头皮静脉与动脉的鉴别

	头皮静脉	头皮动脉
外观	微蓝色	正常肤色或浅红色
搏动	无	有
管壁	薄，易被压瘪	厚，不易被压瘪
活动度	不易滑动	易滑动
血流方向	向心	离心

8. 注意事项　根据病情需要，合理安排输液，以尽快达到输液目的，同时注意配伍禁忌。长期输液者注意保护和合理使用静脉，一般从远心端小静脉开始。输液前应尽量排尽空气，药液滴尽前要按需及时更换溶液瓶或拔针，严防造成空气栓塞。输液过程中加强巡视，了解患者有无不适及输液通畅情况。需 24h 连续输液者，应每天更换输液器。根据病情、药物性质、浓度和年龄调节输液速度，一般成人 40 ~ 60gtt/min；儿童 20 ~ 40gtt/min；年老体弱、婴幼儿、心肺功能差者，速度宜慢；严重脱水、血容量不足、心肺功能好者，速度可酌情加快；高渗盐水、含钾药物、血管活性药等，滴入速度宜慢。进行静脉高价营养输液，需特别注意配制药液无菌及用过滤器将空气过滤。

9. 输液反应及护理

（1）发热反应

1）原因：输入含致热源物质，输入的溶液或药物制品不纯，消毒保存不良。

2）症状：发冷、寒战、发热。重者可伴有恶心、呕吐、头痛、脉速等症状。

3）护理：严格检查药液质量、输液用具的包装及灭菌的有效期等，防止致热源进入体内。减慢输液滴速或停止输液，及时与医生联系。对症处理，寒战时保暖，高热时给予物理降温。

4）按医嘱给予抗过敏药物或激素治疗。

5）保留余液和输液器做细菌培养。

（2）循环负荷过重（肺水肿）

1）原因：输液速度过快，短时间内输入过多液体，使循环血容量急剧增加，心脏负荷过重。

2）症状：患者突然出现呼吸困难、气促、咳嗽、咯粉红色泡沫样痰，严重时痰液从口鼻涌出，两肺可闻及湿啰音。

3）护理：严格控制输液速度和输液量，对心、肺疾患及老人、儿童尤应慎重。发现肺水肿症状，应立即停止输液，及时与医生联系进行紧急处理。患者取端坐位，两腿下垂，以减少回心血量，减轻心脏负担。加压给氧，同时给予 20% ~ 30% 乙醇湿化吸氧，改善肺部气体交换，迅速减轻缺氧症状。按医嘱给予镇静剂、扩血管药物和强心剂等。必要时进行四肢轮流结扎，以阻断静脉血流，但动脉血流仍通畅。每隔 5 ~ 10min 轮流放松一侧肢体的止血带。对无贫血的患者，可通过静脉放血 200 ~ 300ml，以减少回心静脉血流。

（3）静脉炎

1）原因：长期输入高浓度、刺激性强的药液，或静脉内长时间放置刺激性大的塑料管，引起局部静脉壁的化学炎症反应；输液过程中，未严格执行无菌操作而导致局部静脉的感染。

2）症状：沿静脉走向出现条索状红线，局部组织发红、肿胀、灼热、疼痛，有时伴有畏寒、发热等全身症状。

3）护理：严格执行无菌操作，对血管壁有刺激性的药物应充分稀释后应用，并防止药物溢出血管外。有计划地更换注射部位，以保护血管；患肢抬高并制动，局部用95%乙醇或50%硫酸镁行热湿敷。超短波理疗。根据医嘱给予抗生素。

（4）空气栓塞

1）原因：各种原因使空气进入静脉内，随血流经右心房到右心室，如空气量少，则被右心室压入肺动脉，最终被肺的毛细血管吸收；如空气量大，则阻塞在肺动脉口，使血液不能进入肺内，引起严重缺氧，甚至立即死亡。

2）症状：患者感到胸部异常不适，随即出现呼吸困难和严重紫绀，听诊心前区可闻及一个响亮的、持续的"水泡声"。

3）护理：输液前排尽空气，输液过程中密切观察，加压输液或输血时应专人守护，防止空气栓塞的发生。如有上述症状，应立即置左侧卧位和头低足高位。氧气吸入。

（二）操作步骤

1. 密闭式输液法

（1）用物同静脉注射法。治疗盘内加备：无菌容器盛无菌纱布数块，一次性输液器1个，网套，必要时备夹板、绷带。另备：输液架，按医嘱备药液，输液卡。

（2）携输液架至病房，向患者解释，取得合作，协助患者排便。

（3）准备用药，将瓶上浮尘擦净，备好胶膏。操作者洗手，戴口罩。

（4）核对瓶签上药名、浓度、剂量、有效期。

（5）检查瓶口封盖有无松动，瓶体有无裂隙，溶液内有无沉淀，浑浊，变色。

（6）打开溶液瓶盖中央，套上网套。

（7）常规消毒瓶塞，将输液管与通气管插入瓶内，塑料袋不取下，一同放于输液盘内。

（8）将输液用物携至床旁，核对床号、姓名，并将输液瓶挂于输液架上（液平面离床高度60~100cm）。

（9）排尽空气，并检查皮管内有无气栓。

（10）同静脉注射法程序2~3。

（11）穿刺成功后，松止血带，嘱患者松拳，松活塞。

（12）固定针头，用无菌纱布覆盖针眼，调节滴速并填写输液卡（时间、速度、签名），挂于输液架上。再次查对。

（13）经常观察患者输液情况，及时添加药液。

（14）输液毕，带拔针盘（棉签、止血带、弯盘）拔针，用棉签稍压针眼片刻。

（15）清理用物，整理病床单位。

2. 开放式静脉输液法

（1）同密闭式输液法操作步骤（1）~（5）。

（2）打开溶液瓶盖，消毒瓶塞及瓶颈。取出输液瓶并折叠输液管，按取用无菌溶液

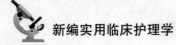

法倒入 30～50ml 溶液，冲洗输液瓶及输液管。倒入所需溶液，盖好瓶盖，待液体流入滴管的 1/3 处时，排尽管内空气，接针头备用。

（3）按密闭式输液法进行输液。

（4）经常观察患者输液情况，及时添加药液（注意溶液瓶勿污染输液瓶口），如需在输液瓶中加药，应用注射器抽吸药液，取下针头，在距输液瓶口约 1cm 处注入，并轻轻摇匀药液。

（三）终末评价

一次性穿刺成功，患者满意；液体无外渗、外漏；无并发症发生。

（王美　郭坤芳）

第三章　现代护理理论

第一节　系统化整体护理

系统化整体护理是以现代护理观为指导，以护理程序为核心，将护理临床业务与护理管理的各个环节结合起来，按照护理程序的科学工作方法，为服务对象解决问题，实施有效的整体护理。

一、以现代护理观为指导

1. 传统护理模式的特点

（1）受生物医学模式的影响。

（2）以疾病为中心。

（3）护理对象是生病的人。

（4）护理的着眼点是患者的躯体。

（5）服务的范畴是医院。

（6）医护关系是护士对医生的一种附属关系。

（7）护理方式是以执行医嘱、完成护理操作为目标的功能制护理。

（8）护士的职能是执行医嘱，配合手术、检查，进行各种护理技术操作，提供生活护理，由此而形成了护理技术是衡量护理专业水平的唯一标准。

2. 现代护理的新观念

（1）医疗与护理的本质区别：20世纪50年代美国的护理学者与专家经过研究认为，医疗与护理的共同点是服务对象和服务目标的一致性，这两个专业都是服务于患者并促进其健康；医疗与护理的不同点在于，医疗是诊断疾病和治疗疾病，而护理则是着眼于患者的整体，发现与解决患者在生理、心理、社交、文化诸方面存在的继康问题，使患者处于最佳的健康状态。

（2）护理的宗旨：帮助患者改善和适应环境，从而达到最佳的健康状态。由此而形成了护理宗旨的四个框架性概念，即人、环境、健康、护理，引导人们重新认识其科学的内涵，确立了以人的健康为中心的现代护理观念，为现代护理学的发展奠定了理论与实践的基础。

（3）护理的最新定义：护理是诊断和处理人类现存的或潜在的健康问题的反应［1979年美国护士会（ANA）提出］。这一定义的界定充分地体现出：①护理是为人类健康服务的专业；②护理的任务是"诊断"和"处理"人类对健康问题的反应，强调了护理程序是护理工作的基本方法；③"反应"是发生在人的机体上，既有生理的又有心理的，因此，强调护理的对象是整体的人；④把为服务对象解决健康问题作为根本目的。

3. 现代护理模式的特点

（1）受生物心理社会医学模式的影响。

（2）以服务对象和人的健康为中心。

（3）护理对象不仅是患者，而且包括健康人，其目的是提高人们的健康水平。

（4）护理的着眼点是人的整体。

（5）健康服务的范畴由医院扩展到家庭和社区。

（6）医护关系是既独立又需要与医生合作的关系。

（7）护理方式是以护理程序为核心的整体护理。

（8）护士的职能是多功能的，护士是护理的提供者、决策者、管理者、教师与督导者、沟通者、代理人、研究者与作者。由此能够实现：①以服务对象为中心，为服务对象解决健康问题为目标的护理服务；②护士运用护理程序的科学方法承担起为患者解决问题的责任；③充分显示出护理专业的社会价值和护士的自身价值。

4. 护理哲理

（1）确定护理服务的方向和目标。

（2）确定护士行为的准则和护理质量评价的标准。

（3）确定护理专业发展的方向和目标。如果把"以服务对象为中心"作为一种信念和护理工作者的价值观之一，那么护士应该以此作为准绳检查和衡量自己的言行，是否处处为患者着想？是否能主动地满足患者的需求？是否在为患者解决健康问题？只有这样才能体现出护士的价值与信念，才能促进护士职业道德建设和专业水平的提高。

二、以护理程序为核心

护理程序是确认和解决患者健康问题的工作方法。系统化整体护理就是以护理程序作为核心结构，把护理哲理、护士的职责与行为评价、人员的组织结构、标准护理计划和教育计划、护理表格的制作与使用、护理质量控制等各个环节有机地结合在一起，做到环环相扣，协调一致，确保护理人员在临床护理和护理管理工作中自觉地运用护理程序的科学思维方法和行为方式进行工作，从而促进护理专业的发展和护理质量的提高。

三、以独立地为服务对象解决健康问题为目标

系统化整体护理从本质上摆脱了医嘱加常规的被动局面，护理人员的主动性、积极性和潜能得到充分的发挥。护士工作时的思维方式发生了改变，护士不再是被动地执行医嘱和盲目地完成护理技术操作。每当护士开始一天的工作，她必须思考：

1. 我的患者健康问题是否已经解决？

2. 今天还需要解决哪些问题？

3. 怎样去解决这些问题？

4. 还有哪些问题希望得到我的帮助？

因此，护士就会自觉地运用护理程序的科学方法以及已有的知识经验、沟通的技巧、精良的技术、敏锐的观察力、和蔼的态度等对患者进行系统的评估—诊断—计划—执行—评价，周而复始，直到患者的健康问题得以解决。

四、系统性与整体性协调统一

系统化整体护理的科学内涵，就是把系统性与整体性进行高度的协调与统一。

1. 整体性

（1）服务对象——人的整体性：系统化整体护理十分重视人是生物、心理、社会的统一整体。

（2）护理专业的整体性：表现在护理临床业务与护理管理的结合与统一；护理哲理

与护士的职业行为的统一；护理临床业务与护理教学的统一；护理管理、护理行政与制度的协调统一；从而形成了护理专业系统的整体性。

2. **系统性** 临床护理工作系统化地贯彻了护理程序，使护理哲理、护士的职责与评价、标准护理计划、标准教育计划、护理表格的制作与使用、护理质控等各个环节皆以护理程序为核心，有机地结合在一起，环环相扣，协调统一。

护理程序的系统性体现在：护士每天按照护理程序的科学工作方法，运用"系统论"的原理对患者进行评估-诊断-计划-执行-评价，真正地为患者解决健康问题，这就是以护士为主导，患者为主体，由护士与患者的互动关系共同参与的半自动开放的护理运行系统。

五、整体护理模式病房建设

模式病房建设以服务对象为中心，以整体护理为基础，以系统化贯彻护理程序为核心，以解决健康问题为目标，为广大民众提供优质、高水平的健康服务。模式病房建设项目：①制订引导护理实践的护理哲理；②制订以护理程序为基础的护士职责和护士行为评价标准；③设立病房护理人员的组织结构；④制订以护理程序为基础的护理质控系统；⑤编制"标准护理计划"和"标准教育计划"；⑥制订以护理程序为基础的各种护理表格（患者住院评估表、护理诊断项目表、护理记录表）。

1. **护理哲理** 哲理是一个信念系统，它探究现实问题的原则和人类行为的本质，是一个人的思想、行为的价值取向和信念。护理哲理就是护理专业的价值观和专业的信念。

国际护士会（ICN）认为："哲理可以指导一个人思想及行为的价值观与信念，护理哲理可以影响护理专业的行为及护理品质，影响患者与护士之间的互动关系及护理实务。"由于护理哲理是一个信念系统，写护理哲理时要用"我们相信"或"我相信"。

在国外，每个医院、每个医院的护理部、每个科室都有自己的哲理。如果一个医院没有医院的哲理，这个医院就通不过考评。因此，在建设模式病房时，首要的工作是由护士制订自己病房的护理哲理，其内容主要包括：护理专业的信念；对护理学说和新观念的认识；如何按"护理程序"工作；护理专业的方向与目标；对护士职业行为的要求等。

2. **护士的职责** 在系统化整体护理中，专业护士的职责应该以护理程序为基础，依次作出明确规定，作为对护士评价考核的依据和标准。

3. **病房护理人员的组织结构** 美国一般病区（40张床位）的护理人员组织结构是：护士长1人（要求护理专业和工商管理专业双硕士学位）；助理护士长1~2人；注册护士（含技术护士）白班6~8人，小夜班5~6人，大夜班4~5人；助理护士白班2~3人，夜班1~2人；病房秘书1人；病房杂物管理员1人。整个病区需要21~26人（含护士长、助理护士长）。

4. **病房护理质量控制** "质控"是对护理服务水平的监测和评价，其目的是找出问题所在，予以纠正和改进。在系统化整体护理中，要求每个护士都要参与"质控"，并具备系统的评价护理业务的能力。

5. **"标准护理计划"和"标准教育计划"的编制**

（1）"标准护理计划"包括：护理诊断/健康问题、预期结果和护理措施三部分。

（2）"标准教育计划"包括：教育内容、教育对象、教育方式和教育结果评价。教育结果是患者经过教育后的行为变化，而不是护士的行为变化。

6. 各种护理表格的制订

（1）患者入院评估表：是以 Gordon 的功能性健康型态为理论依据设计的，它可以指导护士全面、系统地收集和记录患者的健康资料。该评估表以打"√"的方式进行记录，操作简单。新近国外还将"出院计划"放到入院评估表中，其目的是使护士从患者入院时就开始思考如何解决患者出院的有关问题。

（2）患者住院评估表：表格的设计和评估的内容可以根据不同的专业科室、病种及病情的差异，有针对性、有目的地进行设计，以方便评估和记录。评估的时间与次数可视患者的具体情况来确定，目的是系统地掌握患者在住院期间的各种反应，及时、准确地为患者作出诊断，制订计划，付诸实施。

（3）护理诊断项目表：记录患者经过入院评估后提出的"护理诊断"或是在住院期间新发现的护理诊断，以及这些诊断处理后的结果。

（4）护理记录：应体现以护理程序为核心，以解决患者健康问题为根本目标。

（王美　史成菊）

第二节　人类基本需要层次论

一、人的基本需要层次论

需要层次论是美国心理学家 Maslow 1943 年在《人类动机理论》一书中提出的。他认为人的行为是在需要的基础上，在动机的驱使下产生的。他把人的需要归纳为 5 个层次。一般情况下低层次的需要获得满足后，才会向高层次发展。

1. 生理的需要　是人类最原始、最基本的需要，包括食物、空气、水、睡眠、休息、排泄、性生活、舒适，是维持生命、延续种族的基本需要。

2. 安全的需要　安全，有保障，受保护，避免危险与恐惧。

3. 爱与归属的需要　在家庭、团体、社会中的归属，以及爱情、友谊和友爱。

4. 尊重的需要　包括自尊、被尊重以及尊重他人。

5. 自我实现的需要个人的能力和潜能得到充分发挥，实现自己的理想与抱负，以期对社会和人类作出贡献。

Richard Kalish 对以上模型进行了修改，又增加了一个层次，即刺激的需要，列在生理和安全的需要之间。

二、Maslow 理论的一般规律

1. 生理需要是最重要的。生理需要位于最低层，在最基本的生理需要满足后，人才会得以生存，然后才会考虑其他的需要。

2. 有些需要是应立即和持续予以满足（如氧气）的；有些需要则可以暂缓（如食物和睡眠），不过即使暂缓或在不同阶段有些变化，这些需要始终存在。

3. 人的基本需要通常是在一个层次的需要被满足后，才出现更高一层的需要，并逐渐明显、强烈。

4. 各层次需要之间可以互相影响。如有些高层次需要虽然并非生存所必需，但它能促进生理功能更加旺盛，有时也会导致疾病，甚至于致命，例如，焦虑、恐惧、缺乏爱会导致身体上的不良后果。

5. 随着需要层次向上移动。各种需要是因人而异的，是由人的愿望、社会文化影响、个人的身心发展所决定的。

6. 层次越高的需要，满足的方式越有差异，如对氧的需要，得到满足的机制没什么不同，但自我实现的满足就各有不同，如作家写作、科学家做研究、运动员进行竞赛等。

7. 人类基本需要被满足的程度与健康是成正比的。当所有的需要被满足后，就达到理想的健康状态。一个人只有在拥有健全的生理功能和心理状态，生活在令人满意而充满生趣的社会中，能够意识到，也能表达其感觉与思想，并充分发挥其知识和技能时，才是一个健康的人。

三、护理专家按各基本需要层次排列的主次顺序

1. 生理的需要　包括氧和循环、水电解质平衡、食物平衡、废物排泄、正常温度、睡眠和休息、舒适（包括免于疼痛、保持清洁）等。

2. 刺激的需要　包括活动与锻炼、娱乐、新奇感、性等。

3. 安全的需要　保护身体不受伤害，保护自己免受心理威胁，稳定，有依靠，有秩序和可预测的环境。

4. 爱与归属的需要　包括爱与情感、被大家接受、温暖的沟通关系、与所爱的人和睦共处、集体的友谊等。

5. 自尊的需要　感到自己有用与有价值，对自我的较高评价，自信心，能自给自足，有专长和一定能力，独立，有耐力。

6. 被尊重的需要　被承认，维护尊严，受到赞赏，有影响力，有好名声，受重视，有地位，较别人有优势。

7. 自我实现的需要　包括个人的成长和成熟、感到自己有潜力、不断地学习、潜力得到发挥、具有创造精神、接受现实和解决问题的能力得到提高、能不因循惯例而破旧立新、增加生活乐趣、对社会有贡献等。

四、影响需要得到满足的因素

1. 生理的障碍　疾病、疲劳、疼痛、不能移动等，如因腹泻而不能满足水和食物的需要。

2. 情绪的障碍　焦虑、恐惧、兴奋均会影响需要的满足，如食欲的改变和睡眠的不足。

3. 智力的障碍　缺乏知识和信息，如对基本营养所需与食物的组成一无所知，就会引起营养障碍和排泄失调等。

4. 环境的障碍　对周围环境不熟悉，温度过高或过低，空气污染、噪音等。

5. 社会的障碍　紧张的人际关系、孤独、社交能力差等，常不能满足归属感。

6. 个人的障碍　个人习惯、信念、价值观和生活经验，如有人安于现状，不求有功，但求无过，这种信念会影响自我实现和寻求更有效地满足需要方法。

7. 文化的障碍　不同人群的信仰、价值观、风格习惯等，如封建社会的男女授受不亲等。

（王美）

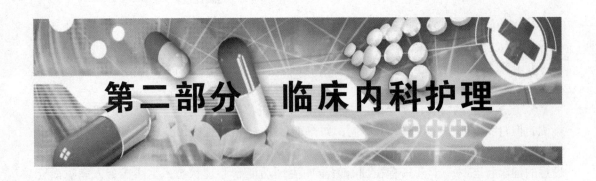

第二部分 临床内科护理

第一章 呼吸系统疾病的护理

第一节 呼吸系统常见症状体征的护理

一、咳嗽与咳痰

咳嗽是呼吸道粘膜受刺激引起的一种防御动作，借以清除呼吸道分泌物和防御异物吸入。咳嗽是呼吸系统疾病最常见的症状之一。咳痰是借助支气管粘膜上皮纤毛运动、支气管平滑肌的收缩及咳嗽反射，将呼吸道分泌物从口腔排出体外的动作。咳嗽可伴或不伴咳痰。咳嗽无痰或痰量甚少，称为干性咳嗽；咳嗽伴有痰液，称为湿性咳嗽。引起咳嗽和咳痰的常见病因有：①呼吸道疾病：炎症、结核、感染、出血、寄生虫、肿瘤等，以细菌、病毒感染最常见，如支气管炎、肺炎、肺结核等，还有支气管哮喘、气道受压或阻塞、肺间质性疾病等也可引起咳嗽；②异物、灰尘、刺激性气体、过冷或过热空气等理化因素吸入或刺激；③胸膜疾病：胸膜炎、自发性气胸引起胸膜受刺激；④心血管疾病：肺水肿、肺淤血等；⑤其他：慢性咽喉炎、鼻窦炎等上呼吸道炎症，百日咳，食管、胃等刺激也可引起咳嗽。

咳嗽的性质、音色、时间与节律，痰液性状等随病因不同而异。如干性或刺激性咳嗽多见于上呼吸道炎症、气管异物、胸膜炎、支气管肿瘤等；慢性连续性咳嗽，常见于慢性支气管炎、支气管扩张、肺脓肿和空洞型肺结核等；夜间咳嗽明显者多见于左心衰竭、肺结核；犬吠样咳嗽见于会厌、喉部疾患和气管受压或异物；金属音调咳嗽见于纵隔肿瘤、主动脉瘤或支气管癌压迫气管所致；嘶哑性咳嗽多见于声带炎、喉炎、喉结核、喉癌和喉返神经麻痹等。注意观察痰液变化，慢性支气管炎、支气管扩张、肺脓肿等疾病，咳嗽常于清晨或变动体位时加剧，且排痰量较多；支气管炎、肺炎或支气管哮喘咳白色泡沫痰或粘液痰，黄脓痰多为化脓性感染；肺结核、肺癌、肺梗死出血时，因含血液或血红蛋白而呈红色或红棕色痰；铁锈色痰见于肺炎球菌性肺炎；红褐色或巧克力色痰考虑阿米巴肺脓肿；粉红色泡沫痰提示急性左心衰竭；果酱样痰多为肺吸虫病；胶冻样痰或带血液者常见于克雷伯杆菌肺炎；灰黑色或暗灰色痰提示各种尘肺或慢性支气管炎；痰有恶臭气味提示有厌氧菌感染。注意观察有无发热、胸痛、呼吸困难、咯血等伴随症状。

【护理评估】

（一）病史

询问咳嗽病程的长短和起病情况、性质、节律、音色、发生时间、与体位的关系、伴随症状等，有无受凉、气候变化、花粉或雾尘吸入、服用血管紧张素转换酶抑制剂或精神因素等诱因，以及有关的职业和环境。观察痰液的色、质、量、气味和有无肉眼可见的异常物质等，注意询问有无咽痰的习惯，尤其是儿童和妇女。评估病人的过敏史、吸烟史、个人史、家族史。既往和目前检查、用药和治疗情况。病人有无苦闷、烦躁不安、失眠、注意力不集中、焦虑、抑郁等不良情绪反应。

（二）身体评估

监测生命体征、意识状态，有无急性病容、发绀和杵状指（趾）。气管是否居中，有无颈部、锁骨上淋巴结肿大，或颈静脉怒张。呼吸频率和深度是否改变，有无桶状胸、异常呼吸音、湿啰音、哮鸣音等。

（三）诊断检查

痰液直接涂片和染色镜检（包括细胞学、细菌学、寄生虫学检查）、痰培养和药物敏感试验等，有利于诊断和治疗。有无血白细胞总数和（或）中性粒细胞增高、血和痰中的嗜酸性粒细胞增多。X线胸片、肺功能测定有无异常。

【护理诊断】

1. 清理呼吸道无效　与呼吸道炎症，痰液粘稠，以及疲乏、胸痛、意识障碍等导致无效咳嗽有关。

2. 焦虑　与咳嗽剧烈、排痰不畅而影响休息、工作，久治不愈有关。

3. 有窒息的危险　与呼吸道分泌物增多、无力排痰、意识障碍有关。

【护理目标】

1. 病人能有效咳嗽，痰液易咳出。

2. 能运用有效的应对方法缓解症状，减轻心理压力。

3. 能正确运用体位引流、胸部叩击等方法，排出痰液。

【护理措施】

（一）清理呼吸道无效

1. 环境　提供整洁、舒适环境，减少不良刺激。保持室内空气新鲜、洁净，维持合适的温度（18～20℃）和湿度（50%～60%），以充分发挥呼吸道的自然防御功能。

2. 避免诱因　注意保暖。避免尘埃与烟雾等刺激，避免剧烈运动、进出空气污染的公共场所等。对吸烟的病人与其共同制定有效的戒烟计划，并说明戒烟可能消除慢性支气管炎的咳嗽。对服用血管紧张素转换酶抑制剂引起咳嗽的病人，应立即停药。

3. 饮食护理　对于慢性咳嗽者，给予高蛋白、高维生素，足够热量的饮食。注意病人的饮食习惯，保持口腔清洁，避免油腻、辛辣等刺激性食物，少食多餐，增强食欲。一般每天饮水1500ml以上，因足够的水分可保证呼吸道粘膜的湿润和病变粘膜的修复，利于痰液稀释和排出。

4. 观察病情　密切观察咳嗽、咳痰情况，详细记录痰液的色、量、质，以及正确收集痰标本，及时送检，为诊断和治疗提供可靠的依据。

5. 防止病菌传播　咳嗽时轻捂嘴，将痰咳在痰杯或纸上，灭菌后弃去，避免病菌经空气传播给他人。

6. 促进有效排痰

（1）深呼吸和有效咳嗽：有助于气道远端分泌物的排出，保持呼吸道通畅。指导病人掌握有效咳嗽的正确方法：①病人坐位，双脚着地，身体稍前倾，双手环抱一个枕头，有助于膈肌上升；②进行数次深而缓慢的腹式呼吸，深吸气末屏气，然后缩唇（撅嘴），缓慢地通过口腔尽可能呼气（降低肋弓、腹部往下沉）；③再深吸一口气后屏气 3 ~ 5s，身体前倾，从胸腔进行 2 ~ 3 次短促有力的咳嗽，张口咳出痰液，咳嗽时收缩腹肌，或用自己的手按压上腹部，帮助咳嗽。或病人取俯卧屈膝位，可借助膈肌、腹肌收缩，增加腹压，有效咳出痰液。经常变换体位有利于痰液咳出。

对胸痛（胸部外伤或手术后）病人，避免因咳嗽而加重疼痛。采用双手或枕头轻压伤口的两侧，起固定或扶持作用，咳嗽时从两侧按压伤口，以抵消咳嗽所致的伤口局部牵拉。对胸痛明显者，可遵医嘱服用止痛剂 30min 后进行深呼吸和有效咳嗽，以减轻疼痛。

（2）湿化和雾化疗法：湿化疗法是要达到湿化气道、稀释痰液的目的，适于痰液粘稠和排痰困难者。常用湿化剂有蒸馏水、生理盐水、低渗盐水浓度为（0.45%，较常用）。临床上常在湿化的同时加入药物以雾化方式吸入，可在雾化液中加入痰溶解剂、抗生素、平喘药等，达到祛痰、消炎、止咳、平喘的作用。湿化和雾化疗法的注意事项：①防止窒息：干结的分泌物湿化后膨胀易阻塞支气管，应帮助病人翻身、拍背，及时排痰，尤其是体弱、无力咳嗽者；②避免湿化过度：过度湿化可引起黏膜水肿、气道狭窄、气道阻力增加，甚至诱发支气管痉挛；也可导致体内水潴留，加重心脏负荷。要观察病人情况，湿化时间不宜过长，一般以 10 ~ 20min 为宜；③控制湿化温度：温度过高引起呼吸道灼伤；温度过低可诱发哮喘、寒战反应。一般应控制湿化温度在 35 ~ 37℃；④防止感染：定期进行装置、病房环境消毒，严格无菌操作，加强口腔护理；⑤观察各种吸入药物的副作用。

（3）胸部叩击与胸壁震荡：适于久病体弱、长期卧床、排痰无力者，禁用于未经引流的气胸、肋骨骨折、有病理性骨折史、咯血及低血压、肺水肿等病人。①操作前准备：让病人了解操作的意义、过程和注意事项，以配合治疗；监测生命体征和肺部听诊，明确病变部位；宜用单层薄布保护胸廓部位，避免直接叩击引起皮肤发红，避免过厚覆盖物降低叩击时的震荡效果；②叩击时避开乳房、心脏和骨突部位（如脊柱、肩胛骨、胸骨），避开拉链、纽扣部位；③操作手法：胸部叩击时，病人侧卧位，叩击者两手的手指指腹并拢，使掌侧呈杯状，以手腕力量，从肺底自下而上、由外向内、迅速而有节律地叩击胸壁，震动气道，每一肺叶叩击 1 ~ 3min，每分钟 120 ~ 180 次，叩击时发出一种空而深的拍击音表明手法正确。胸壁震荡法时，操作者双手掌重叠，并将手掌置于欲引流的胸廓部位，吸气时手掌随胸廓扩张慢慢抬起，不施加任何压力，从吸气最高点开始，在整个呼气期手掌紧贴胸壁，施加一定压力并作轻柔的上下抖动，即快速收缩和松弛手臂和肩膀（肘部伸直），以震荡病人胸壁约 5 ~ 7 次，每一部位重复 6 ~ 7 个呼吸周期。震荡法只在呼气期进行，且紧跟叩击后进行；④操作力度、时间和病情观察：叩击力量适中，以病人不感到疼痛为宜；每次叩击和（或）震荡时间以 5 ~ 15min 为宜，应安排在餐后 2h 至餐前 30min 完成，避免治疗中呕吐；操作时注意病人的反应；⑤操作后护理：在病人休息时，协助做好口腔护理，去除痰液气味；询问病人的感受，观察痰液情况，复查生命体征、肺部呼吸音及啰音变化。

（4）体位引流：体位引流是利用重力作用使肺、支气管内分泌物排出体外，又称重力引流。适用于肺脓肿、支气管扩张等有大量痰液而排出不畅时。禁用于呼吸功能不全、有明显呼吸困难和发绀者，近1~2周内曾有大咯血史，严重心血管疾病或年老体弱而不能耐受者。

（5）机械吸痰：适用于无力咳出粘稠痰液，意识不清或排痰困难者。可经病人的口、鼻腔、气管插管或气管切开处进行负压吸痰。每次吸引时间少于15s，两次抽吸间隔时间大于3min。并在吸痰前、中、后适当提高吸入氧的浓度，避免吸痰引起低氧血症。

7. 用药护理　按医嘱用抗生素、止咳、祛痰药物静滴或口服，指导病人正确使用超声雾化或蒸汽吸入，掌握药物的疗效和副作用，不滥用药物，如排痰困难者勿自行服用强镇咳药。

（二）焦虑

1. 环境介绍　热情、主动帮助病人熟悉、适应医院环境和生活特点，放松紧张情绪。

2. 建立信心　认真倾听病人的诉说，提供心身两方面的护理，消除焦虑。帮助病人了解咳嗽、咳痰的病因、诱因及治疗方法，避免诱因，掌握有效咳嗽、定期翻身、体位引流等方法和注意事项，合理用药，缓解症状，增强战胜疾病的信心。

3. 应对方法　指导病人认识焦虑的危害性，掌握有效的应对技巧，如做一些力所能及的劳动，参加一定的娱乐活动，分散注意力。指导病人家属理解和满足病人的心理需求，给予病人最大的精神、心理支持。

（三）有窒息的危险

密切观察病人的表情、神志、生命体征，观察咳嗽、咳痰，详细记录痰液的性质和量。对痰液排出困难者，鼓励多饮水或雾化吸入，协助病人翻身、拍背或体位引流。如病人突然出现烦躁不安、神志不清、面色明显苍白或发绀、出冷汗、呼吸急促、咽喉部明显的痰鸣音，应考虑窒息的发生。及时采用机械吸痰，做好抢救准备，如气管切开物品，积极配合抢救工作。

【护理评价】

1. 病人呼吸道通畅，咳嗽、咳痰程度减轻、次数减少或消失。

2. 能运用有效的应对技巧，情绪稳定，对疾病治疗有信心。

3. 生命体征平稳，无窒息发生。

二、肺源性呼吸困难

呼吸困难是指病人主观感觉空气不足、呼吸费力，客观表现为呼吸活动用力，呼吸频率、深度与节律异常。临床上呼吸困难主要由呼吸、循环系统疾病引起。肺源性呼吸困难是由于呼吸系统疾病引起的通气、换气功能障碍，引起缺氧和（或）二氧化碳潴留所致。常见于慢性支气管炎、阻塞性肺气肿、支气管哮喘、喉、气管与支气管的炎症、水肿、肿瘤或异物所致狭窄或梗阻，肺炎、肺脓肿、肺淤血、肺水肿、肺不张、肺栓塞等肺部疾病，以及胸廓疾患（气胸、大量胸腔积液、严重胸廓畸形等）、神经肌肉疾病、药物导致呼吸肌麻痹、膈肌运动障碍等。临床上分三种类型：①吸气性呼吸困难：吸气时呼吸困难显著，重者出现"三凹征"，常伴干咳及高调哮鸣音，多见于喉头水肿、痉挛，气管异物、肿瘤或受压等引起的上呼吸道机械性梗阻；②呼气性呼吸困难：呼气费力，呼气时间延长，常伴有哮鸣音，多见于支气管哮喘、喘息型慢性支气管炎、慢性阻塞性肺气肿等；③混合性呼吸困难：吸气与呼气均感费力，呼吸频率增快、变浅，常伴有呼吸音异常（减弱或消失），可有病理性呼吸音，是由于肺部病变广泛，呼吸面积减少，影响换气功能所致，常见于重症肺炎、重症肺结核、大量胸腔积液和气胸等。

【护理评估】

（一）病史

评估呼吸困难时应注意：①起病缓急：突发者多见于呼吸道异物、张力性气胸等。起病较急者应考虑肺水肿、肺不张、气胸、大叶性肺炎。起病缓慢者多为慢支、阻塞性肺气肿、肺心病、肺结核等；②有无诱因：支气管哮喘发作可有过敏物质接触史，与活动有关者常见于心脏疾病、肺气肿、尘肺，自发性气胸者多有过度用力或屏气史；③年龄、性别：儿童期应考虑呼吸道异物、急性呼吸道感染、先天性心肺疾病；青年人多为肺结核、胸膜疾病；女性突发呼吸困难应考虑癔症；老年人多为肺癌、肺气肿、冠心病；④伴随症状：有无咳嗽、咳痰、胸痛、发热、神志改变等；⑤活动情况：中度以上体力活动引起的呼吸困难为轻度，轻度体力活动所致的呼吸困难为中度，休息时也有呼吸困难为重度；⑥心理反应：有无紧张、疲乏、注意力不集中、失眠、抑郁、焦虑或恐惧；⑦用药情况：是否遵医嘱用药，治疗后症状有无缓解等。

（二）身体评估

1. 神志　病人烦躁不安、神志恍惚、谵妄或昏迷，见于严重缺氧、二氧化碳潴留或重症颅脑疾病。

2. 面容与表情　严重者表情痛苦、鼻翼扇动、张口呼吸或点头呼吸；肺气肿病人常缩唇吹气；缺氧引起呼吸困难常有口唇发绀。

3. 呼吸的频率、深度和节律　轻度呼衰时呼吸可深而快，严重时呼吸浅而慢；神经精神性呼吸困难常出现呼吸慢而深、潮式呼吸或间歇呼吸。

4. 胸部体征　有无辅助呼吸肌参与呼吸运动、"三凹征"、异常呼吸音、哮鸣音、湿啰音等。

（三）诊断检查

动脉血气分析有助于测定低氧血症和二氧化碳潴留的程度。X线胸片、CT可检查有无肺炎、肺结核、肺不张、肺癌、气胸或胸腔积液等。肺功能测定了解肺功能的基本状态，明确肺功能障碍的程度和类型。

【护理诊断】

1. 气体交换受损　与呼吸道痉挛、呼吸面积减少、换气功能障碍有关。
2. 活动无耐力　与日常活动时供氧不足、疲乏有关。

【护理目标】

1. 病人呼吸困难程度减轻。
2. 能进行有效的休息和活动，活动耐力逐渐提高。

【护理措施】

（一）气体交换受损

1. 环境　提供安静舒适、空气洁净的环境，合适的温度和湿度，哮喘病人室内避免有过敏原，如尘螨、刺激性气体、花粉等。病情严重者应置于危重症监护病房。冬季注意保暖，防止受凉。

2. 饮食护理　保证每日摄入足够的热量，宜进富含维生素、易消化食物，增进食欲。避免刺激性强、易于产气的食物，防止便秘、腹胀影响呼吸。对张口呼吸、痰液粘稠者，补充足够水分，并做好口腔护理。

3. 心理护理　观察病人呼吸困难类型，倾听病人的诉说。因呼吸困难可引起病人烦躁不安、恐惧，而不良情绪反应更加重呼吸困难，医护人员应陪伴病人身边，适当安慰病人，使病人保持情绪稳定和增强安全感。

4. 保持呼吸道通畅　具体措施见"咳嗽与咳痰"。

5. 用药护理　遵医嘱应用支气管舒张药、抗菌药物、呼吸兴奋剂等，观察药物疗效和副作用。

6. 病情观察　动态观察病情变化，及时发现和解决病人异常情况。监测动脉血气分析，调整治疗方案（详见相关章节）。

7. 氧疗和机械通气　根据不同疾病、严重程度，选择合理的氧疗或机械通气的方式，以缓解症状。向病人说明氧疗或机械通气的重要性、注意事项和正确使用方法，以得到病人理解和积极配合。定期检查和消毒治疗装置。

（二）活动无耐力

1. 舒适体位　病人采取身体前倾坐位或半卧位，可使用枕头、靠背架或床边桌等支撑物，以病人自觉舒适为原则。避免紧身衣服或过厚被盖而加重胸部压迫感。

2. 呼吸训练　如指导慢性阻塞性肺气肿病人作缓慢深呼吸、腹式呼吸、缩唇呼吸等，训练呼吸肌，延长呼吸时间，使气体能完全呼出。

3. 休息和活动　合理安排休息和活动量，调整日常生活方式，有计划地增加运动量和改变运动方式，如室内走动到室外活动、散步、快走、慢跑、太极拳、体操等，提高肺活量，恢复正常活动。

【护理评价】

1. 病人发绀减轻，呼吸频率、深度和节律趋于正常或呼吸平稳。

2. 参与日常活动不感到疲劳，活动耐力提高。

三、咯血

咯血是指喉以下呼吸道和器官病变出血经口咳出者。须与口腔、鼻、咽部出血或消化道出血相鉴别，排除心血管、全身疾病所致的咯血。呼吸系统疾病常见的咯血原因是肺结核、支气管扩张、肺炎、肺癌、慢性支气管炎、慢性肺脓肿等。根据咯血量临床分为痰中带血、少量咯血（<100ml/d）、中等量咯血（100~500ml/d）或大量咯血（>500ml/d，或一次300~500ml）。咯血量的估计应考虑病人吞咽、呼吸道残留的血液，以及混合的唾液、痰、盛器内的水分等因素。

四、胸痛

胸痛主要由胸部疾病、少数由其他部位的病变所致。常见于胸膜炎、自发性气胸、肺炎、肺癌、胸膜肿瘤、支气管炎等。注意询问胸痛的起病情况、部位、性质、持续时间、影响因素和伴随症状等。如肺癌多为胸部闷痛或隐痛，胸膜炎有尖锐刺痛或撕裂痛，且在深呼吸和咳嗽时加重。胸痛伴咳嗽、咳痰或呼吸困难常提示为呼吸系统疾病，如肺炎、肺结核、肺癌、自发性气胸等。应注意排除引起胸痛的胸壁疾病（带状疱疹、肋间神经炎等）、心脏与大血管疾病（心绞痛、急性心肌梗死等）、纵隔疾病及其他疾病（食管炎、膈下脓肿等）。

（叶美欣　张林静）

第二节　肺炎

肺炎是常见的呼吸道疾病。按病因学分类，肺炎可分为细菌性、病毒丝、支原体性、立克次体性及真菌性等。目前临床中常见的肺炎有军团菌肺炎和支原体肺炎等。本节重点介绍军团菌肺炎。

军团菌肺炎是由军团菌引起的急性肺部感染，其高危人群为老人和免疫功能低下者。

军团菌可分泌含锌的金属蛋白酶，该酶可能是引起肺组织溶解破坏、形成空洞的原因。

军团菌肺炎起病时往往有乏力、肌痛或头痛，有时也有咽痛、畏光和流涕。发病的 1～2 日内可发热，体温高者可超过 39℃，常伴干咳及剧烈的胸痛，约有 10%～33% 的病人伴有咯血。

治疗原则以控制感染及对症治疗为主，其中以红霉素为控制感染首选药物。

【护理评估】

（一）健康史

1. 近期有呼吸道感染。

2. 因与外界接触而生病（受凉淋雨等），有过度疲乏、醉酒、精神刺激、病毒感染史。

（二）身心状况

1. 细菌性肺炎　肺炎的征象及症状因人而异，细菌性肺炎一般发病突然，常伴有严重的寒颤及胸痛，体温升高，可能会高达 40.5℃（105°F），此时伴有心搏速率及呼吸速率增快。病人起病后多伴咳嗽，进而咳嗽加剧并伴胸痛。咳痰最初为清痰或带有少量血丝，以 48 h 内咳铁锈色痰为特点，后期痰液粘稠，不易咳出者可使用雾化后机械吸痰来消除痰液，保持呼吸道通畅。病人的白细胞可增至 20 000 至 30 000/mm^3（正常值为 5 000 至 10 000/mm^3）。皮肤方面会变得湿而热，嘴唇干燥，舌头非常地干。有时肠胃道方面的症状也会发生，例如：恶心、呕吐、腹泻及黄疸等。除此之外还会出现单纯疱疹，在脸颊、嘴唇、鼻子、喉咙及可能整个舌头都布满了单纯疱疹。肺炎还可能伴有躁动不安及谵妄，此现象乃表示病情正处于危急的状况。

肺炎的病人，典型上会显得一副重病的样子，并会躺向患侧，借以固定他疼痛的胸部，严重的肺炎病人，尤其是喝酒的病人会出现毒性谵妄。若病人意识清楚，通常会觉得疼痛、虚弱、头痛及全身无力。病人常会出现呼吸困难和血气过低，而且还有发绀（Cyanosis）的现象。

2. 病毒性肺炎　病毒性肺炎的发病速度较慢，病人常伴有畏寒、寒颤、发热、大量盗汗、胸痛及咳嗽痛。痰液呈粘液性，可能痰中带血，白细胞计数正常。体温呈弛张热型，可在一天内发生多次波动，体温的或高及波动可持续三周。病毒性肺炎病情常较严重，且病人自觉症状重，但死亡率较细菌性肺炎低。病毒性肺炎需较长的恢复期。

（三）诊断检查

1. 胸部 X 线检查 细菌性肺炎病灶侵犯肺的一叶或多叶，病毒性肺炎侵犯整个肺，肺野内可出现斑点状阴影。

2. 痰液检查 可找到致病菌。

3. 血常规检查 白细胞增高。

4. 血气分析 低氧血症。

【护理诊断】

1. 体温过高 与肺部感染有关。

2. 清理呼吸道无效 与痰液增多、粘稠及无力咳出有关。

3. 气体交换受损 与肺部感染、气道内粘液堆积致肺通气和换气障碍有关。

4. 焦虑 与病人对疾病的过程及病情变化不了解有关。

5. 活动无耐力 与低氧血症及高热降温后营养摄入不足有关。

【护理目标】

1. 保持呼吸道通畅。

2. 促进身心休息。

3. 维持足够的营养和液体摄入。

4. 预防传染。

【护理措施】

（一）保持呼吸道通畅

1. 安排使胸部扩张的体位 胸痛会妨碍呼吸及有效咳嗽，影响胸部扩张，故易造成换气不足，处理的方法：

（1）使病人睡向患侧，可减轻疼痛并减少咳嗽。

（2）病人卧床时可教病人双手上举，置于床垫上，以助胸部的扩张。

2. 协助除去肺部分泌物

（1）蒸气吸入法或喷雾疗法：肺炎病人后期痰液会变得浓稠而不易咳出，在病人咳痰前可应用蒸气吸入或雾化吸入的方法，使病人吸入小分子的水气以稀释痰液，使痰液易于咳出。

1）蒸气吸入：可给予病人的喉头一种"温暖"的刺激。在机器中加入生理盐水，加温至49℃，可重复使用。温度的刺激可促进分泌物的引流、刺激循环、缓解疼痛及肿胀，并可减轻肌肉的痉挛。

2）超声波喷雾器：利用超声波震荡的力量把水分子变为很微小的颗粒，这种小颗粒的水分子可被吸入较深的部位——肺泡，而且它可停留在上呼吸道中。在使用中可在液体中加入药物，效果更佳。

（2）叩击法（Percussion）：是一种蕴含轻敲与震动的技巧，当在存有分泌物的肺节处叩击时，可使粘液分泌物引流至细支气管中。

使用时注意事项：

1）将手掌弯成杯形，在病变的胸廓区域处敲击。

2）叩击时要迅速而有节律地从肺底自下而上、由外向内全面地叩打。

3）叩击法常与体位引流配合进行。

4）若病人有出血倾向，不可使用此法。

5）在叩击时，若病人主诉疼痛，应立即停止。

（3）体位引流（postural drainage）是应用重力的原理，将肺节中的分泌物引流出来。

使用时注意事项：

1）当病人情况良好，可依胸部 X 线的结果，确定积聚分泌物的肺节后，安排适当的卧位使分泌物引流出来。

2）应嘱病人保持被安置的正确引流姿势 5 分钟以上。

3）若是在体位引流当中，病人觉得无法忍受或产生发绀、呼吸困难等现象时，应立即停止或改变体位引流。

4）在体位引流的过程中应鼓励病人做深呼吸运动，并教会病人有效咳嗽方法，如此可咳出大量的痰，若病人无法自行咳出时使用吸痰机来清除痰液。

（4）吸痰：当病人无法自行咳嗽时，就必须使用机械吸痰的方法将分泌物除去。

使用时注意事项：

1）在吸痰时，护士必须严格无菌技术以免造成感染症。

2）在吸痰前后应让病人充分地换气或吸入氧气，若有可能，可教病人自行深呼吸一分钟，或用氧气约一分钟。

3）每次放入管子吸痰的时间勿超过 10 秒钟，若要再次吸痰应休息 3 分钟后再进行。

4）抽吸管插入气管的深度不可超过 10.16～20.32 cm。

3. 氧疗法　当病人换气不足而造成血氧浓度过低时是必须采用氧疗法的，在治疗中要不断抽取动脉血做血液气体分析，根据检验结果来调节氧气的流量。注意：氧气是呼吸抑制剂，少量氧有帮助时，大量给氧是没有必要的。

4. 指导正确的深呼吸、咳嗽　咳嗽、吸痰、体位引流及叩击都是用来除去分泌物的方法，以维持呼吸道通畅，使肺部能获得足够的氧气。

使用时注意事项：

（1）若有可能，病人最好采用坐姿。

（2）病人若在咳嗽时感觉胸痛，护士应协助病人支持着胸部。

（3）指导病人深呼吸，然后摒住呼吸数秒，在呼气时咳嗽。

（二）促进病人休息

1. 应确保病人身心两方面均得到休息。

2. 急性期必须绝对卧床休息，避免随意移动病人，给予的护理和治疗应集中在同一时间完成，使病人有充足的时间休息。

3. 必要时依医嘱给予止痛药剂，使病人疼痛缓解得以休息。

4. 安排适于休息的环境：环境应清凉（冬天时应温暖）通风，无嘈杂声。

5. 护理人员的举止应冷静稳重，从容不迫，以免病人心中惶恐。

6. 给予的被子不可太重，以免妨碍呼吸和休息。

7. 限制访客及限制谈话。

8. 保持情绪稳定，避免情绪上的困扰。

（三）保持身体清洁促进病人舒适

1. 肺炎病人会大量出汗，因此每日至少要进行一次床上擦浴，勤更衣与更换床单以确保皮肤完整与身体的舒适。

2. 病人常因咳嗽、痰多、用口呼吸及发热等，而有口腔干燥不适的情形，应随时注意口腔清洁，改善口腔干燥不适的症状。

（四）供给营养及液体

1. 饮食的设计必须考虑到肺炎与病人的其他现存疾病。

2. 摄入高热量、高蛋白饮食。

3. 增加复合维生素 B 及维生素 C 的补充。

4. 增加液体的补充，每天摄取量应达到 3 000 ~ 4 000ml。（有心脏衰竭者则避免给太多的水分）。

5. 少量多餐制。

6. 所选的食物应易于进食且容易消化，一般渐进的方式是：流质饮食→软食→温和饮食。

7. 做好口腔护理可促进食欲。

（五）健康教育

1. 在出院前应教导病人不要过度疲劳，并要定期回门诊复查，在恢复期也需照胸部 X 线来评价肺脏的恢复情形。

2. 建议病人在出院后仍继续做深呼吸运动约 6 ~ 8 周。

3. 肺炎常会使易感性病人再发生呼吸道感染，故应指导病人如何预防，及强调若有任何症状应及早治疗的重要性。传染预防方法如下：

（1）病人的房间应有良好的通风以减少空气的污染。

（2）教导病人在打喷嚏或咳嗽时，应用卫生纸遮住鼻腔及嘴巴。

（3）在床旁设置纸袋收集用过的卫生纸，然后加以焚烧处理，或准备有盖子的痰盒收集病人的痰液，再加热处理。

（4）接触病人前、后，护理人员应彻底洗手。

（5）严格内科无菌，在急性期护理人员应戴口罩来保护自己。

（6）受葡萄球菌感染的肺炎病人需加以隔离，而受其他微生物感染的肺炎病人无需加以隔离。

（7）对前来探访的访客，应该教导他们该注意的事项。

4. 教导病人采用均衡饮食以增强体力。

【护理评价】

1. 病人能有效地进行深呼吸运动，能应用有效的咳痰技巧，保持呼吸道通畅。

2. 病人能采取有效的方法应付焦虑，保持身心愉快，配合治疗护理。

3. 病人获得足够的营养和水分，以保证机体的正常需要。

4. 病人能在指导下了解预防呼吸道感染的方法。

（王美　段素梅）

第三节 支气管哮喘

支气管哮喘是气道慢性可逆性炎症引起的一种支气管反应性过度增高的疾病。炎症是导致支气管哮喘的基本原因。变态反应原、环境因素、职业性因素、药物性因素和与运动有关的原因等均与支气管哮喘的起病有联系。这些因素可引起支气管平滑肌痉挛收缩，诱发哮喘发作。而反复发作后使呼吸道防御能力受损，容易继发感染。感染又因炎症反应及分泌物增多而使支气管痉挛加重，如此形成恶性循环。

支气管哮喘的主要症状是气道被激惹引起的气道阻塞、咳嗽及带有哮鸣音的呼气性呼吸困难。其症状往往于夜间和清晨加重。

当严重哮喘发作持续 24 小时以上时，经一般支气管舒张药物治疗无效者，称为哮喘持续状态。此时，病人表现为极度呼吸困难、呼气费力、张口喘气、大汗淋漓、面色苍白、四肢厥冷、脉快细弱，心率每分钟可达 140 次以上，有明显紫绀，严重时可出现神经精神症状及呼吸衰竭。

治疗原则为哮喘发作时应积极进行激素抗炎治疗，辅以平喘及病因治疗。

【护理评估】

（一）健康史

根据哮喘的病因及诱发因素，在收集病史资料时从内源性、外源性两个方面查找。

1. 外源性哮喘　多在儿童期发病，有家族史。通常发作时有季节性和明显的过敏症状。

外源性过敏原有粉尘、花粉、食物（如鱼、虾）、清洁剂、杀虫剂、药物（如阿司匹林）、动物的皮、毛等，可引起多种明显的过敏症状。

2. 内源性哮喘　由于呼吸道感染、冷空气刺激、精神因素等诱因所致，任何年龄均可发生，常见于 30 岁以上的成年人。

3. 有哮喘、慢性支气管炎等病史。

（二）身体评估

1. 意识、生命体征　有无失眠、嗜睡、意识模糊。观察呼吸频率、脉率加快情况，有无奇脉。危重病人可出现脉率变慢或不规则。

2. 一般状态　有无痛苦面容、出汗、端坐呼吸。注意观察口唇、面颊、耳廓等皮肤有无发绀。

3. 胸部检查　胸部有无过度膨胀，是否有辅助呼吸肌运动和胸锁乳突肌收缩加强及三凹征出现。听诊肺部有无哮鸣音、呼气音延长，有无胸腹反常运动。注意哮鸣音不是哮喘气道阻塞严重程度的可靠指标，因为轻度哮喘或非常严重的哮喘发作时，可不出现哮鸣音。

（三）诊断检查

1. 痰液检查

（1）痰培养：找出内源性哮喘者呼吸道感染的菌种，并作药物敏感试验，有助于病原菌的诊断及指导治疗。

（2）嗜酸性粒细胞计数：外源性哮喘者嗜酸性粒细胞增加。

（3）血常规：如有感染，白细胞可升高。

2. 动脉血气分析

（1）哮喘发作时，如有缺氧，可有 PaO_2 降低，由于过度通气可使 $PaCO_2$ 下降，pH 值上升，出现呼吸性碱中毒。

（2）重症哮喘，气道阻塞严重，可使 CO_2 潴留，$PaCO_2$ 上升，表现为呼吸性酸中毒。

（3）如缺氧明显，可合并代谢性酸中毒。

3. 胸部 X 线检查　早期发作时可见两肺透亮度增加，呈过度充气状态，如并发呼吸道感染，则肺纹理增加及炎性浸润。应同时注意是否有肺不张、气胸或纵隔气肿等并发症的发生。

4. 呼吸功能检查　哮喘病人由于支气管痉挛而使呼吸道阻力增加，气流通过呼吸道的流速减小，故其肺功能试验结果为一秒钟用力呼气量（FEV_1）、用力呼气流量（FEF）25%～75% 及肺活量（VC）会减少；而呼气时，由于支气管腔变窄过早，使空气进入肺泡中而产生空气捕捉，因此，在肺功能试验中显示肺余量（RV）与功能性肺余量（FRC）增加。

【护理诊断】

1. 气体交换受损　与支气管痉挛、气道炎症、粘液分泌增加、气道阻塞有关。

2. 清理呼吸道无效　与气道平滑肌收缩、痰液粘稠、排痰不畅、无效咳嗽、疲乏有关。

3. 知识缺乏　缺乏正确使用雾化吸入器的有关知识。

【护理目标】

1. 排除诱发哮喘的因素。

2. 维持有效的呼吸功能。

3. 维持液体和电解质平衡。

【护理措施】

（一）维持呼吸道通畅

1. 支气管扩张剂（bronchodilator）　在哮喘的急性发作期，医师常会使用支气管扩张剂来治疗病人，护理人员在给药时，注意点滴的滴速，注射速度不可超过 25mg/min，亦不可过量，以免引起恶心、心跳过速及心律不齐等现象。

2. 体位引流（postural drainage）　如果病人情况好转，适于做体位引流，则在进行过支气管扩张剂治疗后，安排病人做体位引流与叩击（percussion）。按照医师听诊与胸部 X 线的检查发现，护理人员可得知叩击的部位与如何安排适当而舒适的体位，此时病人仍需继续吸氧。在休息期间，要指导病人交替着做深呼吸与有效咳嗽，在体位引流过程中，病人可能会感到不舒服，需要护理人员给予支持。

3. 氧疗法（Oxygen therapy）　哮喘或哮喘持续状态的病人，大多有缺氧现象。给氧的目标是尽可能把 PaO_2 提高到 70～90mmHg 的范围；给氧时，应先经水润湿并将氧气的温度调到室温，以免对气管粘膜产生刺激。一般以鼻导管的方式给氧，氧流量是 2～5L/min；或者以氧气罩给氧，其氧浓度是 24%～28%。在给氧中，需细心地监测动脉血液气体分析值，以评价疗效。

4. 其他 如避免饮食过度、衣着过紧、环境嘈杂等。

（二）安排合适的环境促进病人休息

病室的环境必须加以调整，避免寒冷、过分潮湿或干燥、以及空气污染的情形，平时应适当地保暖（尤以颈部保暖最重要）。为了达到身心安静的目的，应予以安置舒适体位，避免谈话，限制会客及阅读书报，以避免体力负担及精神刺激。

（三）注意观察液体和电解质的平衡

1. 注意记录病人的每日摄取量与输出量 成人每日的水分摄取量应为 3 000ml，治疗脱水的指针是维持病人尿量每小时 50ml 为原则。

2. 监测血清中电解质的浓度。

3. 观察水、电解质不平衡的征象与症状（（1）～（7）是脱水的症状，（8）～（10）是低血钾症的症状）：

（1）皮肤干燥、缺乏弹性。

（2）粘膜干涸、有舌苔。

（3）眼眶凹陷、无精打采。

（4）体重急速减轻。

（5）血压下降、脉搏增快。

（6）少尿或无尿。

（7）末梢静脉充填时间延长。（手抬高放下后静脉血应在 3～5 秒内回注）

（8）进行性虚弱，血钾过低会减少神经肌肉的传导功能，使骨骼肌无力，最终导致弛缓性麻痹。

（9）平滑肌瘫痪时，则可发生腹胀或肠阻塞、麻痹性肠梗阻等。

（10）反射减弱，表情淡漠。

（11）食欲不振、恶心、呕吐。

（12）呼吸困难且急促，潮气量减少。

（四）维持身体清洁

1. 保持口腔清洁，如有痰应协助或鼓励病人咳出，并于咳痰后以温和漱口剂漱口。

2. 保持身体皮肤的干燥清洁与舒适。病人常会大量出汗，故每天至少以温水沐浴一次，勤更衣，并保持床单的干燥。

（五）给予心理支持

1. 在急性发作期，医护人员处理病人的症状时，态度要沉着冷静，给予病人安全感。

2. 给予适当安慰，以手轻拍病人背部，并给予适当的解释与保证。

3. 在哮喘急性发作期，病人会产生焦虑，焦虑会使需氧量增加，且二氧化碳废物的产生也增加，故在不威胁病人换气的情况下，可依医嘱给予病人少量的镇静剂。

（六）健康教育

预防复发与发作时的紧急处理：

1. 环境的控制 一般引起哮喘的是家中的灰尘，这些灰尘大多散布在地毯、家具、窗帘及床上等，应常常清扫，尤其病人的房间，要使其灰尘量达最低。另外，注意气候的变化，最好家中有空调设备，避免冷空气的刺激；访客或家人不可在病人所在的房内抽烟；若家中养有宠物，应养在室外并在窗户上装纱窗。最理想的方法，就是尽可能找出引起哮喘的过敏原，以期能有效地控制环境。

对内因性哮喘的病人，则应防止病人发生呼吸道的感染，若已有慢性鼻窦炎，鼻息肉与扁桃腺炎应积极治疗，以免诱发哮喘。

2. 松弛与呼吸运动　松弛运动可让病人的肌肉紧张程度减低，肌肉松弛后可减少耗氧量、二氧化碳的产生及呼吸速率。

哮喘时若要用力呼气，必须特别注意，因为它可能引起呼吸道凹陷萎缩，因此，呼气的重点是慢速地呼吸并改善呼吸的深度，缩唇呼吸就是一种非常有效的方法，它可减慢呼气的速率并能防止呼吸道发生凹陷。

3. 有利换气的姿势　在呼吸困难发生时，病人可采取坐位或半坐卧位，身体前倾，并以床旁为支撑，从而使呼吸感到舒畅。身体前倾可帮助辅助性呼吸肌肉的使用，例如腹部、颈部、背部和胸部的肌肉。除了介绍各种姿势给病人外，还需教导病人如何放置枕头、支撑物、垫物等，使病人能够维持姿势而不觉疲累或不适。

4. 控制呼吸速率　呼吸困难常会使病人消耗体能，而且使呼吸频率愈来愈快，过快的呼吸速率会增加耗氧量并导致呼吸道阻塞。应教会病人一些控制呼吸的方法，例如横膈膜式呼吸；或者护理人员可先随着病人的呼吸速率一起呼吸，然后令病人试着跟着我们的速率呼吸，此时，护理人员渐渐减慢呼吸速率，直到病人呼吸速率减慢为止。

5. 药物　在急性发作期主要靠一些药物来缓解症状，包括有支气管扩张剂——Aminophylline，肾上腺素（epinephrine）、抗组织胺（antihistamine）、肾上腺皮质素（corticosteroid）等。支气管扩张剂的给法有口腔吸入、静脉或皮下注射等，护理人员应依医嘱以正确的方法给予正确的药物、剂量，并观察治疗的效果。

出院后，某些病人仍需靠着支气管扩张剂来维持正常的肺功能并预防哮喘的发作，现在有一些含有支气管扩张剂的便携式小型喷雾器（例如 isoproterenol 喷雾制品），它有助于控制轻度的哮喘症状。无论如何，在病人出院前，护理人员必须教导病人使用喷雾制剂的正确吸入方法，以免他们过度使用而发生反弹性支气管痉挛与产生抗药性。

【护理评价】

1. 病人和家属知道哮喘发作的诱因，发作后能作适当的处置。
2. 病人呼吸的频率和深度正常，无呼吸困难的发生，保持呼吸道通畅。
3. 病人能遵医嘱正确服用解痉止喘药物，以及在哮喘发作时正确使用哮喘喷雾剂。
4. 病人在哮喘发作时学会放松技巧，并能正确有效地咳嗽排痰。
5. 病人知道引起哮喘的过敏原，并能去除或避免室内过敏原。

（宋宁　王夕霞）

第四节　支气管扩张

支气管扩张是一种常见的慢性支气管疾病，是由于支气管管壁损伤后变形和持久的扩张所致。本病多发生于青年和儿童，男性多于女性。

支气管扩张的主要病因是支气管和肺脏的感染和支气管阻塞。感染损害了支气管管壁各

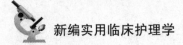

层组织，削弱了它的弹性。炎症的粘稠分泌物、异物、肿瘤致支气管部分或完全阻塞引起肺不张，因胸腔内负压对病肺的牵引，助长支气管的扩张。

临床上典型症状为慢性咳嗽，咳大量脓痰，间断咯血及反复肺部感染。咯血是支气管扩张的临床特征之一。据文献报道，约90%的病人有不同程度的咯血。

治疗原则为积极防治呼吸道感染，清除脓痰，保持呼吸道通畅。必要时手术切除。

【护理评估】

（一）健康史

支气管扩张有的是先天性的，有的是后天性的，但不论如何，它们大多不是原发性疾病，而是由一些呼吸系统的疾病所引发的支气管病变。

1. 先天性支气管扩张

这一类型的病人，有的在出生时即有支气管扩张的现象了，但这种情况极少，大多是先天性肺泡发育不全，且支气管壁较薄弱，因此，在儿童早期，一旦患有肺部的感染、感冒、麻疹、百日咳等疾病，最后便会造成支气管末端呈囊状扩大。

2. 后天性支气管扩张

（1）继发于支气管部分阻塞：阻塞的原因包括：粘液、脓液、异物的吸入、支气管受阻断、支气管肿瘤等。

（2）继发于呼吸系统的感染：包括慢性鼻窦炎、过敏、肺气肿、肺组织纤维化、百日咳、肺炎、肺结核、肺脓肿等。

综合以上病因，在询问既往病史时应包括：病人儿童期的疾病史及过去得过的呼吸系统疾病有哪些，护理人员应特别问病人，以前是否曾患有麻疹、百日咳、感冒或支气管性肺炎，另一个重要的问题是，病人是否有下呼吸道重复感染的情形，或是在冬天是否有易于感冒而演变为肺炎的倾向。再者，还需了解病人的抽烟习惯及职业的性质，工作环境是否有空气污染、尘埃或排放的工业废气等。

（二）身心状况

支气管扩张的主要临床表征是慢性咳嗽并有痰液、咳血以及反复发作的肺炎。征象与症状的严重程度各有不同，系因支气管组织受破坏的程度、部位及是否产生慢性感染的并发症而定，当病人支气管扩张的情形继续恶化，则会出现全身性的症状，例如发热、贫血、体重减轻、疲倦等，其他还有发绀及产生杵状指或趾。

根据支气管扩张的症状，护理人员在询问病人时，应注意其健康状态的改变，及其症状的特性，即咳嗽是否有痰，咳嗽的时间大多发生在什么时间，咳嗽是否与运动或暴露在烟雾中有关；痰的性质是粘稠或稀的、什么颜色、每天的痰量总共约有多少、痰液有无特殊的气味、痰中是否带有血液等，都需详细询问并记录。

（三）诊断检查

1. 胸部 X 线 检查的结果可能是正常的，或是在肺底部可看到慢性的炎症变化。若病人有大的支气管扩张，可在 X 线上出现蜂窝似的影像。

2. 痰的检查 痰液的性质常具有诊断的价值，常需评估其总量、颜色及所含有的细胞量；将痰液放在试管中，会分成三层；上层为粘液泡沫层，中层为混浊浆液层，下层为脓细胞层。另外痰液还需做细菌培养及药物敏感试验，找出活动性感染的菌种及有效的抗生素。

3. 支气管造影术 是利用注入显影剂后，使整个气管支气管树的管道显影，以确立支气管病变的范围及严重度，事实上，支气管扩张只能靠支气管造影术来确立，但由于进行此项检查颇为困难，因此，除非欲为病人进行手术，否则不会轻易做此摄影。

4. 支气管镜检查　利用支气管镜的检查，可清楚地看到支气管内部病变的部位，以及痰液与血痰来自于何处；而透过光学纤维支气管镜的检查，可评估细支气管节并能在直接的测视下抽出其内的分泌物。

5. 动脉血液气体分析　支气管扩张后会使肺部的换气及灌流减损，即使是支气管组织受破坏的程度有限，然而肺小节的换气与灌流已很差，因此 PaO_2 会减少，而未受侵犯的肺则产生换气过度，所以 $PaCO_2$ 所呈现的是正常或偏低（因 CO_2 被呼出体外的量比正常还多的缘故）。

6. 肺功能试验　肺功能的改变受支气管被侵犯的数目及范围的影响，若是支气管构造的改变只限于局部，则肺功能试验的结果均在正常范围内，若是支气管受侵犯的情形是弥漫性的，则肺功能异常的情形与慢性呼吸道阻塞的情况是相似的。

一般支气管扩张的病人其肺活量（VC）是正常的，但若是支气管内积聚了大量的分泌物，则肺活量会减低，也会影响呼气的气流速率，因此第一秒的用力呼气容积（FEV_1）、用力呼气流量（FEF 25% ~ 75%）及最大随意换气量（MVV）均会减低，而肺余量（RV）会增加。

【护理诊断】

1. 清理呼吸道无效　与大量脓痰、痰液粘稠、支气管引流不畅有关。

2. 气体交换受损　与大量脓性痰液阻塞呼吸道、痰液积存在支气管内而导致支气管阻塞及肺部换气与灌流分布改变有关。

3. 恐惧、焦虑　与长期反复感染、病程长、反复咯血或突然大咯血、窒息有关。

4. 有窒息的危险　与反复中等量或大量咯血而导致呼吸道梗阻有关。

【护理目标】

1. 维持呼吸道通畅。

2. 增进舒适。

3. 预防并发症。

4. 维持液体和电解质平衡。

【护理措施】

（一）维持呼吸道通畅

1. 必要时给氧治疗　病人若出现呼吸困难，及血氧不足的情形，依医嘱给予氧气吸入，并在给氧后定时进行动脉血液气体分析，以了解治疗的效果，作为调整治疗的依据。

2. 体位引流　对支气管扩张的主要治疗措施就是每天做体位引流，以清除支气管内的分泌物，预防分泌物积存而导致发炎及肺膨胀不全，并减少了病原菌生长的机会。

（二）提供安静舒适的环境，以促进休息

患有严重支气管扩张或急性呼吸道感染的病人，应卧床休息，且应避免疲倦及发冷。

1. 保持室内空气流通。

2. 调节适当的湿度与室温。

3. 除去刺激及诱发咳嗽的因素。

4. 除去室内臭味：使用防臭、除臭剂，除去痰臭。

（三）给予口腔护理

因为有大量痰液产生，所以在吃饭前应先清洁口腔，而且也要经常保持口腔清洁，可在咳痰后用清水或漱口剂彻底漱口。

（四）健康教育

应让支气管扩张的病人充分了解自己的疾病，并让他参与处理疾病的计划，包括戒烟、饮食及保暖等。另外，他们还需清楚地知道如何避免再发，如何防止其病况恶化。

1. 避免上呼吸道的刺激　应避免上呼吸道感染及暴露在污染的空气中，教导病人不要抽烟，或处在尘烟多的环境中。

2. 补充营养增强体力　营养的摄取会受到频繁的咳嗽及痰液的产生所影响，咳嗽会导致恶心与呕吐，而痰臭常会使病人食欲不振；对慢性肺疾病的病人而言，最需要足够的营养摄取，以增加抵抗力。所以饮食方面应教导：

（1）给予高热量、高蛋白、高维生素的饮食。

（2）鼓励病人多喝开水，以保持水分及电解质的平衡。

（3）饮食应采取少量多餐，避免冰冷的食物刺激引起咳嗽。

3. 保暖　鼓励病人居住在温暖、干燥的环境。

4. 避免呼吸道的感染　不要接触患有流行性感冒或有呼吸道感染的人，若有症状出现时，应尽快求医。

5. 其他　还有一点是很重要的，支气管扩张的病人常会受到细菌的感染，为了不使病人因而病情恶化或产生并发症，他们需清楚地了解抗生素治疗的重要性，一旦发觉咳嗽的形态改变而且痰量也增加时，应立即求医，即早服用抗生素，以便在5～7天内将感染控制住，然而此时仍需继续服用抗生素一段时间，直到痰液量减少为止。

【护理评价】

1. 病人能进行有效的咳嗽排痰，保持呼吸道通畅。

2. 病人能在通风良好的环境中获得休息。

3. 病人能在医护人员指导下获得足够的营养，以补充机体的消耗和增进体力。

4. 病人能消除顾虑，保持心情愉快，配合治疗。

（郭坤芳　齐宁宁）

第五节　慢性阻塞性肺部疾病

慢性阻塞性肺疾病（COPD）是一用于呼吸道疾病的名词，而非一种特定的疾病，病人有持续性的呼吸道阻塞，并具有慢性进展性恶化的趋势。

慢性阻塞性肺疾病包括肺气肿、慢性支气管炎及哮喘等三种呼吸系统的疾病。

慢性阻塞性肺疾病的早期症状是早晨有轻微的咳嗽，在运动时会有轻微的呼吸短促的现象，但病人并不会去注意它，因为病人常会自然而然地减少活动以代偿呼吸短促的情形，渐渐地，病人会因换气上的问题而产生心理、生理与社会三方面的问题。随着疾病的发展，病人会感到害怕、紧张、受挫折、震惊。由于疾病所带来的疲倦、呼吸短促与活动限制将会导致无法胜任工作、社会活动受到限制及感到被社会所隔离与心情抑郁，所以在护理上最重要的就是要减轻病人的焦虑。

【护理评估】

（一）健康史

COPD 的病因目前尚未明确，但下列的因素与 COPD 有密切的关系：吸烟、空气污染、继发性或慢性支气管肺脏感染、肺尘埃沉着病、及其他的职业性暴露，例如常暴露在霉、霉菌、煤屑、棉纤维、石棉、刺激性气体中；还有过敏因素、遗传因素、肺脏的老化与血管的改变，最近认为最重要的因素是吸烟。

因此在搜集健康史中应着重于病人的抽烟习惯及职业的性质与工作环境的状况，另一方面，也需了解病人的过去病史，是否患有哮喘、肺气肿及慢性支气管炎等。

（二）身心状况

COPD 的早期症状是潜伏性的发展，且进行缓慢，常见的三个症状是呼吸困难（尤其是在运动时更明显而严重）、间歇性咳嗽及运动后疲倦，它逐渐使病人呼气的气流受阻，气体残留在肺脏，故病人更需要空气而引起强迫性的呼气，这些都是慢性肺气肿、慢性支气管炎及哮喘发作时会出现的情形，COPD 其他的症状是哮喘、体重减轻、全身虚弱等。

由于 COPD 的病人其咳嗽与呼吸短促的情况至少已五年以上，平时病人并不很在意，所以在评估时，护理人员应详细询问有关咳嗽的形态：咳嗽是整年几乎每天都咳，还是有季节性的；咳嗽是否发生在早上、晚上或整天都在咳；咳嗽是否有痰，痰的量、性质、颜色又如何，是否带有血等。

关于呼吸短促应让病人描述呼吸短促的感觉是什么，是在什么情况下发生的，例如爬楼梯、行走、执行日常生活活动时（洗澡、穿衣）或休息的时候。其他还需确定病人是否有头痛、倦怠、下肢水肿或食欲不振等现象。

另外，护理人员还要问病人是否有喘息的症状，若是有，它是发生在晚间或运动，行走一段距离之后。

（三）诊断检查

1. 胸部 X 线检查　一般胸部 X 线需照正面与侧面各一张，由于病人呼气的气流减少，故气体存留在肺部，因此胸部 X 线显示肺部是过度膨胀的，横膈呈现较为扁平，肋骨的位置为水平状态，主要的肺动脉较一般明显，到了晚期，心脏较长且呈垂直的位置，右心室有肥大的现象。

2. 痰的检查　肺气肿的病人其痰液是粘液状的，呈灰白色且不易咳出；慢性支气管炎的病人其痰液浓稠，当病情恶化时，痰中含有脓，取痰液做抹片染色检查可发现革兰氏阳性菌——肺炎双球菌及流行感冒杆菌。而哮喘病人则可在痰液中发现嗜伊红性白细胞。

3. 支气管造影术　借助支气管造影术，可诊断支气管腔内是否有狭窄、阻塞或病变。

4. 动脉血液气体分析　由于慢性支气管阻塞、空气滞留、胸腔过度扩张，使胸腔运动减少，肺实质逐渐破坏，弹性丧失，有此肺泡过度膨胀，有些则变成肺不张，最后病人产生永久性的肺泡换气减少，二氧化碳存留体内，组织缺氧及慢性呼吸性酸中毒，为了代偿慢性的呼吸性酸中毒而 PaO_2 降低，pH 低于正常值。为了代偿呼吸性酸中毒，身体的缓冲系统逐渐被消耗，所以动脉血液气体分析的结果显示，$PaCO_2$ 升高，由于 HCO_3^- 被消耗，所以 HCO_3^- 也偏低。

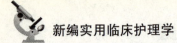

5. 肺功能试验　由于肺部过度扩张，潴留在肺部的气体量增加使胸腔的运动减少，所以肺功能试验的结果显示肺活量（VC）减少，肺余容积（RV）增加，同时第一秒用力呼气容积（HEV1）及最大呼气中段流率（FEF25%～75%）均减低。

6. 血液的检查　COPD 的病人会有持续性的组织缺氧，经过代偿机制，红细胞会增加以增加携氧量，所以血液常规检查中可发现病人的细胞比容（Ht）可高达60%左右；红细胞数一般超过 $550 \times 10^4 / mm^3$。

【护理诊断】

1. 清理呼吸道无效　与痰液过多或粘稠、咳嗽无力、不能消除呼吸道分泌物有关。

2. 气体交换受损　与支气管痉挛等导致通气功能障碍、肺组织弹性降低、肺膨胀不全、炎症使肺血管损害导致肺残气量增加、出现通气/血流比值失调等因素有关。

3. 有感染的危险　与粘液增加和清理呼吸道不足、机体抵抗力低、长期应用抗生素致使菌群失调导致二重感染等因素有关。

【护理目标】

1. 维持呼吸道通畅。

2. 维持水分与电解质的平衡。

3. 预防及控制感染。

4. 维持足够的营养。

5. 减轻焦虑。

【护理措施】

COPD 的护理措原则上与哮喘护理相同，但仍有差异。除"安排合宜的环境"及"维持身体的清洁"不再叙述外，其余均简要在下文叙述，并说明其差异处，并再加上"施行呼吸再训练"一项。

（一）维持呼吸道通畅

1. 物理治疗

（1）教会病人缩唇呼吸的方法，以延长呼气，使二氧化碳有效地呼出体外。

（2）教会病人有效咳嗽的方法。

（3）告诫病人，若无法将痰咳出，避免再用力咳嗽，以免刺激支气管树，此时应用吸痰机来吸痰。

（4）痰多的病人，每天应执行数次体位引流，以排除呼吸道中分泌物。

2. 氧疗法

给予 COPD 病人用氧时必须非常谨慎，因为正常的人，其呼吸机制是靠二氧化碳的浓度高过正常时可刺激呼吸，但 COPD 的病人，因长期处在 $PaCO_2$ 过高的状态下，而产生了 CO_2 麻醉的现象，也就是说，过高的二氧化碳已不对 COPD 的病人产生刺激呼吸的作用。他们是靠血氧过低来刺激呼吸的，所以在病人组织过度缺氧时，医师会主张用氧，但氧气流量不可过高，一般医嘱会写明 O_2 1～2L/min，在治疗中仍需不断定时做动脉血液气体分析，理想的治疗是维持 PaO_2 在 60mmHg 左右，如此可满足组织的需氧，也可避免因血氧浓度过高而抑制呼吸，所以护理人员在护理 COPD 病人时，给氧需格外小心。

（二）注意观察液体和电解质不平衡

1. 注意记录病人的每日摄取量与输出量，尤其在发生肺源性心脏病的病人，应注意有无水分潴留体内的现象——末梢水肿、腹水、体重增加。也有病人因换气过度而丧失水分，应注意脱水的症状。

2. 监测病人血清中电解质的浓度，以及血液的酸碱度。呼吸性酸中毒的临床表现如下，应注意观察：

（1）呼吸缓慢、效率低或无效率。

（2）发绀。

（3）头痛、不安、甚至意识不清

（4）共济失调、震颤。

（5）视乳突水肿及反射减弱。

（三）施行呼吸再训练

COPD 的病人无论是在运动或执行日常生活的活动时都会产生呼吸短促的情形，他必须把一切活动停下来，才能顺利呼吸，这对病人来说是一种打击，病人常会感到惊恐而使呼吸困难的情况变得更糟。因此病人可能会什么都不做，一旦活动起来会立刻发生呼吸短促，由此恶性循环下去，病人真会成了无用的人，所以护理人员应为病人安排康复训练，协助他们适应每日生活上的活动及生活形态。

1. 教导病人勿摒住呼吸

护理人员必须教病人在活动中不可摒住呼吸，需继续维持呼吸的状态，在开始时正常地吸气（不是深吸气），然后在开始执行某一个动作时开始呼气。

2. 教导病人弯下腰时要呼气

一般人弯腰绑鞋带时，都先吸气弯腰，然后摒住呼吸绑鞋带，要是 COPD 的病人也如此，会引起哮喘，因此 COPD 的病人应学习在弯下腰之前正常吸气，弯腰绑鞋带或捡东西时则呼气。

3. 教导病人采用腹式呼吸

教导病人时，让病人躺在床上，双脚弯曲，使腹部肌肉放松，护理人员将手或书放在病人的肚子上，教导病人吸气时胸部不要动，腹部必须膨起，呼气时腹部应恢复平坦。待练习成功后，鼓励病人不论坐或站均采腹式呼吸。如此一来，配合缩唇呼吸法（以鼻子正常吸气，曲唇慢慢呼气）则病人可将二氧化碳适当地呼出体外。

4. 调整运动的状况

COPD 的病人，长久不运动后，其肌肉的状况一定每况愈下，所以在我们的护理措施中，应包括恢复病人活动的项目；在病人熟练呼吸运动之后，可开始进行下床活动的项目，若是气候温和，可渐渐地让病人在病室走动，进而在走廊上散步，甚至可上、下楼梯，最后能到户外走走。

（四）给予心理支持

1. 当急性发作时应给予适当的处理，护理人员也应保持镇静，以减轻病人焦虑。

2. 给予保证 给予病人心理支持，在进行呼吸运动及活动时，给予鼓励与赞赏，让病人知道自己在渐渐进步。

3. 让病人与家属均能了解疾病的特性，协助他们适应生活，以免家属过度保护病人，使病人能依其身体状况，做到自我照顾与正常的社交活动。

（五）健康教育

1. 营养

（1）摄入高热量、高蛋白饮食。

（2）鼓励少量多餐。

（3）教导病人勿吃产气性食物，例如豆子、空心菜。

（4）鼓励病人多吃高纤维性的食物，若病人没有心脏方面的问题，应鼓励病人喝足量的水（每天至少 3 000ml），以防产生便秘。

2. 药物

一般服用的药物包括有支气管扩张剂、祛痰剂、抗生素、抗过敏药物、类固醇等，视病人需带回继续服用的种类，教导病人服药的剂量、时间、方法，并告诉病人有关药物的作用与副作用，以及注意事项。

3. 预防再度发作

（1）教导病人预防感染的方法，勿进出有感染源的公共场所及接触有上呼吸道感染的人。

（2）勿暴露在有尘埃、空气污染或有刺激性的挥发性化学药品环境中。

（3）避免暴露在寒冷潮湿的环境中。

（4）增加抵抗力——适当休息、足够的营养与维生素 C 的摄取、保持口腔清洁。

4. 教导病人在日常生活中继续做呼吸运动与活动。

5. 鼓励病人戒烟，并把戒烟成功的个案介绍给病人，教导他戒烟的方法。

6. 告知病人必须定期回门诊，若发现有轻微呼吸道感染的症状时，应立即就医。

【护理评价】

1. 病人的呼吸困难有所改善，动脉血气分析值维持在正常水平。

2. 病人的饮食保证了营养的需求。

3. 病人得到充足的休息与睡眠。

4. 病人能在指导下了解预防疾病复发的知识。

5. 病人能在指导下保持心情舒畅。

（王美　高迎香）

第六节　支气管肺癌

支气管肺癌（以下简称肺癌）的病因至今未明，一般认为与吸烟和环境因素、慢性呼吸道疾病及遗传因素等有关。

癌细胞起源于支气管粘膜或腺体，向支气管腔内生长或沿支气管粘膜下蔓延，导致粘膜增粗变厚，管腔变窄，形成肿块。

临床表现为咳嗽、咯血或血痰、胸痛、发热、气急等。

治疗原则为手术治疗、化学治疗、放射治疗，并配合中医治疗。肺癌的预后较差，易复发及转移，应坚持早期发现、早期诊断、早期治疗的原则。

【护理评估】

（一）健康史

1. 有慢性支气管炎或其他慢性呼吸系统疾病史。

2. 年龄在 40 岁以上，且吸烟多年或吸烟量大者。

3. 有在刺激性污染环境中的工作史，如铀矿、煤烟、焦油、石棉或石油中的多环芳烃、烟草的加热产物等。

4. 其他因素 病毒感染、食物中的苯丙芘、亚硝酸胺等也有一定的综合作用。

5. 家族遗传因素等。

（二）身心状况

肺癌的早期可能毫无症状，尤其是有慢性肺疾病的病人更不易被发现，在未出现症状以前，经胸部 X 线常规检查，无意间会发现肺部长有肿瘤，在疾病进行中，早期出现的症状有持续的咳嗽、血痰、咳血、局部支气管阻塞（病人会呼吸困难、喘鸣），以及支气管周围发炎的症状（发热、寒颤）。晚期的症状则是食欲不振、吞咽困难、恶心、呕吐，以致体重减轻、全身软弱、倦怠，到了后期除了会有胸痛、胸膜积水、全身酸痛、呼吸困难之外，而且有发绀的现象。

由于肺癌病人其恶性肿瘤生长的位置与大小各异，因此所出现的症状及严重程度也各不相同，所以要细心收集、观察病人的身心状况，以给予适当的护理。

（三）诊断检查

1. 胸部 X 线检查 在未出现症状之前即可经胸部 X 线检查发现肺部有肿瘤，出现症状时，医师也会进行胸部 X 线的检查，当发现有疑似肺部肿瘤存在时，并不能依此确立诊断，只能根据这项发现，做以下进一步的检查来确立诊断。

2. 痰的细胞学检查 以一般的方法收集痰液，检验人员将痰液抹片处理后，在显微镜下检查痰液中有无癌细胞，但单次的细胞检查结果为阴性者，并不表示没有肺癌，应做进一步的检查。

3. 支气管镜检查 利用支气管镜可采取呼吸道的组织细胞做切片或取呼吸道内的分泌物做细胞学的检查，以确定其中是否有癌细胞。

4. 肺组织切片检查最常用来确认肺部的肿瘤，当以肺脏外科的方式或切片针的方式做胸膜活体切片时，可同时做肺脏的活体切片，采下来的组织可做细胞学的检查。病人做活体切片检查的准备工作和姿势的安排类似于胸腔放液穿刺术的作法，当切片针刺入肺实质中时，嘱咐病人停止呼吸，此检查的并发症是血胸或气胸，所以在检查完之后要再照一张胸部 X 线，确定是否造成并发症。

另一种是胸部病灶的针穿刺抽吸术切片检查，此项检查是在 X 光透视的导视下进行，在 X 光透视下找到病灶的位置，给予局部麻醉后，将穿刺针插入胸壁到病灶处，抽吸出一块小的细胞标本，在显微镜检查下可诊断出此病灶是恶性赘瘤、肉芽肿或非恶性生长物。然而此项检查也可能有并发症，即咳血和气胸，检查后，护理人员要密切观察病人痰中是否有血，以及有无呼吸窘迫的现象。活体切片检查之后出现的任何并发症迹象，一旦发现，应立即通知医师。

【护理诊断】

1. 气体交换受损 与肿瘤阻塞呼吸道、继发感染有关。

2. 恐惧 与癌性疼痛及认为治疗无望等有关。

3. 疼痛　与肿瘤压迫或转移有关。

4. 营养失调低于机体需要量　与癌肿致机体过度消耗、化疗反应、摄入量不足等有关。

【护理目标】

1. 维持呼吸道通畅。

2. 维持适当的营养。

3. 减轻疼痛不适。

4. 减轻焦虑。

【护理措施】

肺癌病人有的接受过放射线疗法、化学疗法及手术治疗，此处则介绍有关肺癌晚期病人的护理。

（一）改善呼吸状况

1. 保持病人身心安静。

2. 安排利于呼吸的体位：半坐卧位或坐位。

3. 减少衣服和被子的压迫。

4. 限制谈话。

5. 给予氧气吸入。

（二）补充营养、观察脱水情形及注意输出入量平衡

1. 配制病人喜爱的食物，少量多餐以维持体力。

2. 若病人有恶心、呕吐的情形应禁食，以免加重其不快感。

3. 记录病人的输出入量、补充足够的液体，以防脱水。

（三）减轻疼痛

1. 给予精神支持，减少用药的心理需要。

2. 依医嘱给予止痛剂。

3. 注意用药后的反应。

4. 咳嗽时，可以手支托胸部，以减低胸痛发生。

（四）给予病人及家属心理支持

1. 注意病人的心理反应和精神状态。

2. 对病人的心理反应及心理问题的护理。

3. 病人往往需要深度的关怀和精神支持，护理人员应以真诚的态度，随时表现出对病人的关心。

（五）健康教育

1. 自手术中恢复的肺癌病人，必须确实了解呼吸运动与全关节运动的重要性，出院后仍需继续执行。

2. 教导保持个人的卫生

（1）能维持病室的整洁及身体清洁，若病弱者，应予床上擦浴。

（2）常漱口，以去除痰臭及血腥味（指咳血者）。

3. 教导摄入高热量、高蛋白饮食，少食多餐。

4. 病人必须知道预防呼吸道感染的重要性，一旦发生呼吸道感染的早期征兆，应立即返院就医。

5. 必须让病人知道何时返院门诊，以及定期检查的时间。

【护理评价】

1. 病人诉说能用医护人员提供的控制疼痛的方法和技巧，使疼痛得到减轻或感到疼痛的次数减少和比较舒适。

2. 病人能摄入足够的营养，以保证支持机体的需要。

3. 病人能得到家属的支持与理解，尤其是在家属与医护人员的心理支持下使晚期癌症病人活得更有尊严。

（史成菊）

第七节 肺结核

肺结核是由结核杆菌感染肺组织所引起的慢性传染病。结核杆菌主要通过呼吸道传播，在人体免疫力低下或大量毒力强的结核杆菌侵袭时才发病。结核杆菌感染人体后，类脂质能引起病变部位单核细胞增多及上皮样细胞和淋巴细胞浸润，形成结核结节。

主要临床表现为午后低热、夜间盗汗、消瘦、乏力、食欲不振、咳嗽及咯血等。

治疗肺结核以应用抗结核化学药物治疗（简称化疗）及营养支持为主要疗法。而用药又以早期、规律、全程、联合和适量为原则。

【护理评估】

（一）健康史

导致肺结核的病菌是结核杆菌，它是一圆柱状、喜氧、革兰氏阳性、嗜酸性的微生物，在人体内的繁殖非常缓慢（约18~24小时分裂一次），不能在体外繁殖。结核病在儿童期与成年早期非常盛行，但到底是否会罹患结核病，除了结核杆菌本身的强度外，还与生活环境与个人身体状况有密切的关系，以下的情况下，人们易罹患肺结核。

1. 生活环境欠佳、过度拥挤而空气不流通之处。肺结核在都市中逐渐地成为常见的疾病，尤其是贫穷者、营养不良、过度工作、睡眠不足、生活在拥挤而空气不流通地区的人们易得肺结核，而且心理与生理的压力、疲惫、营养不良均会使病情恶化。

2. 长时间暴露于毒性较强的结核杆菌所存在的环境中。有些细菌的毒性较强，长期与开放性肺结核病人接触的人较易感染肺结核。

3. 肺结核感染不会遗传，但可能有些遗传因子使某些人较易或较不易感染肺结核。贫穷者、孤独者、嗜酒者，而以前又曾感染过肺结核的人，易再成为活动性肺结核病人。

4. 免疫机能受抑制者：接受癌细胞溶解剂治疗者或使用免疫抑制剂的病人（例如接受长期肾上腺皮质激素疗法的人）。

（二）身心状况

许多肺结核的病人其症状与征象的发作是隐匿性的，在疾病的早期可能不会出现任何症状，若是有症状出现也是属于一般性的，而且是慢性的，可把症状分为局部性与全身性：

1. 局部性症状包括咳嗽、咳痰 咳嗽常发生于空洞时期，此时分泌物会引流到支气管，痰呈黄色且粘稠。有的病人会有胸痛的现象，根据病人的描述，这种胸痛的感觉是酸痛、钝痛或是觉得胸部肌肉有紧缩感；除此之外，有的病人还会有呼吸困难、咳血及胸膜痛（侵犯到胸膜）等症状，这些较严重的症状表示结核杆菌已广泛侵犯肺部。

2. 全身性的一般症状 全身性的症状包括有疲倦、不安、脉搏速率加快、全身不适、午后轻度地发热、体重减轻、食欲不振、消化不良、苍白、呕吐以及月经不规则或受抑制。而这些症状也常发生在工作过度疲劳与遭受重大压力的人身上，故要将其身心状况加以区别。

活动性肺结核的病人，其外表常常表现出很健康，事实上，他们的肺可能已有一大空洞。找出活动性肺结核病人是很重要的，不但要治疗病人，还要防止其将结核菌传染给他人。

（三）诊断检查

1. 结核菌检查 是确诊肺结核病的特异依据。痰培养则更精确，且可鉴定菌型，做药物敏感试验。痰菌阳性表明其病灶是开放性的，具有传染性。

2. 影像学检查 胸部 X 线检查是诊断、分型、指导治疗及了解病情变化的主要依据。其常见 X 线表现已在肺结核分型中介绍。胸部 CT 检查能发现微小或隐蔽性病变，了解病变范围及组成，为诊断提供依据，帮助鉴别肺病变。

3. 结核菌素（简称结素）试验 因旧结素（OT）是结核菌的代谢产物，主要成分为结核蛋白，故抗原不纯可引起非特异反应。目前多采用结素的纯蛋白衍生物（纯结素，PPD），常取 0.1ml 结素稀释液在前臂掌侧做皮内注射，注射后 24～48 小时测皮肤硬结直径，如小于 5mm 为阴性，5～9mm 为弱阳性，10～19mm 为阳性，20mm 以上或局部有水泡、坏死为强阳性。

成人结素试验阳性反应仅表示接种过卡介苗或受过结核菌感染，并不表示一定患病；结素试验阴性说明机体没有结核菌感染，还见于：①初染结核菌 4～8 周内，机体内变态反应尚未完全建立；②严重结核病和危重病人，由于免疫力下降和变态反应暂时受抑制，结素试验可暂时呈阴性，待病情好转可转为阳性；③机体免疫功能低下或受抑制时，如应用糖皮质激素、免疫抑制剂者、肿瘤及营养不良和老年体弱者结素反应可暂时消失，亦可表现为阴性；老年人结素反应也常为阴性。

4. 其他检查 急性活动性肺结核病人白细胞可在正常范围或轻度升高。严重病例可有贫血，血沉增快、白细胞减少或类白血病反应。纤维支气管镜对诊断和鉴别诊断有重要价值，浅表淋巴结活检也对结核病鉴别诊断有帮助。血清中抗体检查可供参考。

【护理诊断】

1. 体温过高 与结核杆菌感染有关。

2. 有窒息的危险 与血管损伤、空洞内血管破裂有中等量咯血、空洞壁上大血管破裂引起大咯血引流不畅有关。

3. 焦虑、恐惧 与被诊断为肺结核、当严重症状出现时感到生命受到死亡的威胁有关。

【护理目标】

1. 维持呼吸道通畅。

2. 促进身心休息。

3. 维持足够的营养和液体。

4. 预防传染。

【护理措施】

1. 一般护理 为病人提供空气新鲜、阳光充足、安静的休养环境，给予高热能、高蛋白、多维生素的饮食，如牛奶、禽蛋、鱼肉、豆制品、新鲜蔬菜和水果等。每日测量体温 4 次，尤应注意午后的温度。鼓励病人多饮水，每日 3 000ml 左右。盗汗的病人做好皮肤护理，并及时更换床单及衣裤。

2. 症状的观察和护理　观察痰的颜色、有无血痰和咯血的征象。如发现痰中带血或咯血，及时通知医生，并留取痰标本送检。若痰菌检验结果阳性，应将病人转到结核病防治所治疗。其痰液应吐在纸上烧掉或吐在痰杯里用 20% 漂白粉溶液浸泡 6 ~ 8 小时后灭菌处理。

3. 药物治疗及副作用的观察和护理　在抗结核用药上要指导病人遵医嘱有规律地长期服药，严格掌握用药的剂量、方法及时间，观察副作用。常用抗结核药有链霉素、利福平、乙胺丁醇、异烟肼、吡嗪酰胺、对氨基水杨酸钠及卡那霉素等。这些药物的副作用分述如下：

（1）链霉素：一般为肌内注射。当病人出现眩晕、耳鸣及听力减退时应及时报告医生，调整用药。

（2）利福平：空腹口服。尿液呈红色为正常现象。对肝肾有毒性损害。

（3）乙胺丁醇：口服。久用对视神经有损伤，病人常主诉视物模糊。早期改药，症状可恢复。

（4）异烟肼：口服。主要副作用是周围神经炎及肝功能异常。

（5）吡嗪酰胺：口服。副作用有关节痛，对肝毒性较大。

（6）对氨基水杨酸钠：避光静脉使用。副作用为严重的胃肠道反应及变态反应。

（7）卡那霉素：肌内注射使用。对第八对脑神经有损伤，病人可出现听力障碍及肾功能异常。抗结核治疗是一个长期过程，一般需 6 ~ 9 个月或更长时间，应指导病人坚持按时服药、定期复查。

4. 健康教育

（1）加强心理咨询，掌握病人心理动态，告诉病人只要积极配合治疗，本病是可以治愈的。

（2）对病人及家属进行卫生宣传教育，普及结核病防治知识，养成不随地吐痰，有痰吐在纸上，然后焚烧的习惯。病人咳嗽、打喷嚏时应以手帕掩住口鼻，以防飞沫传播，并及时消毒手帕。食具应煮沸消毒 10 ~ 15 分钟，用过的被服、书籍在烈日下曝晒 4 ~ 6 小时灭菌。

（3）锻炼身体，增强机体的抵抗力与免疫力，一旦感染了结核菌，也可因强健的身体、良好的免疫功能将细菌消灭而不致发病。

（4）新生儿应接种卡介苗，以提高免疫力。

【护理评价】

1. 病人能有效地将痰液咳出，保持呼吸道通畅。

2. 病人能获得足够的营养，得到充分的休息。

3. 病人能听从医务人员的健康教育，有效地掌握防病治病知识及预防传染的方法。

4. 病人能在医务人员指导下按时按量坚持服药。

（王美　周亚丽）

第八节 呼吸衰竭

当人体的气体交换发生严重障碍，不能维持正常的氧合功能，不能排出代谢所产生的二氧化碳时，即为呼吸衰竭（简称呼衰）。呼衰可分为两型；单纯低氧血症，动脉血氧分压（PaO_2）低于8kPa（60mmHg），动脉血二氧化碳分压（$PaCO_2$）正常或低于正常，为Ⅰ型呼衰；Ⅱ型呼衰为低氧血症伴二氧化碳潴留，此时动脉血二氧化碳分压超过6.67kPa（50mmHg）。

引起呼吸衰竭的主要原因为支气管肺疾病，其次有神经肌肉疾病、胸廓病变及其它如成人呼吸窘迫综合征等。上述疾病可导致肺泡通气不足，肺内气体弥散障碍，通气/血流比例失调和静动脉分流量增加发生缺氧和二氧化碳的潴留。

主要临床表现为呼吸困难、紫绀及神经系统症状。缺氧时病人表现为判断力减退、记忆力降低、焦虑不安、失眠、眩晕。而高碳酸血症时病人表现为头痛、嗜睡、昏迷、谵语、幻听、幻视及烦躁不安等。

为保持呼吸道通畅，积极控制原发病及合理的氧气治疗。

【护理评估】

（一）健康史

引起呼衰的病因较多，但以支气管.肺组织疾病所引起者常见，如慢性阻塞性肺疾病、重症肺结核、肺间质纤维化、尘肺等。胸廓和神经肌肉病变亦可导致呼衰，如胸部手术、外伤、胸廓畸形、广泛胸膜增厚、重症肌无力等。

（二）身心状况

除引起呼衰的原发疾病症状、体征外，主要是缺O_2和CO_2潴留所致的呼吸困难和多脏器功能紊乱的表现。

1. 呼吸困难　多数有明显的呼吸困难，表现在呼吸频率、节律和幅度的改变。如慢阻肺为呼气性呼吸困难，严重时发展为浅快呼吸，常有点头、提肩等辅助呼吸肌参与呼吸运动的体征。并发CO_2麻醉时，则出现浅慢呼吸或潮式呼吸。

2. 发绀　是缺O_2的典型表现。当动脉血氧饱和度低于90%或氧分压<50mmHg时，可在血流量较大的部位如口唇、指甲、舌等处出现发绀。另外，因发绀的程度与还原型血红蛋白含量相关，所以红细胞增多者发绀明显，而贫血病人则不明显。

3. 精神、神经症状　急性呼衰的精神症状比慢性呼衰明显，可迅速出现精神紊乱、狂躁、昏迷、抽搐等症状。慢性缺O_2多表现为智力或定向功能障碍。当有CO_2潴留时，病人开始常表现出兴奋症状，如多汗、烦躁不安、夜间失眠而白天嗜睡（昼夜颠倒）、甚至谵妄现象。随着CO_2潴留的加重，引起呼吸中枢受抑制，发生肺性脑病。临床表现为表情淡漠、肌肉震颤、间歇抽搐、嗜睡、甚至昏迷等。

4. 血液循环系统　早期心率增快、血压升高；因脑血管扩张，产生搏动性头痛；严重缺O_2、酸中毒时，可引起周围循环衰竭、血压下降、心律失常，甚至心脏骤停；CO_2潴留使体表静脉充盈、皮肤潮红、温暖多汗；慢性缺O_2和CO_2潴留引起肺动脉高压，可发生右心衰竭，出现体循环淤血体征。

5. 其他 严重呼衰对肝、肾功能和消化系统都有影响。部分病人可出现丙氨酸氨基转移酶和血尿素氮升高，尿中有蛋白、红细胞和管型。因胃肠道粘膜屏障功能受损，可引起应激性溃疡而发生上消化道出血。上述症状均可随缺 O_2 和 CO_2 潴留的纠正而消失。

（三）诊断检查

1. 血气分析 $PaO_2 < 60mmHg$，$PaCO_2 > 50mmHg$，$SaO_2 < 75\%$。血液酸碱度（pH）：正常值 $7.35 \sim 7.45$，代偿性酸中毒或碱中毒，pH 在正常范围；低于 7.35 为失代偿性酸中毒，高于 7.45 为失代偿性碱中毒。但 pH 异常不能说明是何种性质的酸碱失衡。剩余碱（BE）为机体代谢性酸碱失衡的定量指标，其正常值范围在 $0 \pm 2.3mmol/L$，代谢性酸中毒时，BE 负值增大；代谢性碱中毒时，BE 正值增大。二氧化碳结合力（CO_2CP）在一定程度上反映呼吸性酸中毒的严重程度。代谢性酸中毒或呼吸性碱中毒时 CO_2CP 降低，呼吸性酸中毒或代谢性碱中毒时 CO_2CP 升高。

2. 实验室检查 有感染时血白细胞总数及中性粒细胞增高。尿中可见红细胞、蛋白及管型丙氨酸氨基转移酶、尿素氮升高。

3. 电解质 呼吸性酸中毒合并代谢性酸中毒时，常伴有高钾血症。呼吸性酸中毒合并代谢性碱中毒时，常有低钾和低氯血症。

4. 痰液检查 痰液涂片与细菌培养的检查结果，有利于确诊病因。

5. 肺功能 FEV_1，FVC 低于正常值。

6. 伴肺动脉高压时 X 线胸片可出现异常改变，心电图、B 超可出现相应改变。

【护理诊断】

1. 气体交换受损 与肺气肿引起的肺顺应性降低、呼吸肌衰竭、呼吸道分泌物过多，不能维持自主呼吸有关。

2. 清理呼吸道无效 与呼吸道分泌物过多或黏稠，呼吸肌衰竭，无效咳嗽或咳嗽无力有关。

【护理措施】

（一）一般护理

1. 休息与活动 根据病情，指导病人安排适当的活动量。指导病人在活动时尽量节省体力，帮助病人制定减轻呼吸困难，同时增强生活自理能力的计划。

2. 协助和指导病人取半卧位或取坐位，促进和指导病人进行有效的呼吸。如趴伏在床上桌，借此增加辅助吸气肌的效能，促进肺膨胀。指导、教会病情稳定的病人缩唇呼吸，通过腹式呼吸时膈肌的运动和缩唇呼吸促使气体均匀而缓慢地呼出，增加肺的有效通气量，以减少肺内残气量，改善通气功能。

（二）病情观察与抢救

密切观察病人呼吸困难的程度，评估病人的呼吸频率、节律和深度、使用辅助呼吸肌的情况。定时听诊肺部，监测生命体征，评估有无异常呼吸音、有无咳嗽以及能否有效的咳痰，并记录痰的色、质、量。正确留取痰液检查标本，发现痰液出现特殊气味、痰液量、色及黏稠度等发生变化，应及时与医生联系，以便调整治疗方案。监测动脉血气分析值。评估意识状况及神经精神症状，观察缺 O_2 及 CO_2 潴留的症状和体征，观察有无肺性脑病症状，如有异常应及时与医生联系。昏迷病人还要检查瞳孔大小及对光反射、肌张力、腱反射、及病理征。

发现病情变化及时抢救，迅速准备好有关抢救用品，及时准确做好各项抢救配合赢得抢救时机，提高抢救成功率。预测病人是否需要面罩、气管插管或气管切开行机械辅助呼吸，同时作好病人家属的护理。

（三）氧疗的护理

低氧血症者按医嘱实施合理氧疗，可鼻导管持续（或吸氧时间每天 15 小时以上）低流量吸氧，或文丘里面罩吸氧，一般吸氧流量为每分钟 1~2L，浓度为 25%~29%，以提高氧分压，并避免吸入氧浓度过高引起二氧化碳潴留。COPD 病人因长期二氧化碳潴留，呼吸中枢对二氧化碳已不敏感，主要通过缺氧刺激外周化学感受器反射性兴奋呼吸中枢，吸入较高浓度的氧气可削弱缺氧的刺激，使通气抑制，加重二氧化碳潴留，严重时可导致呼吸停止。在氧疗实施过程中，应注意观察氧疗效果，如吸氧后呼吸困难缓解、发绀减轻、心率减慢，表示氧疗有效；如果意识障碍加深，可能为二氧化碳潴留加重。应根据动脉血气分析结果和病人的临床表现，及时调整吸氧流量或浓度，达到既保持氧疗效果，又可防止氧中毒和二氧化碳麻醉的目的。注意保持吸入氧气的湿化，以免干燥的氧气对呼吸道产生刺激和呼吸道黏液栓形成。输送氧气的导管、面罩、气管导管等应妥善固定，使病人舒适；保持其清洁与通畅，所有吸氧装置均应定期消毒，专人使用，预防感染和交叉感染。向病人家属说明氧疗的重要性，嘱其不要擅自停止吸氧或变动氧流量。特别是睡眠时氧疗不可间歇，以防熟睡时呼吸中枢兴奋性减弱或上呼吸道阻塞而加重低氧血症。

（四）心理护理

教会病人自我放松等各种缓解焦虑的办法，让病人说出或写出引起或加剧焦虑的因素，以缓解呼吸困难，改善通气。

（五）用药护理

1. 按医嘱正确给药，并密切观察其不良反应：①茶碱类、β_2 受体兴奋剂等药物，能松弛支气管平滑肌，改善通气功能，减少呼吸道阻力，缓解呼吸困难。指导、教会病人正确使用支气管解痉气雾剂，减轻支气管痉挛；②呼吸兴奋剂如尼可刹米，能改善通气，减轻 CO_2 潴留。使用此类药时应注意保持呼吸道通畅，原因是呼吸中枢兴奋剂在改善通气的同时增加呼吸功能，增加氧耗量和二氧化碳的产生量，所以，静滴时速度不宜过快，适当提高吸入氧浓度，及时观察神志以及呼吸频率、幅度的变化，若出现恶心、呕吐、烦躁、面色潮红、肌肉颤动、皮肤瘙痒等现象，应减慢滴速并及时通知医生减量，严重者应及时停药；③因Ⅱ型呼吸衰竭病人常因呼吸困难，痰液粘稠且量多等导致夜间失眠，缺氧或二氧化碳潴留引起烦躁不安，所以护士在执行医嘱时应结合临床表现给予判断，以防止导致呼吸抑制的严重后果。故Ⅱ型呼吸衰竭病人禁用对呼吸有抑制作用的药物，如吗啡等，慎用其他镇静剂，如地西泮等。

2. 按医嘱正确使用抗生素，以控制肺部感染。密切注意观察疗效与副作用。

（六）机械通气的护理

详见有关章节。

【护理评价】

1. 病人能有效地将痰液咳出，保持呼吸道通畅。

2. 病人能获得足够的营养，得到充分的休息。

3. 病人能听从医务人员的健康教育，有效地掌握防病治病知识及预防传染的方法。

4. 病人能在医务人员指导下按时按量坚持服药。

（宋宁　段素梅）

第九节　胸膜炎及胸膜积液

胸膜是一层浆膜，覆盖于肺表面及胸廓内侧面，分别称为脏层及壁层胸膜，两层胸膜围成一个间隙，称为胸膜腔。在正常情况下，胸膜腔内仅含少量浆液，起润滑作用，减少两层胸膜间的摩擦，防止粘连。任何病理原因加速浆液的产生或减少其吸收时，就会出现胸腔积液。胸膜炎是胸膜的炎症，可由于感染（细菌、病毒、霉菌、阿米巴、肺吸虫等）、肿瘤、变态反应、化学性和创伤性等多种疾病所引起。在细菌感染所致的胸膜炎中，结核性胸膜炎最为常见。本病多见于青年人和儿童。

结核性胸膜炎一般起病较急，症状轻重不一，临床主要可分为两大类：①干性（纤维性）胸膜炎；②渗出性胸膜炎

【护理评估】

（一）健康史

既往有肺炎、肺结核、胸壁感染、肺梗塞及胸部外伤之后。

（二）身心状况

1. 症状和体征

（1）一般症状较轻，少数人可完全无症状，胸痛是本病最主要的症状。大量胸腔积液则使纵隔脏器受压，心悸、气促更加明显。

（2）干性胸膜炎的一个重要体征就是可以听到胸膜摩擦音；渗出性胸膜炎胸腔内渗液较少时主要表现为病侧呼吸运动减弱，大量积液时病侧胸廓膨隆、肋间饱满、膈肌下降、心脏及气管被推向健侧。

2. 心理、社会因素　胸膜炎大多继发于肺结核，因对疾病知识缺乏了解而产生紧张、焦虑。

（三）实验室检查

1. 胸腔积液检查　胸腔积液外观呈草黄色，透明或混浊，比重多在 1.015～1.018 以上。细胞总数约为 $500～2\,000/mm^3$，蛋白含量在 2.5～3.0g/dl 以上，糖含量在 50mg/dl 以下，胸腔积液结核菌抹片 30%～50% 可培养到结核菌。

2. 血常规　白细胞总数可增高或正常，分类计数中性粒细胞升高。

3. 血沉增速。

4. 结核菌素试验阳性。

5. X线检查　小量积液时可见肋膈角变钝；中等量积液时可见外高内低的弧形积液线；大量积液时可占满病变胸腔，呈普遍性密度增高影，并可见纵隔被推向健侧。

6. 超声检查　可鉴别胸腔积液、胸膜增厚、液气胸等，对包裹性积液可提供较准确的定位诊断，有助于胸腔穿刺抽液。

【护理诊断】

1. 胸痛　与炎性刺激两层胸膜互相摩擦有关。

2. 气体交换受损　与胸腔积液过多压迫肺组织有关。

3. 焦虑　与疾病诊断不明有关。

4. 活动无耐力　与胸痛、呼吸困难有关。

【护理目标】

1. 病人消除顾虑，能积极配合治疗。

2. 病人疼痛减轻。

3. 维持病人呼吸道通畅，肺功能、血气分析值在正常范围内。

【护理措施】

（一）保持呼吸道通畅

1. 给予舒适的体位，抬高床头，健侧半卧位。

2. 指导病人进行腹式深呼吸，每日于餐前半小时及睡前作 4 次有效咳嗽运动，然后休息 15～30 分钟，并解释咳嗽运动对清洁肺部的重要性。

3. 协助医生施行胸腔穿刺抽液术，以减轻对心肺的压迫。

4. 遵医嘱给氧，并保持鼻导管通畅。

5. 鼓励病人增加活动，防止肺功能受损，鼓励下床活动，可增加肺活量。经常进行呼吸训练，可减少胸膜粘连的发生。

6. 鼓励病人积极排痰，保持呼吸道通畅。

（二）加强营养支持疗法，促进康复

1. 给予易消化的高热量、高蛋白、高维生素饮食，以补充胸腔积液丢失的蛋白。

2. 急性期高热、胸腔积液过多时，更应加强营养，并鼓励病人多饮水，保持水电解质平衡。

3. 避免进食太冷、太甜及刺激性食品。

（三）做好心理护理，使病人保持心情愉快

1. 胸腔穿刺抽液时严格无菌操作，除仔细观察病人病情变化外，术前应做好解释工作，避免病人精神紧张。

2. 病人因疼痛等产生焦虑时，可用听音乐、广播、看书、看报等分散注意力的方法消除顾虑，减轻疼痛。

3. 向病人进行健康宣教，如疾病知识的宣教，解释胸膜炎的性质、有关病因和症状，可消除对疾病的顾虑，保持健康心态。

4. 鼓励病人详细说出其不安的想法和感受，以识别和表达其感受，并主动听取病人的不适主诉，为病人提供舒适。

5. 保持周围环境安静、清洁、舒适、安全，减少因周围环境刺激而产生的焦虑，减少加重疼痛的语言或非语言刺激。

6. 向病人说明该病是慢性病，容易复发，治疗时间长，要坚持用药，根据医生的指导完成用药疗程。

（四）治疗知识指导

1. 采用合理抗结核治疗。

2. 大量胸腔积液时胸腔穿刺抽液。

（五）出院指导及健康教育

1. 预防肺部感染，保存肺功能。

2. 适当增加活动，以防失去肺功能。

3. 进行呼吸功能锻炼，增加肺活量。

4. 增加营养，坚持药物治疗。

【护理评价】

1. 病人能应用指导方法减轻疼痛。

2. 病人能实施有效的深呼吸及咳嗽排痰法，保持呼吸道通畅。

3. 病人能在护士指导下消除焦虑与紧张情绪，保持心情愉快。

4. 病人能获得更多的营养，以促进康复。

（郭坤芳）

第十节　机械通气

正常肺通气的动力是机体自主产生的肺泡内压与大气压之间的压力差。机械通气系指利用机械装置来代替、控制或改变自主呼吸运动的一种通气方式。其原理是通过机械装置建立肺泡气道口压力差而产生肺通气，达到使机体维持适当的通气，在一定程度上改善气体交换功能，减少呼吸功的消耗和缓解呼吸肌疲劳的目的。

【机械通气的基本原理】

自然呼吸时，吸气时胸腔内负压升高，使肺泡压低于大气压，气体被吸入肺内；呼气时则靠肺及胸廓的弹性回缩力，将气体排出。机械通气时，病人吸气是靠在气道口处（口腔、鼻腔或气管插管及气管切开插管导管）施以正压，将气体压入肺内引起吸气；停止送气后移去外加的压力，气道口恢复大气压，胸廓被动回缩，产生呼气。目前，临床所用的呼吸机均以这种方式进行工作。

【机械通气的适应证、使用指征及禁忌证】

1. 适应证

（1）心肺复苏。

（2）治疗严重的急、慢性呼吸衰竭，如 COPD、重症哮喘、中枢神经系统或呼吸肌疾患所致的严重通气不足；严重肺部感染；ARDS 所致的严重换气功能障碍等。

（3）预防呼吸衰竭的发生或加重，如心、胸外科手术后，使用呼吸机帮助病人减轻因手术创伤而加重的呼吸负担，以减轻心肺和体力上的负担，缓解呼吸困难症状。

2. 使用指征　机械通气应用的指征尚无统一的标准。有下列情况存在时，宜尽早建立人工气道，进行人工通气，不要等到呼吸心跳濒临停止甚至已停止后再考虑用机械通气：①意识障碍，呼吸不规则；②严重低氧血症和（或）CO_2 潴留，如 $PaO_2 \leqslant 45mmHg$，$PaCO_2 \geqslant 70mmHg$，且经过常规给氧及保守治疗后无效；或严重呼衰的病人经过积极的治疗，情况无改善甚至恶化者；③急性呼吸窘迫综合征、重症肺炎等。

3. 禁忌证 机械通气治疗无绝对的禁忌证。正压通气的相对禁忌证为：①伴有肺大疱的呼吸衰竭；②未经引流的张力性气胸；③大咯血；④急性心肌梗死；⑤低血容量性休克未补足血容量前。

【机械通气的实施】

1. 呼吸机与病人的连接方式

（1）面罩：适用于神志清楚、合作、短时间使用呼吸机者；不宜用于昏迷、吞咽障碍、气道分泌物多且伴清除障碍或伴多器官功能损害者。使用面罩的优点是方便，不必气管插管。缺点是：①容易漏气，耗氧量大；②舌后坠时可造成通气量不足；③对面部有压迫的作用，病人自觉不适；④不利于口腔护理和吸痰；⑤可能存在罩内 CO_2 重复呼吸的问题；⑥增加一定的机械死腔量；⑦人机配合欠佳或通气量过大，病人吞入过多的气体，导致腹胀。

（2）气管插管：气管插管有经口和经鼻插管两种途径。经口气管插管的优点为：①插管较易，适用于急救场合；②导管的管腔相对较大，便于吸痰，气道阻力较小；③气道密闭性好，呼吸机治疗效果好。缺点为：①下颌活动容易造成导管移位、脱出；②清醒病人不易长时间耐受，一般可留置 3～7 天；③口腔护理不方便；④长时间插管可能会发生喉、会厌损伤。

经鼻气管插管的优点为：①插管不通过咽后部三角区，不刺激吞咽反射，病人较易接受，可在清醒状态下进行；②留置时间较长，一般 7～14 天，最多可达 2 个月；③插管易于固定，不易脱出，便于口腔护理，发生咽喉损伤的可能性比经口插管少。其缺点为：①管腔较小，吸痰不方便；②不易迅速插入，不适合于急救场合；③易发生鼻出血、鼻骨折，对已有鼻出血和鼻骨折者不宜选用；④可有鼻窦炎、中耳炎等并发症。

（3）气管切开插管：对需长时间使用机械通气或已行气管插管，但吸痰不畅者，应行气管切开插管术，以更有效地保证呼吸道通畅，并允许病人经口饮水、进食，便于补充营养和水分。但缺点有：①创伤较大，可发生切口出血或感染；②操作复杂，不适用于紧急抢救；③对护理要求较高，且痊愈后颈部留有瘢痕，可能造成气管狭窄等。一般不作为机械通气的首选途径。

2. 通气方式的选择 目前临床常用的通气方式有：

（1）间歇正压通气（IPPV）也称机械控制通气（CMV），可分为控制通气、辅助通气和辅助/控制通气。

1）控制通气（缩写 CV 或 C）：此方式时，呼吸机不管病人自主呼吸的情况如何，均按预调的参数为病人间歇正压通气。主要用于自主呼吸消失或很弱的病人。

2）辅助通气（AV 或 A）：机械通气的启动由病人自发吸气动作来触发，因而通气频率取决于病人的自主呼吸，潮气量则取决于预设值的大小。因呼吸机的频率、节律由病人控制，故参数设置不当可致通气不足或过度。

3）辅助-控制通气（AC）：它与单纯辅助通气的主要区别是，当自主呼吸频率过慢，每分通气量小于设定值时，呼吸机本身可检知，并自动以控制通气方式来补充，以防止通气不足的发生。

（2）间歇指令通气（IMV）：与同步间歇指令通气（SIMV）二者的共同特点是：在单位时间内既有机械通气又有自主呼吸。IMV 是控制通气与自主呼吸的结合，SIMV 则是辅助通气与自主呼吸的结合。现少用 IMV，多数用 SIMV 方式。主要用于撤离机械通气的过程中，通过设定不能满足机体需要的机械通气频率，使病人在机械通气间期内可进行自主呼吸，随病情好转逐渐减少机械通气次数，直至停机。

（3）压力支持通气（PSV）：是一种比其他辅助通气模式更接近生理状态的通气模式。病人每次自发吸气，都自动接受预先设定的一定程度的压力支持。病人本身独自控制呼吸频率及呼、吸气时间，并与支持压力共同决定吸气流速及潮气量。与 SIMV 相比它不增加呼吸功的消耗。但对自主呼吸不稳定者，要谨慎应用。

（4）持续气道正压通气（CPAP）：CPAP 是在整个呼吸周期施以一定程度的气道正压的通气方式，防止肺与气道萎缩，改善肺顺应性，减少吸气阻力。

（5）呼气末正压通气（PEEP）：吸气由病人自发或呼吸机产生，而呼气末气道压仍高于大气压，从而提高氧合。主要用于 ARDS 病人。

（6）高频通气（HFV）：临床上有 3 种高频通气：①高频正压通气（HFPPV）：此种方法主要是使潮气量近似计算的生理无效腔容量。通气频率 60～120 次/分，吸/呼（I/E）比一般设置在小于 1:3；②高频震荡通气（HFO）：通气频率极高（500～3 000 次/分），而潮气量只有 10～100ml。此系通过高阻抗装置，使送气压力接近环境压的水平。I/E 比一般设置在 1:2；③高频射流通气（HFJV）：射流通气的潮气量小于生理无效腔，通气频率 100～300 次/分，I/E 比一般为 1:2～5。

3. 通气参数的调节 呼吸机最主要的通气参数调节如下：

（1）呼吸频率（f）、潮气量（V_T）或每分通气量（MV）：机械通气之初，一般设定呼吸频率 10～15 次/分，V_T 设定在 7～15ml/kg 体重，维持每分通气量 6～10L 左右。以后据血气分析来调整。

（2）吸/呼时间比：通常情况下可将吸/呼时间比调至 1:1.5～1:2.0 左右。若为阻塞性通气障碍的病人，可在 1:2 以上。而限制性通气障碍病人可调节在 1:1～1:1.5 之间。

（3）吸气峰压（PIP）：或气道峰压一般为 15～20cmH$_2$O，有时可达到 30cmH$_2$O，应注意避免设置过高而造成肺的气压伤和对循环的不良影响。

（4）吸入氧浓度：现代呼吸机 FiO$_2$ 可在 21%～100% 之间任意选择。设置的原则是以维持 PaO$_2$ 在 60mmHg 以上的前提下，尽量减低 FiO$_2$。如 FiO$_2$ 在 60% 以上仍不能维持 PaO$_2$ 达 60mmHg，应考虑调整通气方式，如 PEEP 的使用。

（5）呼气末正压（PEEP）：最佳 PEEP 值的设定应对循环无不良影响，但可达到最大的肺顺应性，最高的氧运输，最低 FiO$_2$ 时的最小 PEEP 值。一般在 10cmH$_2$O 左右，多数病人使用 4～6cmH$_2$O 即可。若 PEEP≥15～20cmH$_2$O 可使胸腔内压上升而致回心血量减少，心排出量下降。

（6）触发敏感度：触发敏感度为提示呼吸机产生人机同步性的指示，是病人吸气触发力量的估计，可分为压力触发和流速触发两种。压力触发一般为 -0.5～-2cmH$_2$O。触发敏感度过高（压力的绝对值越小），病人吸气努力以外的微小压力或流速变化即可触发呼吸机，使通气频率增加，可能导致通气过度，如敏感度过低（压力的绝对值越大），呼吸肌无力时难以触发机械通气，使自主呼吸与机械通气不相协调，增加呼吸肌疲劳。

【机械通气对生理功能的影响与并发症】

1. 对呼吸生理的影响 目前临床上应用的呼吸机，绝大部分都属于正压通气器。它是靠在气道口处施以正压，将气体压入肺内。因而，肺泡内压及胸腔内压都明显升高，对呼吸循环产生一系列不同于自然呼吸的影响。可概括为：①正压通气使气道及肺泡扩张，故肺容积增加；②吸气时间充分，有助于气体在肺内的均匀分布；③使气体分布不均得到改善，生理无效腔减少；同时，因人工气道的建立，解剖无效腔亦减少，故在相同的呼吸频率及潮气量前提下，肺泡通气量增加；④因肺泡压升高，有利于氧向血液中弥散。

正压通气在有助于呼吸功能改善的同时，也可能会引起某些并发症，包括通气不足或通气过度。通气不足的常见原因有：①明显的人机对抗（又称不同步）；②插管导管（或气管切开导管）的套囊或呼吸机环路漏气；③呼吸机参数调节不当或呼吸机发生故障等。病人常表现为烦躁不安、自主呼吸频率浅慢、呼出潮气量减少、血压上升、出汗、PaO_2 下降。通气过度在病人自主呼吸频率过快时采用辅助通气方式极易发生，常导致呼吸性碱中毒。

2. 对循环生理的影响　正压通气可使回心血量减少，心排出量下降，严重时血压下降。这种不良影响随吸气压力增高、吸气时间延长、PEEP 值增高而增大。也就是说，机械通气对循环功能影响的大小，主要决定于平均气道内压力的大小。因此，在保证足够的通气量条件下，应使平均气道内压力尽量下降。

3. 气道并发症

(1) 人工气道堵塞：常因粘痰、痰痂、呕吐物堵塞所致，也可因导管套囊滑脱堵塞. 而引起。

(2) 气管粘膜溃疡、感染、出血及气道狭窄：可由插管时的损伤、吸痰不当及导管套囊长时间压迫所引起。

(3) 气管导管脱出：常由于导管固定不牢、病人躁动、头颈部活动幅度过大等引起。

(4) 气压伤：正压通气时肺泡内压明显升高，可使肺泡壁和脏层胸膜破裂，出现气胸、纵隔气肿、皮下气肿等气压伤。气压伤的发生主要与气道峰压和肺组织情况有关。气道峰压过高、有肺气肿者较易出现气压伤。因此，对肺部有病变的病人，通气压力及潮气量不可过大。

(5) 呼吸系统感染：是最常见的医院内感染，可成为机械通气失败的主要原因。感染的发生除机体本身抵抗力下降外，还与人工气道的建立、气道湿化不足、呼吸机管道和湿化装置消毒不严格及护理欠缺有关。致病菌以革兰阴性杆菌（尤其绿脓杆菌）最为常见。

(6) 肺不张：气管插管过深或插管固定不当，导管滑入右侧主支气管引起左肺不张。亦可因痰液粘稠、气道湿化不足、引流痰液不畅所致。

(7) 氧中毒：长期吸入高浓度氧，体内产生过多的氧自由基，导致组织细胞的损伤和功能障碍称氧中毒。正常人连续吸入纯氧 6h 后，或吸入氧浓度 >80%，超过 48h，或吸入氧浓度 >60%，超过 3 天者，即可导致不同程度的肺泡萎缩及肺氧合功能下降。病人出现咳嗽、胸痛、进行性呼吸困难等症状。PaO_2 呈持续性下降，X 线胸片可出现肺部斑片状浸润阴影等早期 ARDS 的表现。

对于氧中毒，重在预防，无特效治疗方法。如能将吸入氧浓度控制在 50% 以内，出现氧中毒的机会极少。间断吸高浓度氧，可延缓氧中毒的发生。采用恰当的通气方式，如 PEEP，亦有助于避免出现氧中毒。

【机械通气的撤离】

当病人自主呼吸能维持机体适当的通气时，应及时实施撤机方案，尽量避免病人对呼吸机的依赖而造成停机困难。

【护理】

1. 机械通气治疗的准备 ①备好清洁、功能完好的呼吸机、供氧设备；②接模拟肺，按病情需要和医生的要求设置好通气参数；③向意识清醒病人解释用呼吸机的重要意义，使病人认识到接受呼吸机辅助治疗可能帮助他转危为安，指导病人如何配合机械通气和如何以非语言方式表达其需要等事项。

2. 机械通气治疗中的病情监测与护理 监测的目的是了解机械通气的效果，预防并及时发现、处理可能发生的并发症。

（1）临床监测

1）呼吸：监测有无自主呼吸，自主呼吸与呼吸机是否同步，呼吸的频率、节律、幅度、类型及两侧呼吸运动的对称性；开始应每隔30～60min听诊肺部，观察两侧呼吸音性质，有无啰音。如一侧胸廓起伏减弱，呼吸音消失，可能为气管插管过深仅一侧肺（常为右侧）通气；或插管固定不牢，在病人躁动或翻身后滑入一侧支气管；还可能与并发气胸有关。

2）心率、血压：机械通气开始20～30min可出现血压轻度下降。其原因是：①通气压力过高，持续时间过长，呼气时间不足，使肺泡压升高，形成内源性呼气末正压，从而增加肺循环阻力和右心负荷；②通气量过大，CO_2迅速排出，使CO_2对心血管运动中枢和交感神经的兴奋作用突然消失，周围血管张力骤降。因此，如血压明显或持续下降伴心率增快，应及时通知医生处理。

3）意识状态：行呼吸机治疗后病人意识障碍程度减轻，表明通气状况改善；若有烦躁不安、自主呼吸与呼吸机不同步，多为通气不足；如病人病情一度好转，胸廓起伏一直良好，突然出现兴奋、多语、甚至抽搐应警惕碱中毒。

4）皮肤、粘膜及周围循环状况：注意皮肤的色泽、弹性、温度及完整性。缺氧改善时，发绀减轻。皮肤潮红、多汗和浅表静脉充盈，提示仍有CO_2潴留。皮肤湿冷、苍白可能是低血压、休克。皮下气肿、颈静脉充盈，常与气胸、气管切开有关。了解皮肤粘膜的完整性可及时发现并处理压疮、口腔溃疡及继发性真菌感染等情况。

5）腹部胀气及肠鸣音情况：机械通气时，可能会发生腹部膨隆、腹胀。其原因可能为：①面罩机械通气，人机配合欠佳，或通气量过大，病人吞入过多的气体；②气管插管或气管切开套管气囊漏气，气体反流入胃内。肠鸣音减弱还应警惕低钾血症。腹胀严重者，必要时，遵医嘱给予胃肠减压。

6）体温：呼吸机治疗期间，因人工气道的建立、不断吸痰及分泌物增多、肺不张、机体抵抗力低下等，常可并发感染。发热常提示感染。而体温升高又会使氧耗量和CO_2产生增加，故应酌情调节通气参数。高热时还应适当降低湿化器的温度以减少呼吸道的散热作用。

7）液体出入量：准确记录24h液体出入量，尤其是尿量变化，因为机械通气可能并发肾功能不全及抗利尿激素分泌增多，使尿量减少。尿量能较好地反映肾的血液灌注情况，间接反映心排血量的变化。如机械通气治疗后，低氧血症和高碳酸血症得到缓解，肾功能改善，尿量可增多，水肿逐渐消退。尿量减少或无尿要考虑体液不足、低血压和肾功能不全等原因。呕吐咖啡色胃内容物，或出现黑便，要警惕应激性溃疡引起上消化道出血。

8）痰液：仔细观察痰液的色、质、量和粘稠度，为肺部感染的治疗和气道护理提供主要依据。

（2）仪器及实验室检查结果监测

1）胸部 X 线检查：床旁胸部 X 线检查能及时发现肺不张、气压伤、肺部感染等机械通气引起的并发症。亦可了解气管插管的位置。

2）呼吸机参数：密切观察呼吸机及各种监测仪器的工作情况，及时记录监测仪上显示的主要参数，分析并解除呼吸机报警的原因。如气道压力突然升高常见于病人咳嗽，痰液过多或粘稠阻塞气道，或输入气体管道扭曲、受压等；气道压力过低报警多与气体管道衔接不紧、气囊漏气或充盈不足有关。

3）血气分析：是监测机械通气治疗效果最重要的指标之一，有助于判断血液的氧合状态，指导呼吸机参数的合理调节；判断机体的酸碱平衡情况；与呼吸监测结合判断肺内气体交换的情况。

4）呼气末 CO_2 浓度（$P_{ET}CO_2$）：是通过在呼气管道中连接一个红外线传感器装置，不断监测呼气末的 CO_2 浓度，现代呼吸机多有此功能。呼出气 CO_2 浓度在呼气末最高，接近肺泡气水平，可用于评价通气效果。一个大气压下，1% 呼气末 CO_2 浓度大致相当于 $PaCO_2$ 7.6mmHg。健康人呼气末 CO_2 浓度与 $PaCO_2$ 有较好的相关性。如呼气末 CO_2 浓度为 4.5% ~5%，表示通气恰当；<4.5% 为通气过度；>5% 则通气不足。

5）心电、血流动力学：机械通气对循环功能有一定的影响，如 PEEP 的应用。心电监测有助于发现心排出量减少和心律失常、心肌缺氧。血流动力学监测不仅可通过插入漂浮导管监测右心房压力、右心室压力、肺动脉压、肺毛细血管楔压及心排出量等参数，判断心功能和血容量情况，亦可抽取混合静脉血进行血气分析，从而指导呼吸机参数的调节，改善病人的血液循环。

（3）气道的护理

1）加强气道的湿化：方法：①蒸汽加温湿化，即将水加热后产生蒸汽混入吸入气中，达到加温和加湿作用，一般呼吸机均有此装置。吸入气（气道口气体）的温度需维持在 35~37℃，不可超过 40℃。注意湿化罐内只能加无菌蒸馏水，禁用生理盐水或加入药物，因为溶质不蒸发，将在罐内形成沉淀。湿化罐内水量要恰当，尤其要注意防止水蒸干；②直接向气管内滴入生理盐水或蒸馏水，可以采用间断注入或持续滴注两种方法。间断注入，每次注入液体量不超过 3~5ml，每 20~60min 一次。持续滴注方法为将安装好的输液装置用头皮针直接刺入气管插管导管，或将输液器直接连接在气管切开导管，滴速可为 4~6 滴/分，亦可应用输液泵持续滴注，速度为 15~25ml/h。每日湿化液总量和速度需根据病情、痰液粘稠度调整，以病人分泌物易吸出为目标。气道湿化液总量每日 300~500ml 左右；③雾化吸入，有些呼吸机本身有雾化装置，雾粒直径 3~5μm，可到达小支气管和肺泡。

2）人工气道病人痰液的吸引：人工气道正压通气病人通常需要机械吸引，以清除呼吸道内分泌物。吸引频率应根据分泌物量而决定。严重缺氧者在吸引前应适当增加氧浓度和通气量，以防止因吸痰而加重缺氧和通气不足。吸引时应注意无菌操作，手法正确，避免产生肺部感染、支气管粘膜损伤以及支气管痉挛等不良后果。

（4）预防感染与防止意外：①妥善固定气管插管或气管切开套管，防止移位、脱出和阻塞。气管套管位置不当、气管外囊脱落，加之坏死粘膜组织、粘液、呕吐物及异物等掉入气管内，极易造成气道阻塞；②气管套管充气恰当，应用最小压力充气技术，既不让导管四周漏气，又使气管粘膜表面所承受的压力最小，气囊压力不宜超过 15mmHg。因为成人气管粘膜毛细血管静脉端压力为 18mmHg，故气囊压力过高可阻断血流，引起缺血、溃疡，甚至导致日后的气道狭窄。气囊应定时放气，若使用橡胶气囊时，每2~4h放气1次，如为低张气囊每4~8h放气1次，每次3~5min，使局部受压处血供改善。放气时，先抽吸气道内分泌物，再缓慢抽吸囊内气体，尽量减轻套囊压力下降对气管粘膜产生的刺激；③及时倾倒呼吸机管道中的积水，防止误吸入气管内引起呛咳和肺部感染；④做好气管切开处的皮肤护理，每日更换气管切开处敷料和清洁气管内套管1~2次；⑤定期进行翻身叩背，防止压疮，促进痰液引流，预防肺部并发症的发生；⑥做好口腔护理和留置导尿、胃肠减压的护理。

（5）改善营养状态：供给足够的热量，可采用鼻饲、全胃肠外营养方法。应准确记录出入量，按时完成补液计划，并注意维持水电解质平衡。

（6）心理社会支持：对机械通气病人，无论其意识是否清醒，均应尊重与关心，要主动亲近病人，与其交谈，给予精神鼓励，要让病人学会应用手势、写字等非语言沟通方式表达其需求，以缓解焦虑、恐惧等心理反应，起到增强病人战胜疾病的信心和改善通气效果的作用。

3. 停机前后的护理　此阶段从准备停机开始，直到完全停机、拔除气管插管后的一段时间。做好本阶段的护理可帮助病人安全地脱离呼吸机。

（1）帮助病人树立信心：长期接受呼吸机治疗的病人，由于治疗前病情重，经治疗后病情缓解，病人感觉舒适，对呼吸机产生依赖心理，故非常担心停用呼吸机后病情会反复，精神十分紧张。为此，撤机前要向病人（必要时包括家属）解释撤机的重要性和必要性。

（2）按步骤有序撤机

1）调整呼吸机参数，如逐渐减少进气量、进气压力及给氧浓度。

2）间断使用呼吸机或调节呼吸机模式。如可选用同步间歇指令通气（SIMV）、压力支持通气（PSV）等，锻炼呼吸肌，帮助病人恢复呼吸功能，要特别注意循序渐进，不可操之过急。

3）当病人具备完全脱离呼吸机的能力后，需按以下4个步骤进行：撤离呼吸机→气囊放气→拔管→吸氧。

（3）呼吸机的终末消毒与保养

呼吸机用后要按说明书要求进行拆卸，彻底清洁和消毒，然后再按原结构重新安装调试备用。

总之，在护理机械通气病人时，护士必须根据病人的需要，调节好通气参数，纠正低氧血症，提高通气效果，尽量预防或减少机械通气的并发症，降低身心应激，促进病人早日康复。

（王美　叶美欣　周亚丽）

第二章 循环系统疾病的护理

第一节 急性心力衰竭

急性心力衰竭以急性左心衰竭最常见，严重者表现为急性肺水肿。临床上急性右心衰竭多继发于急性左心衰竭。

【病因】

1. 急性肺水肿 左室机能障碍，常见于急性心肌梗死、急性心肌炎和扩张型心肌病。还有在心脏病基础上输液量过大，输液速度过快。

2. 急性右心衰竭 多源于左心衰竭。单独的急性右心衰竭多由严重肺栓塞引起。

【临床表现】

患者表现为突然剧烈气喘、被迫坐起、冷汗淋漓、唇指紫绀、烦躁不安、恐惧和濒死感觉，可咯出或自鼻、口涌出大量白色或粉红色泡沫样血痰，甚至咯血。早期双肺底可闻少量湿啰音，晚期双肺对称地满布干、湿啰音或哮鸣音。心率加快，原心脏杂音常被肺内啰音掩盖而不易听出。血压正常或偏高。如病情过重或抢救失利，可因严重缺氧而昏迷，心排出量（CO）剧降而休克，导致死亡。

【诊断】

1. X线检查 除原有心脏病的心脏形态改变以外，主要为肺部改变。肺泡性肺水肿典型者双侧肺门可见蝶形大片云雾阴影。重度肺水肿可现大片绒毛状阴影。

2. 动脉血液气体分析 病情越严重，动脉血氧分压（PaO_2）越低。多数患者因过度换气至二氧化碳分压（PaO_2）亦中度降低。

3. 血液动力学监护 肺毛细血管楔嵌压增高，合并休克时心排血量降低。

【治疗与护理】

（一）治疗

1. 减轻心脏负担、休息、吸氧、限制钠盐、利尿、扩血管治疗。

2. 增强心肌收缩力，应用洋地黄药物。

（二）护理

患者起病急骤、病情严重，故必须迅速、积极抢救，同时尽快寻找原因，以利病因治疗。

1. 体位 协助患者采取坐位或倚靠坐位，双腿下垂（急性心肌梗死、休克患者除外），以减少回心血量，增加肺活量以利呼吸，使痰较易咯出。

2. 吸氧 积极纠正缺氧是治疗的首要环节。

（1）鼻导管给氧：可用单侧或双侧鼻导管持续高流量给氧（5~6 L/分）。给氧前应先调好流量，避免氧流量剧增、压力过大而损伤鼻、呼吸道粘膜和肺泡等。此法适用于病情较轻的肺水肿患者。鼻导管插入深度以8~10 cm为宜，并要求患者闭口呼吸，否则很难提高肺泡氧分压。若用单侧鼻导管吸氧，一般8~12小时后应换另一侧。

（2）面罩吸氧：普通面罩给氧时，吸入氧的浓度与鼻导管法相似。如配合活瓣气囊吸气，能提高吸入氧的浓度和增加气体交换，神志清醒者多不能耐受，故仅限于短时间应用。

（3）加压给氧：对神志不清的患者经上述方法给氧后 PaO_2 仍低于 6.67 k Pa（50 mmHg）时，应予气管插管或气管切开，兼行间歇正压呼吸（IPPB）或呼吸末正压呼吸（PEEP），详见有关章节。患者持续高浓度吸氧后可出现衰弱无力、恶心、呕吐、干咳、胸骨后疼痛及抽搐等氧中毒征象。另外，高浓度氧尚有收缩血管作用，故停用时应防止发生虚脱。必要时兼用 IPPE 和 PEEP，以降低吸氧的浓度，防止氧中毒和改善肺泡换气功能。

（4）除泡剂的应用：降低泡沫表面张力以使泡沫破裂，亦是改善通气和保证供氧的重要措施。经鼻导管给氧时，可将氧气通过含 20～25% 酒精的湿化瓶，与氧一起吸入呼吸道。初始流量 2～3 L/分，待患者适应后可增至 5～6 L/分，间断吸入。20% 酒精经超声雾化吸入，可吸 20 分钟，停 20 分钟。酒精与氧气混合后有易燃、易爆的特性，故应注意远离火炉、油炉和电炉，禁止吸烟。酒精对肺泡及支气管粘膜有一定刺激性，使用时间不宜过长，宜间断应用。据报道，二甲基硅油消泡去雾剂治疗效果良好，一般用药 5 分钟内生效。在使用消泡剂的同时，应间断经吸引器吸取气道内分泌物，保持呼吸道畅通。

3. 镇静　首选吗啡 5～10 mg 皮下注射或 5 mg 静脉注射，除镇静作用外，亦扩张周围血管，减轻心脏负荷，使呼吸减慢，改善通气功能和降低耗氧量。对老年、神志不清、休克和已有呼吸抑制者慎用，可选用杜冷丁 50～100 mg 肌肉注射。

4. 利尿　宜选用速效强效利尿剂，以减少血容量，缓解肺循环和体循环的淤血症状。首选速尿 40～80 mg 或利尿酸钠 50～100 mg 溶于 5% 葡萄糖溶液 20 ml 内缓慢静脉注射。速尿静脉注射还有扩张周围静脉作用，降低心脏前负荷。

5. 强心药　近期未用洋地黄者可予西地兰 0.4～0.6 mg 或毒毛旋花子甙 K0.25 mg 以 5% 葡萄糖溶液 20 ml 稀释后缓慢静脉注射，同时听诊心脏或心电监护，密切观察心率、心律和尿量等。

静脉注射强心药前，应反复核对所用剂量。对急性心肌梗死患者病初 24 小时内因易激发室性过早搏动和室性心动过速应慎用；二尖瓣狭窄患者心室率不快时亦需慎用，避免右心室排血量增多反而加重肺瘀血。

关于强心药物的副作用，注意事项详见有关章节。

6. 血管扩张剂　通过扩张周围血管，减轻心脏前和/或后负荷，改善心脏功能。常用制剂有硝普钠、硝酸甘油、哌唑嗪和卡托普利等。可以单用，亦可与多巴胺或多巴酚丁胺等正性肌力药合用。

7. 其它

（1）氨茶碱：具有强心、利尿、平喘及降低肺动脉压等作用。可用 0.25 g 氨茶碱经 10% 葡萄糖溶液 20 ml 稀释后缓慢注射或 0.5 g 溶于 5～10% 葡萄糖溶液 250～500 ml 内静脉滴注。静注速度宜缓。速度过快或用量过大，可引起低血压及休克，亦可引起心律失常。

（2）维生素 C：有强心、增加冠状动脉血流量、解毒、抗感染及促进受损组织愈合的作用，可作为辅助治疗。

（3）止血带结扎四肢近端，轮流放松每一肢体，每次 5 分钟，旨在减少回心血量，减轻心脏负担，但需防止结扎过久而引起动脉供血障碍和坏疽。

（4）静脉放血：用于大量输血或输液引起的急性肺水肿，一次放血 300～500 ml。有

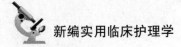

低血压或休克者忌用。

（5）消除诱发因素和积极治疗原发疾病：如控制心律失常、高血压、感染和缩小心肌梗死面积等。对左房粘液瘤、瓣膜病变和某些先天性心脏疾病患者，俟病情稳定后酌情手术治疗。

（6）激素的应用，可用地塞米松 20 mg，静脉注射。

（张林静）

第二节　风湿性心脏病

风湿性心脏病是指由 A 组溶血性链球菌所致的风湿热反复发作，侵犯心脏，引起慢性瓣膜损害，形成瓣膜口狭窄或关闭不全，或二者同时存在，导致血流动力学改变，最后出现心功能代偿不全，形成充血性心力衰竭。临床上最常累及的瓣膜为二尖瓣，其次为主动脉瓣。

【病因】

最常见的病因为风湿热，也可无急性风湿热病史，但多有反复链球菌扁桃体炎或咽峡炎史，其他病因有先天性畸形，老年人瓣环钙化、系统性红斑狼疮等。

【临床表现】

1. 二尖瓣狭窄　轻者无明显症状，随二尖瓣狭窄程度加重可表现劳力性呼吸困难，部分患者伴咳嗽，痰中带血，甚至大量咯血。情绪激动、剧烈活动、合并感染或出现快速心律失常时，可发生急性肺水肿。因长期肺淤血可引起肺动脉高压，终至右心衰竭。查体叩诊心界因左房增大而呈梨形，心尖部可闻舒张中晚期隆隆样杂音，心尖部第一心音亢进，肺动脉瓣区第二心音亢进和分裂。

2. 二尖瓣关闭不全　症状出现较晚。患者因心排血量减少而乏力、气短、心慌和劳力性呼吸困难。约半数患者合并二尖瓣狭窄。主要体征为心尖部可闻囊级以上的全收缩期杂音，向左腋和背部传导。

3. 主动脉瓣狭窄　轻度狭窄多无症状，重者因左心室排血受阻，心排血量降低而出现乏力、心慌、眩晕、晕厥和心绞痛等，甚至引起猝死。主要体征为主动脉瓣区可闻粗糙而响亮的收缩期杂音。

4. 主动脉瓣关闭不全　患者因舒张压过低可出现气短、心慌、心绞痛和头晕等。主要体征为主动脉瓣区可闻舒张早期递减型哈气样杂音，且可现周围血管征，如水冲脉、毛细血管搏动、"枪击音"和 Durogieg 双重杂音等。

【诊断】

根据病史和典型的心脏杂音，一般较易诊断。结合 X 线检查，尤其超声心动图检查中特异性的瓣膜改变多能确诊。

【治疗与护理】

（一）治疗

1. 内科治疗（药物治疗）。

2. 外科治疗（常见方法有扩瓣术、瓣膜成形术、瓣膜置换术等）。

3. 介入治疗（主要针对二尖瓣狭窄、主动脉瓣狭窄、肺动脉狭窄，可行经皮穿刺球囊瓣膜扩张术。而主动脉瓣狭窄者较少选用介入治疗）。

（二）护理

1. 心理护理　为减轻机体易感性和减少感染后变态反应的发生率，预防风湿活动，使患者心情愉快、情绪稳定。

（1）做好安慰、疏导工作，帮助其改变不良性格，并认真听取主诉，给予支持、鼓励，改善认知观念，使患者能正确地认识自己的病情，树立战胜疾病的信心。

（2）音乐及放松训练，使患者进入放松状态，消除紧张，缓解焦虑、恐惧心理。

2. 病情观察

（1）观察有无发热、关节疼痛不适，皮肤环形红斑、皮下结节等风湿活动的表现。

（2）定期测量生命体征，注意风心病房颤患者脉搏短绌的情况。

（3）风心病患者最易出现的并发症是心功能衰竭，观察患者是否出现呼吸困难、乏力、食欲减退、腹部不适、肢端肿胀、尿少等心功能衰竭的症状，合并房颤的患者，注意有无体循环动脉栓塞的表现。

3. 休息　心功能代偿期，可做力所能及的工作，随着心功能不全程度的加重，应逐渐增加休息，限制活动。

4. 饮食　心瓣膜患者机体抵抗力低下，易并发感染，应给予高热量、高蛋白、高维生素、易消化饮食，对伴有心功能不全的患者应注意低盐饮食，以免加重心脏负担。钠盐的摄入控制在 2~3g/d，多食含钾的食物，如香蕉、绿叶蔬菜、果汁等，以防利尿药引起的低钾和心律失常等并发症。

5. 瓣膜置换术患者的护理

（1）术前护理

1）心理护理：心血管疾病大多病程长，患者长期受疾病折磨及家庭、社会、经济等因素的困扰，会产生不同的心理反应，如焦虑、恐惧、紧张等。特别是面临重大的手术，存在着希望手术成功，又担心手术失败的矛盾心理。因此，术前必须详细了解患者的心理状态，并做好术前指导。

2）一般护理：减少和避免诱发因素（情绪激动、精神紧张、气候寒冷、环境刺激，饮食不当等）；卧床休息以减轻心脏负荷，减轻肺淤血，降低各器官对血流量的需求；给予患者低流量（2~3L/min）吸氧每日 3 次，每次 1 小时，以使各器官的慢性缺氧情况得到改善；术前 1 天禁止患者外出，进行手术区备皮，并清洁，以防感染。

（2）术后监护

1）心电监护：24~48 小时连续心电监测，直到病情稳定后改为间歇性监测与记录。

2）血压监护：术后 6~8 小时血压波动较大，8 小时后，除非有明显的出血，低血压一般与心功能或呼吸功能不全有关。

3）呼吸监护：一般经口或鼻插管呼吸机支持呼吸 4~24 小时，根据患者情况设置呼吸机各参数支持呼吸，待患者神志清醒，循环稳定，自主呼吸有力、平稳，血气分析正常，无严重合并症时，可停用呼吸机，拔除气管插管，给予鼻导管持续供氧，加强呼吸道护理，雾化吸入每 6 小时 1 次，必要时协助叩背排痰，防止肺部并发症。

4）体温监护：术后早期大多体温偏低，6~8 小时后逐渐恢复正常，此后体温稍有升高，可达 39℃ 左右，大多在术后 2~3 天内降至正常或低于 38.5℃。若术后体温持续升高不降，提示有内在致热原持续存在。若 48~72 小时后体温仍高于 38.5℃，则要警惕感染或其他不良反应存在。术后常规监测体温每日 4 次，当腋温高于 38.5℃ 时，即给予物理或化学降温，并改测体温每 4 小时 1 次。

5）出入量监护：正确记录出入量对了解水电平衡和指导输液均有重要意义。术后 24 小时内每 6 小时小结 1 次，体液排出量应大于晶体输入量。出现负平衡时，应及时查找原因和通知医师，给予处理。

6）血生化监护：术后电解质的平衡对维持心脏的正常生理功能至关重要。术后常规抽血查电解质，根据化验结果及时补充钾、钠、氯、钙、镁等。防止因电解质紊乱引起心律失常，甚至心脏停搏。并根据需要输全血和血浆，以维持正常血容量及血浆胶体渗透压。

（3）术后护理

1）呼吸道护理：气管插管是术后患者通气、排痰与连结呼吸机辅助呼吸的唯一呼吸通气道，术后气管插管常规留置 6~20 小时，在此期间患者的意愿不能用语言表达，需精心护理，仔细观察，正确处理，才能避免并发症的发生。应常规检查插管固定是否适当，必要时，重新调整固定。头部安放在舒适的位置，避免头部大幅度摆动或频繁的吞咽动作而引起声带损伤。患者因疼痛或对插管不适出现躁动时，应给予适量的镇静药。根据气囊容量的大小适度充气，以维持辅助呼吸。每日 2 次放气减压，以改善气管局部循环，防止气道缺血、损伤，每次减压时间 30 分钟，然后再充气。放气前，吸除口腔、咽部与气管内分泌物，防止放气后大量分泌物进入气管，引起呼吸道阻塞和缺氧。吸痰时，应注意严格无菌操作，吸痰的同时嘱患者咳嗽，使深部的分泌物排至气管、支气管，便于吸净，调整吸引负压，避免负压过大损伤气道黏膜，每次吸痰时间不宜超过 15 秒，以免加重缺氧。吸痰时，应严密观察心电示波图像，防止心律紊乱。拔管时应按以下步骤进行：先吸尽痰液，然后肺部听诊并询问患者的自我感觉，证实无分泌物存在，即吸除咽部分泌物，再更换吸痰管，将其插入气管内，放松气囊，边吸引、边缓慢拔出，同时嘱患者咳嗽，咳出残留于小支气管内的分泌物，随后经鼻导管供氧，流量 2~3L/min。调整体位，进行口腔护理，刷牙、漱口、洗脸。

2）抗凝护理：血栓栓塞为人造瓣膜置换术后的严重并发症。因此，不论置换机械瓣膜或生物瓣膜，均应抗凝。机械瓣膜应终生抗凝，生物瓣膜一般抗凝 6 个月。日服抗凝药剂量的调整，主要在术后早期开始抗凝 1~2 周，一般 3~5 天，抽血查凝血酶原时间 1 次，维持在正常对照的 1.5~2 倍，低于或超过该范围，可酌情调整剂量，注意分药应均匀准确，调整后 3 天复查凝血酶原时间。应指导患者合理饮食，避免大量食用含维生素 K 多的深绿色叶菜，以免影响抗凝效果。若出现牙龈出血、皮下瘀斑、血尿、黑便、月经量增多，应及时就诊，查找原因，结合凝血酶原时间予以调整剂量。

3）拔管后护理：在气管插管拔除后，可少量饮水，无呛咳及肠蠕动恢复好，则在 6 小时后可进半流食，以后给予高热量、高蛋白、高维生素、低脂饮食，少量多餐，注意饮食卫生，防止便秘。

4）皮肤护理：根据需要，保持舒适卧位、床单清洁，每日更换床单，预防褥疮发生。

（齐宁宁　王夕霞）

第三节　冠状动脉粥样硬化性心脏病

冠状动脉粥样硬化性心脏病简称冠心病。系冠状动脉粥样硬化致动脉管腔狭窄或闭塞，引起心肌缺血缺氧甚至坏死。多发生在40岁以后，男性较女性多见。迄今动脉粥样硬化原因不明，与高血压、高脂血症、吸烟、肥胖、糖尿病、精神紧张、家族性遗传等因素，有一定的关系。

一、心绞痛

心绞痛是一种冠状动脉供血不足，心肌暂时缺血、缺氧引起的，以发作性胸痛或胸部不适为主要表现的临床综合征。

【临床表现】

1. 疼痛部位　以胸骨中上1/3处最常见，其次为心前区，可放射至颈、咽部或左肩。

2. 疼痛性质　突然发生的胸部紧闷或缩窄性疼痛，多伴有窒息感。

3. 疼痛持续时间　多在1~5分钟，很少超过15分钟。

4. 诱发因素　疼痛多发生在体力劳动或情绪激动，饱餐，受凉，吸烟时等。

5. 疼痛缓解方式　休息或含服硝酸甘油后1~5分钟内缓解。

【诊断】

1. 心电图检查　在以R波为主的导联中ST段压低，T波低平或倒置。发作后可逐渐恢复正常。

对于症状不典型或心电图无改变者，行24小时动态心电图监测或行运动试验，如双倍二级梯运动试验、平板和踏车运动试验等检查。

2. 放射性核素检查　静脉注射^{201}铊或^{99}锝，缺血心肌因不能摄取冠状动脉血流中的^{201}铊或^{99}锝而不显象，呈现缺损或稀疏。

3. 冠状动脉造影　相见循环系统新技术诊疗护理中冠状动脉造影部分。

【治疗与护理】

（一）治疗

1. 消除或避免诱发因素。

2. 合理用药，为最有效的终止及预防心绞痛发作的药物，作用快，疗效高。常用硝酸甘油，异山梨酯（消心痛），普萘洛尔（心得安），硝苯地平（心痛定）等，另外为抑制血小板聚集，可服用阿司匹林，双嘧达莫（潘生丁）。

3. 符合适应证的心绞痛患者可行冠状动脉成形术（PTCA）和冠状动脉内支架植入术，对病情严重、药物治疗效果不佳，冠状动脉造影提示不适合做介入治疗者应做冠状动脉旁路移植术（搭桥术）。

（二）护理

1. 心理护理　对疼痛、胸闷而产生的焦虑、恐惧心理，除及时采取行之有效的措施予以解除外，应适时给予心理支持。护士应通过交往了解发病原因，引导患者消除生活中的紧张刺激因素，增强适应和应付能力。坚持规律服用抗心绞痛的药物，保持心境平和，改变急躁易怒，争强好胜的性格。

2. 一般护理

（1）休息和活动：发作时应立刻休息，一般停止活动后即可缓解。不稳定型心绞痛者应卧床休息，并密切观察。稳定型心绞痛缓解期一般不需要卧床休息，但应调整日常生活和工作，避免过度紧张，保持适度的活动，以不诱发心绞痛为度，要避免竞赛运动及屏气用力的动作（推、拉、抬、举等），谨慎掌握活动强度，进行适宜的锻炼，以促进侧支循环的形成，提高体力活动耐受力。

（2）饮食：应避免过饱，禁止吸烟。

（3）保持排便通畅，切忌排便用力过度，以免诱发心绞痛。

3. 药物治疗的护理

（1）发作时除休息外，给予舌下含服硝酸甘油并吸氧，同时描记心电图，并通知医师。服药3~5分钟疼痛仍不缓解，可再服一片硝酸甘油。心绞痛发作频繁或服用硝酸甘油效果差的患者，可遵医嘱静脉滴注硝酸甘油，但应注意滴注速度宜慢，尤其是开始滴注时，以免造成低血压，应根据血压和心率调节好滴速，同时嘱患者和家属不得擅自调节滴速，对舌下含服者，口服后宜平卧片刻，尤其是老年人应注意预防低血压。指导患者将药片整片或轻轻嚼碎后置于舌下，在舌下保留一些唾液，唾液不可过少，也不可不断将含有硝酸甘油的唾液咽下。有些患者用药后出现颜面潮红，头痛等症状，这是由于药物导致头部血管扩张造成的。

（2）用药后注意询问疼痛变化情况，并监测心电图。

（3）疼痛缓解后，与其一起讨论引起心绞痛发作的诱因，总结预防发作的方法。

4. 介入治疗的护理

（1）术前护理

1）向患者及家属做好解释工作，讲清检查的目的，手术过程和注意事项。

2）做好心理护理，消除患者的紧张情绪。

3）根据检查的需要备皮，一般为双侧腹股沟及会阴。

4）需行造影者，术前一日行碘过敏试验，做好青霉素、普鲁因过敏试验。

5）术前遵医嘱给予抗血小板药物，扩冠药如噻氯匹定（抵克力得）、异山梨酯（消心痛）等，必要时术前一日给予镇静剂。

6）训练患者深呼吸，闭气及咳嗽。

7）术前不要进食过饱，术前半小时给予前驱药，如地西泮（安定），苯海拉明等。

8）患者进导管室前，嘱其排空膀胱，保持一条静脉通道。

（2）术后护理

1）术后心电、血压监测8~12小时，如行PTCA或支架术，可监护24~48小时，如有并发症，可酌情延长监测时间。

2）给予氧气吸入。

3）严密观察心率、血压、心律等，观察患者有无神志变化、发绀、盗汗、恶心呕吐、头昏、头痛及心绞痛发作，观察心电图有无缺血性改变，有无恶性心律失常等发生，发现问题及时报告医师。

4）术后穿刺处沙袋压迫6~8小时，并观察局部有无出血、渗血及皮下血肿，足背动脉搏动是否正常，皮肤温度、色泽等情况。

5）鼓励患者多饮水，促进造影剂的排出，对排尿困难的患者行导尿术。

6）如行冠状动脉成形术（PTCA）或支架植入术，患者回病房后导管鞘保留 2~4 小时，护士应随时观察穿刺处有无出血、渗血，及时给予相应处理。

（3）PTCA 及支架植入术后鞘管拔除的护理

1）做好心理护理，拔管前向患者说明可能会出现疼痛和拔管后的注意事项，局部血肿形成的可能性及后果，减少患者的心理负担。避免因情绪紧张而诱发冠脉痉挛和迷走神经反应性增高，以便更好地配合治疗。

2）拔管时护士应密切观察足背动脉搏动情况及术肢皮肤的色泽、温度，患者的面色，血压，脉搏及主诉，并及时向医师汇报。压迫 15~20 分钟后可试探先抬起手指少许，观察穿刺口有无出血，若无可加压包扎，拔管后沙袋压迫止血 6~12 小时，术侧肢体制动 24 小时，若有出血，应延长时间但持续时间不超过 48 小时，以免下肢血液循环障碍，在此期间应避免剧烈咳嗽、用力排便等增加腹压的活动，术侧肢体不可弯曲，大小便时取放便器尽可能保持原卧位，以免沙袋移位，引起出血。

3）密切观察穿刺处有无出血、皮下血肿和瘀斑，若出现立即用手指压迫穿刺点，同时通知医师，延长沙袋压迫时间。

4）观察足背动脉搏动是否良好，术侧肢体皮肤颜色、温度，有无肢体麻木、疼痛，以了解其供血情况，若发现足部动脉搏动异常，应考虑股动脉闭塞的可能，立即通知医师予以处理。

5）密切观察神志、面色、心率、血压、呼吸，询问有无心绞痛或其他不适。

二、急性心肌梗死

心肌梗死是指因冠状动脉血流急剧减少或中断，使相应心肌持久而严重的缺血导致心肌坏死。

【临床表现】

1. 先兆症状

（1）以往无心绞痛病史而突然出现剧烈心绞痛，且疼痛持久，有紧缩感。

（2）突然出现劳动耐力下降，稍运动后即感心慌、气短、出冷汗等。

（3）原有的心绞痛骤然加重，发作频繁，疼痛剧烈，时间延长，含药不能缓解。

（4）突然血压下降或心律失常，并有明显胸闷等。

2. 主要症状

（1）疼痛：是最先出现的症状，疼痛部位及性质与心绞痛相同，但程度较重，持续时间长可达数小时或数天，休息和含用硝酸甘油不能缓解。

（2）全身症状：有发热，心动过速、白细胞增多和血沉增快等，系有坏死物质吸收引起。

（3）其他：有发热、胃肠道症状、心律失常，严重者低血压、休克、心力衰竭等。

【诊断】

1. 心电图 约 75~80% 患者发病数小时后心电图检查 ST 段抬高，弓背向上呈单向曲线。1~2 日内出现病理性 Q 波。数日至 2 周左右 ST 段下降至等电线，T 波平坦或倒置。

2. 发病 24~48 小时后，血白细胞数升高，血沉增快，血清心肌酶含量升高，主要包括肌酸磷酸激酶（CPK）、谷草转氨酶（GOT）、乳酸脱氢酶（LDH）和 α-羟丁酸脱氢酶（α-HB-DH）。

必要时可行冠状动脉造影和核医学检查。

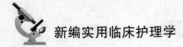

【治疗与护理】

（一）治疗

1. 一般治疗

（1）休息。

（2）吸氧。

（3）保持环境安静。

（4）给予易消化食物。

（5）监护。

（6）镇静止痛。

2. 再灌注心肌

（1）溶栓疗法。

（2）急诊冠状动脉介入治疗。

（3）消除心律失常，治疗心力衰竭及休克。

（4）抗凝治疗、极化疗法等。

（二）护理

1. 心理护理　心肌梗死患者应加强心理康复护理，心肌梗死往往突然发病，病情危重，许多人缺乏心理和思想上的准备，极易造成心理损害，主要表现为对濒死感和胸痛的焦虑和恐惧，影响康复。因此，医护人员应根据病情告诉患者此病是可以治愈的，鼓励配合医疗护理，树立战胜疾病的信心，解除焦虑、恐惧的紧张状态，对疾病的康复充满乐观和希望。

2. 一般护理

（1）休息和活动：发病24小时内，应绝对卧床休息，冠心病监护病房（CCU）应保持环境安静，减少探视，防止不良刺激。在第1周若生命体征稳定可协助患者进行床上洗漱，自己进食，开始为患者进行肢体的被动运动。24小时后，可让患者坐在床旁椅上15～20分钟。无合并症的患者在心肌梗死6～10周可从事文书性工作，10～14周后可从事中等强度的工作（表2－2－1）。

表2－2－1　心肌梗死活动量进程及活动类型

时　间	地　点	活　动　类　型
第1周	监护病房	坐在床边椅子上进食和洗漱，使用床边便椅，在床上进行轻微的四肢活动（如外展、内收、屈曲、伸直），使用电动剃须刀
第2～3周	心内科病房	站着穿脱衣服，病区内缓慢行走，独立上厕所
第4～8周	在家	可缓慢上楼梯，做轻微的家务、沐浴，适当的轻度户外活动（缓慢散步、轻度的四肢活动等）
第9周以后		做家务（如铺床、拖地），上下楼梯，提10kg以下的重物。进行轻至中等度户外活动（步行、体操、太极拳、慢步交谊舞等）

出现下列情况时应减缓活动进程或停止活动。①胸痛、心悸、气喘、呼吸急促、头晕、恶心和呕吐；②感到疲劳，肌肉酸痛或紧张、压力大；③感冒未愈；④不适当的心率和血压反应，休息时心率＞100次/分钟；心肌梗死3周内活动时，心率和血压变化超过20次或20mmHg，心肌梗死6周内活动时，心率和血压变化超过30次或30mmHg。

活动时的注意事项：①饭后2小时开始运动，遵从运动的三步骤：5～10分钟热身活动后，开始适当的运动，5～10分钟凉身后停止运动（热身及凉身活动是指轻微的四肢准备活动或漫步）；②通过监测症状和心率调节活动量、强度和时间。每周运动3次，每次15～30分钟；③第一次增加活动量，必须测量脉搏及有无上述不适；④避免屏气用力和肌肉长时间收缩活动，以及需要暴发力或高强度的运动，如游泳、爬山等，以免增加心肌负荷。

（2）饮食：发作时应禁食，2天内进流质饮食，之后改为软食，少量多餐，以低热量、低脂肪、低钠、少产气的食物为宜。

（3）吸氧：最初2～3天内，间断或持续性吸氧4～6L/min，同时告诉患者吸氧的重要性。

（4）保持大便通畅：协助患者使用床旁便椅解便，避免用力排便，必要时可用缓泻剂。

（5）避免吸烟和吸烟环境：吸烟是引起心肌梗死患者猝死的最大危险因素。

（6）心电监测：在CCU病房进行心电、血压监测，密切观察心率、心律、血压变化，了解有无恶性心律失常及心功能情况，为及时发现异常情况，及时治疗，避免猝死提供客观资料。

3. 药物治疗的护理

（1）镇痛药物：可扩张外周静脉和小动脉，降低心脏负荷，同时其镇痛作用又可减轻患者的紧张和烦躁不安。肌注或静脉注射吗啡5～10mg，也可注射哌替啶（度冷丁）50～100mg。使用这类药物时，应注意神志变化、血压降低和有无呼吸抑制。

（2）硝酸酯类：参见本章"心绞痛"的护理。

（3）溶栓治疗：心肌梗死发病不足6小时者，可遵医嘱给予溶栓治疗，治疗前询问患者有无脑血管病、活动性出血、近期大手术或外伤史、消化性溃疡等溶栓禁忌证，准确迅速地配制并输注溶栓药物；注意观察用药后有无寒战、发热、皮疹等过敏反应，有无皮肤、黏膜及内脏出血、尿血、便血、咯血等；使用溶栓药物后，定时描记心电图，抽血查心肌酶谱，并询问患者胸痛有无缓解，S-T段回降，出现再灌注心律失常和CPK峰值提前是溶栓成功的指征。

（4）抗凝疗法：目前多用在溶栓疗法之后，单独应用少。梗死范围较大或为复发性心肌梗死，或有心肌梗死先兆而又有高血凝状态者可考虑应用。有出血、出血倾向或出血史，严重肝、肾功能不全，活动性消化性溃疡，血压过高，新手术而创口未愈者禁用。方法是先用肝素维持凝血时间在正常的2倍。同时口服华法林，一旦发生出血，应终止治疗。由肝素引起的出血，用等量鱼精蛋白静脉滴注。口服抗凝剂引起的出血，给予维生素K_1静脉注射，必要时输血。

4. 特殊治疗护理 包括冠状动脉介入治疗的术前、术后护理。

（于利萍 杜轩）

第四节　心肌炎

心肌炎系各种生物、物理、毒素及变态反应等引起的心肌局限性或弥漫性炎性变化。为周身各种疾病在心肌的炎症性表现。

【病因和分类】

按病因可分为三种类型：

1. 感染性心肌炎　由细菌、病毒、真菌、螺旋体和原虫等感染所致。

2. 反应性心肌炎　由于过敏、变态反应及某些全身性疾病在心肌的反应。

3. 中毒性心肌炎　见于药物、毒物反应或中毒而引起的心肌炎性病变。

【临床表现】

轻者可无症状，重者可致严重的心律失常、心力衰竭和心源性休克，甚至猝死。当前，病毒性心肌炎相对较多，发病前患者在 1~2 周，常有病毒感染史。表现发热、咳嗽、咽痛，继而心慌、胸闷、胸痛和气短等，其心率增快常体温升高不相称。少数患者可迅速出现急性肺水肿。

【诊断】

查体部分患者心脏扩大，心尖部第一心音减弱，可闻第三或第四心音。合并心包炎者可闻心包摩擦音。另外，常合并心律失常，重者可出现心功能不全和心源性休克。

实验室检查，心电图以广泛的 ST-T 改变为多，ST 段降低，T 波倒置。当累及传导系统时，可呈现不同程度的心脏传导阻滞。另外，亦可出现室性或房性过早搏动。血清学检查，早期血清肌酸磷酸激酶、乳酸脱氢酶和谷 – 草转氨酶常升高。C 反应蛋白阳性，血沉可加快，白细胞增加。在病毒性心肌炎中可从心肌、心包液中分离出病毒，出现病毒抗体。超声心动图：重症患者可见心室扩大和心肌收缩力下降。

【治疗与护理】

1. 休息　本病迄今尚缺乏特异治疗方法，故强调早期休息很重要。休息可以减轻心脏负荷，减少心肌氧耗量，有利于心脏功能恢复。急性期患者必须卧床休息，无并发症者可卧床休息 1 个月。合并心力衰竭等重症患者应休息 6~12 个月，至症状消失，心脏恢复正常大小。

在患者休息、治疗中，要做好其心理护理，消除患者因病程长等而出现的紧张、不安和恐惧心理。

2. 促进心肌修复　可静脉滴注辅酶 A、三磷酸腺苷和细胞色素 C 等。应用细胞色素 C 之前，需先作过敏试验，阴性者方可应用。另外，亦可大剂量维生素 c 稀释后静脉注射。

3. 对症治疗及护理

（1）严密监测心率、心律、血压、呼吸及症状变化。对心律失常者可酌情作心电监护，当出现复杂性室性心律失常或高度房室传导阻滞伴血液动力学障碍，应及时转告医师，立即协助处理，避免发生心脏停搏。

（2）心肌弥漫性损害常可引起不同程度的心力衰竭，一般以左心衰竭为主，亦可用强心剂和利尿剂治疗。值得注意的是，心肌炎患者对洋地黄耐受性降低，易现毒性反应，宜慎用。

（3）合并心源性休克的治疗护理，详见休克章节。

（4）合并严重心力衰竭、心律失常或休克者，可酌情适量应用肾上腺皮质激素。但病毒性心肌炎患者早期应用激素，易致病毒扩散，故不宜滥用。

（王美）

第五节　高血压

高血压病是一种临床综合征，指成人在非同 1 日连续 3 次测得肱动脉收缩压 ≥ 21.3kPa（160mmHg）和（或）舒张压 ≥12.6kPa（95mmHg）并排除症状性高血压者。其常见病因有家庭遗传史，年龄增大，从事高紧张度劳动，营养不当，高盐、高脂饮食，嗜烟酒等及肥胖患者，不良环境也可致高血压。

【病因】

1. 遗传因素。

2. 环境因素（职业、饮食、吸烟、肥胖、精神等）。

3. 心血管因素。

4. 体液-神经因素。

【临床表现】

1. 一般表现头晕、头痛、耳鸣、失眠、乏力等。

2. 并发症表现长期持久血压升高，可导致心、脑、肾等器官受损。

（1）脑部表现：头痛、头晕为常见，严重者可导致脑出血等。

（2）心脏表现：长期高血压可引起心脏形态及心功能改变。

（3）肾脏表现：早期可导致肾小动脉硬化、肾功能减退，晚期可出现氮质血症及尿毒症。

【诊断】

1979 年我国采纳世界卫生组织（1978 年）建议使用的高血压诊断标准：

1. 成人正常血压≤18.7/12.0 kPa（140/90 mmHg）。

2. 成人高血压为收缩压≥21.3 kPa（160 mmHg），或舒张压≥12.7 kPa（95 mmHg）。

3. 血压值在上述正常与高血压之间者称为临界高血压。

在安静条件下多次测血压，凡舒张压或收缩压中有一项超过高血压诊断标准。结合临床症状。并排除症状性高血压后即可诊为高血压病。

【治疗和护理】

根据患者病情轻重、靶器官累及程度及存在的并发症．决定治疗的重点。对早期无并发症，尤其是舒张压≤12.7 kPa（95 mmHg）者，最初 3~6 月内可行非药物治疗。控制血压。对病情严重者应用药物治疗结合非药物治疗，以有效地降压。

1. 一般治疗

（1）心理护理：精神紧张，情绪激动及外界环境的不良刺激均与本病的形成密切相关。加之这类患者多有焦虑、抑郁、易激动等心理特点。因此医护人员对待患者应亲切和蔼。耐心周到，避免言行举止生硬而对患者产生不良刺激。应深入了解患者存在的各种思想顾虑，有针对性地进行心理疏导。由患者说明精神因素与本病形成的关系，指导患者训练自我控制的能力，使其保持良好的心理状态，提高战胜疾病的信心。同时还应保持病室及周围环境安静整洁，创造有利于患者治疗和休养的舒适环境。

（2）做好卫生宣教，向患者讲解有关高血压病的基本知识和控制血压的重要性，让患者了解自身病变的程度及个体化治疗的意义，参与自身治疗护理方案的制订和实施，并明确所须达到的治疗目标。指导患者坚持服药，定期复查并教会患者及家属测量血压的正确方法。

（3）保证合理的休息和睡眠，避免劳累。对植物神经功能失调者可适当使用镇静剂及健脑药物。对严重高血压患者应建议卧床休息，发生高血压危象者则应绝对卧床。

（4）提倡进行适当体育锻炼，如体操、慢跑、骑自行车等。但应注意劳逸结合，避免时间过长的剧烈运动。

（5）选择低盐、低脂、低胆固醇、低热量的饮食，每日食盐量应低于 5~6 g。对服用排钾利尿剂患者应适当补充富含钾离子的食物（如桔子、香蕉）。对肥胖者限制总热量的摄入，使体重控制在理想范围［标准体重（kg）＝身高（cm）－105］。同时还应积极鼓励患者戒烟、控制饮酒、咖啡及浓茶等刺激性饮料。

（6）指导患者进行自我松弛练习，通过每日 15~30 分钟的练习，可以产生温和的降压作用。

基本方法有：

1）调整呼吸，自然地进行腹式呼吸逐渐增加潮气量。

2）放松全身各部分肌肉，尤其是头颈部。

3）集中注意力，选择某一物品如钢笔等作为注意对象。

（7）观察病情变化，注意血压和心率。对血压持续增高的患者，每日测血压 2~3次，必要时分侧立、坐、卧位血压，并认真做好记录，掌握血压变化规律。同时应注意避免过大的血压波动，以减少脑出血危险。如血压急剧增高伴头痛、恶心、呕吐抽搐、视物模糊及端坐呼吸、喘憋、面色青紫、咳粉红色泡沫痰，应考虑高血压脑病及急性左心衰竭的发生，立即报告医生、进行抢救。

2. 药物治疗

（1）选择降压药物原则：

1）坚持长期服药。选用降压效果好、作用持久、副作用少且服用方便的制剂。

2）联合用药，以增加药物的协同作用和减少不良反应。

3）一般宜从小剂量开始，逐渐加量，达到疗效后，用维持量巩固疗效。

4）对血压长期显著增高者，不宜降压过急。以免导致心、脑和肾等脏器供血锐减，产生并发症。

（2）常用降压药及不良反应：

1）利尿剂：如双氢克尿噻、速尿和丁脲胺等，长期服用可引起低钾血症、高脂血症、糖耐量下降等，故应注意及时复查血电解质、血糖及血脂，必要时补钾。

2）肾上腺素能阻滞剂：①β-受体阻滞剂：心得安、氨酰心安及美多心安等常可引起心动过缓、支气管痉挛及心肌收缩力减弱，合并心力衰竭、心动过缓、传导阻滞及支气管哮喘者禁用；②α-受体阻滞剂：哌唑嗪首次服用可引起体位性低血压和晕厥。故首剂宜减半并于睡前服用。酚妥拉明一般仅用于嗜铬细胞瘤，根据血压调整输液速度，密切监测心率变化。

3）中枢交感神经抑制剂：可乐宁主要副作用有口干、嗜睡、恶心、乏力等。甲基多巴可引起嗜睡、乏力、精神抑郁和肝功能损害等不良反应。利血平副作用有鼻塞、乏力、心率减慢、精神抑郁和胃酸分泌增加，有溃疡病、精神抑郁及支气管哮喘者禁用。

4）钙通道阻滞剂：常用的是双氢吡啶类，如硝苯吡啶，及尼卡地平。便秘是主要的不良反应，余为头痛、头晕及反射性心动过速。

5）血管紧张素转换酶抑制剂：常用的有巯甲丙脯酸和依那普利，干咳是常见的不良反应，一旦出现需停药。另外本类药与保钾利尿剂合用时可引起高钾血症，应予注意。巯甲丙脯酸餐后服影响药物吸收，故应餐前1小时服用。

6）血管扩张剂：①肼苯哒嗪：可引起反射性心动过速、心输出量增加、在冠心病者可诱发心绞痛发作，此外还可引起水钠潴留及系统性红斑狼疮样综合征；②硝普钠：低血压是最主要的不良反应，此外长期应用可引起氰化物中毒；③二氮嗪：快速静脉注射给药，用于高血压急症的治疗。呈强碱性，静脉推注时严防药液外渗。主要副作用有水钠潴留、高糖血症。

3. 应用降压药的护理：

（1）药物治疗之前，应了解患者的病情及所需的治疗方案，告诉患者所用药物的名称、剂量、服药方法及可能出现的副作用。必要时与患者一起决定每日最佳服药时间，并尽可能将服药与某项日常活动结合起来。以免遗忘。嘱患者一旦出现药物不良反应，应立即报告医生以便及时处理。对服药期间可能出现头晕、头痛、视力下降的患者，应嘱其避免开车及从事注意力须高度集中的工作。

（2）密切观察降压药的疗效。如发现血压下降过猛，尤其是收缩压 < 12.0 kPa (90 mmHg)，舒张压 < 8 kPa (60 mmHg) 时立即报告医生，调整药物剂量或更换制剂。

（3）老年人常对体液缺乏及交感神经抑制敏感。所以用药时。应考虑患者同时存在的伴随疾病及合并用药情况。用药剂量应小，给药时间应偏长。同时密切注意有无低血钾，低血压的发生。

（4）许多降压药物（哌唑嗪、胍乙啶等）均可引起体位性低血压，常于患者坐起、站起时发生。为防止体位性低血压，应用降压药应从小剂量开始，逐渐加量。并应向患者说明。服药后嘱患者卧床 2～3 小时，测量并记录卧、立位血压注意二者是否相差过多。应嘱患者变换体位时动作应慢，站立时间不宜过长，如果出现症状立即平卧，以免突然倒地发生意外。必要时护士协助患者起床，待其坐起片刻，如无异常，方可下床活动。

（5）硝普钠静点治疗高血压急症应注意从小剂量开始，根据血压调节给药速度，同时密切监测血压、心率的变化。详见有关章节。

（6）许多降压药物如可乐宁、甲基多巴、β-受体阻滞剂等，突然停药会引起血压反跳等严重撤药反应，故嘱患者不能随意停药，在血压长期控制后，按医嘱逐渐减量。

（7）某些降压药（胍乙啶、肼苯哒嗪、长压啶等），常可引起水钠潴留，使降压作用减弱，出现假性耐药。所以应向患者说明，并准确记录全天出入量，每天测体重，观察皮肤水肿情况，并注意保持全天出入量平衡，同时应用利尿剂可减轻水钠潴留。

4. 高血压危象及脑病的治疗与护理　关键在于迅速降压、制止抽搐和降低颅内压。

（1）迅速降血压：建立静脉通路，给予强效、速效的降压药物，如硝普钠、二氮嗪等。

（2）制止抽搐：给予安定静脉注射或 10% 水合氯醛保留灌肠。对持续抽搐者，护士应守护在患者身旁，针刺人中内关等穴位，并解开患者衣领，去除假牙，于上、下齿之间置牙垫，以防咬破舌头。痰多者予吸痰，保持呼吸道通畅。

（3）降低颅内压：给予 20% 甘露醇 250 ml 快速静点，20～30 分钟内滴完。

（4）吸氧：根据病情调节氧流量。急性左心衰者予半卧位，持续吸氧并于湿化瓶内加 30% 的酒精。

（5）密切观察生命体征及意识变化，认真做好病情记录。注意有无心律失常，水电解质及酸碱平衡失调症状，一旦发现立即报告医生，并准备好抢救物品。

（6）测定坐、卧位血压作为治疗前基础值，有条件时应行动脉插管监测血压变化。

（7）保持患者床单位及周围环境安静整洁，患者须绝对卧床，护士协助一切生活护理，注意保护皮肤，每 2 小时翻身一次。对神志不清者加床栏，防止坠地。

（8）保持大便通畅，给予饮食调整，需要时适当予缓泻剂。嘱患者排便时勿用力，剧咳时给予镇咳药，防止过度用力引起颅内压增高。

（9）合并心衰、肾衰者治疗护理见有关章节。

（郭坤芳　周亚丽）

第六节　心律失常

心律失常是指心脏起源或传导异常导致心脏活动规律异常。窦房结是心脏正常窦性心律的起搏点，它的自律性为 60～100 次/min。心脏正常传导途径为：窦房结→结间束（前、中、后）→房室交界区→房室束→左右束支→浦肯野氏纤维。

心律失常按其发生的原理可分为：窦性心律失常、房性心律失常、交界性心律失常、室性心律失常、预激综合征及各种阻滞，临床上常将心律失常分为快速心律失常和慢速心律失常两类。

【临床表现】

（一）窦性心律失常

窦性心律者频率过快、过慢或节律不规则时，称为窦性心律失常。

1. 窦性心动过速　窦性心律者，心率 >100 次/分。常见于运动、情绪激动、发热、甲状腺机能亢进症及心力衰竭等，某些药物如阿托品和肾上腺素等亦可引起。患者除心悸外无其它明显症状。心电图示窦性心律，P 波频率 >100 次/分。

2. 窦性心动过缓　窦性心律，心率 <60 次/分。常见于运动员、老人、颅内压增高及某些器质性心脏患者。轻者无明显症状。心率过慢时可引起头晕，胸闷和心悸。心电图示窦性心律，P 波频率 <60 次/分。

3. 窦性心律不齐　窦性心律，节律不规则。常见于儿童及青年，多无症状。心电图示窦性心律，P－P 间隔相差 0.12 秒以上。

4. 窦性停搏　窦房结于一个或多个心动周期中不产生冲动。常见于窦房结功能低下，洋地黄等药物中毒及高钾血症等。轻者可无症状或仅感心悸，如停搏时间过长，可致眩晕、昏厥甚至猝死。心电图示很长一段时间无 P 波，其后可现异位节律点的逸搏。

5. 病窦综合征　系窦房结及其周围组织病变导致窦房结起搏及传导功能障碍。常见病因包括冠心病、心肌病及心肌炎等。临床上以脑供血不足症状为主，轻者主诉头晕和眼花等，重者可出现昏厥和抽搐，即阿 - 斯综合征发作。心电图表现为窦性心动过缓、窦性停搏或窦房阻滞，也可与快速房性心律失常交替出现，称快慢综合征。

（二）期前收缩

又称过早搏动（简称早搏），是提早出现的异位心搏。根据起搏部位不同可分为房性、房室交界区性和室性早搏。可见于正常人，往往与精神紧张和吸烟等有关；亦可见于各种心脏病、电解质紊乱、心导管检查及服用洋地黄和奎尼丁等药物时。轻者可有心跳间歇和停顿感，重者引起心悸、气短、乏力和心绞痛。听诊心律不齐、第一心音增强、第二心音减弱或消失。心电图特征：

1. 房性期前收缩　提前出现 P - QRS 波，P 波与窦性 P 波略有差异；PR 间期≥0.12 秒；QRS 波群与窦性者相似；多有不完全代偿间歇。

2. 房室交界区性期前收缩　提前出现 QRS - T 波，QRS 为室上型，其前无 P 波或 QRS 波群前后可出现逆行 P 波；多有完全代偿间歇。

3. 室性期前收缩　提前出现 QRS - T 波，QRS 波宽大畸形，时限≥0.12 秒，其前无 P 波；T 波宽大且与 QRS 波群主波方向相反；有完全代偿间歇。

（三）阵发性心动过速

阵发性心动过速系阵发出现的、迅速而规律的异位心律。根据起搏点位置不同分为房性、房室交界区性及室性阵发性心动过速。前二者统称室上性心动过速，可见于健康人，亦见于风湿性心脏病、预激综合征、甲状腺机能亢进症及洋地黄中毒等。室性心动过速多见于严重而广泛的心肌病变，也见于洋地黄和奎尼丁等药物中毒及心导管检查。阵发性心动过速具有突然发作、突然终止的特点。室上性阵发性心动过速发作时多有心悸、胸闷和头晕症状，除非发作时间长、频率快或基础心脏病较严重，一般较少引起显著的血液动力学障碍。而室性阵发性心动过速者由于心排血量明显降低，易出现心绞痛、心力衰竭、休克甚至阿-斯综合征。体检示心率160～220 次/分。心电图特征：

1. 室上性阵发性心动过速　3 个或 3 个以上连续而迅速的室上性早搏；心率140～220 次/分；不易辨认 P 波；节律绝对均齐；QRS 波形态一般为室上型。

2. 室性阵发性心动过速　3 个或 3 个以上连续的室性早搏；心率 140～220 次/分；QRS 波时限 >0.12 秒；若发现 P 波，其与 QRS 波群无关；T 波与 QRS 波主波方向相反；可见心房夺获或室性融合波。

（四）扑动与颤动

异位节律点发出冲动时，频率超过阵发性心动过速形成扑动和颤动。根据异位起搏点不同分为心房扑动与颤动（简称房扑，房颤）和心室扑动与颤动（简称室扑、室颤）。房扑和房颤多见于器质性心脏病，如风湿性心脏病、心肌病和冠心病等，亦见于甲状腺机能亢进症和洋地黄中毒等。室扑和室颤多见于急性心肌梗死、不稳定型心绞痛、严重低钾血症及洋地黄中毒等。房扑或房颤可引起心悸、胸闷等，如果发作时心室率过快或原心脏病严重者，可导致心绞痛、急性左心衰竭或休克。另外，心房栓子脱落可致体循环栓塞。以脑栓塞常见。房扑或房颤发作时。体检心律绝对不齐，心音强弱不一、脉搏短绌。心室扑动与颤动是心源性猝死的原因之一，患者突然意识丧失、抽搐，体检脉搏消失，血压下降为零，心音消失，继而呼吸停止。心电图特征：

1. 房扑 P波消失，代之以240～350次/分、形态、间隔、振幅绝对规则的F波；QRS波群多为室上型，房室传导比例多为2～4:1。

2. 房颤 P波消失，代之以350～600次/分、形态、间隔及振幅绝对不规则的f波；QRS波群多呈室上型；R－R间隔绝对不等。

3. 室扑与室颤 P－QRS－T波群消失，室扑时代之以均匀连续大幅度波动、其频率为150～250次/分；室颤则表现为形态、频率、振幅完全不规则的波动，其频率为500次/分。

（五）房室传导阻滞

系冲动在房室传导的过程中受到阻滞。按阻滞程度可分为三度，第一度和第二度房室传导阻滞为不完全性，第三度为完全性。房室传导阻滞多见于冠心病、风湿性心脏病、心肌炎和洋地黄中毒等。第一度房室传导阻滞多无症状，听诊第一心音减弱；第二度房室传导阻滞在心室率慢时可引起心悸、头晕及胸闷等症状，听诊除有心脏病杂音外，心律不规则；第三度房室传导阻滞轻者可无症状或感头晕、心悸、憋气等，重者可引起晕厥、抽搐，即阿－斯综合征发作，听诊心律慢而规则，约30～50次/分、大炮音等。心电图特征：

1. 第一度房室传导阻滞 PR间期延长＞0.20秒，每个P波后均有一QRS波群。

2. 第二度房室传导阻滞 Ⅰ型：PR间期逐渐延长，R－R间期逐渐缩短。若干个心搏后有一QRS波群脱落（文氏现象）；Ⅱ型：一系列正常心搏后突然出现QRS波群脱落。

3. 第三度房室传导阻滞 心房、心室各自均匀搏动，心室率慢于心房率，如果阻滞部位较高，QRs波群为室上型。反之QRS波群宽大畸形。

（六）心室内传导阻滞

指希氏束分叉以下的传导阻滞，一般分为左、右束支及左束支前和后分支传导阻滞。心脏听诊无特异性发现。心电图特征：

1. 右束支传导阻滞 QRS波群时限＞0.12秒，Ⅰ导联s波增宽，V$_1$导联呈rSR型。V$_5$、V$_6$导联R波窄高，S波宽，T波与QRS波群主波方向相反。

2. 左束支传导阻滞 QRS波群时限＞0.12秒，V$_1$、V$_2$导联呈rS或QS波，Ⅰ导联及V$_5$、V$_6$导联R波增宽、有切迹、T波与QRS波群主波方向相反。

【诊断】

根据心律失常发作时心率、节律、起止特点、持续时间和伴随症状等并结合心电图检查常可明确诊断，必要时可行希氏束电图，心腔内电图等电生理检查。

【治疗与护理】

1. 一般治疗和护理

（1）心理护理：某些心律失常可引起胸闷、心悸和周身不适，且易反复发作，故患者多有焦虑、烦躁和恐惧等心理，并对治疗信心不足。故应向患者适当作解释工作，消除其思想顾虑和悲观情绪。对于偶发室早、房早等，为避免药物的不良反应，一般不主张采用抗心律失常药物治疗。需向患者讲明并取得理解和合作。对一些功能性心律失常，往往经过休息、精神安慰和消除各种诱因取得显效。必要时可酌用镇静剂。

（2）休息：阵发性室性心动过速和第二度Ⅱ型、第三度房室传导阻滞伴心率过慢的患者应绝对卧床休息，护士应协助做好生活护理，保持周围环境安静整洁。对可能出现心功能不全者应嘱其卧床休息。对某些功能性心律失常的患者，应鼓励其维持正常的生活和工作，注意劳逸结合。

（3）饮食：饱食、进食刺激性饮料（如浓茶、咖啡等）、吸咽和酗酒均可诱发心律失常，应予避免。指导患者少量多餐，选择清淡、易消化、低脂和富于营养的饮食。心功能不全的患者应限制钠盐摄入，对服用利尿剂者应鼓励多进食富含钾盐的食物，如桔子、香蕉等，避免出现低钾血症而诱发心律失常。

（4）吸氧：缺氧可导致或加重心律失常，对严重心律失常患者应予持续鼻导管或面罩吸氧，根据血氧浓度及血氧饱和度调节氧气浓度和流量。

（5）密切观察病情变化，监测脉搏、心率、心律和血压等。测心率、脉搏时应连续测定1分钟，对有房颤者。在有条件时，应由二人同时分测心率和脉率。此外应注意患者有无胸闷、心悸、呼吸困难和心绞痛等症状，严防阿—斯综合征发作。发现异常时应及时报告医生予以处理。

（6）心电监护：对心律失常者行心电监护有助于诊断、治疗、观察疗效及判断预后。要求护士应熟悉监护仪的各种性能，在心电监护中能鉴别各种心律失常并及时做好记录，必要时行心电图检查。注意应在监护仪上设定心率报警范围，以便在严重心动过速及心动过缓时及时报警。

（7）对各种心律失常均应积极查找病因及诱因，进行针对性治疗，其中由贫血及甲状腺机能亢进症等引起者常能得以有效控制。对房室传导阻滞患者尚应注意有无应用抗心律失常药物史，如系药物引起，则应及时停药并予对症处理。

2. 心律失常的治疗和护理

（1）窦性心律失常：

1）对窦性心动过速首先应寻找和去除诱因，并予对症处理，必要时可酌予镇静剂或β受体阻滞剂如心得安等。

2）对窦性心动过缓的治疗仅限于心率过慢引起头晕、晕厥、低血压及心力衰竭者，对合并血液动力学障碍者可选用阿托品或异丙肾上腺素等药物。无效者可安置心脏起搏器。对洋地黄、奎尼丁等药物引起者，应立即停药。

3）窦性心律不齐一般不予特殊治疗。

（2）过早搏动：偶发者无需治疗，如发作频繁且症状明显或可能诱发恶性心律失常时，应予药物治疗，对房性早搏，可选用心得安或异搏定等；对室性早搏可选用慢心律、心律平或奎尼丁等。对急性心肌梗死诱发的室性早搏。利多卡因疗效最佳，可通过连续心电监护或24小时动态心电图监测估价疗效和观察副作用，如出现多源性室性早搏及早发室性早搏、连发室性早搏，应立即通知医生，并准备好抢救药物及除颤机。对洋地黄引起的频发室性早搏，应酌情停药；应用利尿剂时，应警惕由低钾血症引起的室性早搏。

（3）阵发性心动过速：

1）阵发性室上性心动过速：首先采用机械兴奋迷走神经的方法。如按压颈动脉窦、按压眼球或刺激咽部等终止发作。按压颈动脉窦时切忌用力过猛或双侧同时按压，必要时心电监护，且终止后立即停止按压。无效时可选用西地兰、异搏定或心律平稀释后缓慢静脉注射，且同时监测心律和心率。药物治疗无效或合并心绞痛、心力衰竭时，宜采用体外同步直流电复律。

2）室性阵发性心动过速：如患者一般情况尚好，可选用利多卡因或溴苄胺等静脉注射。必要时行体外直流同步电复律。

（4）扑动与颤动：

1）心房扑动与颤动：①对急性发作者应监测和记录脉率、心率、呼吸和血压，注意观察有无心绞痛和呼吸困难等症状，根据医嘱备好药物及电除颤器；②对慢性房扑可用洋地黄控制心室率；对急性发作者，尤其是心室率过快时首选体外同步直流电复律。对慢性房颤多用药物如洋地黄、异搏定或心律平等控制心室率；急性房颤因心室率过快而诱发心绞痛或心力衰竭时，首选体外同步直流电转复。对无血液动力学障碍者，可静脉注射西地兰或异搏定控制心室率，注射宜缓慢，且同时监测心率和血压，当心室率 <90 次/分或转成窦性心律时立即停止推注；③为防止心房内血栓形成，慢性房颤患者可服小剂量阿司匹林，如心房明显增大，血流瘀滞或心房内有血栓形成者应进行终身抗凝治疗，抗凝治疗的护理详见有关章节。

2）心室扑动与颤动：立即行体外非同步直流电除颤，同时做好心肺复苏的准备。

（5）房室传导阻滞：

1）第一度房室传导阻滞：无需特殊治疗。

2）第二度房室传导阻滞：密切观察，当心室率 <40 次/分时，可试用阿托品或异丙肾上腺素。第二度Ⅱ型房室传导阻滞，上述药物治疗的同时。应做好人工心脏起搏的准备。

3）第三度房室传导阻滞：如 QRS 波群时限 <0.12 秒；心室率 >40 次/分；无明显血液动力学障碍，可严密观察，暂不处理。如心室率 <40 次/分且合并血液动力学障碍时，可予异丙肾上腺素稀释后静脉滴注，必要时安置临时心脏起搏器。同时密切监护心率和血压等，注意有无心力衰竭，严防阿-斯综合征发作。对合并室早者尤应注意，警惕发生室性心动过速或心室颤动，如出现心脏停搏，应立即心肺复苏。急性发作的第三度房室传导阻滞在药物治疗一周后仍不恢复者，若合并严重的血液动力学障碍，应考虑安置永久性心脏起搏器。

4）洋地黄或抗心律失常药物引起第一度房室传导阻滞时，应报告医生考虑是否停药，如出现高度房室传导阻滞，立即停药，通知并协助医生作必要的处理。

（6）心室内传导阻滞：慢性心室内传导阻滞，如为单一束支或双束支病变且无明显症状者，可不予特殊治疗，嘱其定期随诊复查。急性心肌梗死合并心室内阻滞，常示梗塞范围较大，应严密监护，酌情作好安置临时起搏器的准备。如系洋地黄或奎尼丁等药物所致，应立即停药，按前述处理。

（宋宁 史成菊）

第七节　感染性心内膜炎

感染性心内膜炎是指细菌、真菌、病毒、立克次体等感染所致的心内膜炎症。临床上主要表现为发热、心脏杂音、栓塞现象、皮肤病损、脾肿大、血培养阳性等。根据起病急缓、病情凶险程度常可分为急性和亚急性感染性心内膜炎，随着抗菌素应用于临床以来，前者已大为减少，目前后者仍较多见。

【病因】

亚急性感染性心内膜炎多发生于风湿性心脏病和先天性心脏患者。主要由细菌感染所致。

其中以草绿色链球菌最多见，此外有肠球菌、金黄色葡萄球菌、白色葡萄球菌、产碱杆菌等。少数病例可有二种或二种以上致病菌的混合感染，细菌常经上呼吸道、尿道、肠道、产科感染及手术操作时侵入。

急性感染性心内膜炎常因金黄色葡萄球菌侵入心内膜引起，可发生于正常心脏。

【临床表现】

1. 急性感染性心内膜炎起病急骤，病情凶险，主要表现同败血症，如高热、寒战、贫血、呼吸急促等，可引起急性心脏瓣膜溃疡、穿孔、腱索断裂，出现高调心脏杂音或原有杂音性质改变，迅速发展为急性心力衰竭。细菌栓子脱落常可引起多发性栓塞和转移性脓肿，包括心肌脓肿、脑脓肿和化脓性脑膜炎，皮肤可有瘀斑和紫癜样出血性损害。

2. 亚急性感染性心内膜炎临床表现有以下三方面：

（1）全身感染表现：不规则发热、体温在 37.5～39℃ 之间。晚期可有杵状指、脾肿大、进行性贫血等。

（2）心脏病变表现：心脏杂音性质改变、充血性心力衰竭是主要的心脏并发症，也是首要的致死原因，当病变累及心肌及传导组织时，可出现心律失常。

（3）广泛栓塞表现：

1）皮肤粘膜栓塞：典型表现为中心灰白色瘀点，多见于睑结膜、口腔、前胸及下肢，反复出现；甲床下出血，压之疼痛；Janeways 结：位于手掌或足底、无压痛；Qsler's结：呈红或紫色，略高出皮肤表面，多分布予指、趾末端掌面，大小鱼际或足底，有压痛。

2）脑栓塞：头痛、偏瘫或栓塞性脑膜炎。

3）肾栓塞：常有腰痛、血尿等。

4）脾栓塞：可引起脾肿大、左上腹痛。

5）肺栓塞：突然出现胸痛、气急、紫绀、咯血或休克等症状。

6）中心视网膜栓塞：可引起突然失明。

【诊断】

凡有心瓣膜病或先天性心脏病，持续发热一周以上而原因不明者，应怀疑本病的可能，如兼有心脏杂音性质改变、周围栓塞现象、贫血等应考虑本病的诊断。血培养阳性及超声心动图发现心脏赘生物是诊断本病重要的依据。

【治疗与护理】

1. 急性感染性心内膜炎病情常很凶险，治疗不能延误，抽取血培养后应立即采取大剂量足够疗程的抗菌素治疗，且常需联合用药。

2. 治疗亚急性细菌性心内膜炎的关键在于应用有效的抗菌素。抗菌素使用原则是及早使用、剂量要足、联合用药，并采用杀菌剂如青霉素类，氨基甙类及先锋霉素类抗生素。疗程一般 4~6 周，因本病易复发，故治疗结束后应继续观察 2 个月以上。对复发者应加大抗生素剂量，联合用药并延长疗程。

3. 及时抽取血培养：血培养阳性对感染性心内膜炎具有决定性诊断价值，同时应做抗菌素敏感试验，因而在抗菌素应用前 24 小时内应采集 4~6 次血标本，为提高阳性率，取血时间以寒战、体温骤升时为宜，每次取静脉血约 10~15 ml，且需常规做需氧及厌氧菌培养，必要时作真菌培养。

4. 感染性心内膜炎合并高热、心力衰竭、严重心律失常及严重贫血者应卧床休息。以减少心肌耗氧量、减轻心脏负担、减少栓塞机会，护士应协助做好生活护理。

5. 长期高热、贫血使机体营养代谢加快，抵抗力下降，因此宜选用高蛋白、高热量、高维生素，易消化饮食，对心功能不全者。应予低盐饮食。

6. 加强口腔护理、防止感染。高热时唾液分泌减少，口腔内食物残渣发酵，易引起口腔感染，此外由于长期大量应用抗生素，极易发生口腔霉菌感染，因此应嘱患者饭前饭后漱口，重症患者每日口腔护理 2 次，定期测定口腔 pH 值，行口腔分泌物培养，选择适宜的口腔清洁药液：当 pH = 6.5 时，用 2% NaHCO$_3$ 液或双氧水溶液；pH = 7 时，用 2‰的呋喃西林液；pH = 8 时，宜选用 2% 的硼酸液漱口；对口腔内霉菌感染者可在含漱液中加入抗霉菌药，或用制霉菌素 100 万 u 与甘油 20 ml 混匀后涂于局部。

7. 静脉应用抗菌素时应于用前临时配制，避免在室温下放置时间过长，使效价降低。此外应注意观察大剂量抗生素治疗时产生的不良反应。如大剂量静脉滴注青霉素钾盐时，应警惕高钾血症的发生，定期复查血钾浓度。同时应避免静脉推注，以防脑脊液内浓度过高而发生神经毒性反应如肌阵挛、反射亢进、惊厥和昏迷等，应将青霉素溶于 100 ml 生理盐水中，在 30~60 分钟内均匀静脉滴入，可减少上述不良反应发生。

8. 密切观察病情变化：

（1）注意体温变化：每日测体温 4 次，对高热者予物理降温。无效时可根据医嘱予退热剂，物理或药物降温后半小时应重新测体温，观察疗效。

（2）注意患者有无呼吸困难、端坐呼吸、紫绀、心悸及下肢浮肿等症状，一旦出现，应通知医生，给予处理，详见心力衰竭的治疗和护理。

9. 感染性心内膜炎患者由于致病菌常侵犯心瓣膜形成大而脆的赘生物，脱落后随血流进入周围动脉，引起栓塞，故应密切观察患者有无偏瘫、失语、肢体疼痛发凉、脉搏搏动消失、胸痛、咯血、腹痛、腰痛、血尿等症状，一旦发现，应立即通知医生并予以护理。对脑栓塞患者应注意观察意识变化，加床档，注意保护患者，肺栓塞时应予半卧位，持续吸氧，并酌予镇静剂。出现肢体瘫痪时，应协助患者做被动肢体活动。

10. 保持皮肤清洁干燥，加强翻身，防止褥疮；尤其是合并心功能不全、高热、脑栓塞的患者，每 2 小时协助翻身一次，并每日用温水擦浴，局部按摩骨突部位。对尿失禁患者，每日用温水清洁肛周皮肤 1~2 次，污染的尿垫及时更换。

11. 保持大便通畅，适当增加饮食中含粗纤维的食物如蔬菜、水果等，便秘时可予缓泻剂同时应嘱患者勿用力排便，以防栓子脱落，引起栓塞。

（宋宁）

第八节 心包炎

心包炎是心包脏层和壁层的炎症病变，常系全身疾病的一部分或由邻近组织病变蔓延所致。按病程可分为急性和慢性心包炎两类。

【病因】

1. 感染性　细菌、病毒和结核杆菌等感染。

2. 非感染性　风湿热、系统性红斑狼疮、过敏性疾病、尿毒症、急性心肌梗死、肿瘤和创伤等。

3. 非特异性心包炎　原因不明。

【临床表现】

（一）急性心包炎

1. 主要症状

（1）心前区疼痛：常见于炎症早期的纤维蛋白渗出阶段，疼痛位于胸骨下段或心前区，可向左肩及背部放射，常于体位改变、深呼吸、咳嗽时加剧。

（2）心包填塞：大量心包积液引起的心室舒张受限，出现呼吸困难、面色苍白、乏力、紫绀、肝大、浮肿，甚至休克。

（3）邻近器官压迫症状：大量心包积液致肺、气管和邻近大血管受压，引起肺瘀血、通气受阻、呼吸困难加重，咳嗽和声嘶。食管受压可引起吞咽困难。

（4）全身症状：取决于原发疾病，如发热、心悸、乏力和出汗等。

2. 主要体征

（1）纤维蛋白渗出阶段：常在心前区、胸骨左缘第三、四肋间或胸骨下部可闻心包摩擦音，即发炎的脏层及壁层心包相互摩擦产生的声音。

（2）心包积液：积液量达 200～300 ml 或以上时，心尖搏动减弱或消失，心浊音界向两侧扩大，并随体位而改变，平卧时心底部增宽。听诊心音遥远，少数患者于胸骨左缘第三、四肋间可闻心包叩击音。待出现心包填塞时，查体可见浮肿、颈静脉怒张、肝颈静脉回流征阳性、肝大、腹水及奇脉等。

（二）慢性心包炎（缩窄性心包炎）

系急性心包炎发展所致。心包脏层和壁层广泛粘连形成一坚硬纤维外壳，限制心肌的舒缩功能。患者主要表现为呼吸困难、心悸、腹胀、消瘦及体循环瘀血征象，如颈静脉怒张、肝肿大、腹水、下肢浮肿、胸腔积液和静脉压升高等。检体心界正常或稍大、心尖搏动减弱或消失、心音轻而远，晚期可出现心律失常。

【诊断】

（一）辅助检查

1. X 线检查　心包积液量 300 ml 以上时，心影增大呈烧瓶状，心脏搏动减弱或消失。缩窄性心包炎心影稍大或正常，呈三角状，有时可见心包钙化影。

2. 心电图检查　急性纤维蛋白渗出性心包炎患者多数导联 ST 段升高，其弓背向下，T 波高尖，数小时或 1～2 日后 ST 段恢复正常，T 波倒置。心包积液及缩窄时，QRS 波呈低电压、T 波倒置、电交替及各种类型的房性心律失常。

3. 超声心动图　有助于积液的诊断和定位。

4. 心包积液穿刺　可对积液行常规、生化、涂片、培养和找病理细胞等检查。

（二）诊断要点

根据症状和体征，结合 X 线、心电图和超声波检查常可作出诊断。心包穿刺检查有助于病因诊断。

【治疗和护理】

包括对原发疾病的治疗、解除心包填塞和对症治疗。

1. 积极治疗原发病，如抗结核、抗感染、抗风湿治疗和纠正尿毒症等。

2. 急性心包炎患者出现胸痛、发热及心包摩擦音时应卧床休息。待症状消失后，帮助患者逐渐增加活动量。缩窄性心包炎患者应注意休息，避免劳累，出现心包填塞时应绝对卧床休息，护士应协助患者日常生活，做好晨晚间护理。

3. 给予高热量、高蛋白、高维生素和易消化饮食，以增强机体抵抗力，补充分解代谢的消耗。对心功能不全及水肿者应予低盐饮食。

4. 对合并水肿患者应准确记录 24 小时出入量，每日测量腹围，每周测体重 2 次并予记录。护理时保持皮肤干燥和清洁，注意翻身，定时按摩骨突处及受压皮肤，严防皮肤破溃和感染。对大量胸、腹水患者，护士应于穿刺前准备好穿刺器具等，并向患者耐心解释穿刺目的及注意事项，以消除其紧张情绪，取得配合。行胸穿前对咳嗽剧烈者可按医嘱给予镇咳药。术中协助医生操作，观察患者呼吸、血压、心率及一般情况等，准确留取标本。及时送检。胸穿后用多尾带包扎局部 6～8 小时。

5. 密切观察病情变化

（1）对发热者每日测量并记录 4 次体温。对高热患者可予物理降温，如冷敷、32～34℃温水擦浴或 30～50% 酒精擦浴双侧腋窝、腹股沟等大血管部位。无效时酌情给予退热剂。物理或药物降温半小时后应重新测量体温并记录。对出汗过多者，应注意有无面色苍白、四肢湿冷和心悸等症状，嘱患者适当多饮水。

（2）对心前区疼痛剧烈者，可予镇痛剂，必要时给予吗啡或行星状神经节封闭。

（3）注意患者有无心包填塞症状，当出现时应协助患者半卧位或前俯坐位。予以持续吸氧，氧流量视病情变化调节，在严密观察呼吸、心率、血压和意识的同时，立即通知医生并准备好抢救药物和心包穿刺用物等。对慢性心包炎患者，应定期行超声心动图、X 线及静脉压检查，以了解心包积液的变化及心包缩窄的程度。

（4）观察心率和心律变化，出现心律失常时，宜及时记录心电图。酌情予心电监护。并及时报告医生处理。

6. 心包穿刺的护理　心包穿刺可引流心包积液以解除心包填塞症状，并有助于鉴别诊断。另外心包腔内可注射药物如抗生素、抗结核药物及抗癌药等，予以治疗。

（1）操作前备齐穿刺用物，留取标本的小瓶、抢救药物、心电图机、心脏除颤器和呼吸机等。

（2）简要向患者及家属说明心包穿刺的目的及过程，以解除患者紧张、恐惧情绪，叮嘱患者术中勿咳嗽及深呼吸，取得合作。同时应征求家属同意并签字。

（3）术前记录心率、心律和血压，再次检查心电图机、呼吸机和除颤器的性能。

（4）帮助患者取半卧位。检查穿刺针头、连接胶管和注射器是否通畅及有无漏气现象。

（5）术中严密观察患者生命体征。如患者呼吸困难加重，出现面色苍白、口唇紫绀、大汗淋漓、四肢湿冷及神志改变时，立即停止抽液，密切观察，及时处理。

（6）准确记录穿刺液量，留取标本，并及时送检。

（7）术后嘱患者静卧位，严密观察患者生命体征。

7. 对中毒症状明显、心包渗出液多者可给予糖皮质激素治疗者，应注意观察药物的不良反应，如柯兴氏征、高血压、应激性消化道溃疡、感染、糖尿病及骨质疏松等症状，及时防治及对症处理。

8. 手术治疗 对化脓性心包炎排脓不畅、粘连严重者应考虑手术治疗。对缩窄性心包炎患者应及早行心包剥离术。护士应协助医生向患者解释手术的必要性，动员早日手术，以免贻误病情。

（王美）

第九节 扩张型心肌病

扩张型心肌病为心肌病中最常见的一种类型，其特点为左室或右室明显扩大，且均有肥厚，心肌收缩功能减低，可伴有或不伴有充血性心力衰竭，常有室性或房性心律失常。

【病因】

1. 感染与免疫异常。

2. 中毒。

3. 营养代谢障碍。

4. 微血管痉挛。

5. 遗传。

【临床表现】

起病缓慢，可在任何年龄发病，以20~50岁多见。部分患者有高血压史，以充血性心力衰竭为主，一般先出现左心衰竭，以后发展为右心衰竭。开始在劳累后感心慌、气短，伴有乏力、咳嗽、胸闷、心悸等症状，进一步发展为夜间阵发性呼吸困难，并逐渐出现水肿，常从下肢开始向上发展，尚可发生各种类型的心律失常。由于心室内淤血，心内膜上常附有血栓，如有心房颤动，则更容易形成血栓，一旦脱落，可发生心、脑、肾或肺栓塞。

【治疗与护理】

（一）治疗

1. 病因治疗。

2. 控制心力衰竭。

3. 纠正心律失常。

4. 改善心肌代谢。

5. 激素的应用。

6. 抗凝治疗。

（二）护理

1. 一般护理

（1）注意休息，限制体力活动，如伴有心力衰竭，则应严格卧床休息，随心衰纠正程度逐渐增加活动量。

（2）吸氧，每分钟 1~2L，间断吸入。

（3）合理饮食，宜清淡、松软、易消化，避免生冷及干硬刺激性食物，少量多餐，避免过饱。

（4）保持大便通畅，如 3 天无排便，则使用缓泻剂，排便时切忌用力，避免猛蹲，猛坐，猛起。

（5）创造舒适的休息环境，消除精神紧张，焦虑等，家人勿把不良情绪带给患者。

（6）预防上呼吸道感染，避免感冒，以免加重病情。

2. 药物不良反应观察 本病患者，对药物的耐受性差，在应用洋地黄类药物时，应注意防止过量。应用利尿药时，要注意电解质紊乱，尤其低血钾，在应用 β 受体阻滞药时，要特别注意心功能变化情况，防止心力衰竭加重，也要注意观察脉搏、血压及心率的变化，以免发生严重心动过缓。

（张林静）

第十节　病态窦房结综合征

病态窦房结综合征，简称病窦综合征。是由于窦房结或其周围组织的器质性病变导致功能障碍，从而产生多种心律失常的表现。主要特征为心动过缓，伴有窦性停搏、窦房阻滞、房室传导阻滞等。当伴有快速性房性心律失常时（如阵发性室上性心动过速、心房颤动），称为心动过缓-心动过速综合征或快-慢综合征。

【病因】

常为冠心病、心肌病、心肌炎、风心病、先天性心脏病等引起。

【临床表现】

轻者有头痛、头晕、乏力、心绞痛等心脑供血不足的症状，重者可出现阿—斯综合征。

【治疗与护理】

（一）治疗

无症状者应密切观察，有症状者应选择起搏器治疗。应用起搏治疗后，如仍有心动过速发作，可同时应用抗心律失常药物。

（二）护理

1. 做好医疗性行为指导，避免情绪激动，过度劳累，保证充足睡眠，去除心脏病各种诱因。对心律失常严重，尤其是伴阿—斯综合征患者，应做好心电监护，嘱其卧床休息，消除焦虑紧张的心理状态，给予安慰、鼓励等，以增强战胜疾病的信心。护士应用和蔼可亲的语言，娴熟的技术，取得患者的信任，增强患者的安全感，满足他们的各种需要，缓解情绪应激。

2. 每日认真评估心律失常引起的临床症状，如心慌、乏力、气短、头晕、晕厥等，注意观察神志，定期测量生命体征，尤其应仔细检查心率和心律，对连续心电监测的患者，应注意观察心律失常的类型，发作次数，持续时间，治疗效果等。

3. 心电监测的患者可因电极的长时间贴敷而损伤皮肤，宜每24小时用清水擦拭电极处的皮肤1次。若皮肤发红，发痒应更换贴敷部位。

4. 因心率过慢导致脑缺氧或出现暂时性意识丧失，甚至抽搐者，称其为阿—斯综合征，如发作短暂，仅持续2~3秒，出现一时性眩晕及意识混乱；若脑缺氧5~6秒，患者可突然跌倒；若脑缺氧长达12秒，则出现全身抽搐；缺氧2~3分钟，则出现发绀，脉搏测不到，瞳孔散大，对光反射消失等症状，危及患者生命。

因此，对明显头晕，反复晕厥伴阿—斯综合征的患者，应做好以下准备：

（1）嘱患者严格卧床休息，备好急救物品，维持好静脉通道。

（2）如发生心脏骤停，立即行胸外按压或心前区叩击，必要时施行开胸手术行心脏按压。

（3）迅速行心电、呼吸、血压等监护，根据心电示波选择治疗措施。如心率过慢，可静脉注射阿托品或静脉滴注异丙肾上腺素等药物。

（4）完全性房室传导阻滞经药物治疗无效，阿-斯综合征反复发作者，应说服患者及家属尽快考虑安置人工起搏器。

5. 安置起搏器的护理

（1）术前护理：①改善全身状况，纠正水电解质紊乱及感染，完善常规检查，如肝、肾功能检查、B超、X线、血尿常规等；②向患者及家属做好解释工作，做好心理护理，解除思想顾虑和紧张情绪；③备皮，范围为两侧下颌骨以下至乳头以上，两侧至腋前线；④做好青霉素和普鲁卡因过敏试验；⑤术前30分钟，肌注地西泮（安定）10mg，并排空大小便；⑥将患者送到导管室，建立静脉通道。

（2）术后护理：①密切观察体温变化，术后常规测体温，每日4次，连续7天，由于手术创伤的应激反应，术后往往有低热，但一般不超过38.5℃，时间不超过3天，如体温>38.5℃，且持续时间长，应考虑感染的可能。须积极配合医师寻找发热原因，及时给予处理；②术后常规测血压，30分钟1次，连续4~6次，平稳后停测。如发生不明原因的低血压，并出现胸痛、咳嗽、面色苍白等，应考虑发生心肌穿孔或心脏压塞可能，应积极做好抢救的准备和治疗工作；③术后应常规加压包扎和沙袋压迫伤口。一般6~12

小时，以减少伤口渗血。每天更换敷料，并保持干燥。如有渗血应及时更换，渗血较少者，术后 24 小时内继续沙袋压迫，如囊袋积血较多，应在无菌条件下抽去积液，以利于伤口愈合；④术后卧床休息。3 天，为防止电极脱位，应限制导线侧肢体的活动，尤其不可作外展活动。另外，由于心内膜电极一般由静脉经右心房到右心室达心尖部，结合血流动力学方向，分析电极端重力克服血流浮力的影响，患者宜采用平卧或左侧卧位交替进行；⑤术后 2 小时后可进食，因患者卧床易引起便秘，应多食含粗纤维的食物，每天摄入一定量的水分。还应指导患者正确使用便器及排便方法，每天腹部按摩，促进胃肠蠕动，以防便秘。可给予缓泻剂，口服果导或开塞露纳肛等方法。防止用力后电极脱位及原有的心脏病加重；⑥持续心电监护，密切观察心电图的变化。

（叶美欣）

第十一节　周围血管疾病

一、多发性大动脉炎

多发性大动脉炎为主动脉及其分支慢性、进行性、闭塞性炎症病变。根据动脉受累部位不同可分为不同的临床类型，其中以升主动脉及其分支受累引起的上肢无脉症最多见，其次为降主动脉、腹主动脉受累的下肢无脉症和肾动脉受累引起的肾血管性高血压，偶见肺动脉受累。

【病因】

目前尚未明确，与免疫复合物沉着有关，多数可能与结核、先天血管异常或外伤有联系。

【临床表现】

多见于女性，常于 20~30 岁起病。病初常伴发热、盗汗、乏力和关节痛等全身症状，随后出现大动脉分支管腔狭窄或闭塞表现。病变累及锁骨下动脉、腹主动脉或髂动脉时，出现患肢无力、麻木、寒冷、沉重感、活动后间歇性肢体疼痛；累及颈总动脉或无名动脉时．可有脑缺血症状，如头痛、眩晕、记忆力减退甚至晕厥；累及肾动脉时可出现持续严重而顽固的高血压。查体示患肢血压降低，脉搏减弱或消失，病变部位可闻局限性血管杂音甚至触及震颤。

【诊断】

根据病史及体征诊断本病，确诊需行血管造影检查。注意与血栓闭塞性脉管炎和闭塞性动脉硬化等鉴别。

【治疗与护理】

1. 活动期、有脑部缺血症状及严重高血压者应卧床休息，减少活动。饮食富于营养，易消化、无刺激性，同时积极鼓励戒烟。

2. 药物治疗包括肾上腺糖皮质激素及血管扩张药，如盐酸妥拉苏林、烟酸低分子右旋糖酐等。对长期服用激素者应注意观察有无继发感染、水钠潴留、糖尿病、骨质疏松、低钾血症、褥疮、股骨头坏死等，还应注意有无腹疼、呕血、黑便等消化道出血症状。嘱患者按医嘱服药，避免突然减药或停药致病情反复。

3. 注意观察病情变化，对发热患者可每日测 4 次体温。每日测血压、比较患肢与正常肢体血压差异及脉搏搏动情况。注意患肢血液循环变化状况及有无疼痛寒冷及感觉异常等。如出现头痛、眩晕或晕厥等脑缺血症状，应置患者平卧位并立即通知医生。

4. 对有明显脑供血不足和严重高血压患者应建议施行血管重建术治疗。

5. 针对原发病，予以抗感染、抗风湿及抗结核等治疗。

二、雷诺氏病

系血管神经功能紊乱而引起的肢端小动脉痉挛性疾病。以阵发性四肢末梢对称性皮肤发白、紫绀、潮红等雷诺氏现象为其临床特征。

【病因】

未明。女性多见，寒冷、情绪激动常可诱发，部分患者有家族史。

【临床表现】

起病缓慢，冬季多发。男女发病比例为 1∶5。发作时手指苍白、发绀伴疼痛、冷及麻木感，发作数分钟至数小时可自行缓解，皮肤转为潮红而伴感觉异常，有轻度浮肿。一般无坏死或只有很小部分指（趾）端皮肤坏死。

【诊断】

主要根据典型的临床表现，但需与雷诺氏综合征相鉴别。

【治疗与护理】

1. 药物治疗主要包括交感神经阻滞剂及血管扩张剂，如盐酸妥拉苏林、烟酸、氢化麦角碱、等，以解除血管痉挛，降低周围血管对寒冷刺激的反应。

2. 避免各种诱发因素，冬季注意保暖．防止四肢局部暴露于寒冷的环境中，保持病室温度在 72～74 ℉之间。避免应用血管收缩药物及 β 受体阻滞剂，避免创伤，积极鼓励戒烟，避免刺激性饮食，同时积极治疗引起血管损伤的各种疾病。

3. 做好心理护理，向患者讲明精神因素与本病的关系，避免精神紧张及情绪激动。

4. 观察指（趾）端皮肤状况及血液循环，当患者出现指（趾）端皮肤苍白、疼痛及麻木等症状时，可予温水浸泡，加强按摩，必要时可在指（趾）端局部涂以硝酸甘油软膏，每次保留 1 小时后擦干。

5. 积极治疗引起雷诺氏现象的各种疾病，如系统性红斑狼疮、皮肌炎等。

三、血栓性静脉炎

系静脉的一种急性、非化脓性炎症病变，并伴有继发性血管腔内血栓形成。病变主要累及四肢浅静脉和下肢深静脉。主要临床表现为患肢局部肿痛，皮下可扪及有压痛的条索状物或伴有患肢浅表静脉曲张等静脉回流受阻现象，且可因血栓脱落而发生肺栓塞。

【病因】

1. 血管壁损伤　肢体外伤、静脉内插管、静脉输入刺激性溶液、高渗溶液或细菌毒素作用等。

2. 静脉血流滞缓造成血管内膜缺氧或变性　多见于术后长期卧床，心力衰竭及下肢静脉曲张者。

3. 异常血液高凝状态　如创伤、烧伤、分娩及严重脱水所致血液浓缩。

【临床表现】

1. 血栓浅静脉炎　多发于四肢浅表静脉，急性期患肢局部肿痛，沿受累静脉可触到有明显压痛的条索状物，周围皮温增高，稍红肿。一般在 1~3 周后逐渐消退，局部遗留硬条索状物和皮肤色素沉着，本病可复发。

2. 深部静脉血栓形成　多发生于小腿静脉或腘静脉，局部疼痛、肿胀。行走时加重。直腿伸踝试验（Homan 征）阳性，压迫腓肠肌试验（Neuhof 征）阳性。此外常见静脉曲张，当静脉血栓延伸至髂、股及下腔静脉时，上述症状加重，可伴有全身症状，如发热、乏力、心动过速等。血栓脱落时，可导致肺栓塞。

【诊断】

根据浅表静脉部位红肿及扪及痛性条索状物等特点，可诊为血栓浅表静脉炎。根据深部静脉血栓形成的临床表现、Homan 征和 Neuhof 征阳性，结合超声检查、放射性核素扫描和静脉造影，即能确诊深静脉血栓形成。

【治疗和护理】

1. 急性期患者应卧床休息　深部静脉血栓形成时，需绝对卧床 1~2 周，抬高患肢使之高于心脏水平，避免膝下垫枕或调节病床单纯抬高局部，．以免阻碍静脉血液回流。

2. 告诉患者弹力绷带或弹力袜的治疗作用，及正确使用方法，穿合适的弹力袜并保持各部压力均匀，嘱勿擅自停用。对着弹力袜及绷带者应每日检查皮肤有无破损及压痛。

3. 积极鼓励患者戒烟，保持低脂饮食　因为尼古丁使静脉收缩、减少静脉回流，高脂饮食可致动脉粥样硬化。

4. 血栓浅静脉炎可予保泰松、消炎痛及阿司匹林治疗。这些药物有较严重的胃肠反应，宜饭后服用。

5. 深部血栓形成 3 日内或有栓塞症状者应予溶栓治疗，治疗时应注意保护好静脉血管，按时用药。用药过程密切观察有无出血倾向，每日复查凝血时间。如保守治疗 48~72 小时无效，应行静脉血栓摘除术。

6. 密切观察病情变化，注意体温变化。经常检查患者肢体是否有肿胀、炎症、深部肌肉压痛、皮肤发绀、静脉怒张等情况。如有异常应立即通知医生；密切观察患者有无栓塞症状，如呼吸困难、胸痛、低血压等，如有异常应立即报告医生，并做好抢救准备。

7. 保持大便通畅，避免用力排便。以免增加下肢静脉压力及引起血栓脱落，必要时可予缓泻剂。

8. 应帮助恢复期患者恢复体力，逐渐增加运动量，先在床上活动患肢，渐下地扶床锻炼，由易到难，由被动到主动。

（王美　杜轩）

第三章　消化系统疾病的护理

第一节　消化系统常见症状体征的护理

一、恶心与呕吐

两者可单独发生，但多数病人先有恶心，继而呕吐。引起恶心与呕吐的消化系统常见疾病有：①胃癌、胃炎、消化性溃疡并发幽门梗阻；②肝、胆囊、胆管、胰腺、腹膜的急性炎症；③胃肠道功能紊乱引起的心理性呕吐。呕吐出现的时间、频度、呕吐物的量与性状因病种而异。上消化道出血时呕吐物呈咖啡色甚至鲜红色；消化性溃疡并发幽门梗阻时呕吐常在餐后发生，呕吐量大，呕吐物含酸性发酵宿食；低位肠梗阻时呕吐物带粪臭味；急性胰腺炎可出现频繁剧烈的呕吐，吐出胃内容物甚至胆汁。呕吐频繁且量大者可引起水电解质紊乱、代谢性碱中毒。长期呕吐伴畏食者可致营养不良。

【护理评估】

（一）病史

恶心与呕吐发生的时间、频率、原因或诱因，与进食的关系；呕吐的特点及呕吐物的性质、量；呕吐伴随的症状，如是否伴有腹痛、腹泻、发热、头痛、眩晕等。病人的精神状态，有无疲乏无力，有无焦虑、抑郁及其程度，呕吐是否与精神因素有关。

（二）身体评估

全身情况：生命体征、神志、营养状况，有无失水表现。腹部检查：腹部的轮廓，有无膨隆或凹陷。有无胃型、肠型及蠕动波。有无腹壁静脉显露及其分布与血流方向。肠鸣音是否正常。腹壁紧张度，有无腹肌紧张、压痛、反跳痛，其部位、程度。肝脾是否肿大，其大小、硬度和表面情况。有无腹块、移动性浊音等。检查时应先听诊肠鸣音、血管杂音，然后叩诊和触诊，以免触诊后引起肠鸣音变化。

（三）诊断检查

必要时作呕吐物毒物分析或细菌培养等检查，呕吐量大者注意有无水电解质紊乱、酸碱平衡失调。

【护理诊断】

1. 有体液不足的危险　与大量呕吐导致失水有关。
2. 活动无耐力　与频繁呕吐导致失水、电解质丢失有关。
3. 焦虑　与频繁呕吐、不能进食有关。

【护理目标】

1. 病人生命体征在正常范围内，无失水、电解质紊乱和酸碱失衡。
2. 呕吐减轻或停止，逐步恢复进食。
3. 能保证机体所需热量、水分、电解质的摄入。
4. 活动耐力恢复或有所改善。
5. 焦虑程度减轻。

【护理措施】

（一）有体液不足的危险

1. 监测生命体征　定时测量和记录生命体征直至稳定。血容量不足时可发生心动过速、呼吸急促、血压降低，特别是体位性低血压。持续性呕吐致大量胃液丢失而发生代谢性碱中毒时，病人呼吸可浅、慢。

2. 观察失水征象　准确测量和记录每日的出入量、尿比重、体重。动态观察实验室检查结果，例如血清电解质、酸碱平衡状态。观察病人有无失水征象，依失水程度不同，病人可出现虚弱无力、口渴、皮肤粘膜干燥、弹性减低、尿量减少、尿比重增高，并可有烦躁、神志不清以至昏迷等表现。

3. 观察呕吐情况　观察病人呕吐的特点，记录呕吐的次数，呕吐物的性质和量、颜色、气味。

4. 积极补充水分和电解质　剧烈呕吐不能进食或严重水电解质失衡时，主要通过静脉输液给予纠正。口服补液时，应少量多次饮用，以免引起恶心呕吐。如口服补液未能达到所需补液量时，仍需静脉输液以恢复和保持机体的液体平衡状态。

（二）活动无耐力

1. 生活护理　协助病人进行日常生活活动。病人呕吐时应帮助其坐起或侧卧，头偏向一侧，以免误吸。吐毕给予漱口，更换污染衣物被褥，开窗通风以去除异味。按医嘱应用止吐药及其他治疗，促使病人逐步恢复正常饮食和体力。

2. 安全　告诉病人突然起身可能出现头晕、心悸等不适。故坐起时应动作缓慢，以免发生体位性低血压。

（三）焦虑

1. 评估心理状态　关心病人，通过观察与病人及家属交谈，了解其心理状态。

2. 心理疏导　耐心解答病人及家属提出的问题，向病人解释精神紧张不利于呕吐的缓解，特别是有的呕吐与精神因素有关，紧张、焦虑还会影响食欲和消化能力，而治病的信心及情绪稳定则有利于症状的缓解。

3. 应用放松技术　常用深呼吸、转移注意力等放松技术，减少呕吐的发生。①深呼吸法：用鼻吸气，然后张口慢慢呼气，反复进行；②转移注意力：通过与病人交谈，或倾听轻快的音乐，或阅读喜爱的文章等方法转移病人的注意力。

【护理评价】

1. 病人生命体征稳定在正常范围，无口渴、尿少、皮肤干燥、弹性减退等失水表现，血生化指标正常。

2. 呕吐及其引起的不适减轻或消失，逐步耐受及增加进食量。

3. 摄入足够的热量、水分、电解质和各种营养素，营养状态改善。

4. 活动耐量增加，活动后无头晕、心悸、气促或体位性低血压出现。

5. 能认识自己的焦虑状态并运用适当的应对技术。

二、腹痛

临床上一般将腹痛按起病急缓、病程长短分为急性与慢性腹痛。急性腹痛多由腹腔脏器的急性炎症、扭转或破裂，空腔脏器梗阻或扩张，腹腔内血管阻塞等引起；慢性腹痛的原因常为腹腔脏器的慢性炎症、腹腔脏器包膜的张力增加、消化性溃疡、胃肠神经功能紊乱、肿瘤压迫及浸润等。此外，某些全身性疾病、泌尿生殖系统疾病、腹外脏器疾病如急性心肌梗死和下叶肺炎等亦可引起腹痛。腹痛可表现为隐痛、钝痛、灼痛、胀痛、刀割样痛、钻痛或绞痛等，可为持续性或阵发性疼痛，其部位、性质和程度常与疾病有关。如胃、十二指肠疾病引起的腹痛多为中上腹部隐痛、灼痛或不适感，伴畏食、恶心、呕吐、嗳气、反酸等。小肠疾病多呈脐周疼痛，并有腹泻、腹胀等表现。大肠病变所致的腹痛为腹部一侧或双侧疼痛。急性胰腺炎常出现上腹部剧烈疼痛，为持续性钝痛、钻痛或绞痛，并向腰背部呈带状放射。急性腹膜炎时疼痛弥漫全腹，腹肌紧张，有压痛、反跳痛。

【护理评估】

（一）病史

腹痛发生的原因或诱因，起病急骤或缓慢、持续时间，腹痛的部位、性质和程度；腹痛与进食、活动、体位等因素的关系；腹痛发生时的伴随症状，如有无恶心、呕吐、腹泻、呕血、便血、血尿、发热等；有无缓解疼痛的方法；有无精神紧张、焦虑不安等心理反应。

（二）身体评估

全身情况：生命体征、神志、神态、体位、营养状况，以及有关疾病的相应体征，如腹痛伴黄疸者提示与胰腺、胆系疾病有关，腹痛伴休克者可能与腹腔脏器破裂、急性胃肠穿孔、急性出血性坏死性胰腺炎、急性心肌梗死、肺炎等有关。

（三）诊断检查

根据不同病种进行相应的实验室检查，必要时需作X线检查、消化道内镜检查等。

【护理诊断】

1. 疼痛 与腹腔脏器或腹外脏器的炎症、缺血、梗阻、溃疡、肿瘤或功能性疾病等有关。

2. 焦虑 与剧烈腹痛、反复或持续腹痛不易缓解有关。

【护理目标】

1. 病人的疼痛逐渐减轻或消失。

2. 焦虑程度减轻。

【护理措施】

腹痛是很常见的临床症状。因发病原因的不同，腹痛的性质、程度、持续时间和转归各异，需要有针对性的治疗、护理，包括病因治疗和止痛措施。

下列为腹痛病人的一般护理原则：

（一）疼痛

1. 疼痛监测 ①观察并记录病人腹痛的部位、性质及程度，发作的时间、频率，持续时间，以及相关疾病的其他临床表现。如果疼痛性质突然发生改变，且经一般对症处理疼痛不仅不能减轻，反而加重，需警惕某些并发症的出现，如消化性溃疡穿孔引起弥漫性腹膜炎等；②观察非药物性和（或）药物止痛治疗的效果。

2. 非药物性缓解疼痛的方法 是对疼痛，特别是慢性疼痛的主要处理方法，能减轻病人的焦虑、紧张，提高其疼痛阈值和对疼痛的控制感。具体方法如：①指导式想象：利用一个人对某特定事物的想象而达到特定正向效果，如回忆一些有趣的往事可转移对疼痛的注意；②分散注意力：例如数数、谈话、深呼吸等；③行为疗法：例如放松技术、冥想、音乐疗法、生物反馈等；④局部热疗法：除急腹症外，对疼痛局部可应用热水袋进行热敷，从而解除肌肉痉挛而达到止痛效果；⑤针灸止痛：根据不同疾病和疼痛部位选择针疗穴位。

3. 药物止痛　镇痛药物种类甚多，应根据病情、疼痛性质和程度选择性给药。癌性疼痛应遵循按需给药的原则，有效控制病人的疼痛。疼痛缓解或消失后及时停药，以防止药物不良反应，减少药物耐受性和药物依赖的发生。观察药物副作用，如口干、恶心、呕吐、便秘和用药后的镇静状态。急性剧烈腹痛诊断未明时，不可随意使用镇痛药物，以免掩盖症状，延误病情。

4. 生活护理　急性剧烈腹痛病人应卧床休息，要加强巡视，随时了解和满足病人所需，做好生活护理。应协助病人取适当的体位以利于休息，减少疲劳感和体力消耗。烦躁不安者应采取防护措施，防止坠床等意外发生。

（二）焦虑

疼痛是一种主观感觉。对疼痛的感受既与疾病的性质、程度有关，也与病人对疼痛的耐受性和表达有关。后者的主要影响因素有病人的年龄、个性、文化背景、情绪和注意力；周围人们的态度；疼痛对病人的生活、工作、休息、睡眠和社交活动的影响，这些影响对病人是否有重要的意义；以及疾病的性质，例如是否危及生命等。急骤发生的剧烈腹痛、持续存在或反复出现的慢性腹痛，以及预后不良的癌性疼痛，均可造成病人精神紧张、情绪低落，而消极悲观和紧张的情绪又可使疼痛加剧。因此，护士对病人和家属应进行细致全面的心理评估，取得家属的配合，有针对性地对病人进行心理疏导，使其减轻紧张恐惧心理，精神放松，情绪稳定，有利于增强病人对疼痛的耐受性，从而减轻疼痛甚至消除疼痛。

【护理评价】

1. 病人叙述疼痛减轻或消失。

2. 情绪稳定，能应用适当的技巧减轻焦虑和疼痛。

三、腹泻

正常人的排便习惯多为每日1次，有的人每日2~3次或每2~3日1次，只要粪便的性状正常，均属正常范围。腹泻是指排便次数多于平日习惯的频率，粪质稀薄。腹泻多由于肠道疾病引起，其他原因有药物、全身性疾病、过敏和心理因素等。发生机制为肠蠕动亢进、肠分泌增多或吸收障碍。小肠病变引起的腹泻粪便呈糊状或水样，可含有未完全消化的食物成分，大量水泻易导致脱水和电解质丢失，部分慢性腹泻病人可发生营养不良。大肠病变引起的腹泻粪便可含脓、血、粘液，病变累及直肠时可出现里急后重。

【护理评估】

（一）病史

腹泻发生的时间、起病原因或诱因、病程长短；粪便的性状、次数和量、气味和颜色；有无腹痛及疼痛的部位，有无里急后重、恶心呕吐、发热等伴随症状；有无口渴、疲乏无力等失水表现；有无精神紧张、焦虑不安等心理因素。

（二）身体评估

急性严重腹泻时，应观察病人的生命体征、神志、尿量、皮肤弹性等，注意有无水电解质紊乱、酸碱失衡、血容量减少。慢性腹泻时应注意病人的营养状况，有无消瘦、贫血的体征。肛周皮肤：有无因排便频繁及粪便刺激，引起肛周皮肤糜烂。

（三）诊断检查

正确采集新鲜粪便标本作显微镜检查，必要时作细菌学检查。急性腹泻者注意监测血清电解质、酸碱平衡状况。

【护理诊断】

1. 腹泻　与肠道疾病或全身性疾病有关。

2. 有体液不足的危险　与大量腹泻引起失水有关。

【护理目标】

1. 病人的腹泻及其引起的不适减轻或消失。

2. 能保证机体所需水分、电解质、营养素的摄入。

3. 生命体征、尿量、血生化指标在正常范围。

【护理措施】

（一）腹泻

1. 病情监测　包括排便情况、伴随症状、全身情况及血生化指标的监测。

2. 饮食选择　饮食以少渣、易消化食物为主，避免生冷、多纤维、味道浓烈的刺激性食物。急性腹泻应根据病情和医嘱，给予禁食、流质、半流质或软食。

3. 活动与休息　急性起病、全身症状明显的病人应卧床休息，注意腹部保暖。可用热水袋热敷腹部，以减弱肠道运动，减少排便次数，并有利于腹痛等症状的减轻。慢性轻症者可适当活动。

4. 用药护理　腹泻的治疗以病因治疗为主。应用止泻药时注意观察病人排便情况，腹泻得到控制时及时停药。应用解痉止痛剂如阿托品时，注意药物副作用如口干、视力模糊、心动过速等。

5. 肛周皮肤护理　排便频繁时，因粪便的刺激，可使肛周皮肤损伤，引起糜烂及感染。排便后应用温水清洗肛周，保持清洁干燥，涂无菌凡士林或抗生素软膏以保护肛周皮肤，促进损伤处愈合。

6. 心理护理　慢性腹泻治疗效果不明显时，病人往往对预后感到担忧，纤维结肠内镜等检查有一定痛苦，某些腹泻如肠易激综合征与精神因素有关，故应注意病人心理状况的评估和护理，通过解释、鼓励来提高病人对配合检查和治疗的认识，稳定病人情绪。

（二）有体液不足的危险

1. 动态观察液体平衡状态　急性严重腹泻时丢失大量水分和电解质，可引起脱水及电解质紊乱，严重时导致休克。故应严密监测病人生命体征、神志、尿量的变化；有无口渴、口唇干燥、皮肤弹性下降、尿量减少、神志淡漠等脱水表现；有无肌肉无力、腹胀、肠鸣音减弱、心律失常等低钾血症的表现；监测血生化指标的变化。

2. 补充水分和电解质　及时遵医嘱给予液体、电解质、营养物质，以满足病人的生理需要量，补充额外丢失量，恢复和维持血容量。一般可经口服补液，严重腹泻、伴恶心与呕吐、禁食或全身症状显著者经静脉补充水分和电解质。注意输液速度的调节。老年病人尤其应及时补液并注意输液速度，因老年人易因腹泻发生脱水，也易因输液速度过快引起循环衰竭。

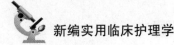

【护理评价】

1. 病人的腹泻及其伴随症状减轻或消失。

2. 机体获得足够的热量、水电解质和各种营养物质，营养状态改善。

3. 生命体征正常，无失水、电解质紊乱的表现。

四、吞咽困难

多见于咽、食管及食管周围疾病如咽部脓肿、食管癌、胃食管反流病、贲门失弛缓症，结缔组织病如系统性硬化症累及食管，神经系统疾病，以及纵隔肿瘤、主动脉瘤等压迫食管。

五、嗳气

是胃内气体自口腔溢出，多提示胃内气体较多。频繁嗳气可与精神因素、进食过急过快、吞咽动作过多有关，也可见于胃食管反流病，胃、十二指肠或胆道疾病。

六、反酸

是由于食管括约肌功能不全，致酸性胃内容物反流至口腔。多见于胃食管反流病和消化性溃疡。

七、畏食或食欲不振

多见于消化系统疾病如消化系统肿瘤、慢性胃炎、肝炎等，也见于全身性或其他系统疾病如严重感染、肺结核、尿毒症、垂体功能减退等。

八、腹胀

是一种腹部胀满、膨隆的不适感觉，可由胃肠道积气、积食或积粪、腹水、气腹、腹腔内肿物、胃肠功能紊乱等引起，亦可由低钾血症所致。

（宋宁　于利萍）

第二节　食管癌

食管癌是世界一些国家与地区常见的恶性肿瘤。发病年龄主要在 40 岁以上，以 65~69 岁最为多见。男性发病率较女性高，约为 2:1。发生部位以食管中段多见，下段次之，上段最少。90% 属鳞状上皮细胞癌。其病因尚未完全明了，可能与饮食因素、食管慢性刺激、亚硝胺及其前体、某些微量元素含量偏低或缺乏以及遗传因素等有关。主要的临床表现有进行性咽下困难、咽下疼痛、食物反流、慢性脱水、营养不良、消瘦、恶病质及因肿瘤转移而引起的其他表现。本病的根治关键在于对其早发现、早诊断，治疗方法包括手术切除、放射和化学治疗。

【护理评估】

（一）健康史

引起食管癌的原因，目前还不清楚，其可能原因如下：

1. 慢性刺激　常喝酒、抽香烟、吃很烫的东西或香料多的食物。

2. 口腔卫生不良。

3. 由肺癌或胃癌转移而来。

4. 胃贲门弛缓。

（二）身心状态

1. 咽下困难　咽下困难是食管癌的主要症状，起初仅在吞食后偶感胸骨后停滞或异物感，此后出现进行性吞咽困难，先对固体食物而后发展到对半流质、流质饮食也困难，过程一般在半年左右。

2. 吞咽疼痛　病人常在咽下困难的同时感觉胸骨后灼痛、钝痛，疼痛可牵涉到胸骨上窝、肩胛、颈、背等处。

3. 短时期内病人的体重大幅度减轻。

4. 晚期多出现食物反流，反流物含粘液，有时呈血性，混杂隔餐或隔日食物。

5. 因癌瘤扩散转移，可引起左锁骨上淋巴结肿大、声嘶、呛咳、颈胸皮下气肿等表现。

（三）实验室及其他检查

食管癌的检查包括食管脱落细胞学检查、食管X线检查、食管镜与活组织检查。

1. 食管脱落细胞学检查　该检查是食管癌高发区普查的主要手段，是对有咽下困难病人的常规检查。病人吞入带有乳胶气囊与套网的乙烯塑料管，充气后缓慢将充盈的囊从食管内拉出，用套网擦取物涂片作细胞学检查，用以确诊早期病例，阳性率达90%以上。

2. 食管X线气钡双重对比造影检查　观察食管黏膜的形态，有无缺损或肿瘤。食管癌在X线上可见食管局部黏膜增粗或中断，有时呈小龛影。当癌瘤在壁内扩散时，可见食管壁局部僵硬，不能扩张。晚期则见病变处有不规则狭窄，黏膜皱襞明显破坏与充盈缺损，其近段有扩张与钡剂潴留。

3. 食管镜与活组织检查　检查食管的形状，有无肿瘤、息肉或溃疡。结果：食管镜可见黏膜不规则，管径变窄，活组织染色可见癌组织被甲苯胺蓝染成深蓝色。

【护理诊断】

1. 吞咽障碍　吞咽困难、吞咽疼痛，与肿瘤机械性阻塞有关。

2. 疼痛　进食后胸骨后痛，晚期呈持续性胸背疼痛，与肿瘤糜烂、溃疡、食管炎以及膈被癌细胞侵犯有关。

3. 营养失调——低于机体需要量　进行性消瘦，体重下降，皮肤、黏膜干燥，弹性减退，与进行性咽下困难、咽下疼痛、摄入不足及放疗、化疗所致的食欲下降有关。

4. 活动无耐力　眩晕，眼花，四肢无力，日常生活自理能力下降，与疼痛、营养不良、恶病质有关。

5. 预感性悲哀　沉默不语或哭泣，拒绝进食，不配合治疗和护理，与疾病晚期对治疗失去信心、对生活失去兴趣有关。

【护理目标】

1. 维持呼吸道通畅。

2. 维持良好的口腔卫生。

3. 增进营养。

4. 预防手术后并发症。

【护理措施】

（一）口腔护理

食管癌病人常有反胃、呕吐情形，或者手术后改变饮食形态，无法由口进食，口腔

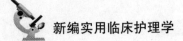

粘膜的完整性可能会受到威胁，其护理措施如下：

1. 每天检视病人口腔卫生执行状况与口腔内粘膜有无破损。

2. 先让病人了解口腔清洁的重要性。对于胃造瘘无法由口进食的病人，尤应给予这方面的知识。

3. 进食后或呕吐后，马上给予漱口或口腔清洁。

4. 可给予多贝尔溶液漱口。

（二）外科切除和放射线治疗、单独或合并使用的护理

食管癌的治疗方法有三种，可以单独或合并施行。

1. 保守疗法　适合无法施行手术治疗者，使之能得到足够的营养，减轻症状。

（1）胃造瘘术或空肠造瘘术：直接将易消化的食物灌入胃内，可暂时解除因吞咽困难，无法供应身体热量的困扰。

（2）利用塑胶制代替物，经由颈部切开处通过病变地方，使食物进入胃部。

2. 外科疗法　病灶位置在食道中段或下 1/3，而且没有远位转移迹象。食道切除合并食道胃吻合术。这手术将胃体提升至胸腔，与食道远端吻合。临床上，也可以取下结肠一小段或使用人造管腔，两端各接上食道与胃部。手术后病人可能会采用胸腔引流。

3. 放射线治疗　适合病灶位置在食道上 1/3 段者。

（三）疼痛护理

1. 安排舒适体位。

2. 评估引起疼痛的原因。如果是腹胀引起的痛或外力引起腹部伤口的牵拉时，则应减轻这些刺激来源。

3. 安排安逸舒适的环境。

4. 当病人有明显的自主神经反应时；例如呼吸浅快、脉搏增加、不安、呻吟或睡眠紊乱，则可按医嘱给止痛剂。

（四）营养疗法及护理

营养摄取途径是依病人的病情与其耐受力而定。食管癌的病人可能因吞咽能力差或手术后的限制，无法完全由口获得身体所需的营养，此时则需考虑下列途径，以增加热量的摄取：

1. 静脉注射　可补充液体和电解质，提供热量有限。

2. 胃造瘘术　在腹壁上作一永久性或暂时性的通道，直接进入胃中，其目的可用来喂食，供给充分的营养。胃造瘘术通常在局部麻醉下即可施行。切开左腹直肌及胃前壁，再放置一条橡皮导管或 Foley 导管。手术后约 72 小时，胃与腹壁的腹膜开始粘连，无任何漏孔时，即可由导管小心灌食。

其胃造瘘病人的护理要点如下：

（1）协助病人灌食并鼓励病人学习灌食方法。

（2）健康教育内容

1）饮食方面：应教导病人选择合适的食物与配置方法。通常一天可准备 2 000ml，每三至四小时灌一次，每次不超过 350ml。可将食物用果汁机搅碎，过滤制成流质，存放在冰箱内。灌食前取出，放在热水中加热至与体温相同的温度。必要时，可安排营养师给病人做详细介绍。

2）胃造瘘口皮肤的保护：每次灌食后应用温水拭净皮肤，必要时可涂氧化锌软膏。

3）胃造瘘管的处理：刚开始胃造瘘管每2至3天需更换一次。管子只要清洁即可，不需无菌。几星期后，即可拔去管子，只要在灌食前插入灌食导管即可。

3. 高营养疗法（TPN）静脉高营养疗法又称为完全肠胃外营养法。可提供无法经由消化道摄取养分的病人另一个营养途径，以维持其正氮平衡或同化作用。此法是由静脉输入葡萄糖和氮（氨基酸和多胜肽）混合的高张溶液。临床上，常选用锁骨下静脉。

当病人接受TPN时，护士有以下任务：①协助医师执行静脉穿刺；②按医嘱正确地给予高营养输液；③预防并早期发现并发症。TPN常见的并发症有高血糖或低血糖症、脱水、电解质不平衡、感染等等。

（五）给予病人及家属心理支持

1. 向家属解释病人的反常行为，例如：愤怒、不满、生气等是正常的，以免因家属不了解病人的情绪发泄需要，而有挫折感。

2. 病人或家属对病程进展或医疗行为有疑问时，可安排与医师做适当的沟通。

3. 时常探望病人，多给他提出问题的机会。

4. 病人的异常行为无法用护理咨询技巧缓解时，可建议医师会诊心理专家。

5. 若病人的支持系统来源是家属，护士应该主动去安排家属探望、照顾病人的机会。

欧美各国的医院对于家属待在病室的时间都有严格的限制。但这种方式，并不适合我国国情。

（六）预防手术后造成食道气管瘘管的并发症

1. 观察病人的进食情形，如果病人进食时常常呛到，或咳出食物，则应该通知医师。

2. 食道胃吻合手术后，医师可能会用尾端含有汞或金属的导管来施行食道扩张术，以预防食道狭窄。这时所使用的导管口径应由小至大，以免食道粘膜受损而变得薄弱。

3. 食道重建者手术后应平躺5天，以减少吻合处受重力压迫。

【护理评价】

1. 病人体重无明显下降，皮肤粘膜的弹性、温度、湿度、色泽正常。

2. 病人家属了解如何制作适合病人的食物，能正确施行胃造瘘灌食。

（叶美欣 齐宁宁）

第三节 消化性溃疡

消化性溃疡主要指发生于胃和十二指肠粘膜的慢性溃疡，即胃溃疡（GU）和十二指肠溃疡（DU）。溃疡的形成与多种因素有关，其中胃酸和胃蛋白酶的消化作用是溃疡形成的基本因素。全世界约有10%的人口一生中患过此病。临床上DU较GU多见，两者之比约为3:1。DU好发于青壮年，GU的发病年龄一般较DU约迟10年。秋冬和冬春之交是本病的好发季节。

【治疗要点】

治疗的目的在于消除病因、控制症状、愈合溃疡、防止复发和避免并发症。

1. 根除 Hp 治疗 对于 HP 阳性的消化性溃疡病人，应首先给予根除 Hp 治疗。目前多采用将抑制胃酸分泌药、抗菌药或起协同作用的胶体铋剂联合应用的治疗方案。常应用一种质子泵抑制剂或一种胶体铋剂加上克拉霉素、阿莫西林、甲硝唑 3 种抗菌药物中的 2 种，组成三联疗法。如枸橼酸铋钾 480mg/d，阿莫西林 1 000～2 000mg/d 及甲硝唑 800mg/d，上述剂量分 2 次服，疗程 7 天，可有效根除 Hp 感染。

2. 降低胃酸的药物治疗 包括抗酸药和抑制胃酸分泌药两类。前者与胃内盐酸作用形成盐和水，使胃酸降低，对缓解溃疡疼痛症状有较好效果，如常用碱性抗酸药氢氧化铝、氢氧化镁及其复方制剂等。但长期大量应用时，副作用较大，故很少单一应用抗酸药来治疗溃疡。

目前临床上常用的抑制胃酸分泌药有 H_2 受体拮抗剂（H_2RA）和质子泵抑制剂（PPI）两大类。H_2RA 主要通过选择性竞争结合 H_2 受体，使壁细胞分泌胃酸减少。常用药物有西咪替丁 800mg/d，雷尼替丁 300mg/d，法莫替丁 40mg/d，三者一日量可分 2 次口服或睡前顿服，服药后基础胃酸分泌特别是夜间胃酸分泌明显减少。PPI 使壁细胞分泌胃酸的关键酶即 H^+-K^+-ATP 酶失去活性，从而阻滞壁细胞内的 H^+ 转移至胃腔而抑制胃酸分泌，其抑制胃酸分泌作用较 H_2RA 更强，作用更持久。常用奥美拉唑 20mg、兰索拉唑 30mg 和潘托拉唑 40mg，每天 1 次口服。对 Hp 阴性的溃疡，服用任何一种 H_2RA 或 PPI，DU 疗程一般为 4～6 周，GU 为 6～8 周，并根据溃疡复发率、病人年龄、溃疡并发症和合并其他严重疾病等危险因素，考虑是否进行维持治疗。

3. 保护胃粘膜治疗 常用的胃粘膜保护剂包括硫糖铝和枸橼酸铋钾（CBS）。硫糖铝和 CBS 能粘附覆盖在溃疡面上形成一层保护膜，从而阻止胃酸和胃蛋白酶侵袭溃疡面。此外，还可促进内源性前列腺素合成和刺激表皮生长因子分泌，使上皮重建和增加粘液/碳酸氢盐分泌。硫糖铝常用剂量是 1.0g，一日 3 次；CBS 480mg/d，疗程为 4 周。此外前列腺素类药物如米索前列醇亦具有增加胃粘膜防御能力的作用。

4. 外科手术治疗 对于大量出血经内科紧急处理无效、急性穿孔、瘢痕性幽门梗阻、内科治疗无效的顽固性溃疡以及胃溃疡疑有癌变者可行手术治疗。

【护理评估】

（一）病史

1. 询问有关疾病的诱因和病因。如发病是否与天气变化、饮食不当或情绪激动等有关；有无暴饮暴食、喜食酸辣等刺激性食物的习惯；是否嗜烟酒；有无经常服用阿司匹林等药物；家族中有无患溃疡病者等。

2. 询问疼痛发作的过程。如首次发作的时间；疼痛与进食的关系，是餐后还是空腹出现，有无规律，部位及性质如何，应用何种方法能缓解疼痛；是否伴有恶心、呕吐、嗳气、反酸等其他消化道症状。有无呕血、黑便、频繁呕吐等并发症的征象。此次发病与既往有无不同。曾做过何种检查和治疗，结果如何。

3. 本病病程长，有周期性发作和节律性疼痛的特点，如不重视预防和正规治疗，病情可反复发作并产生并发症，从而影响病人的学习和工作，使病人产生焦虑急躁情绪。故应评估病人及家属对疾病的认识程度，病人有无焦虑或恐惧等心理，了解病人家庭经济状况和社会支持情况，病人所能得到的社区保健资源和服务如何。

（二）身体评估

1. 全身状况　有无痛苦表情，有无消瘦、贫血貌，生命体征是否正常。

2. 腹部体征　上腹部有无固定压痛点，有无胃蠕动波，全腹有无压痛、反跳痛，有无腹肌紧张，有无肠鸣音减弱或消失等。

（三）实验室及诊断检查

消化性溃疡的检查包括 X 线钡餐、胃镜和黏膜活检、幽门螺杆菌检查、胃液分析、血清胃泌素测定及粪隐血试验。

1. X 线钡餐检查　胃或十二指肠壁上见到溃疡龛影，也可见到龛影周围辐射状的黏膜皱襞。

2. 胃镜检查　当鉴别溃疡属良、恶性有困难时，或 X 线检查呈阴性而临床仍疑有胃病时，或消化不良久治不愈时，都要行纤维胃镜检查，必要时作活检。胃镜下溃疡多呈圆形或椭圆形，偶也呈线状，边缘光整，底部充满灰黄色或白色渗出物，周围黏膜可有肿胀充血。与 X 线钡餐检查比较，胃镜发现胃后壁溃疡和十二指肠巨大溃疡更可靠。胃镜检查对消化性溃疡有确诊价值。

3. 胃液分析

（1）胃溃疡者，胃酸分泌正常或稍低于正常。

（2）十二指肠溃疡者，胃酸分泌过高，刺激后 MAO 增高。

（3）胃癌者，MAO 缺乏。

（4）慢性胃炎者，MAO 降低。

（5）胃泌素瘤则 BAO、MAO 均增高。

4. 血清胃泌素测定　消化性溃疡时血清胃泌素较正常人稍高，诊断意义不大。但如果疑为胃泌素瘤时应作此项测定，胃泌素瘤者，胃酸和胃泌素同时增高。

5. 幽门螺杆菌检查　由于消化性溃疡绝大多数与其感染有关，故为常规检查。所有活检标本应先作快速尿素酶试验（阳性者标本在含酚红和尿素的试液中呈红色），再作微氧环境下培养。标本也可作吉姆萨染色或特殊染色以寻找此菌。结果阳性者应作灭菌治疗。

6. 粪隐血试验　活动性胃或十二指肠溃疡常有少量渗血，使粪隐血试验呈阳性，经治疗 1~2 周内转阴。胃溃疡病人持续阳性，应疑有癌变可能。为避免假阳性结果，留取标本前应告诉病人注意如下几点：

（1）勿食含铁的制剂及食物，如肝脏等。

（2）勿食大量动物肉类。

（3）若有牙龈出血、鼻出血，要告诉医生。

（4）若食入溴化物、碘化物及大量维生素 C，也会使结果呈假阳性。

【护理诊断】

1. 知识缺乏　主动询问有关知识，借阅有关资料，与新患疾病或缺乏指导有关。

2. 疼痛　剑突下轻度或中度持续性疼痛，能被制酸剂或进食缓解，与溃疡面黏膜对胃酸刺激敏感有关。

3. 潜在并发症——出血　上腹痛加剧，肠鸣音活跃，与溃疡侵蚀大血管有关。

4. 活动无耐力　头晕，眼花，四肢无力，活动量减少，入厕时晕厥，与疼痛、出血、身体虚弱有关。

5. 有体液不足的危险　口渴，与出血、禁食、液体入量不足有关。

6. 焦虑　情绪紧张、不安，担忧疾病的预后，夜间入睡难或易醒，害怕胃镜检查，与疼痛、出血、将要作胃镜检查有关。

【护理目标】

1. 病人能描述和避免引起疼痛的因素。

2. 能应用缓解疼痛的方法和技巧，疼痛减轻或消失。

3. 无消化道出血征象，或消化道出血能被及时发现和处理。

【护理措施】

（一）协助病人摄取合理的营养

1. 营养要均衡，多吃高营养、卡路里多的食物。以前观念认为患消化性溃疡的人，饮食要受种种限制。但现在的治疗观念认为，在不刺激溃疡的原则下应多吸收营养，以增加胃粘膜的抵抗力。

2. 不可暴饮暴食，少吃纤维多的食物、刺激性食品、酒、香烟等。太冷、太烫的食物也会刺激胃粘膜，食物的温度最好与体温相近。

3. 吃饭要定时，上班、上学的人最好每天早起 15 分钟，从容的吃早餐。

4. 蛋白质类的食物具有中和胃酸的作用，能使游离酸减少。牛奶可以缓冲酸性，可安排在两餐之间饮用。

5. 脂肪到达十二指肠时能刺激小肠粘膜分泌肠抑胃泌素，能抑制胃酸的分泌及减少胃体的蠕动，所以应摄取适量不饱和脂肪酸的植物油。

6. 餐次与餐量方面，应该避免胃部空虚，开始时以每 1~2 小进进食一次，而后逐渐延长两餐的时间距离，至每天 6 餐为止。

7. 病人住院期间，医师可能会视病人情况而给予温和饮食（Bland Diet）的饮食治疗步骤。胃溃疡出血或止血后 2 至 3 天，可摄入温和饮食 I，例如：每小时给 90ml 的牛奶或高蛋白牛奶。然后给予温和饮食 II，例如：每天给七餐，除牛奶外，可加添白面包、白米粥、面条、馒头及嫩的肉类与纤维少的蔬菜。对于恢复期或慢性的溃疡病人则可给温和饮食 III，例如：除了温和饮食 II 外，还可食用肉末、煮软的绿叶蔬菜。

护士应每天评估病人的进餐情形，除了提供病人有关饮食方面的知识外，同时，为他准备饮食的家人也需要具备这些知识。

（二）指导病人按时服药

1. 消化性溃疡的药物种类有提高胃酸 pH 值在 5 以上的制酸剂与抑制胃酸分泌、减少胃排空时间，以加强食物或制酸剂对胃酸的中和力的迷走神经阻断剂（副交感神经抑制剂）。为临床上常见的药物。

2. 护士应指导病人按时服药，如果病人的认知程度较高，也可以告诉他药物的作用，以得到病人积极接受药物治疗的意愿。

3. 病人出院前，应该要能正确地口述服药方法。若病人年迈或认知较差，则居家照护者应该知道其服药方法。

（三）协助病人生活调适

1. 避免工作过度劳累。

2. 每天应有一定的休息时间、睡眠。运动，饭后应有短时间的休息。

3. 每天应有适当的娱乐，以放松紧张心情，单位主管、经理级者尤其需要。

4. 教导病人解除压力的运动：

（1）找一个舒服不受干扰的环境。

（2）用力收缩肌肉，并维持肌肉在收缩状态 5 至 7 秒钟。

（3）迅速而完全放松肌肉，精神也应同时放松。

（4）每一部分肌肉，均应同时收缩、放松两次。

（5）依下列顺序收缩、松弛肌肉：

右（左）手前臂→右（左）二头肌→左（右）手和前臂→左（右）二头肌→前额→眼睛→嘴巴和下颌→喉和颈部→背部→胸部→胃部→臀部→大腿→小腿。

（四）预防及护理并发症的发生

消化性溃疡最常见的并发症有以下四种：

1. 出血

2. 穿孔

3. 幽门阻塞

4. 顽固性疼痛

（1）出血

1）预防性的护理措施：

①指导病人按时服药；②了解胃出血的临床表征，例如：昏厥、呼吸费力、心跳加速、冒冷汗、四肢冰冷、脸色苍白、解黑便（tarry stool）或吐出血块；③按医嘱定时测量大便中的潜血反应（occult Blood）及抽验 CBC。

2）出血时的护理措施：

①安排病人卧床休息；②随时监测生命征象。急性期应每 15 分钟测量一次；③NPO；④按医嘱给镇静剂，以减轻病人的不安与焦虑；⑤按医嘱给予输血并记录 I/O；⑥协助医师以冰的生理盐水施行鼻胃管灌洗，以暂时止血并移除胃中血块；⑦依医嘱给予止血剂；⑧随时将呕吐物清理干净，最好不要让病人看到，以免引起病人不安、焦虑；⑨给予口鼻护理；⑩若病况稳定可按医嘱给予 Gelfos 15ml q2h 并采温和饮食。

（2）穿孔（Perforation）

1）早期发现胃穿孔症状：

①上腹部剧痛、持续且常扩及下腹部，有时疼痛会反射到双肩；②腹部僵硬；③呕吐；④休克、心跳加速；⑤腹部 X 光，可看到气体。

2）详细记录病人主诉与客观发现，并通知医师。

3）若医师决定紧急手术，则按医嘱执行手术前护理活动，例如皮肤准备（Skin prepare）、备血、麻醉前给药，以施行胃部修补术。

（3）幽门阻塞（Pyloric obstruction）

1）主要临床表征：恶心、呕吐出未消化完全的食物，且不含胆汁，进食后上腹部疼痛。

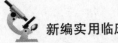

2）暂时 NPO，并插入 N-G 软管施行胃减压。

3）按医嘱给予静脉输液，预防水分电解质不平衡。

4）若症状未能缓除，则需手术（幽门成形术）。

（4）顽固性疼痛

1）疼痛不能完全经由制酸剂或进食牛奶而缓解。

2）按医嘱执行手术前准备。其手术方式如下：①迷走神经阻断术（Vagotomy），减少胃液分泌；②胃空肠造口术（Billroth Ⅱ）；③胃、十二指肠吻合术（Billroth Ⅰ）。

【护理评价】

1．病人能说出消化性溃疡与饮食、生活习惯、应激、压力的关系。

2．病人能够摄取均衡的营养，已纠正不良的饮食习惯。

3．病人知道服用药物的剂量、时间、方法，遵医嘱按时服药。

4．病人知道溃疡复发和并发症的症状，并懂得出现相应症状时要及时就诊。

（王美　王夕霞）

第四节　胃癌

胃癌（gastric cancer）是我国最常见的恶性肿瘤之一，居消化道肿瘤死亡原因的首位。其发病率在不同年龄间、各国家地区和种族间有较大差异。一般而言，有色人种比白种人易患本病。日本、智利、俄罗斯和冰岛为高发区，而北美、西欧、澳大利亚和新西兰发病率较低。我国的发病率亦较高，尤以西北地区发病率最高，中南和西南地区则较低。全国平均每年死亡率约为 16/10 万。本病男性居多，男女之比约为 2～3∶1。高发年龄为 40～60 岁。

【治疗要点】

1．手术治疗　是目前唯一有可能根治胃癌的方法。治疗效果取决于胃癌的病期、癌肿侵袭深度和扩散范围。对早期胃癌，一般首选胃部分切除术，如已有局部淋巴结转移，则应同时予以清扫。对进展期病人，如无远处转移，应尽可能手术切除。

2．化学治疗　应用抗肿瘤药物辅助手术治疗，在术前、术中及术后使用，以抑制癌细胞的扩散和杀伤残存的癌细胞，从而提高手术效果。联合化疗亦可用于晚期胃癌不能施行手术者。常用药物有氟尿嘧啶（5-Fu）、丝裂霉素（MMC）、替加氟（tegafur，FT-207）、阿霉素（ADM）等。

3．内镜下治疗　对早期胃癌可在内镜下用电灼、激光或微波作局部灼除，中、晚期胃癌不能手术者，亦可在内镜下局部注射抗肿瘤药、无水乙醇或免疫增强剂等治疗。

4．支持治疗　应用高能量静脉营养疗法以增强病人的体质，使其能耐受手术和化疗；使用免疫增强剂如卡介苗、左旋咪唑等，提高病人的免疫力；配合应用中药扶正治疗等。

【护理评估】

（一）健康史

胃癌的发生原因目前还不确定，一般认为诱发因素有以下几点：

1. 饮食形态：

（1）全世界的胃癌罹患率差距颇大。中国、日本、匈牙利较高，而泰国、菲律宾则较低。有人已朝着这些国家的饮食形态来作深入的探讨。研究者 Wynder，1976 年指出饮食中含高碳水化合物，少食脂肪、水果蔬菜者患率较高。

（2）食物或添加物内含有致癌物质。

（3）烹煮过程不当，例如熏鱼、烤过的食物等等。

2. 遗传因素

（1）双胞胎中，若有一人患胃癌，则另一人患的几率比他人高。

（2）A 血型比其他血型罹患率要高出 20%。

3. 缺铁性贫血（PernicionsAnemia）与萎缩性胃炎（Atrophicgastritis）较易患胃癌。

（二）身心状况

胃癌的临床症状包括如下：

1. 贫血。

2. 食欲不振。

3. 消化不良（Dyspepsia）。

4. 体重减轻。

5. 呕吐物呈咖啡残渣样。

6. 大便潜血反应阳性。

7. 腹部窘迫感及疼痛。

8. 胃分泌物中盐酸的含量减少。

（三）实验室检查及其他检查

1. 疼痛 与癌细胞浸润有关。

（1）观察疼痛特点 注意评估疼痛的性质、部位，是否伴有严重的恶心和呕吐、吞咽困难、呕血及黑粪等症状。如出现剧烈腹痛和腹膜刺激征，应考虑发生穿孔的可能性，及时协助医师进行有关检查或手术治疗。

（2）疼痛的护理

1）药物止痛 遵医嘱给予相应的止痛药，目前治疗癌性疼痛的主要药物有：①非麻醉性镇痛药（阿司匹林、吲哚美辛、对乙酰氨基酚等）；②弱麻醉性镇痛药（可待因、布桂嗪等）；③强麻醉性镇痛药（吗啡、哌替啶等）；④辅助性镇痛药（地西泮、异丙嗪、氯丙嗪等）。给药时应遵循 WHO 推荐的三阶梯疗法，即选用镇痛药必须从弱到强，先以非麻醉药为主，当其不能控制疼痛时依次加用弱麻醉性及强麻醉性镇痛药，并配以辅助用药，采取复合用药的方式达到镇痛效果。

2）病人自控镇痛（PCA）该方法是用计算机化的注射泵，经由静脉、皮下或椎管内输注药物，以连续性输注止痛药，并且病人可自行间歇性给药。该方式用药灵活，可根据病人需要提供准确的止痛药物剂量、增减范围、间隔时间，从而做到个体化给药。可于连续性输注中间歇性增加止痛药，从而控制病人突发的疼痛，克服了用药的不及时性，减少了病人对止痛药的总需要量和对专业人员的依赖，增加了病人自我照顾和对疼痛的自主控制能力。

2. 营养失调 低于机体需要量：与胃癌造成吞咽困难、消化吸收障碍等有关；与使用化疗药物有关。

(1) 饮食护理：让病人了解充足的营养支持对机体恢复有重要作用，对能进食者鼓励其尽可能进食易消化、营养丰富的流质或半流质饮食。提供清洁的进食环境，并注意变换食物的色、香、味，增进病人的食欲。

(2) 静脉营养支持：对贲门癌有吞咽困难者和中、晚期病人应按医嘱静脉输注高营养物质，以维持机体代谢需要。幽门梗阻时，可行胃肠减压，同时遵医嘱静脉补充液体。

(3) 营养检测：定期测量体重，检测血清蛋白和血红蛋白等营养指标。

(4) 使用化疗药的护理：遵医嘱进行化学治疗，以抑制和杀伤癌细胞。

【护理诊断】

1. 营养失调——低于机体需要量　食欲不振，消瘦，体重进行性下降，皮肤弹性差，黏膜干燥，与疾病慢性消耗、食欲差、幽门梗阻或化疗所致的恶心、呕吐有关。

2. 疼痛　上腹隐痛不适，晚期疼痛持续不能缓解，上腹偏右压痛，与肿瘤浸润或膨胀性生长有关。

3. 活动无耐力　自诉无力、活动后气促、胸闷、出汗，下床活动行动困难，与疼痛、食欲不振、慢性失血有关。

4. 预感性悲哀　沉默寡言，伤心哭泣，拒绝与人交谈，治疗护理不合作，与疾病已至晚期有关。

5. 潜在并发症——出血　大便隐血试验阳性，血小板计数减少易发生出血现象，与肿瘤类型、化疗药物的作用有关。

【护理目标】

1. 维持适当的营养。

2. 减轻疼痛。

3. 预防手术后并发症。

4. 给予病人及家属心理支持。

【护理措施】

(一) 增加营养的摄取量

若胃部癌细胞已蔓延至其他邻近器官时，较不适宜开刀，可能会采内科症状治疗。如果病人采内科疗法时，饮食内容并不需要特殊限制。应该以合乎病人口味，又能达到身体基本热量的需求为主要目标。可采少量多餐，选择病人喜欢的烹调方式来诱发病人的食欲。因为胃癌病人有时会恶心、呕吐，所以发生症状后或进餐前的口腔清洁是不可忽略的护理活动。再者环境的控制、呕吐物的处理、清除及进餐环境的空气流通也是极为重要的。如果病人进食量太小，也可给予静脉输液。若病人接受次全胃切除或全胃切除时，要肠蠕动恢复拔除鼻胃管后才开始给清流饮食。进食第一天通常每小时 20～30ml 来观察病人的进食情形。二三天后病人没有体温升高、呼吸困难等吻合口漏症状时，则可增加至每天给予 6 餐的温和性食物。采全胃切除的病人因为缺乏胃粘膜分泌内因子（Internalfactor）影响肠胃的消化能力，所以要达到良好的营养状态是比较困难，大多都有缺铁性贫血的现象，常常需静注铁剂（ferroussulfate）、叶酸（folate）和维生素 B_{12}。

(二) 解除疼痛及不适

分析疼痛的原因

1. 手术伤口疼痛

（1）安排舒适体位，避免增加腹肌张力可采取半坐卧（Semi – Fowler's Position）体位或以小枕头垫在膝下。

（2）咳嗽时适当支托伤口。

（3）观察伤口愈合情形，以无菌技术更换敷料，避免感染发生。

（4）若病人主诉很痛时，则按医嘱给止痛剂。

2. 情绪因素　如果病人要求止痛剂的次数过于频繁，除了要考虑止痛剂的剂量不足外，也要观察病人的情绪状态，多给他一些倾诉的时间。在治疗性会谈的同时，可给予背部按摩或是与医师商量而给予安慰剂。

（三）观察并预防手术后的并发症

虽然诊断为胃癌的病人中只有 10% 适合做切除手术，且病人其存活的期间亦有限，但广泛性的外科切除术仍然是目前治疗胃癌的最佳方法。其手术方法是依其病灶位置与转移部位而定，通常网膜（Omentum）和脾脏会一并切除以减少转移机会。

胃癌常行的手术方式有以下几种：

（1）次全胃切除术　这是最常见的手术式，主要以 Billroth Ⅱ 为主。

（2）全胃切除术　当胃癌的病灶区域广或是肿瘤位于近贲门处（Cardia）时，则需做根除性的全胃切除。

胃部切除术是属于大手术（Major Surgery），必须要小心观察、细心护理才能预防或早期发现并发症。其预防并发症的护理措施分述如下：

1. 休克与出血　手术后常发生的休克，若是刚手术完可能要先考虑是出血性休克（Oligemic shock），而手术后一、两星期发生休克症状，同时合并有体温升高、寒颤、恶心、呕吐时则要考虑是败血性休克（Septic shock）。出血性休克主要原因是血液丧失，循环不足所致。所以在手术后 24 小时内必须要定时的测量 B. P 和 P. R。密切观察 N – G 引流管流出来的引流量，若引流液为鲜血或引流量突然地增加（超过 1 000ml）则应该通知医师。

评估敷料内的渗血量或观察呕吐物是否有血，这些都是判断是否有失血过多的资料依据。如果病人有出血现象，可按医嘱给予盐酸肾上腺素溶液（Adrenaline hydrochloride solution），以产生血管收缩，或给止血剂如氨甲基环乙烷甲酸（Transamin），或准备输血补充体液容积来控制出血与休克。

2. 心脏血管并发症　常是继发于下列因素：出血、败血症、药物过敏、输血反应。

预防措施：

（1）密切观察健康状况征兆变化。

（2）若插有中心静脉压导管，应定时测量 CVP，若值低于 5 或高于 15，应通知医师。

（3）观察有无出血迹象。

（4）确知病人有无过敏史。若病人不十分确定，要注射特定药物前应做皮肤试验。

（5）输血前应做交叉试验，不要输超过期限的陈血。若输血当中，病人有任何不适症状，应立即停止输血。

3. 血栓栓塞　手术后病人卧床缺少肢体活动，很容易使静脉血流淤滞而产生血栓栓塞，其预防方法为：

（1）对于易感受群体，例如老年人、肥胖、营养不良者可穿上弹性袜，利用外在压力增加深层静脉的回流。

（2）膝窝下不可长期放置枕头。

（3）教导病人床上运动，鼓励病人早期离床。

（4）补充充足的水分，预防脱水，血液瘀滞而增加血液凝固倾向。

4. 倾倒症候群　发生在胃切除后，吃入的食物未经过适当的混合与消化，就快速地进入空肠。早期症状发生在进食后 5 到 30 分钟，病人有头晕、冒汗、苍白、心悸。晚期症状发生在进食后 2 至 3 小时，因为体内释放过多的胰岛素（Insuline）而引起的。

要预防倾倒症候群可有以下护理措施：

（1）少量多餐，并给高蛋白、高脂肪、低碳水化合物。

（2）细嚼慢咽。

（3）进餐时不喝水、进食时采半躺姿势，或进食后躺下休息 15 分钟以延缓胃的排空速度。

5. 胰腺炎　胃切除术后，可能由于胰管的粘膜皱襞或欧迪括约肌（OddiSphincter）受损，使活化的蛋白酶素反流至胰脏，诱发其细胞自解造成急性胰腺炎。

（1）观察病人的临床征象，重视病人的主诉。若有发热、疼痛、呕吐，应通知医师。

（2）按医嘱予抽血检查血清淀粉酶、脂肪酶。

（四）给予病人及家属心理支持

当医师告诉病人或家属真正的诊断时，大多数都无法很坦然的面对。临床上病人常会有否认、哀伤、退缩和愤怒，甚至拒绝接受治疗等情况，而家属也常呈现焦虑、无助；有的甚而会挑剔医护活动。站在护理人员的立场，在护理时应该注意下列事项，以减轻病人及家属的心理打击。

1. 时常探视病人，要给病人有提出问题的机会与时间。

2. 在做任何护理活动或诊断检查前，要依病人的了解程度给予说明。

3. 在病人未能调适良好时，不要一直想要病人尽早决定治疗方针。临床上，医护人员常会忽略了病人的心理调适，而急着要病人做决定。有时会促发病人出院，另觅不合科学的偏方，这是不智之举。

4. 该不该告诉病人真正的病情，整个医疗团队要有一致性的态度。

5. 让家属了解病人的适应行为，而对病人负向的行为反应能有一份同情心。

【护理评价】

1. 病人疼痛得到处理后已降至最低限度。

2. 病人情绪稳定，积极配合治疗护理。

（王美　周亚丽）

第五节 慢性肝炎

慢性肝炎是指病程超过半年以上的肝炎，包括慢性乙型、丙型病毒性、自身免疫性、药物性肝炎等。临床表现轻重不一，可毫无症状或感轻微不适，也可有严重的肝功能衰竭，实验室检查可表现为轻度肝功能损害或各项生化指标明显异常，病理变化与临床表现和实验室检查结果不一定平行。治疗因病因不同而采用不同的措施，主要有抗病毒、护肝、干扰素、激素及一般治疗。

【护理评估】

（一）健康史

1. 慢性病毒感染　包括乙、丙、丁型肝炎病毒感染。

2. 自身免疫　年轻女性慢性肝炎病人常合并甲亢、关节炎等与自身免疫机制有关的疾病，血液中存在多种自身免疫抗体。

3. 药物　异烟肼、利福平、磺胺、对乙酰氨基酚、胺碘酮、氯丙嗪、避孕药及酒精等许多药物可引起慢性肝炎。

4. 遗传性疾病　肝豆状核变性和 α_1 - 抗胰蛋白酶缺乏。

（二）身心状态

慢性肝炎的症状因病因不同而表现不一。

1. 慢性病毒性肝炎　有的起病缓慢或隐匿，无明显急性肝炎史，有的为急性肝炎后迁延不愈。常见症状为疲乏、食欲减退、肝区隐痛不适或胀痛、心悸、失眠。体格检查慢性迁延性肝炎者可有轻度肝肿大，质软或有充实感，肝区有轻压痛或叩痛，无蜘蛛痣、肝掌及其他器官病变征；而慢性活动性肝炎者常发现面部颜色晦暗，巩膜黄染，肝肿大、质地中等或有充实感，有压痛及叩痛，多有脾肿大，可有蜘蛛痣及肝掌，严重者可有腹水、下肢浮肿、出血倾向及肝性脑病。

2. 自身免疫性慢性活动性肝炎　女性多见，起病大多隐匿或缓慢，青少年期发病常表现为全身不适、低热、乏力、失眠、食欲减退、肝区不适或疼痛、肿大并压痛，还可有皮肤病变、关节炎、胸膜炎、结肠直肠炎、血管炎等肝外表现及内分泌紊乱。

3. 药物性肝炎　因引起肝炎的药物不同而表现不一。

（1）直接损肝药物：如对乙酰氨基酚等，用药后数小时内发病，临床表现类似于重症病毒性肝炎，病情凶险，预后差。

（2）间接损肝药：如甲基多巴、异烟肼、磺胺、苯妥英钠、甲睾酮及抗代谢药，用药数小时至数天后发病，表现酷似急性病毒性肝炎，如发热、乏力、食欲不振、肝肿大、黄疸和血清转氨酶增高。这些药物也可引起与慢性活动性肝炎一样的表现。

（3）引起淤胆的药物：如避孕药、吩噻嗪、别嘌醇、安定类等，用药数小时到数天后出现梗阻性黄疸样症状，皮肤瘙痒，黄疸，肝功能异常。

（4）由于个体因素引起以过敏反应为主的药物：如氯丙嗪、磺胺、PAS、利福平等，服药 1～4 周内可出现发热、皮疹、黄疸、关节酸痛和浅表淋巴结肿大以及嗜酸性粒细胞增加。

4. 遗传性疾病　肝豆状核变性、α_1-抗胰蛋白酶缺乏均可表现为慢性活动性肝炎。

（三）实验室及其他检查

1. 肝功能试验

（1）慢性迁延性肝炎：血清转氨酶轻度或中度增高；胆红素大多正常，偶可轻度增高，血清白蛋白、碱性磷酸酶正常。

（2）乙型肝炎病毒性慢性活动性肝炎：活动期血清转氨酶、胆红素升高；血清白蛋白降低、球蛋白升高。凝血酶原时间延长。

（3）丙型肝炎病毒性慢性活动性肝炎：转氨酶持续或反复增高。

（4）自身免疫性慢性活动性肝炎：肝功能试验与乙型慢性活动性肝炎相似。

（5）药物性肝炎：各种药物引起的肝炎均有转氨酶、碱性磷酸酶升高和絮浊反应阳性。

2. 免疫学检查

（1）乙型肝炎病毒所致的慢性活动性肝炎：血清 HBsAg、抗–HBc 持续阳性。在病毒复制时，HBeAg 常阳性。

（2）乙型肝炎病毒性慢性活动性肝炎：血清中可检出 HBV 的有关抗原和抗体。活动期抗 LSP 抗体、LM 抗体、类风湿因子可阳性。补体 C_3 下降，TS 细胞和 NK 细胞活力降低。

（3）丙型肝炎病毒性慢性活动性肝炎：抗 HCV 阳性。

（4）自身免疫性慢性活动性肝炎：ANA、SMA、SLA、LSP 抗体和抗 LMA 抗体可阳性，有时血中可找到狼疮细胞。

3. 聚合酶链反应丙型肝炎病人 HCV–RNA（PCR）阳性。

4. 肝细胞活检。

【护理诊断】

1. 知识缺乏　漠视疾病或主动询问有关隔离、治疗、检查结果等事宜，与自觉症状轻微或缺乏相关信息有关。

2. 活动无耐力　疲乏，嗜睡，虚弱，与肝功能降低、血糖调节能力下降和食欲不振而进食减少有关。

3. 焦虑　闷闷不乐，失眠，易激动，与病情迁延、反复发作有关。

【护理目标】

1. 使病人了解疾病的原因、休息的重要性、禁酒的意义；使病毒性肝炎病人懂得如何消毒、隔离及其重要性。

2. 解除焦虑，促进身心休息。

【护理措施】

（一）进行健康宣教，增加病人的相关知识

向病人讲解不能以临床表现或实验检查结果来判断慢性肝炎的严重程度，故不能因为临床症状轻微或没有而忽视疾病的存在，强调卧床休息对于肝功能恢复的重要性，告诉病人日常生活中需注意如下问题：

1. 平时不要随便用药，以免加重肝脏的负担。

2. 看病时主动告诉医生自己患有慢性肝炎，以免使用对肝脏有毒性的药物。

3. 活动适度，避免劳累，肝炎活动期需卧床休息。

4. 注意饮食和饮水卫生，避免抵抗力低而受细菌感染。

5. 定期抽血查肝功能并作身体检查。

6. 若有出血倾向、讲胡话、手扑翼样震颤等现象时，应立即到医院就诊。

7. 肝炎病毒引起肝炎者需作预防疾病传染的工作，如食具分开使用并消毒、剃须刀与牙刷不与他人共用，养成严格洗手的习惯，防止饮水被粪便污染，避免黏膜接触。若家属 HBsAg 及抗-HBs 阴性，宜注射乙肝疫苗。

（二）协助病人进行心理调适以消除焦虑

由于乙、丙型肝炎病毒所致的慢性活动性肝炎反复发作，肝脏常进行性肿大，预后一般较差；由于自身免疫因素所致的慢性活动性肝炎需长期激素等免疫抑制剂治疗；由遗传因素所致的慢性活动性肝炎至今尚无确切的治疗方法，这些都使病人心烦易躁、头痛、失眠，护理时应注意：

1. 观察记录焦虑的程度。

2. 耐心解释病情，必要时说明实际情况。

3. 谈话时语速要缓慢，态度要和蔼。

4. 对病人表示理解和同情。

5. 经常与病人交谈，了解其需要，帮助解决问题。

6. 指导病人使用放松术，如缓慢深呼吸、全身肌肉放松、听音乐等。

7. 指导病人选择有效的方法中断焦虑，如仰视、垂肩、缓慢地思考、改变说话的语音、允许自我发泄的方法、改变透视点——换一个角度来观察事物。

【护理评价】

1. 病人的身心得到充分休息。

2. 病人能讲述疾病的原因及饮食、活动、休息、用药对肝脏的作用。

3. 病人每日摄取足够营养，注意休息，体能较前增加。

4. 病人知道怎样防止病毒性肝炎的传播。

（王美）

第六节 肝硬化

肝硬化是一种有不同病因引起的慢性进行性弥漫性肝病。病理特点为广泛的肝细胞变性坏死、再生结节形成、结缔组织增生，致使正常肝小叶结构破坏和假小叶形成。临床可有多系统受累，主要表现为肝功能损害和门静脉高压，晚期出现消化道出血、肝性脑病、感染等严重并发症。

在我国，肝硬化是常见疾病和主要死因之一。本病占内科总住院人数的4.0%～14.2%。病人以青壮年男性多见，35～48岁为发病高峰年龄，男女比例约为3.6～8:1。

【诊断要点】

目前尚无特效治疗，应重视早期诊断，加强病因及一般治疗，以缓解病情，延长代偿期和保持劳动力。肝硬化代偿期病人可服用抗纤维化的药物（如秋水仙碱）及中药，不宜滥用护肝药物，避免应用对肝有损害的药物。

失代偿期主要是对症治疗、改善肝功能和处理并发症，有手术适应证者慎重选择时机进行手术治疗。

（一）腹水治疗

1. 限制水、钠的摄入　部分病人通过限制水、钠的摄入，可产生自发性利尿。

2. 利尿剂　是目前临床应用最广泛的治疗腹水的方法。常用潴钾利尿剂有螺内酯和氨苯蝶啶，排钾利尿剂有呋塞米和氢氯噻嗪。单独应用排钾利尿剂需注意补钾。螺内酯和呋塞米联合应用有协同作用，并可减少电解质紊乱。常用螺内酯 100mg/d，数日后加用呋塞米 40mg/d，效果不明显时可按比例逐渐加大药量，但不超过螺内酯 400mg/d 和呋塞米 160mg/d，腹水消退时逐渐减量。

3. 腹腔穿刺放液　当大量腹水引起高度腹胀、影响心肺功能时，可穿刺放腹水以减轻症状。同时静脉输注清蛋白可达到较好效果。

4. 提高血浆胶体渗透压　定期输注血浆、新鲜血或清蛋白，不仅有助于促进腹水消退，也利于改善机体一般状况和肝功能。

5. 腹水浓缩回输　用于难治性腹水的治疗。放出腹水 5 000ml，经超滤或透析浓缩成 500ml 后，回输至病人静脉内，从而减轻水、钠潴留，并可提高血浆清蛋白浓度，增加有效血容量，改善肾血液循环，以减轻腹水。不良反应及并发症有发热、感染、电解质紊乱等。有感染的腹水不可回输。

6. 减少腹水生成和增加其去路　例如腹腔-颈静脉引流是通过装有单向阀门的硅管，利用腹-胸腔压力差，将腹水引入上腔静脉；胸导管－颈内静脉吻合术可使肝淋巴液顺利进入颈内静脉，减少肝淋巴液漏入腹腔，从而减少腹水来源。

（二）手术治疗

各种分流、断流术和脾切除术等，包括近年来开展的以介入放射学方法进行的经颈静脉肝内门体分流术，目的是降低门脉系统压力和消除脾功能亢进。肝移植手术是治疗晚期肝硬化的新方法。

【护理评估】

（一）健康史

引起肝硬化的原因很多，在我国以病毒性肝炎所致的肝硬化为主，国外以酒精中毒性肝硬化多见。

1. 肝炎后肝硬化　由乙型、丙型或乙型与丁型重叠感染，经过慢性肝炎阶段演变而来。

2. 血吸虫性肝硬化　日本血吸虫长期或反复感染后。

3. 酒精性肝硬化　长期大量饮酒（每日摄入乙醇 80g 达 10 年以上）。

4. 胆汁性肝硬化　持续肝内淤胆或肝外胆管阻塞。

5. 心源性肝硬化　慢性充血性心力衰竭，缩窄性心包膜炎，肝静脉和（或）下腔静脉阻塞。

6. 工业毒物或药物　长期接触四氯化碳、磷、砷等，或服用双醋酚丁、甲基多巴、四环素等。

7. 代谢障碍　肝豆状核变性，血色病。

8. 营养障碍　慢性炎症性肠病，食物中长期缺乏蛋白质、维生素、抗脂肝物质等。

（二）身心状态

肝硬化的病程发展通常比较缓慢，可隐伏 3~5 年或更长时间。临床上分为肝功能代偿期和失代偿期，但两期的界限并不清晰，有时不易划分，现分述如下：

1. 代偿期　早期症状轻，以乏力、食欲不振为主要表现，可伴有恶心、厌油腻、腹胀、上腹隐痛及腹泻等。症状常因劳累或伴发病而出现，经休息或治疗可缓解。病人营养状况一般或消瘦，肝轻度大，质地偏硬，可有轻度压痛，脾轻至中度大。肝功能多在正常范围内或轻度异常。

2. 失代偿期　主要为肝功能减退和门静脉高压所致的全身多系统症状和体征。

（1）肝功能减退的临床表现

1）全身症状和体征：一般状况与营养状况均较差，乏力、消瘦、不规则低热、面色灰暗黝黑（肝病面容）、皮肤干枯粗糙、浮肿、舌炎、口角炎等。

2）消化道症状：食欲减退甚至畏食、进食后上腹饱胀不适、恶心、呕吐、稍进油腻肉食易引起腹泻，因腹水和胃肠积气而腹胀不适。上述症状的出现与胃肠道淤血水肿、消化吸收功能紊乱和肠道菌群失调等因素有关。肝细胞有进行性或广泛性坏死时可出现黄疸。

3）出血倾向和贫血：常有鼻出血、牙龈出血、皮肤紫癜和胃肠出血等倾向，系肝合成凝血因子减少、脾功能亢进和毛细血管脆性增加所致。贫血可因缺铁、缺乏叶酸和维生素 B_{12}、脾功能亢进等因素引起。

4）内分泌失调：①雌激素增多、雄激素和糖皮质激素减少：肝对雌激素的灭活功能减退，故体内雌激素增多。雌激素增多时，通过负反馈抑制腺垂体分泌促性腺激素及促肾上腺皮质激素的功能，致雄激素和肾上腺糖皮质激素减少。雌激素与雄激素比例失调，男性病人常有性欲减退、睾丸萎缩、毛发脱落及乳房发育；女性病人可有月经失调、闭经、不孕等。部分病人出现蜘蛛痣，主要分布在面颈部、上胸、肩背和上肢等上腔静脉引流区域；手掌大小鱼际和指端腹侧部位皮肤发红称为肝掌。肾上腺皮质功能减退，表现为面部和其他暴露部位皮肤色素沉着；②醛固酮和抗利尿激素增多：肝功能减退时对醛固酮和抗利尿激素的灭活作用减弱，致体内醛固酮及抗利尿激素增多。醛固酮作用于远端肾小管，使钠重吸收增加；抗利尿激素作用于集合管，使水的重吸收增加。钠水潴留导致尿少、浮肿，并促进腹水形成。

（2）门静脉高压的临床表现：门静脉高压症的三大临床表现是脾大、侧支循环的建立和开放、腹水。

1）脾大：门静脉高压致脾静脉压力增高，脾淤血而肿大，一般为轻、中度大，有时可为巨脾。上消化道大量出血时，脾脏可暂时缩小，待出血停止并补足血容量后，脾脏再度增大。晚期脾大常伴有对血细胞破坏增加，使周围血中白细胞、红细胞和血小板减少，称为脾功能亢进。

2）侧支循环的建立和开放：正常情况下，门静脉系与腔静脉系之间的交通支很细小，血流量很少。门静脉高压形成后，来自消化器官和脾脏的回心血液流经肝脏受阻，使门腔静脉交通支充盈扩张，血流量增加，建立起侧支循环。临床上重要的侧支循环有：①食管下段和胃底静脉曲张，主要是门静脉系的胃冠状静脉和腔静脉系的食管静脉、奇静脉等交通支开放，常在恶心、呕吐、咳嗽、负重等使腹内压突然升高，或因粗糙食物机械损伤、胃酸反流腐蚀损伤时，导致曲张静脉破裂出血，出现呕血、黑便及休克等表现；②腹壁静脉曲张，由于脐静脉重新开放，与附脐静脉、腹壁静脉等连接，在脐周和腹壁可见迂曲静脉以脐为中心向上及下腹壁延伸；③痔核形成，为门静脉系的直肠上静脉与下腔静脉系的直肠中、下静脉吻合扩张形成，破裂时引起便血。

3）腹水：是肝硬化肝功能失代偿期最为显著的临床表现。腹水出现前，常有腹胀，以饭后明显。大量腹水时腹部隆起，腹壁绷紧发亮，病人行动困难，可发生脐疝，膈抬高，出现呼吸困难、心悸。部分病人伴有胸水。腹水形成的因素有：①门静脉压力增高：使腹腔脏器毛细血管床静水压增高，组织间液回吸收减少而漏入腹腔；②低清蛋白血症：系指血浆清蛋白低于 30g/L，肝功能减退使清蛋白合成减少及蛋白质摄入和吸收障碍，低清蛋白血症时血浆胶体渗透压降低，血管内液外渗；③肝淋巴液生成过多：肝静脉回流受阻时，肝内淋巴液生成增多，超过胸导管引流能力，淋巴管内压力增高，使大量淋巴液自肝包膜和肝门淋巴管渗出至腹腔；④抗利尿激素及继发性醛固酮增多，引起水钠重吸收增加；⑤肾脏因素：有效循环血容量不足致肾血流量减少，肾小球滤过率降低，排钠和排尿量减少。

（3）肝脏情况：早期肝脏增大，表面尚平滑，质中等硬；晚期肝脏缩小，表面可呈结节状，质地坚硬；一般无压痛，但在肝细胞进行性坏死或并发肝炎和肝周围炎时可有压痛与叩击痛。

（三）实验室及其他检查

1. 血常规　代偿期多正常，失代偿期常有不同程度的贫血。脾功能亢进时白细胞和血小板计数亦减少。

2. 尿常规　代偿期正常，失代偿期可有蛋白尿、血尿和管型尿。有黄疸时可有胆红素，尿胆原增加。

3. 肝功能试验　代偿期正常或轻度异常，失代偿期多有异常。重症病人血清胆红素增高，胆固醇酯低于正常。转氨酶轻、中度增高，一般以 ALT（GPT）增高较显著，但肝细胞严重坏死时则 AST（GOT）活力常高于 ALT。血清总蛋白正常、降低或增高，但清蛋白降低，球蛋白增高，清蛋白/球蛋白比例降低或倒置；在血清蛋白电泳中，清蛋白减少，T-球蛋白显著增高。凝血酶原时间有不同程度延长。因纤维组织增生，血清Ⅲ型前胶原肽（PⅢP）、透明质酸等常显著增高。肝储备功能试验如氨基比林、吲哚菁绿（ICG）清除试验示不同程度潴留。

4. 免疫功能检查　血清 IgG 显著增高，T 淋巴细胞数常低于正常；可出现抗核抗体、抗平滑肌抗体等非特异性自身抗体；病因为病毒性肝炎者，乙型、丙型或乙型加丁型肝炎病毒标记可呈阳性反应。

5. 腹水检查　一般为漏出液，并发自发性腹膜炎、结核性腹膜炎或癌变时腹水性质发生相应变化。

6. 影像学检查　X 线钡餐检查示食管静脉曲张者钡剂在粘膜上分布不均，显示虫蚀样或蚯蚓状充盈缺损，纵行粘膜皱襞增宽；胃底静脉曲张时钡剂呈菊花样充盈缺损。

超声显像可显示肝大小和外形改变，脾大，门脉高压症时可见门静脉、脾静脉直径增宽，有腹水时可见液性暗区。CT 和 MRI 检查可显示肝脾形态改变、腹水。放射性核素检查可见肝摄取核素稀疏，脾核素浓集等。

7. 纤维内镜检查　可直视静脉曲张及其分布和程度。

8. 腹腔镜检查　可直接观察肝脾情况，在直视下对病变明显处进行穿刺做活组织检查。

【护理诊断】

1. 营养失调——低于机体需要量　食欲不振，恶心，呕吐，消瘦，乏力，皮肤干燥，浮肿，与肝功能减退、胆汁分泌不足有关。

2. 体液过多　腹水，腹胀，与门静脉压力增高、血浆白蛋白低等因素有关。

3. 有体液不足的危险　口渴，尿量减少，皮肤及黏膜干燥，与利尿、大量放腹水、主动摄水量不足等有关。

4. 有皮肤完整性受损的危险　严重衰弱卧床不起，受压处皮肤易发生褥疮，皮肤瘙痒，与营养不良、低蛋白血症引起的全身水肿及黄疸和长期卧床等有关。

5. 气体交换受损　呼吸费力，气促，端坐呼吸，与大量腹水、肺部感染有关。

6. 潜在并发症——感知改变　淡漠少言或欣快激动，言词不清，随地便溺，扑翼样震颤，与氨代谢紊乱和肝性脑病等因素有关。

7. 潜在并发症——出血　饮食不当或受凉而易呕血、便血，与食管胃底静脉曲张、胃黏膜糜烂、溃疡有关。

【护理目标】

1. 改善恶心、呕吐症状。

2. 维持适当营养。

3. 维持液体和电解质平衡。

4. 促进适当的换气功能。

5. 减轻皮肤瘙痒，并预防皮肤受损。

6. 减轻腹水。

7. 维护病人安全。

8. 预防并发症发生。

【护理措施】

（一）鼓励卧床休息

肝硬化的急性期，最好能绝对卧床休息，因为卧床休息除了可以节省病人的精力和能量，降低肝的代谢率，减轻肝脏的工作量外，又可增加肝脏的血流量，有助肝细胞修复；并能增进肝循环，改善腹水和水肿。

（二）适当补充液体和电解质并详细记录输出、入量

1. 密切观察电解质不平衡的症状和征象，并随时追查实验室数据，若有异常，马上告知医师。

2. 肝硬化病人常有腹水和水肿，此时应特别注意并记录病人的输出入量，并依医嘱限制钠的摄取量。

3. 若病人使用利尿剂，更应密切观察及注意，避免血钾、血钠过低。

（三）供给适当营养

1. 肝硬化的病人需要高蛋白饮食（肝昏迷除外），至少每天 75 ~ 100 克，这样受损的肝细胞才能修复。碳水化合物、脂肪均不特别限制，只要能维持体重即可，总热量则在 2000 ~ 3000 卡左右。

2. 评估病人是否缺乏维生素，若缺乏，则应补充适量的维生素。

3. 脂肪吸收不佳的病人，应特别补充脂溶性维生素 A、D、E、K。

4. 依据病人的病情需要，提供适当的饮食健康教育，并安排舒适的环境，以促进食欲，增加进食量。

5. 若病人有肝昏迷的前驱症状，应暂时给予低蛋白饮食，过多的蛋白质会引起门脉系统脑病变，而过低的蛋白质会引起负氮平衡。且蛋白质需采动物性的蛋白质，避免品质不好的豆类蛋白质。

6. 食欲不振、恶心、呕吐的病人，在进食前，可以给予口腔护理，促进食欲。

（四）观察出血倾向

1. 使用床栏杆保护病人，整理病人单位，避免放置尖锐物，以防受伤。

2. 尽量避免使用肌肉注射，若病情需要必须注射时，应注意不能按摩，而是采用压迫法（5′~10′）。

3. 打针时，尽可能使用最小的针头。

4. 量血压时，避免袖带过紧。

5. 避免穿过紧衣服和用力刷牙。

6. 观察皮肤、牙龈、大便颜色和内出血的征兆。

7. 食道镜检查发现合并有食道静脉曲张的病人，应特别注意：

（1）指导病人避免食用粗糙或刺激的食物，并避免用力解便、打喷嚏、抬重物。

（2）观察病人是否有黑便、呕血现象，若有，应15分钟检查一次生命征象，并观察出血症状——皮肤湿冷、激动不安、血压下降、心搏过速。

（3）若有食道静脉曲张出血出现时，应注意：①插置食道球，压力在 25~30mmHg；②插置鼻胃管（N-Gtube）；③给予轻泻剂及灌肠，以免肠胃道的血液被分解产生氨，致肝昏迷而死；④准备输血；⑤立即处理呕吐物，以免病人不适，并给予口腔护理。

（五）皮肤护理

1. 肝硬化病人，白蛋白/球蛋白（A/G）降低，易造成水肿，此时应注意病人皮肤，避免碰撞、受压迫，并且 2 小时翻身一次。

2. 若有皮肤瘙痒的情况，应告诉医生或使用局部冷敷、薄荷油涂擦的方法，以减轻搔痒不适情形。

3. 检查病人指甲，避免指甲过长或太尖锐，抓伤皮肤。

（六）观察并发症——肝昏迷

1. 观察肝昏迷的征兆——行为改变、嗜睡、冷漠、眼神恍惚、颤动、肝性口臭（甜甜的气味，宛如刚除草的草地，丙酮和老酒的混合味;）。

2. 若已有肝昏迷征象，应紧急处理

（1）限制蛋白质，采用低蛋白饮食，并给予少量多餐，以糖类食物为主。

（2）使用床栏杆，注意安全。

（3）限制访客。

（4）给予病人刺激，定期唤醒并检查意识状况。

（5）使用新霉素（Neomycin）灌肠，杀死胃肠道细菌，以避免再分解蛋白质为氨，造成血液中氨值上升，提高肝昏迷程度。

（6）使用 Lactulose（乳糖），促使氨气排泄于粪便中，以降低血氨值。其机制为：①维持氨在电离状态，使粪便 pH 值降低；②促进腹泻，使肠道细菌来不及分解蛋白质，亦减少由粪便中吸收的氨量；③粪便菌落变成有机物，使不产生氨。

（7）避免感染。

（8）定期翻身，以避免形成褥疮（PressureSore）。

【护理评价】

1. 病人获得适当营养。

2. 病人腹水减少，腹围缩小，水肿减轻。

3. 病人未发生水电解质紊乱。

4. 病人皮肤保持完整，未发生破溃和褥疮。

5. 病人呼吸困难得到改善。

6. 病人意识清楚，定向力无障碍，或发生肝性脑病后经恰当的护理而神志转清。

7. 病人积极配合治疗和护理，注意饮食、休息和日常生活中要求注意的事项，未发生出血；或发生出血后被及时发现和积极处理，出血停止。

（宋宁 史成菊）

第七节 原发性肝癌

原发性肝癌指原发于肝细胞和肝内胆管细胞的癌肿，为我国常见恶性肿瘤之一，其死亡率在消化系统恶性肿瘤中列第三位，仅次于胃癌和食管癌。肝癌在世界各地的发病率虽有所不同，但均有上升趋势。本病可发生于任何年龄，以 40～49 岁为最多，男女之比为 2～5:1。

【治疗要点】

早期肝癌应尽量采取手术切除，对不能切除的大肝癌可运用多种治疗措施。

（一）手术治疗

手术切除仍是目前根治原发性肝癌最好的方法，对诊断明确并有手术指征者应及早手术。如剖腹探查发现肿瘤已不适于手术，术中可选择作肝动脉插管进行局部化学药物灌注治疗，或作肝血流阻断术，也可将两者结合，有时可使癌肿缩小，延长病人生命。还可采用液氮冷冻或激光治疗。

（二）化学抗肿瘤药物治疗

可用氟尿嘧啶（5-Fu）、丝裂霉素（MMC）、阿霉素（ADM）、顺铂（DDP）、替加氟（FT-207）等，经静脉给药，但疗效较肝动脉栓塞化疗稍差。

（三）介入治疗

采用肝动脉给药和（或）栓塞，配合放射治疗，效果较明显。对较小的肝癌用经皮穿刺乙醇注射疗法（PEI）、微波或射频热固化治疗，可能有根治效果。

（四）放射治疗

在 CT 或超声定位后用直线加速器或 ^{60}Co 作局部外照射，如结合化学治疗、中药治疗和其他支持治疗，可获得显著疗效。国内外正试用肝动脉内注射 Y-90 微球、^{131}I-碘化油或放射性核素标记的单克隆抗体或其他导向物质作导向内放射治疗，疗效必将继续提高。

（五）生物和免疫治疗

在上述治疗的基础上，应用生物和免疫治疗可起巩固和增强疗效的作用，如用干扰素、肿瘤坏死因子（TNF）、白细胞介素2（IL-2）进行治疗。

（六）中医治疗

配合手术、化疗和放疗使用，以改善症状，调动机体免疫功能，减少不良反应，从而提高疗效。

（七）并发症的治疗

肝癌结节破裂时，可行肝动脉结扎、大网膜包裹填塞、喷洒止血药等治疗。并发上消化道出血、肝性脑病、感染等，治疗参阅有关章节。

【护理评估】

（一）健康史

原发性肝癌病因与发病机制尚未完全肯定，可能与多种因素的综合作用有关。

1. 病毒性肝炎 流行病学调查发现约1/3的原发性肝癌病人有慢性肝炎史，肝癌高发区人群的HBsAg阳性率高于低发区，肝癌病人血清HBsAg及其他乙型肝炎标志的阳性率可达90%，显著高于健康人群，提示乙型肝炎病毒与肝癌发病有关。近年研究发现肝细胞癌中5%~8%病人抗HCV阳性，提示丙型病毒性肝炎与肝癌的发病关系密切。因此，乙型和丙型肝炎病毒均为肝癌的促发因素。

2. 肝硬化 原发性肝癌合并肝硬化者占50%~90%，多数为乙型或丙型病毒性肝炎发展成肝硬化。肝细胞恶变可能在肝细胞受损害后引起再生或不典型增生的过程中发生。在欧美国家，肝癌常发生在酒精性肝硬化的基础上。一般认为，胆汁性和淤血性肝硬化、血吸虫病性肝纤维化与原发性肝癌的发生无关。

3. 黄曲霉毒素 黄曲霉素的代谢产物黄曲霉毒素B_1有强烈的致癌作用。流行病学调查发现在粮油、食品受黄曲霉毒素B_1污染严重的地区，肝癌发病率也较高，提示黄曲霉毒素B_1与肝癌的发生有关。

4. 其他因素 近年发现池塘中生长的蓝绿藻产生的藻类毒素可污染水源，造成饮用水污染而致肝癌。此外，遗传、酒精中毒、有机氯类农药、亚硝胺类化学物、寄生虫等，可能与肝癌发生有关。

原发性肝癌可经血行转移、淋巴转移、种植转移造成癌细胞扩散。肝内血行转移发生最早、最常见，很容易侵犯门静脉分支形成肝内多发性转移灶，并在肝外转移至肺、肾上腺、骨等形成肝外转移灶。

（二）身心状态

起病常隐匿，早期缺乏典型症状。经甲胎蛋白（AFP）普查检出的早期病例无任何症状和体征，称为亚临床肝癌。一旦出现症状而就诊者病程大多已进入中晚期，其主要特征如下：

1. 症状

（1）肝区疼痛：半数以上病人有肝区疼痛，多呈持续性钝痛或胀痛，由癌肿迅速生长使肝包膜绷紧所致。若肿瘤侵犯膈，疼痛可放射至右肩；如肿瘤生长缓慢，则无或仅有轻微钝痛。当肝表面癌结节包膜下出血或向腹腔破溃，腹痛突然加剧，可有急腹症的表现，如出血量大，则引起昏厥和休克。

（2）消化道症状：常有食欲减退、腹胀，也可有恶心、呕吐、腹泻等。

（3）全身症状有乏力、进行性消瘦、发热、营养不良，晚期病人可呈恶病质等。少数病人由于癌肿本身代谢异常，进而对机体产生影响引起内分泌或代谢异常，可有自发性低血糖、红细胞增多症、高血钙、高血脂等伴癌综合征。对肝大伴有此类表现的病人，应警惕肝癌的存在。

（4）转移灶症状：肿瘤转移之处有相应症状。如转移至肺可引起胸痛和血性胸水；胸腔转移以右侧多见，可有胸水征；骨骼和脊柱转移，可引起局部压痛或神经受压症状；颅内转移可有相应的神经定位症状和体征。

2. 体征

（1）肝大：肝呈进行性肿大，质地坚硬，表面及边缘不规则，有大小不等的结节或巨块，常有不同程度的压痛。如癌肿突出于右肋弓下或剑突下，上腹可呈现局部隆起或饱满；如癌肿位于膈面，则主要表现为膈抬高，而肝下缘可不大；如压迫血管，致动脉内径变窄，可在腹壁上听到吹风样血管杂音。

（2）黄疸：一般在晚期出现，由于肝细胞损害，或癌肿压迫、侵犯肝门附近的胆管，或癌组织和血块脱落引起胆道梗阻所致。

（3）肝硬化征：像肝癌伴肝硬化门脉高压者可有脾大、静脉侧支循环形成及腹水等表现。腹水一般为漏出液，也有血性腹水出现。

（三）实验室及其他检查

1. 癌肿标记物的检测

（1）甲胎蛋白（AFP）：是诊断肝细胞癌最特异性的标志物，现已广泛用于肝癌的普查、诊断、判断治疗效果和预测复发。普查中阳性发现可早于症状出现 8～11 个月，肝癌 AFP 阳性率为 70%～90%。AFP 浓度通常与肝癌大小呈正相关。在排除妊娠和生殖腺胚胎瘤的基础上，AFP 检查诊断肝细胞癌的标准为：①AFP 大于 $500\mu g/L$，持续 4 周；②AFP 由低浓度逐渐升高不降；③AFP 在 $200\mu g/L$ 以上的中等水平持续 8 周。

（2）γ-谷氨酰转移酶同工酶Ⅱ（γ-GT_2）：γ-GT_2 在原发性和转移性肝癌的阳性率可达到 90%，特异性达 97.1%。在小肝癌中 γ-GT_2 阳性率为 78.6%。

（3）其他异常凝血酶原（AP）、α-L-岩藻糖苷酶（AFU）等活性升高。

2. 超声显像　可显示直径为 2cm 以上的肿瘤，对早期定位诊断有较大价值，结合 AFP 检测，已广泛用于普查肝癌，有利于早期诊断。近年发展的彩色多普勒血流成像可分析测量进出肿瘤的血液，根据病灶供血情况，鉴别病变良、恶性。

3. 电子计算机 X 线体层显像（CT）　CT 可显示 2cm 以上的肿瘤，阳性率在 90% 以上。如结合肝动脉造影，或注射碘油的肝动脉造影，对 1cm 以下肿瘤的检出率可达 80% 以上，是目前诊断小肝癌和微小肝癌的最佳方法。

4. X 线肝血管造影　选择性腹腔动脉和肝动脉造影能显示直径 1cm 以上的癌结节，阳性率可达 87% 以上，结合 AFP 检测的阳性结果，常用于小肝癌的诊断。

5. 放射性核素肝显像用⁹⁹ᵐ锝-植酸钠等制剂进行肝 γ 照相能显示直径在 3～5cm 以上的肿瘤。用⁹⁹ᵐ锝-红细胞作肝血池显影，有助于肝癌与肝脓肿、囊肿、血管瘤等良性占位性病变鉴别。

6. 磁共振显像（MRI）　能清楚显示肝细胞癌内部结构特征，对显示子瘤和瘤栓有价值。

7. 肝穿刺活检　近年来在超声或 CT 引导下用细针穿刺癌结节，吸取癌组织检查，癌细胞阳性者即可诊断。

8. 剖腹探查　疑有肝癌的病例，经上述检查仍不能证实，如病人情况许可，应进行剖腹探查以争取早期诊断和手术治疗。

【护理诊断】

1. 疼痛　肝区持续性胀痛或钝痛，癌肿破裂后突然剧痛，与肿瘤生长迅速、肝包膜被牵拉和坏死组织及血液流入腹腔有关。

2. 营养失调——低于机体需要量　食欲不振，恶心，呕吐，消瘦，体重减轻，与进食少、肝功能减退而消化吸收不良、肿瘤消耗有关。

3. 体液过多　腹水，腹部膨隆呈蛙腹，水肿，与血浆白蛋白减少、肝门静脉压增高、肝内压力增高、水钠潴留有关。

4. 预感性悲哀　不言不语，退缩，淡漠，哭泣，与疾病晚期治疗效果差有关。

5. 潜在并发症

（1）肝性脑病：与终末期肝功能衰竭等有关。

（2）上消化道出血：与合并肝硬化或门静脉、肝静脉瘤栓而发生门脉高压、胃底静脉曲张等一系列改变有关。

（3）肝癌结节破裂出血：与肿瘤增大、坏死或液化而自发破裂或经外力作用而破裂有关。

【护理目标】

1. 维持适当营养。

2. 维持液体和电解质平衡。

3. 预防放射线疗法所造成的不适。

4. 减轻疼痛。

5. 减轻病人压力和焦虑。

6. 减轻病人家属的压力与焦虑。

【护理措施】

（一）供给适当的营养

癌症病人应摄取足够的营养素，宜供给高蛋白、高热量饮食，若有食欲不振、恶心、呕吐现象，可在口腔护理或使用止吐剂后，采用少量多餐制，并尽可能布置一舒适、安静的环境，以促进食欲。

促进食欲的方法有：

1. 选择病人喜爱的食物种类、烹调方式，务必色香味俱全。

2. 进食前漱口。

3. 呕吐后 30 分钟内，勿给予食物。

4. 安排舒适的环境。

总而言之，维持足够的营养，是重要的目标，若无法由口进食或进食量不理想时，可考虑使用胃肠道外的静脉高营养法（TPN）

（二）供给适当的液体和电解质

肝癌病人常有腹水和水肿情形，此时尤其应注意液体和电解质的平衡。

1. 注意体重的变化并记录。

2. 观察并记录输出量和输入量。

3. 每天记录腹围和水肿程度。

4. 观察电解质不平衡的症状，若有异常应马上告诉医师，并做紧急处理。

5. 若伴有腹水和水肿病人，应给予低钠饮食，并时常检查血中钠、钾浓度（低钠饮食，就是限制钠的摄取，也就是尽可能避免食用过多的食盐、腌制食物、盐奶油、一般罐头及冷冻食物）。

（三）减轻放射线疗法所造成的不适

放射线疗法所带来的不适，依接受放射线的剂量和位置不同而有所不同，一般来说，有恶心、呕吐、疲倦、紫斑、秃发、口干现象。

处理措施：

1. 恶心、呕吐可采用少量多餐、深呼吸以及使用止吐剂等方法来减轻。

2. 疲倦则可鼓励病人多卧床休息，避免过于劳累。

3. 毛发对放射线的敏感度高，极易脱落，且敏感度因部位不同而有所不同，其顺序如下：头发、胡须、眉毛、腋毛、阴毛和体毛。避免秃发的方法，就是避免用力梳发及使用柔软梳子，更忌讳用手抓搔头发，若已秃发，则可使用假发、头巾掩饰。

4. 口干可口含冰水、柠檬汁、和嚼口香糖来减轻不适。

5. 紫斑、皮肤破损应小心照顾，并告诉放射科医师。为维护照射部位皮肤的健康，应指导病人注意下列几点：

（1）保持照射部位干燥。

（2）照射部位不可用肥皂擦洗，只能用清水洗，且必须动作轻柔，绝对禁止用力搓洗。

（3）照射部位不可随意涂擦药膏粉末。

（4）不可洗掉照射部位的记号。

（5）避免照射部位直接暴露于阳光下或用热。

（6）穿着宽松衣物，避免衣物过紧而磨伤皮肤。

（四）疼痛护理

癌症病人多半有疼痛现象，且通常他们感到最害怕、困扰的问题亦是疼痛，此时护士应给予：

1. 转移注意力：和病人聊天、或引导病人想些美好事物，看书报等等转移注意力的方法，避免病人专注于疼痛的感觉。

2. 安排舒适的环境，减少引起病人压迫感的事物。

3. 适时的给予止痛剂：但必须让病人明了，药物不是唯一控制疼痛的方法，鼓励病人自我控制：（癌症末期，多处转移的病人，若无法采用转移注意力、想像事物等方法控制病痛者例外）。

4. 态度温和、动作轻柔、尊重病人，让病人减轻心理压力。

5. 预防其他感染引起的疼痛，例如：褥疮、泌尿道感染。

6. 协助病人维持身体清洁，避免发生臭味。

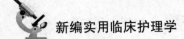

总之，疼痛是一种主观的感觉，如果护士能降低病人的焦虑和压力，并能提供有关控制疼痛的技术及给予信心，则疼痛就不再如此难以忍受了。

（五）给予病人和家属心理支持

癌症病人常会出现各种情绪反应，护士应该试着了解病人的心态，并观察他们所处于的情绪阶段，给予适时的指导。

鼓励病人说出心中的感觉，并对其主诉采同感性倾听，给予心理支持。

有些癌症病人情绪暴躁，动不动就颐指气使，此时护士应深入的去了解他情绪背后的意义，避免把病人的愤怒想成是针对自己。

适时给予病人自主权，以维护病人独立及自尊，温柔耐心的对待病人，让病人了解周围许多人都是关心他（她）的。

癌症病人是否应该了解病情，中外学者各有各的说法，也做过研究统计，有些癌症病人期望知道自己的病情（48%），不过也有的病人拒绝了解（23%），因此见仁见智，未成定论；一般来说，台湾的趋势较偏向由家属做决定，若家属首肯，医护人员便会告诉病人。

不管是否告诉病人病情真相，护士的态度都应该是诚恳、温和、具有同情心的，更应适时给予病人指导及心理支持，协助病人减轻治疗副作用的不适并调适情绪反应，降低焦虑不安。

病人家属的情绪，也是护士应该注意照顾的，家属往往面对更多的问题——经济、角色改变（如父代母职）、工作压力等，再加上照顾病人、来回奔跑、体力透支，极易崩溃，此时，应给予家属最大的心理支持——适时的倾听、拍拍肩、耐心温和的对待，要知道家属是病人最大的支持系统，若家属累倒，病人的焦虑、压力便会增加，对病情将有不良的影响，因此，护理人员应随时给予家属心理支持，并适时的给予协助指导，以期共同照顾病人，给予癌症病人最大的支持和舒适。

【护理评价】

1. 病人通过护理人员的协助而减轻疼痛。

2. 病人得到适当的营养补充。

3. 病人腹水、水肿减轻。

4. 病人通过护理人员的帮助，心理状态平衡，情绪稳定，积极配合治疗和护理。

5. 病人未发生意识障碍、出血等并发症，或发生肝性脑病、出血、癌肿破裂后得到及时处理。

（王美　叶美欣）

第八节　肝性脑病

肝性脑病（HE）过去称肝性昏迷（hepatic coma），是严重肝病引起的、以代谢紊乱为基础的中枢神经系统功能失调的综合病征，其主要临床表现是意识障碍、行为失常和昏迷。若脑病的发生是由于门静脉高压、广泛门-腔静脉侧支循环形成所致，则称为门体分流性脑病（PSE）。无明显临床表现和生化异常，仅能用精细的智力试验和（或）电生理检测才能作出诊断的肝性脑病，称为亚临床或隐性肝性脑病（HE）。

【诊断要点】

肝性脑病的主要诊断依据为：①严重肝病和（或）广泛门-体静脉侧支循环；②精神错乱、昏睡或昏迷；③肝性脑病的诱因；④明显肝功能损害或血氨增高；⑤扑翼样震颤和典型的脑电图改变。

【护理评估】

（一）病史

1. 详细询问病史，了解有关诱发因素，如有无上消化道出血、感染、使用镇静药物等；近日是否进食大量的动物蛋白，有无恶心、呕吐、腹泻或便秘；有无低血糖；近期有无大量利尿和放腹水；是否进行外科手术。

2. 了解病人的主要症状和特点，病人的性格、神志、精神状态有无异常，此次发病急缓，病程长短，既往有无类似症状发作。了解病人所患为哪种类型肝病，是否行门-体静脉分流术，有无长期使用损肝药物或嗜酒。既往有无精神病史，既往及目前检查和治疗情况如何。

3. 本病常发生在各类严重肝病的基础上，随病情发展而加重，使病人逐渐丧失工作和自理能力。长期治病影响家庭生活并给家庭带来沉重的经济负担，使病人及家属出现抑郁、焦虑、恐惧等各种心理问题，故应注意病人的心理状态，鉴别病人是因疾病所产生的心理问题还是出现精神障碍的表现。评估病人及家属对疾病的认识程度，家庭经济状况和家属对待病人的态度。病人意识障碍时，主要了解家属对病人当前身体状况的看法，应对能力如何，有哪些困难等。

（二）身体评估

1. 意识状态　注意观察病人的性格和行为表现，对时间、地点、人物的定向力和理解力是否正常，有无幻觉及意识障碍。评估时注意病人的语言和非语言行为，向其提出有助于评估的具体问题，如"您现在住在哪里？您家里有几口人？您家住在哪儿？今天是星期几？"等，并注意所提出问题应在病人智力所能回答的范围内。

2. 营养状况　病人的身高、体重及全身营养状况。

3. 皮肤和粘膜　有无黄染、出血点、蜘蛛痣、肝掌、腹壁静脉曲张等。

4. 腹部体征　有无腹部膨隆，腹式呼吸减弱；有无腹壁紧张度增加，肝脾大小、质地、表面情况，有无压痛；有无移动性浊音等。

5. 神经系统检查　有无扑翼样震颤，有无肌张力及腱反射的改变，锥体束征是否为阳性。

（三）实验室及其他检查

1. 血氨是否增高，以空腹动脉血氨较可靠；有无电解质和酸碱平衡紊乱。

2. 脑电图检查有无异常。

3. 简易智力测验结果有无异常。

【护理诊断】

1. 意识模糊　与血氨增高，干扰脑细胞能量代谢和神经传导有关。

2. 照顾者角色困难　与病人意识障碍、照顾者缺乏有关照顾知识及经济负担过重有关。

【护理目标】

1. 病人的意识逐渐恢复正常。

2. 无受伤、误吸等危险发生。

3. 能获得切实有效的照顾。

【护理措施】

（一）意识模糊

1. **严密观察病情变化**　密切注意肝性脑病的早期征象，如病人有无冷漠或欣快，理解力和近期记忆力减退，行为异常（哭泣、叫喊、当众便溺），以及扑翼样震颤。观察病人思维及认知的改变，采用给病人刺激、定期唤醒等方法判断其意识障碍的程度。监测并记录病人生命体征及瞳孔变化。定期复查血氨、肝肾功能、电解质。

2. **加强临床护理，提供情感支持**　尽量安排专人护理，训练病人的定向力，利用电视、收音机、报纸、探视者等提供环境刺激。对烦躁病人应注意保护，可加床栏，必要时使用约束带，防止发生坠床及撞伤等意外。在病人清醒时向其讲解意识模糊的原因，安慰病人，尊重病人的人格，切忌嘲笑病人的异常行为。

3. **去除和避免诱发因素**　应协助医生迅速去除本次发病的诱发因素，并注意避免其他诱发因素。①避免应用催眠镇静药、麻醉药等，因其可直接抑制大脑和呼吸中枢，造成缺氧。脑细胞缺氧又可降低脑对氨毒的耐受性；②避免快速利尿和大量放腹水，及时处理严重的呕吐和腹泻，以防止有效循环血容量减少、大量蛋白质丢失及水电解质平衡紊乱，加重肝脏损害；③防止感染，机体感染一方面加重肝脏吞噬、免疫和解毒功能的负荷，另一方面使组织分解代谢提高而增加产氨和机体耗氧量。故发生感染时，应遵医嘱及时、准确地应用抗生素，有效控制感染；④禁止大量输液，过多液体可引起低血钾、稀释性低血钠、脑水肿等，从而加重肝性脑病；⑤保持大便通畅，防止便秘。肝性脑病病人由于肠蠕动减弱、长期卧床等因素，易发生便秘。便秘使含氨、胺类和其他有毒物质与结肠粘膜接触时间延长，促进毒物的吸收，可采用灌肠和导泻的方法清除肠内毒物。灌肠应使用生理盐水或弱酸性溶液（生理盐水 1～2L 加用食醋 100ml）；忌用肥皂水，因其为碱性，可增加氨的吸收；⑥积极预防和控制上消化道出血，上消化道出血可使肠道产氨增多，从而使血氨增高而诱发本病，故出血停止后也应灌肠和导泻，以清除肠道内积血，减少氨的吸收；⑦禁食或限食者，避免发生低血糖。因葡萄糖是大脑产生能量的重要燃料，低血糖时能量减少，脑内去氨活动停滞，氨的毒性增加。

4. **合理饮食**　因食物中的蛋白质可被肠菌的氨基酸氧化酶分解产生氨，故肝性脑病病人应限制蛋白质的摄入。在发病开始数日内禁食蛋白质，每日供给足够的热量和维生素，以碳水化合物为主要食物，可口服蜂蜜、葡萄糖、果汁、面条、稀饭等。昏迷病人以鼻饲 25% 葡萄糖液供给热量，以减少体内蛋白质分解。糖类可促使氨转变为谷氨酰胺，有利于降低血氨。注意胃排空不良时应停止鼻饲，改用深静脉插管滴注 25% 葡萄糖溶液维持营养。病人神志清楚后，可逐步增加蛋白质饮食，每天 20g，以后每 3～5 天增加 10g，但短期内不能超过 40～50g/d，以植物蛋白为好。因植物蛋白含支链氨基酸较多，而含蛋氨酸、芳香族氨基酸较少，且能增加粪氨排泄。此外，植物蛋白含非吸收性纤维，被肠菌酵解产酸有利于氨的排除，并有利于通便。脂肪可延缓胃的排空，应尽量少用。不宜用维生素 B_6，因其可使多巴在周围神经处转为多巴胺，影响多巴进入脑组织，减少中枢神经系统的正常传导递质。

5. **用药护理**　①应用谷氨酸钾和谷氨酸钠时，两者比例应根据血清钾、钠浓度和病情而定。病人尿少时少用钾剂，明显腹水和水肿时慎用钠剂；②应用精氨酸时，滴注速度不宜过快，否则可出现流涎、呕吐、面色潮红等反应。因精氨酸呈酸性，含氯离子，不宜与碱性溶液配伍使用；③乳果糖因在肠内产气较多，可引起腹胀、腹绞痛、恶心、呕吐及电解质紊乱等，应用时应从小剂量开始；④长期服用新霉素的病人中少数可出现听力或肾功能损害，故服用新霉素不宜超过一个月，用药期间应做好听力和肾功能的监测；⑤大量输注葡萄糖的过程中，必须警惕低钾血症、心力衰竭和脑水肿。

6. 昏迷病人的护理 ①病人取仰卧位，头略偏向一侧以防舌后坠阻塞呼吸道；②保持呼吸道通畅，深昏迷病人应作气管切开以排痰，保证氧气的供给；③做好口腔、眼部的护理，对眼睑闭合不全角膜外露的病人可用生理盐水纱布覆盖眼部。保持床褥干燥、平整，定时协助病人翻身，按摩受压部位，防止压疮；④尿潴留病人给予留置导尿，并详细记录尿量、颜色、气味；⑤给病人做肢体的被动运动，防止静脉血栓形成及肌肉萎缩。

（二）照顾者角色困难

1. 评估照顾者存在的困难和应对能力 与照顾者建立良好的关系，了解他们的基本情况，如年龄、教育程度、护理知识、经济实力、在家庭中的地位等，以及存在的具体困难，如时间上、体力上、经济上、照顾知识和能力上的困难，或是家庭成员间的关系等，以正确估计照顾者所具备的应对能力。

2. 给照顾者提供各种社会支持 对照顾者表示关心和信任，给予情感上的支持。对其照顾病人所起的重要作用给予积极肯定，使其确定自我价值。与照顾者讨论其他可能的资源和社会支持，如病人的工作单位、居委会等。告诉照顾者一些可以利用的条件，如社区服务设施、交通情况等。帮助解决经济上的困难或安排人力分担照顾任务。

3. 协助照顾者制定照顾计划 与照顾者一起讨论护理问题，让其了解本病的特点，做好充分的心理准备。帮助照顾者合理安排时间，制定一个切实可行的照顾计划，将各种需要照顾的内容和方法进行讲解和示范，帮助照顾者进入角色。

【护理评价】

1. 本病的诱发因素已去除，病人神志逐渐清醒、生命体征平稳，未发生受伤、误吸等危险事件。

2. 照顾者能明确自身的价值，主动参与制定和实施照顾计划，使病人得到切实有效的照顾。

（王美 于利萍）

第九节 急性胰腺炎

急性胰腺炎是指胰腺分泌的消化酶引起胰腺组织自身消化的化学性炎症。临床主要表现为急性上腹痛、发热、恶心、呕吐、血和尿淀粉酶增高，重症伴腹膜炎、休克等并发症。本病可见于任何年龄，但以青壮年居多。

【治疗要点】

治疗的原则为减轻腹痛、减少胰腺分泌、防治并发症。

1. 减少胰腺分泌 可采用：①禁食及胃肠减压；②抗胆碱能药，如阿托品、山莨菪碱

（654-2）等肌注；③生长抑素、胰升糖素和降钙素能抑制胰液分泌，尤以生长抑素类药物奥曲肽疗效较好，首剂 100μg 静注，以后按 25μg/h 静滴，持续 3~7 天。

2. 解痉镇痛　阿托品或山莨菪碱肌注，每日 2~3 次。疼痛剧烈者可加用哌替啶 50~100mg 肌注，必要时 6~8h 可重复使用一次。亦可用吲哚美辛镇痛退热。

3. 抗感染　因多数急性胰腺炎与胆道疾病有关，故多应用抗生素，常选用氧氟沙星、环丙沙星、克林霉素及头孢菌素类等。

4. 抗休克及纠正水、电解质平衡紊乱　积极补充液体和电解质，维持有效循环血容量。重症病人应给予清蛋白、全血及血浆代用品，休克者在扩容的基础上用血管活性药，注意纠正酸碱失衡。

5. 抑制胰酶活性　适用于出血坏死型胰腺炎的早期，常用抑肽酶 20 万~50 万 U/d，分 2 次溶于葡萄糖液静滴。

6. 并发症的处理　对出血坏死型胰腺炎伴腹腔内大量渗液者，或伴急性肾衰竭者，可采用腹膜透析治疗；急性呼吸窘迫综合征除药物治疗外，可作气管切开和应用呼吸机治疗；并发糖尿病者可使用胰岛素。

7. 中医治疗　对急性胰腺炎效果良好。主要有：柴胡、黄连、黄芩、枳实、厚朴、木香、白芍、芒硝、大黄（后下）等，根据症状加减用量。

8. 手术治疗　对于急性出血坏死型胰腺炎经内科治疗无效，或胰腺炎并发脓肿、假性囊肿、弥漫性腹膜炎、肠穿孔、肠梗阻及肠麻痹坏死时，需实施外科手术治疗。

【护理评估】

（一）病史

1. 详细询问病史，病人既往有无胆道疾病，如胆道结石、感染、蛔虫等；有无十二指肠病变；有无酗酒及暴饮暴食的习惯。

2. 询问病人腹痛的部位、性质，有无明显诱因，是否伴有发热、恶心、呕吐、腹胀，既往有无类似症状发作。进行过何种检查，目前治疗情况如何。

3. 由于本病呈急性起病，病人出现剧烈腹痛，一般止痛药物无效。而出血坏死型则症状重，预后差，常使病人及家属产生不良的心理反应，故应注意评估病人及家属的心理状况，是否存在紧张、恐惧、焦虑等。询问病人及家属对疾病的认识程度，家属能提供的支持等。

（二）身心状态

急性胰腺炎的临床表现和病程，取决于其病因、病理类型，以及治疗是否及时。水肿型胰腺炎症状相对较轻，有自限性；出血坏死型胰腺炎起病急骤，症状严重，可于数小时内猝死。

1. 症状

（1）腹痛：为本病的主要表现和首发症状，常在暴饮暴食或酗酒后突然发生。疼痛剧烈而持续，呈钝痛、钻痛、绞痛或刀割样痛，可有阵发性加剧。腹痛常位于中上腹，向腰背部呈带状放射，取弯腰抱膝位可减轻疼痛，一般胃肠解痉药无效。水肿型腹痛一般 3~5 天后缓解。出血坏死型腹部剧痛，持续较长，由于渗液扩散可引起全腹痛。极少数病人腹痛极轻微或无腹痛。

（2）恶心、呕吐及腹胀：起病后多出现恶心、呕吐，大多频繁而持久，吐出食物和胆汁，呕吐后腹痛并不减轻。常同时伴有腹胀，甚至出现麻痹性肠梗阻。

（3）发热：多数病人有中度以上发热，一般持续 3～5 天。若持续发热一周以上并伴有白细胞升高，应考虑有胰腺脓肿或胆道炎症等继发感染。

（4）水电解质及酸碱平衡紊乱：多有轻重不等的脱水，呕吐频繁者可有代谢性碱中毒。出血坏死型者可有显著脱水和代谢性酸中毒，伴血钾、血镁、血钙降低。

（5）低血压和休克：见于出血坏死型胰腺炎，极少数病人可突然出现休克，甚至发生猝死。亦可逐渐出现，或在有并发症时出现。其主要原因为有效循环血容量不足、胰腺坏死释放心肌抑制因子致心肌收缩不良、并发感染和消化道出血等。

2. 体征

（1）急性水肿型胰腺炎：腹部体征较轻，多数有上腹压痛，但无腹肌紧张和反跳痛，可有肠鸣音减弱。

（2）急性出血坏死型胰腺炎：病人常呈急性重病面容，痛苦表情，脉搏增快，呼吸急促，血压下降。出现急性腹膜炎体征，腹肌紧张，全腹显著压痛和反跳痛，伴麻痹性肠梗阻时有明显腹胀，肠鸣音减弱或消失。可出现移动性浊音，腹水多呈血性。少数病人由于胰酶或坏死组织液沿腹膜后间隙渗到腹壁下，致两侧腰部皮肤呈暗灰蓝色，称 Grey-Tumer 征，或出现脐周围皮肤青紫，称 Cullen 征。如有胰腺脓肿或假性囊肿形成，上腹部可扪及肿块。胰头炎性水肿压迫胆总管时，可出现黄疸。低血钙时有手足抽搐，提示预后不良。

（三）实验室及其他检查

1. 白细胞计数　多有白细胞增多及中性粒细胞核左移。

2. 淀粉酶测定　血清淀粉酶一般在起病后 6～12h 开始升高，48h 后开始下降，持续 3～5 天。血清淀粉酶超过正常值 5 倍即可诊断本病，但淀粉酶的高低不一定反映病情轻重，出血坏死型胰腺炎血清淀粉酶值可正常或低于正常。尿淀粉酶升高较晚，常在发病后 12～14h 开始升高，持续 1～2 周逐渐恢复正常，但尿淀粉酶受病人尿量的影响。

3. 淀粉酶、内生肌酐清除率比值（Cam/Ccr%）　正常为 1%～4%，急性胰腺炎时可增加 3 倍。

4. 血清脂肪酶测定　血清脂肪酶常在病后 24～72h 开始升高，持续 7～10 天，超过 1.5U/L（Cherry-Crandall 法）时有意义。

5. 血清正铁血清蛋白　出血坏死型胰腺炎起病 72h 内常为阳性。

6. 其他生化检查　可有血钙降低，若低于 1.75mmol/L 则预后不良。血糖升高较常见，持久空腹血糖高于 10mmol/L 反映胰腺坏死。此外，可有血清 AST、LDH 增加，血清蛋白降低。

7. 影像学检查　腹部 X 线平片可见肠麻痹或麻痹性肠梗阻征象；腹部 B 超与 CT 显像可见胰腺弥漫增大，其轮廓与周围边界模糊不清，坏死区呈低回声或低密度图像，对并发胰腺脓肿或假性囊肿的诊断有帮助。

【护理诊断】

1. 疼痛　腹痛与胰腺及其周围组织炎症、水肿或出血坏死有关。

2. 有体液不足的危险　与呕吐、禁食、胃肠减压、出血有关。

3. 体温过高　与胰腺炎症、坏死和继发感染有关。

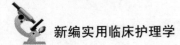

4. 恐惧　与腹痛剧烈及病情进展急骤有关。

5. 潜在并发症　急性肾衰竭、心力衰竭、DIC、败血症、急性呼吸窘迫综合征。

6. 知识缺乏　缺乏有关本病的病因和预防知识。

【护理目标】

1. 病人主诉疼痛减轻或消失。

2. 保持体液平衡，表现为尿量 >30ml/h，无口渴感觉，皮肤弹性良好，血压、心率正常。

3. 体温逐渐恢复至正常范围。

【护理措施】

(一) 腹痛

1. 休息与体位　病人应绝对卧床休息，以降低机体代谢率，增加脏器血流量，促进组织修复和体力恢复。协助病人取弯腰、屈膝侧卧位，以减轻疼痛。因剧痛辗转不安者应防止坠床，周围不要有危险物，以保证安全。

2. 禁食和胃肠减压　多数病人需禁食 1~3 天，明显腹胀者需行胃肠减压，其目的在于减少胃酸分泌，进而减少胰液分泌，以减轻腹痛和腹胀。应向病人及家属解释禁食的意义，病人口渴时可含漱或湿润口唇，并做好口腔护理。

3. 缓解疼痛　遵医嘱给予解痉止痛药，如阿托品能抑制腺体分泌，解除胃、胆管及胰管痉挛，但持续应用时应注意有无心动过速等不良反应。止痛效果不佳时遵医嘱配合使用其他止痛药如哌替啶。禁用吗啡，以防引起 Oddi 括约肌痉挛，加重病情。注意用药后疼痛有无减轻，疼痛的性质和特点有无改变。若疼痛持续存在伴高热，则应考虑是否并发胰腺脓肿；如疼痛剧烈，腹肌紧张、压痛和反跳痛明显，提示并发腹膜炎，应报告医师及时处理。指导并协助病人采用非药物止痛方法，如松弛疗法、皮肤刺激疗法等。

(二) 有体液不足的危险

1. 病情观察　注意观察呕吐物的量及引流液性质，行胃肠减压者，观察和记录引流量及性质。观察病人皮肤粘膜色泽、弹性有无变化，判断失水程度。准确记录 24h 出入量，作为补液的依据。定时留取标本，监测血、尿淀粉酶、血糖、血清电解质的变化，做好动脉血气分析的测定。出血坏死型胰腺炎病人应注意有无多器官功能衰竭的表现。

2. 维持水、电解质平衡　禁食病人每天的液体入量常需达 3 000ml 以上。根据病人脱水程度、年龄和心肺功能调节输液速度，及时补充因呕吐、发热和禁食所丢失的液体和电解质，纠正酸碱平衡失调。

3. 防止低血容量性休克　定时测量病人的体温、血压、脉搏、呼吸，特别注意病人血压、神志及尿量的变化，如出现神志改变、血压下降、尿量减少、皮肤粘膜苍白、冷汗等低血容量性休克的表现，应积极配合医生进行抢救：①迅速准备好抢救用物如静脉切开包、人工呼吸器、气管切开包等；②病人取平卧位，注意保暖，给予氧气吸入；③保持通畅的静脉通路，必要时静脉切开，按医嘱输注液体、血浆或全血，补充血容量。根据血压调整给药速度，必要时测定中心静脉压，以决定输液量和速度；④如循环衰竭持续存在，按医嘱给予升压药。

(三) 体温过高

1. 监测体温和血象改变　随时观察病人体温的变化，注意热型及体温升高的程度。

监测血象中白细胞计数和分类的变化。

2. 高热的护理 高热时可采用头部冰敷、酒精擦浴等物理降温的方法，并观察降温效果。注意定期进行病房的空气消毒，减少探视人员，协助病人做好皮肤、口腔的清洁护理。

3. 遵医嘱用药 遵医嘱使用抗生素，严格执行无菌操作。

【护理评价】

1. 病人明确腹痛的原因，主动配合休息、饮食，腹痛渐缓解。

2. 胃肠减压引流通畅，未见明显失水征，血生化检查显示水、电解质和酸碱值在正常范围内。

3. 未发生低血容量性休克和严重的全身并发症，或发生时得到及时的处理。

4. 体温恢复到正常范围。

（宋宁　段素梅）

第十节　上消化道出血

上消化道出血是指 Treitz 韧带以上的消化道，包括食管、胃、十二指肠、胰、胆道病变引起的出血，以及胃空肠吻合术后的空肠病变出血。出血的病因可为上消化道疾病或全身性疾病。

上消化道大量出血一般指在数小时内失血量超过 1 000ml 或循环血容量的 20%，主要临床表现为呕血和（或）黑便，常伴有血容量减少而引起急性周围循环衰竭，严重者导致失血性休克而危及病人生命。本病是常见的临床急症。及早识别出血征象，严密观察病情变化，迅速准确的抢救治疗和细致的临床护理，是抢救病人生命的重要环节。

【治疗要点】

上消化道大量出血为临床急症，应采取积极措施进行抢救：迅速补充血容量，纠正水电解质失衡，预防和治疗失血性休克，给予止血治疗，同时积极进行病因诊断和治疗。

（一）补充血容量

立即配血，可先输入平衡液或葡萄糖盐水、右旋糖酐或其他血浆代用品，尽早输入全血，以尽快恢复和维持血容量及有效循环，最好保持血红蛋白不低于 90～100g/L。输液量可根据估计的失血量来确定。

（二）止血措施

1. 非曲张静脉上消化道大量出血的止血措施 该类出血系指除了食管胃底静脉曲张破裂出血之外的其他病因所致的上消化道出血，病因中以消化性溃疡出血最常见。

（1）药物止血

1）抑制胃酸分泌药 对消化性溃疡和急性胃粘膜损害引起的出血，临床常用 H_2 受体拮抗剂或质子泵阻滞剂，以提高和保持胃内较高的 pH，有利于血小板聚集及血浆凝血功能所诱导的止血过程。常用药物及用法有西咪替丁 200～400mg，每 6 小时 1 次；雷尼替丁 50mg，每 6 小时 1 次；法莫替丁 20mg，每 12 小时 1 次；奥美拉唑 40mg，每 12 小时 1 次，急性出血期均为静脉给药。

新编实用临床护理学

2）口服药物止血 如去甲肾上腺素 8mg 加入 100ml 水中分次口服，也可经胃管滴注入胃，可使出血的小动脉强烈收缩而止血，适用于胃、十二指肠出血。其他有效的止血剂有凝血酶、立止血等。

（2）内镜直视下止血：消化性溃疡出血约 80% 不经特殊处理可自行止血。内镜止血适用于有活动性出血或暴露血管的溃疡。治疗方法包括激光光凝、高频电凝、微波、热探头及注射疗法。临床应用注射疗法较多，使用的药物有 1/10 000 肾上腺素、生理盐水或硬化剂等。其他病因引起的出血，也可选择以上方法进行治疗。

（3）手术治疗。

2. 食管胃底静脉曲张破裂出血的止血措施 本病往往出血量大、出血速度快、再出血率和死亡率高，治疗措施上亦有其特殊性。

（1）药物止血

1）血管加压素：为常用药物，其作用机制是收缩内脏血管，从而减少门静脉血流量，降低门静脉及其侧支循环的压力，以控制食管胃底曲张静脉的出血。用法为血管加压素 0.2U/min 持续静滴，视治疗反应，可逐渐增加至 0.4U/min。同时用硝酸甘油静滴或舌下含服，可减轻大剂量用血管加压素的不良反应，并且硝酸甘油有协同降低门静脉压力的作用。

2）生长抑素：研究证明该药能明显减少内脏血流量，并见奇静脉血流量明显减少，而奇静脉是食管静脉血流量的标志。目前用于临床的 14 肽天然生长抑素，用法为首剂 250μg 缓慢静注，继以 250μg/h 持续静滴。生长抑素的人工合成制剂奥曲肽，常用首剂 100mg 缓慢静注，继以 25～50μg/h 持续静滴。

（2）三腔或四腔气囊管压迫止血：用气囊压迫食管胃底曲张静脉，其止血效果肯定．但病人痛苦、并发症多、早期再出血率高，宜用于药物不能控制出血时暂时使用，以争取时间准备其他治疗措施。四腔管较三腔管的不同之处在于多了一条在食管囊上方开口的管腔，用以抽吸食管内积蓄的分泌物或血液。

（3）内镜直视下止血：注射硬化剂至曲张的食管静脉，可用无水乙醇、鱼肝油酸钠、乙氧硬化醇等硬化剂；亦可用圈套结扎曲张静脉；或同时使用两种方法。这两种方法多能达到止血目的，可有效防止早期再出血，是目前治疗本病的重要止血手段。亦有人用之于治疗食管胃底静脉曲张，目的是预防其破裂出血。本治疗方法的并发症主要有局部溃疡、出血、穿孔、瘢痕狭窄等。

（4）手术治疗：食管胃底静脉曲张破裂大量出血内科治疗无效时，应考虑外科手术或经颈静脉肝内门体静脉分流术。

【护理评估】

（一）病史

1. 出血病因的评估 在上消化道大量出血的众多病因中，常见病因及其特点为：①消化性溃疡：有慢性、周期性、节律性上腹痛；出血以冬春季节多见；出血前可有饮食失调、劳累或精神紧张、受寒等诱因，且常有上腹痛加剧，出血后疼痛减轻或缓解；②急性胃粘膜损害：有服用阿司匹林、吲哚美辛、保泰松、肾上腺糖皮质激素等损伤胃粘膜的药物史或酗酒史，有创伤、颅脑手术、休克、严重感染等应激史；③食管胃底静脉曲张破裂出血：有病毒性肝炎、血吸虫病、慢性酒精中毒等引起肝硬化的病因，且有肝

· 148 ·

硬化门静脉高压的临床表现；出血以突然呕出大量鲜红血液为特征，不易止血；大量出血引起失血性休克，可加重肝细胞坏死，诱发肝性脑病；④胃癌：多发生在 40 岁以上男性，有渐进性食欲不振、腹胀、上腹持续疼痛、进行性贫血、体重减轻、上腹部肿块，出血后上腹痛无明显缓解。

2. 出血量的估计　详细询问呕血和（或）黑便的发生时间、次数、量及性状，以便估计出血量和速度。一般说来，大便隐血试验阳性提示每日出血量 >5 ~ 10ml；出现黑便表明出血量在 50 ~ 70ml 以上，一次出血后黑便持续时间取决于病人排便次数，如每日排便一次，粪便色泽约在 3 天后恢复正常；胃内积血量达 250 ~ 300ml 时可引起呕血；一次出血量在 400ml 以下时，一般不引起全身症状；如出血量超过 400 ~ 500ml，可出现头晕、心悸、乏力等症状；如超过 1 000ml，临床即出现急性周围循环衰竭的表现，严重者引起失血性休克。应该指出，呕血与黑便的频度与数量虽有助于估计出血量，但因呕血与黑便分别混有胃内容物及粪便，且出血停止后仍有部分血液贮留在胃肠道内，故不能据此准确判断出血量。周围循环衰竭的临床表现是估计出血量的重要标准，应动态观察病人的心率、血压。可采用改变体位测量心率、血压并观察症状和体征来估计出血量：先测平卧时的心率与血压，然后测由平卧位改为半卧位时的心率与血压，如改为半卧位即出现心率增快 10 次/分以上、血压下降幅度 >15 ~ 20mmHg、头晕、出汗甚至晕厥，则表示出血量大，血容量已明显不足。

3. 病人心理状态的评估　有无紧张、恐惧或悲观、沮丧等心理反应，特别是慢性病或全身性疾病致反复出血者，有无对治疗失去信心，不合作。病人及其亲属对疾病和治疗的认识程度如何。

（二）身体评估

1. 生命体征　有无心率加快、心律失常、脉搏细弱、血压降低、脉压变小、呼吸困难、体温不升或发热。

2. 精神和意识状态　有无精神疲倦、烦躁不安、嗜睡、表情淡漠、意识不清甚至昏迷。

3. 周围循环状况　观察皮肤和甲床色泽，肢体温暖或是湿冷。周围静脉特别是颈静脉充盈情况。尿量多少。

4. 腹部体征　腹部的轮廓、腹围，有无腹肌紧张、压痛、反跳痛及其部位和程度，有无肝脾大、腹水征、腹块，肠鸣音是否异常。

（三）实验室及其他检查

1. 实验室检查　测定红细胞、白细胞和血小板计数，血红蛋白浓度、血细胞比容、肝功能、肾功能、大便隐血等，有助于估计失血量及动态观察有无活动性出血，判断治疗效果及协助病因诊断。

2. 内镜检查　出血后 24 ~ 48h 内行急诊内镜检查，可以直接观察出血部位，明确出血的病因诊断，同时对出血灶进行止血治疗。

3. X 线钡剂检查　对明确病因亦有价值。但由于活动性出血时胃内有积血，且病人处于抢救阶段不能满意配合，目前主张检查宜在出血停止且病情基本稳定数天后进行。

4. 其他　选择性动脉造影如腹腔动脉、肠系膜上动脉造影帮助确定出血部位，适用于内镜及 X 线钡剂检查未能确诊而又反复出血者。不能耐受 X 线、内镜或动脉造影检查的病人，可作吞线试验，根据棉线有无沾染血迹及其部位，可以估计活动性出血部位。

【护理诊断】

1. 体液不足　与上消化道大量出血有关。

2. 活动无耐力　与失血性周围循环衰竭有关。

3. 有受伤的危险　创伤、窒息、误吸与食管胃底粘膜长时间受压、三（四）腔气囊管阻塞气道、血液或分泌物反流入气管有关。

4. 组织灌注量改变　与出血导致血容量减少、急性周围循环衰竭有关。

5. 知识缺乏　缺乏有关引起上消化道出血的疾病及其防治的知识。

6. 恐惧　与生命或健康受到威胁有关。

【护理目标】

1. 病人无继续出血的征象，血容量不足得到纠正，生命体征稳定。

2. 获得足够休息，活动耐力逐渐增加，能叙述活动时保证安全的要点。

3. 呼吸道通畅，无窒息、误吸，食管胃底粘膜未因受气囊压迫而损伤。

【护理措施】

各种病因引起的上消化道出血，在护理上有其共性，也各有特殊性。以下主要列出上消化道出血的基本的、共同的护理措施，以及食管胃底静脉曲张破裂出血的特殊护理措施。

（一）上消化道大量出血的基本护理措施及依据

1. 体液不足

（1）体位与保持呼吸道通畅：大出血时病人应绝对卧床休息，取平卧位并将下肢略抬高，以保证脑部供血。呕吐时头偏向一侧，防止窒息或误吸；必要时用负压吸引器清除气道内的分泌物、血液或呕吐物，保持呼吸道通畅。给予吸氧。

（2）治疗护理：立即建立静脉通道。配合医生迅速、准确地实施输血、输液、各种止血治疗及用药等抢救措施，并观察治疗效果及不良反应。输液开始宜快，必要时测定中心静脉压作为调整输液量和速度的依据。避免因输液、输血过多、过快而引起急性肺水肿，对老年病人和心肺功能不全者尤应注意。肝病病人忌用吗啡、巴比妥类药物；宜输新鲜血，因库存血含氨量高，易诱发肝性脑病。准备好急救用品、药物。

（3）饮食护理：急性大出血伴恶心、呕吐者应禁食。少量出血无呕吐者，可进温凉、清淡流质，这对消化性溃疡病人尤为重要，因进食可减少胃收缩运动并可中和胃酸，促进溃疡愈合。出血停止后改为营养丰富、易消化、无刺激性半流质、软食，少量多餐，逐步过渡到正常饮食。

（4）心理护理：说明安静休息有利于止血，关心、安慰病人。抢救工作应迅速而不忙乱，以减轻病人的紧张情绪。经常巡视，大出血时陪伴病人，使其有安全感。呕血或解黑便后及时清除血迹、污物，以减少对病人的不良刺激。解释各项检查、治疗措施，听取并解答病人或家属的提问，以减轻他们的疑虑。

（5）病情观察：大出血时严密监测病人的心率、血压、呼吸和神志变化，必要时进行心电监护。准确记录出入量，疑有休克时留置导尿管，测每小时尿量，应保持尿量 > 30ml/h。症状体征的观察，如病人烦躁不安、面色苍白、皮肤湿冷、四肢冰凉提示微循环血液灌注不足；而皮肤逐渐转暖、出汗停止则提示血液灌注好转。观察呕吐物和粪便的性质、颜色及量。定期复查红细胞计数、血细胞比容、血红蛋白、网织红细胞计数、血尿素氮，以了解贫血程度、出血是否停止。急性大出血时，经由呕吐物、鼻胃管抽吸和腹泻，可丢失大量水分和电解质，故应密切监测血清电解质的变化。

继续或再次出血的判断：观察中出现下列迹象，提示有活动性出血或再次出血：反复呕血，甚至呕吐物由咖啡色转为鲜红色；黑便次数增多且粪质稀薄，色泽转为暗红色，伴肠鸣音亢进；周围循环衰竭的表现经补液、输血而未改善，或好转后又恶化，血压波动，中心静脉压不稳定；红细胞计数、血细胞比容、血红蛋白测定不断下降，网织红细胞计数持续增高；在补液足够、尿量正常的情况下，血尿素氮持续或再次增高；门静脉高压的病人原有脾大，在出血后常暂时缩小，如不见脾恢复肿大亦提示出血未止。

病人原发病的病情观察：例如肝硬化并发上消化道大量出血的病人，应注意观察有无并发感染、黄疸加重、肝性脑病等。

2. 活动无耐力

（1）休息与活动：精神上的安静和减少身体活动有利于出血停止。少量出血者应卧床休息。大出血者绝对卧床休息，协助病人取舒适体位并定时变换体位，注意保暖，治疗和护理工作应有计划集中进行，以保证病人的休息和睡眠。病情稳定后，逐渐增加活动量。

（2）安全：轻症病人可起身稍事活动，可上厕所大小便。但应注意有活动性出血时，病人常因有便意而至厕所，在排便时或便后起立时晕厥。故应嘱病人：坐起、站起时动作缓慢；出现头晕、心慌、出汗时立即卧床休息并告知护士；必要时由护士陪同入厕或暂时改为在床上排泄。重症病人应多巡视，并用床栏加以保护。

（3）生活护理：限制活动期间，协助病人完成个人日常生活活动，例如进食、口腔清洁、皮肤清洁、排泄。卧床者特别是老年人和重症病人注意预防压疮。呕吐后及时漱口。排便次数多者注意肛周皮肤清洁和保护。

（二）食管胃底静脉曲张破裂出血的特殊护理措施及依据

除上述上消化道大量出血的基本护理措施外，本病病人的特殊护理措施补充如下：

1. 体液不足

（1）饮食护理：活动性出血时应禁食。止血后 1～2 天可进高热量、高维生素流质，无再出血可渐改为半流质、软食限制钠和蛋白质摄入，避免粗糙、坚硬、刺激性食物，且应细嚼慢咽，防止损伤曲张静脉而再次出血。

（2）治疗护理：血管加压素可引起腹痛、血压升高、心律失常、心肌缺血，甚至发生心肌梗死，故滴注速度应准确，并严密观察不良反应。患有冠心病的病人忌用血管加压素。

（3）三（四）腔气囊管的应用：熟练的操作和插管后的密切观察及细致护理是达到预期止血效果的关键。插管前仔细检查，确保食管引流管、胃管、食管囊管、胃囊管通畅并分别作好标记，检查两气囊无漏气后抽尽囊内气体，备用。协助医生为病人作鼻腔、咽喉部局麻，经鼻腔或口腔插管至胃内。插管至 65cm 时抽取胃液，检查管端确在胃内，并抽出胃内积血。先向胃囊注气约 150～200ml，至囊内压约 50mmHg（6.7kPa）并封闭管口，缓缓向外牵引管道，使胃囊压迫胃底部曲张静脉。如单用胃囊压迫已止血，则食管囊不必充气。如未能止血，继向食管囊注气约 100ml 至囊内压约 40mmHg（5.3kPa）并封闭管口，使气囊压迫食管下段的曲张静脉。管外端以绷带连接 0.5kg 沙袋，经牵引架作持续牵引。将食管引流管、胃管连接负压吸引器或定时抽吸，观察出血是否停止，并记录引流液的性状、颜色及量；经胃管冲洗胃腔，以清除积血，可减少氨在肠道的吸收，以免血氨增高而诱发肝性脑病。

出血停止后，放松牵引，放出囊内气体，保留管道继续观察24h，未再出血可考虑拔管，对昏迷病人亦可继续留置管道用于注入流质食物和药液。拔管前口服液体石蜡20～30ml，润滑粘膜和管、囊外壁，抽尽囊内气体，以缓慢、轻巧的动作拔管。气囊压迫一般以3～4天为限，继续出血者可适当延长。

留置管道期间，定时做好鼻腔、口腔的清洁，用液体石蜡润滑鼻腔、口唇。床旁置备用三（四）腔气囊管、血管钳及换管所需用品，以便紧急换管时用。

留置三（四）腔气囊管给病人以不适感，有过插管经历的病人尤易出现恐惧或焦虑感，应多巡视、陪伴病人，解释本治疗方法的目的和过程，加以安慰和鼓励，取得病人的配合。

2. 有受伤的危险：创伤、窒息、误吸

（1）防创伤：留置三（四）腔气囊管期间，定时测量气囊内压力，以防压力不足而致未能止血，或压力过高而引起组织坏死。气囊充气加压12～24h应放松牵引，放气15～30min，如出血未止，再注气加压，以免食管胃底粘膜受压过久而致糜烂、坏死。

（2）防窒息：当胃囊充气不足或破裂时，食管囊可向上移动，阻塞于喉部而引起窒息，一旦发生应立即抽出食管囊内气体，拔出管道。对昏迷病人尤应密切观察有无突然发生的呼吸困难或窒息表现。必要时约束病人双手，以防烦躁或神志不清的病人试图拔管而发生窒息等意外。

（3）防误吸：应用四腔管时可经食管引流管抽出食管内积聚的液体，以防误吸引起吸入性肺炎；三腔管无食管引流管腔，必要时可另插一管进行抽吸。床旁置备弯盆、纸巾，供病人及时清除鼻腔、口腔分泌物，并嘱病人勿咽下唾液等分泌物。

【护理评价】

1. 病人出血停止，生命体征恢复正常。
2. 休息和睡眠充足，活动耐力增加或恢复至出血前的水平。
3. 活动时无晕厥、跌倒等意外发生。
4. 无窒息或误吸，食管胃底粘膜无糜烂、坏死。

（王美　郭坤芳　齐宁宁）

第十一节　消化系统常用诊疗技术及护理

一、胃酸分泌功能检查

胃酸分泌功能检查是收集病人空腹及用刺激剂后胃液标本测定胃液量、胃液酸度及pH值，用以评价胃粘膜的分泌功能。检查项目包括基础胃酸排泌量（BAO）、最大胃酸排泌量（MAO）和高峰胃酸排泌量（PAO）。

【适应证】

1. 辅助诊断促胃液素瘤、消化性溃疡、慢性萎缩性胃炎、胃癌。

2. 胃大部切除术和迷走神经切除术前，估计手术的预期效果，或术后判定迷走神经切除是否完全。

3. 制酸剂、抗胃液素等药物的疗效评价。

【禁忌证】

1. 食管肿瘤、狭窄或重度静脉曲张者。

2. 上消化道出血止血不足 2 周者。

3. 心肺功能不全、支气管哮喘发作者。

4. 鼻咽部有急性感染者。

【方法】

1. 经鼻或口腔插入胃管，如能顺利抽出胃液，用胶布固定胃管。

2. 将空腹胃液全部抽出弃去，然后接电动负压吸引器，以 30～50mmHg 负压持续抽吸 1h 为基础胃液量，留作 BAO 测定。

3. 给予五肽促胃液素 6μg/kg，肌注，尔后每 15min 抽尽胃液 1 次，共 4 次，分别盛于容器中，测定每个标本的胃液量，以备作 MAO 和 PAO 的测定。

【护理】

1. 术前护理

（1）向病人说明检查方法及意义，减少其顾虑和不安，取得病人的配合。

（2）抽胃液前 24～48h 停用任何影响胃液分泌的药物。

（3）嘱病人检查前晚禁食，检查当日晨空腹。

（4）准备好胃管包、试管等物品。

2. 术后护理

（1）抽胃液完毕后协助病人漱口、洗脸，并嘱病人卧床休息，不适缓解后可进食。

（2）观察病人有无恶心、呕吐、呕血、黑便等现象，如发现异常及时协助医生进行对症处理。

【结果分析】

正常基础胃液量约为 10～100ml；正常胃液 pH 在 1.3～1.8 之间。BAO 为 3.9±1.98mmol/h（一般不超过 5mmol/h）；MAO 为 3～23mmol/h，女性略低；PAO 为 20.26±8.77mmol/h。胃酸分泌增高常见于十二指肠溃疡、复合性溃疡及促胃液素瘤等；胃酸分泌减少则多见于慢性萎缩性胃炎、胃癌及恶性贫血病人。

二、肝穿刺活组织检查术

肝穿刺活组织检查术（liver biopsy）简称肝活检，是由穿刺采取肝组织标本进行组织学检查或制成涂片做细胞学检查，以明确肝脏疾病诊断，或了解肝病演变过程、观察治疗效果以及判断预后。

【适应证】

1. 原因不明的肝大、肝功能异常者。

2. 原因不明的黄疸及门静脉高压者。

【禁忌证】

1. 全身情况衰竭者。

2. 重度黄疸、肝功能严重障碍、腹水者。

3. 肝包虫病、肝血管瘤、肝周围化脓性感染者。

4. 严重贫血、有出血倾向者。

【方法】

1. 病人取仰卧位，身体右侧靠近床沿，并将右手置于枕后，让病人保持固定的体位。

2. 确定穿刺点，一般取右侧腋中线 8~9 肋间肝实音处穿刺。如疑诊肝癌、肝脓肿者，应在 B 超定位下进行。

3. 常规消毒穿刺部位皮肤，铺无菌孔巾，以 2% 利多卡因由皮肤至肝被膜进行局部麻醉。

4. 备好快速穿刺套针，根据穿刺目的不同，选择 12 或 16 号穿刺针，活检时选较粗的穿刺针。用 10~20ml 注射器，吸取 3~5ml 生理盐水后与穿刺针连接。

5. 先用穿刺锥在穿刺点皮肤上刺孔，由此孔将穿刺针沿肋骨上缘与胸壁呈垂直方向刺入 0.5~1.0cm，然后将注射器内液推注 0.5~1.0ml，冲出存留在穿刺针内的组织，以免针头堵塞。

6. 将注射器抽吸成负压并保持，同时嘱病人先深吸气，然后于深呼气末屏气，术者将穿刺针迅速刺入肝内并立即拔出。穿刺深度不超过 6cm。穿刺部位以无菌纱布按压 5~10min，再以胶布固定，压上小沙袋并以多头腹带束紧。

7. 将抽吸的肝组织标本制成玻片，或注入 95% 乙醇或 10% 甲醛固定液中送检。

【护理】

1. 术前护理

（1）测定肝功能，出、凝血时间，凝血酶原时间及血小板计数，若异常应根据医嘱肌注维生素 K_1 10mg，连用 3 天后复查，正常者方可施术。

（2）术前行胸部 X 线检查，观察有无肺气肿、胸膜肥厚。验血型，以备必要时输血。

（3）向病人解释穿刺的目的、意义、方法，消除顾虑和紧张情绪，并训练其屏息呼吸方法（深吸气，呼气，憋住气片刻），以利术中配合。情绪紧张者可于术前 1h 口服地西泮 10mg。穿刺前测量血压、脉搏。

2. 术后护理

（1）术后病人应卧床 24h，测量血压、脉搏，开始 4h 内每 15~30min 测 1 次。如有脉搏细速、血压下降、烦躁不安、面色苍白、出冷汗等内出血征象，应立即通知医生紧急处理。

（2）注意观察穿刺部位，注意有无伤口渗血、红肿、疼痛。若穿刺部位疼痛明显，应仔细检查原因，如果是一般组织创伤性疼痛，可遵医嘱给予止痛剂，若发现气胸、胸膜休克或胆汁性腹膜炎时，应及时处理。

三、十二指肠引流术

十二指肠引流术是用十二指肠引流管将十二指肠液及胆汁引出体外的检查方法。用以协助诊断肝、胆、胰系统疾病，判断胆系运动功能。

【适应证】

1. 疑有胆道炎症、结石、肿瘤和梗阻者。

2. 疑有肝胆寄生虫病者，如华支睾吸虫（肝吸虫）、胆道蛔虫等。

3. 疑有胰腺病变者。

【禁忌证】

1. 重度食管静脉曲张、食管狭窄、食管肿瘤者。

2. 严重高血压、心力衰竭、主动脉瘤、晚期妊娠者。

3. 胆囊炎、胰腺炎的急性期。

4. 消化性溃疡出血停止后未满 2 周者为相对禁忌证。

【方法】

1. 病人用 3% 过氧化氢溶液或多贝尔液漱口，胸前铺橡胶单和治疗巾。

2. 检查十二指肠引流管是否通畅完好，管上的标记是否清楚。

3. 以液体石蜡润滑引流管前端，左手用无菌纱布托引流管，右手将管从病人口腔缓缓插入约 50~55cm，即达胃内。当证实引流管确在胃内后，抽出全部胃内容物，注入温生理盐水 50ml，使弯曲的引流管伸直。

4. 嘱病人放松，取右侧卧位，并将臀部用枕垫高，每 1~2min 将引流管送下约 1cm，经 30~60min 可达十二指肠内。不可送入过快，以免管端在胃内迂回。

5. 当引流管第二标记线（55cm）到达门牙后，继续下送时应经常抽取少量液体，根据抽出液性状判断管端位置，如液体呈现淡黄色、较清澈、粘稠，酚红试纸测试呈红色时，表示管端已进入十二指肠内。若呈黄色则引流管仍盘于胃内，应往外拔出少许再如前法缓缓送入，如因幽门括约肌痉挛致引流管不能通过，可皮下注射阿托品 0.5mg，或在 X 线下观察金属管头的位置，并在透视下自腹外推压金属头，使其进入十二指肠。

6. 当引流管第三标记（75cm）达门牙时，如确认引流管进入十二指肠，即可用胶布将管固定于面部，管外端置于床面水平以下，液体自然流出，此为十二指肠液。留取十二指肠液 10ml，并标记为"D 管"。继续引流至十二指肠液流尽以免残存的胰酶分解、破坏以后所采集的胆汁内容物。

7. 十二指肠液引流毕，将 50ml 预温的 33% 硫酸镁溶液自管中缓慢注入，使胆道口括约肌松弛。用血管钳夹闭引流管外口，约 5~10min 后松开血管钳，并用注射器轻抽，即流出液体，以后因虹吸作用，液体可自行缓慢流出。弃去硫酸镁溶液，开始流出来自胆总管的金黄色液体，留标本 10ml，标记为"A 管"；继之流出来自胆囊的稍粘稠的棕黄、棕褐色液体约 30~75ml，留标本并标记为"B 管"；最后流出来自肝内胆管的稀薄淡黄色的胆汁，留标本标记为"C 管"，将 3 瓶标本及时送检。

8. 需做细菌培养时，准备分别标有 D、A、B、C 的无菌培养瓶 4 个，在引流过程中以无菌操作留取 D、A、B、C 液各 1ml 立即送检。

9. 如为肿瘤病人，需进行脱落细胞检查，应冷却标本，然后送检。

10. 注入硫酸镁后若无胆汁流出，可再注入 50ml，若仍无胆汁流出，提示胆管痉挛或梗阻。如引流管在 3h 内仍不能进入十二指肠，应停做或延期再做。

【护理】

1. 术前护理

（1）向病人解释检查的目的、方法及操作中可能会产生恶心呕吐等不适，取得病人配合。

（2）检查前禁饮食 12h，检查晨空腹。

（3）准备无菌十二指肠引流包、标本瓶、无菌手套等物品。

2．术后护理

（1）拔管后，帮助病人漱口、洗脸，若有不适可暂禁食，待不适缓解后再进食。

（2）观察病人有无呕血、黑便等消化道出血现象，一旦发现应积极配合医生进行处理。

四、纤维胃、十二指肠镜检查术

纤维胃、十二指肠镜检查是应用最广、进展最快的内镜检查，亦称胃镜检查。通过此检查可直接观察胃及十二指肠溃疡或肿瘤等大小、部位及范围，并可行组织学或细胞学检查。

【适应证】

适应证比较广泛，一般来说所有诊断不明的胃、十二指肠疾病，均可行此项检查。主要适应证如下：

1．有明显消化道症状，但不明原因者。

2．上消化道出血需查明原因者。

3．疑有上消化道肿瘤者。

4．需要随访观察的病变，如消化性溃疡、萎缩性胃炎、胃手术后等。

5．需作内镜治疗者，如摘取异物、急性上消化道出血的止血等。

【禁忌证】

1．严重心、肺疾病，如严重心律失常、心力衰竭、呼吸功能不全及哮喘发作等。

2．各种原因所致休克、昏迷、癫痫发作等危重状态。

3．急性食管、胃、十二指肠穿孔，腐蚀性食管炎的急性期。

4．神志不清、精神失常不能配合检查者。

5．严重咽喉部疾病、主动脉瘤及严重的颈胸段脊柱畸形等。

【方法及配合】

1．检查前 5~10min 用 2% 利多卡因喷雾咽部 2~3 次，或吞服 1% 地卡因糊剂 10ml，后者兼具麻醉及润滑作用。

2．协助病人取左侧卧位，头稍后仰，与肩同高，松开领口及腰带。病人口边置弯盘，嘱病人咬紧牙垫。

3．胃镜插入的方法有单人法和双人法。①单人法：术者面对病人，左手持操作部，右手执镜端约 20cm 处，直视下经咬口插入口腔，缓缓沿舌背、咽后壁向下推进至环状软骨水平时，可见食管上口，并将胃镜轻轻插入；②双人法：助手站立于术者右后方，右手持操作部，左手托住镜身。术者右手执镜端约 20cm 处，左手示指、中指夹住镜端，右手顺前方插入，当进镜前端达环状软骨水平时，嘱病人做吞咽动作，即可通过环咽肌进入食管。当胃镜进入胃腔内时，要适量注气，使胃腔张开至视野清晰为止。

4．插镜过程中，护士应密切观察病人的反应，保持病人头部位置不动，当胃镜插入 15cm 到达咽喉部时，嘱病人做吞咽动作，但不可将唾液咽下以免呛咳，让唾液流入弯盘或用吸管吸出。如病人出现恶心不适，护士应嘱病人深呼吸，肌肉放松，如恶心较重，可能是麻醉不足，应重新麻醉。检查过程中应随时观察病人面色、脉搏、呼吸等改变，出现异常时立即停止检查并作相应处理。

5. 配合医生处理插镜中可能遇到的问题。①如将镜头送入气管，术者可看到环形气管壁，病人有明显呛咳，应立即将内镜退出，重新进镜；②如镜头在咽喉部打弯，病人会出现明显疼痛不适，术者可看到镜身，应把角度钮放松，慢慢将内镜退出重新插入；③插镜困难的原因可能是未对准食管入口或食管入口处的环咽肌痉挛等，应查明原因，切不可用力，必要时在镇静药物的辅助下再次试插；④当镜面被粘液血迹、食物遮挡时，应注水冲洗。

6. 镜端进入十二指肠后，在退镜同时逐段仔细观察胃肠腔的形态，胃肠壁及皱襞情况，粘膜、粘膜下血管、分泌物以及胃蠕动情况。对可疑病变部位摄像、取活组织，刷取细胞涂片及抽取胃液检查，以协助诊断。

7. 检查完毕退出胃镜时尽量抽气，防止腹胀，并手持纱布将镜身外粘附的粘液、血迹擦净。

【护理】

1. 术前护理

（1）向病人仔细介绍检查的目的、方法、如何配合及可能出现的问题，使病人消除紧张情绪，主动配合检查。

（2）仔细询问病史和体格检查，以排除检查禁忌证。

（3）检查前禁食8h，估计有胃排空延缓者，需禁食更长时间，有幽门梗阻者需先洗胃再检查。

（4）如病人过分紧张，可遵医嘱给予地西泮 5 ~ 10mg 肌注或静注。

（5）用物准备：①纤维胃、十二指肠镜检查仪器一套；②喉头麻醉喷雾器，无菌注射器及针头；③2% 利多卡因、地西泮、肾上腺素等药物；④其他用物如无菌手套、弯盘、牙垫、润滑剂、乙醇棉球、纱布、甲醛固定液标本瓶等。

2. 术后护理

（1）术后因病人咽喉部麻醉作用尚未消退，嘱其不要吞咽唾液，以免呛咳。麻醉作用消失后，可先饮少量水，如无呛咳可进食。当日饮食以流质、半流质为宜，行活检的病人应进温凉的饮食。

（2）检查后少数病人出现咽痛、咽喉部异物感，嘱病人不要用力咳嗽，以免损伤咽喉部粘膜。若病人出现腹痛、腹胀，可进行按摩，促进排气。检查后数日内应密切观察病人有无消化道穿孔、出血、感染等并发症，一旦发现及时协助医生处理。

（3）对内镜及有关器械彻底清洁、消毒，妥善保管，避免交叉感染。

五、纤维结肠镜检查术

纤维结肠镜检查主要用于诊断溃疡性结肠炎、肿瘤、出血、息肉等，并可行切除息肉、钳取异物等治疗。

【适应证】

1. 原因不明的慢性腹泻、便血及下腹疼痛。

2. 钡剂灌肠有可疑病变需进一步明确诊断者。

3. 原因不明的大便隐血持续阳性的下消化道出血。

4. 结肠癌术前诊断、术后随访，息肉摘除术后随访观察。

5. 需作止血及结肠息肉摘除等治疗者。

6. 大肠肿瘤普查。

【禁忌证】

1. 严重心肺功能不全、休克及精神病病人。

2. 腹主动脉瘤、急性弥漫性腹膜炎、肠穿孔者。

3. 肛门、直肠严重狭窄者。

4. 急性重度结肠炎，如重症痢疾、溃疡性结肠炎及憩室炎等。

5. 妊娠妇女。

【方法及配合】

1. 协助病人取膝胸卧位或左侧卧位，腹部放松并屈膝，嘱病人尽量在检查中保持身体不要摆动。

2. 术者先作直肠指检，了解有无肿瘤、狭窄、痔疮、肛裂等。助手将镜前端涂上润滑剂（一般用硅油，不可用液体石蜡）后，再嘱病人张口呼吸，放松肛门括约肌，以右手示指按住镜头，使镜头滑入肛门，此后按术者口令，遵照循腔进镜配合滑进，少量注气、适当钩拉、去弯取直、防襻、解襻等插镜原则逐渐缓慢插入肠镜。

3. 检查过程中，护士密切观察病人反应，如病人出现腹胀不适，可嘱其作缓慢深呼吸；如面色、呼吸、脉搏等异常应随时停止插镜，同时建立静脉通道以备抢救及术中用药。

4. 根据观察的情况可摄像、取活组织行细胞学等检查。

5. 检查结束退镜时，应尽量抽气以减轻腹胀。

【护理】

1. 术前护理

（1）给病人详细讲解检查的目的、方法、注意事项，解除其顾虑，取得配合。

（2）嘱病人检查前 2 ~ 3 天开始进少渣的半流质饮食，检查晨空腹。

（3）作好肠道准备。可采用泻剂-灌肠法或水泻法。①泻剂-灌肠法：检查前晚服蓖麻油 25 ~ 30ml，同时饮水 1 000ml，再于检查前 1h 用温开水 1 000ml 清洁灌肠 2 ~ 3 次，直至无粪渣排出为止；②水泻法：于检查前 2 ~ 3h 口服 50% 硫酸镁 50 ~ 60ml，同时在 20min 内饮水 1 000 ~ 1 500ml；或于 20 ~ 30min 内饮主要含氯化钠的洗肠液 3 000 ~ 4 000ml。水泻 3 ~ 5 次后，便可实施检查。甘露醇虽可有效导泻，但因在肠内被细菌分解，可产生易燃气体，如行高频电凝治疗有引起爆炸的危险，应特别注意。

（4）根据医嘱术前给予病人肌注或静注地西泮 5 ~ 10mg、哌替啶 50mg，由于此类药物会使病人对疼痛的反应性降低，在发生肠穿孔等并发症时腹部症状不明显，应特别注意。术前 5 ~ 10min 用阿托品 0.5mg 肌注或丁溴东莨菪碱 10mg 肌注。有青光眼或明显前列腺肥大者忌用阿托品。

2. 术后护理

（1）检查结束后，病人稍事休息，观察 15 ~ 30min 再离去。嘱病人注意卧床休息，作好肛门清洁。术后 3 天进少渣饮食。如行息肉摘除、止血治疗者，应给予抗菌治疗、半流质饮食和适当休息。

（2）注意观察病人腹胀、腹痛及排便情况。腹胀明显者，可行内镜下排气；观察粪便颜色，必要时行大便隐血试验，腹痛明显或排血便者应留院继续观察。如发现剧烈腹痛、腹胀、面色苍白、心率增快、血压下降、大便次数增多呈黑色，提示并发肠出血、肠穿孔，应及时处理。

（3）作好内镜的清洗消毒，妥善保管，避免交叉感染。

（叶美欣　高迎香　周亚丽）

第四章　内分泌系统疾病的护理

第一节　内分泌系统常见症状体征的护理

一、身体外形的改变

包括体形的变化和特殊体态，毛发的质地、分布改变，面容的变化以及皮肤粘膜色素沉着等。这些异常多与脑垂体、甲状腺、甲状旁腺、肾上腺或部分代谢性疾病有关。

体形是身体各部发育的外观表现，包括骨骼、肌肉的生长与脂肪分布的状态等。如在发育成熟前腺垂体功能亢进，体格可异常高大称巨人症；反之，垂体功能减退，体格可异常矮小，称为垂体性侏儒症。小儿患甲状腺功能减退时，可出现呆小症。患库欣综合征者可出现特殊体态，表现为向心性肥胖、满月脸、水牛背。

毛发的质地、分布改变表现为多毛、毛发稀疏和脱落、发质干燥变细。库欣综合征者由于肾上腺雄性激素分泌增多，病人可有多毛；甲状腺功能减退症病人可出现头发干燥稀疏、脆弱、睫毛和眉毛脱落（尤以眉梢为甚），男性胡须生长缓慢。

面容的变化可表现为眼球突出、满月脸、皮肤粗糙、颈部增粗等。

皮肤粘膜色素沉着：由于表皮基底层的黑色素增多，以致皮肤色泽加深称为色素沉着。肾上腺皮质疾病病人可表现为皮肤、粘膜色素沉着，尤以摩擦处、掌纹、乳晕、瘢痕处明显。

【护理评估】

（一）病史

评估引起身体外形改变的原因及发生的时间，有无伴随症状，治疗及用药情况。身体外形改变是否导致病人心理障碍，有无焦虑、自卑、抑郁、自我形象紊乱等。

（二）身体评估

包括体形、毛发、面容、皮肤变化的特征，有无突眼，甲状腺是否肿大，其大小是否对称，质地及表面有无结节，有无压痛和震颤，听诊有无血管杂音。

病人的全身情况，如生命体征、营养状况有无异常等。

（三）实验室及其他检查

包括垂体、甲状腺、甲状旁腺和肾上腺皮质等功能检测有无异常，胰岛素水平是否变化等。

【护理诊断】

自我形象紊乱　与疾病引起身体外形改变等因素有关。

【护理目标】

1. 病人的身体外形逐渐恢复正常。
2. 治疗后外观不能恢复时能接受身体外形的改变。

【护理措施】

1. 身体外形改变评价　观察病人外形的改变，如肥胖、消瘦、满月脸、水牛背，躯体和面部毛发增多，皮肤粘膜色泽改变以及身材高大或矮小等。

2. 提供心理支持 ①评估病人对其身体变化的感觉及认知，尊重病人需要有一段否认期来调节对身体外观改变的心理适应。鼓励和协助病人表达与其感觉、思考和看待自我的方式有关的感受。与病人交谈时语气应温和，耐心倾听病人的述说。②关注病人自卑、焦虑、抑郁等与身心相关的问题，给病人提供有关疾病的资料和患有相同疾病并已治疗成功的病人资料，使其明确治疗效果及病情转归，消除紧张情绪，树立自信心。如甲状腺肿大的病人通过药物或手术治疗后颈部增粗情况可好转，身体外观可得到改善。

3. 提供修饰技巧 指导病人改善自身形象，如甲亢突眼的病人外出可戴有色眼镜，以保护眼睛免受刺激；肥胖病人可穿着合体的衣着，恰当的修饰可以增加心理舒适和美感。

4. 促进病人社会交往 鼓励病人加入社区中的支持团体。教育家属和周围人群勿歧视病人，避免伤害其自尊。注意病人的行为举止，预防自杀行为的发生。

【护理评价】

1. 病人身体外观已得到改善。

2. 能接受身体外形改变的事实，积极配合治疗。

二、性功能异常

包括生殖器官发育迟缓或发育过早、性欲减退或丧失；女性月经紊乱、溢乳、闭经或不孕；男性阳痿，也可出现乳房发育。自儿童期起的腺垂体生长激素（GH）缺乏或性激素分泌不足可导致病人至青春期性器官仍不发育，第二性征缺如，男性表现为生殖器小，与幼儿相似，睾丸细小；女性表现为原发性闭经，乳房不发育。如青春期前开始的性激素或促性腺激素分泌过早、过多则表现为性早熟。

【护理评估】

（一）病史

评估病人性功能异常的发生过程，主要症状，性欲改变情况，女病人的月经及生育史，有无不育、早产、流产、死胎、巨大儿等，男病人有无阳痿。评估性功能异常对病人心理的影响，有无焦虑、抑郁、自卑等。

（二）身体评估

有无皮肤干燥、粗糙，毛发脱落、稀疏或增多；女性闭经溢乳，男性乳房发育；外生殖器的发育是否正常，有无畸形。

（三）实验室及其他检查

测定性激素水平有无变化。

【护理诊断】

性功能障碍与内分泌功能紊乱有关。

【护理目标】

1. 病人对性问题有正确的认识。

2. 性功能逐渐恢复，达到其希望中的性满足。

【护理措施】

1. 评估性功能障碍的型态 提供隐蔽舒适的环境和恰当的时间，鼓励病人描述目前的性功能、性活动与性生活型态，使病人可开放讨论其问题。

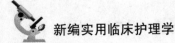

2. 专业指导 ①护士要接受病人讨论性问题时所呈现的焦虑，对病人表示尊重。支持病人询问使其烦恼的有关性爱或性功能方面的问题，给病人讲解所患疾病及用药治疗对性功能的影响，使病人积极配合治疗。②提供可能的信息咨询服务，如专业医师、心理健康顾问、性咨询门诊等。③鼓励病人与配偶交流彼此的感受，并一起参加性健康教育及阅读有关性教育的材料。④女性病人若有性交疼痛，可建议使用润滑剂。

【护理评价】

1. 病人明确其性功能障碍与疾病本身有关，能正确对待性问题。
2. 性功能逐渐恢复，能采取恰当的方式进行性生活，达到其希望中的性满足。

三、进食或营养异常

营养状态是根据皮肤、毛发、皮下脂肪、肌肉的发育情况综合判断的。多种内分泌代谢性疾病可有进食或营养异常，表现为食欲亢进或减退、营养不良或肥胖。如糖尿病病人烦渴多饮，善饥多食；甲状腺功能亢进症病人食欲亢进，体重减轻；肥胖症病人体内脂肪过多积聚而超重。

四、疲乏

疲乏为一种无法抵御的持续的精力衰竭感，以及体力和脑力的下降。疲乏是一非特异性症状，也是内分泌代谢性疾病的常见伴随症状。可通过询问病人从事日常活动的能力有无改变，是否感觉疲乏无力或睡眠时间延长等评估病人的体力水平。如甲状腺功能亢进症病人常疲乏无力伴体重减轻；甲状腺功能减退症、库欣综合征、肥胖症病人也可出现体力减退。

五、排泄功能异常

排泄对维持机体的体液、电解质和营养的平衡至关重要。内分泌系统功能改变常可影响排泄型态，如多尿是糖尿病的典型症状之一；多汗、排便次数增多且含不消化食物可见于甲状腺功能亢进症；便秘则多见于甲状腺功能减退症病人。

六、疼痛

疼痛是个体经受或叙述有严重不适和不舒服的感觉。痛风病人由于尿酸盐结晶形成、沉积使受累关节剧痛，常于午夜惊醒。骨质疏松症者由于骨质流失严重而致全身骨骼酸痛，尤以腰背部为甚。

（王美）

第二节　糖尿病

糖尿病是一种常见的内分泌.代谢疾病，是由多种原因引起胰岛素分泌或作用的缺陷，或者两者同时存在而引起的以慢性高血糖为特征的代谢紊乱。除碳水化合物外，尚有蛋白质、脂肪代谢紊乱和继发性水、电解质代谢紊乱。久病可引起多系统损害，导致眼、肾、神经、心脏、血管等组织的慢性进行性病变，引起功能缺陷及衰竭。重症或应激时可发生酮症酸中毒、高渗性昏迷等急性代谢紊乱。

糖尿病的患病人数正随着人口老化、生活方式的改变和生活水平的提高，以及诊疗技术的提高而迅速增加。我国 1996 年按 WHO 标准对全国 11 省市 20~75 岁 42751 人进行流行病学调查，结果发现糖尿病患病率为 3.21%，糖耐量减低（IGT）患病率为 4.76%。WHO1997 年报告，全世界约有 1.35 亿糖尿病病人，预测到 2025 年将上升到 3 亿。糖尿病已成为严重威胁人类健康的世界性公共卫生问题。

糖尿病有二种型态：

（1）胰岛素依赖型糖尿病；

（2）非胰岛素依赖型糖尿病。

胰岛素依赖型糖尿病，又称幼年型糖尿病，多为幼年期发病，且容易引起酮病，和自体免疫有关，因为是胰岛 β 细胞功能衰竭所引起的，所以终身需外来的胰岛素补充本身的缺乏或不足。

非胰岛素依赖型糖尿病，又称成人型糖尿病，多发生于 40 岁以上的肥胖病人，少发生酮病，可能和遗传有关，但胰岛 β 细胞仍有功能，只是有释放缺陷或周围对其有抑制性，不一定需要外来的胰岛素。

【治疗要点】

目前强调，糖尿病应坚持早期、长期、综合治疗及治疗方法个体化的原则。具体治疗措施以适当的运动锻炼和饮食治疗为基础，根据病情结合药物治疗。

（一）饮食治疗

饮食治疗的目的在于维持标准体重，保证未成年人的正常生长发育，纠正已发生的代谢紊乱，使血糖、血脂达到或接近正常水平。饮食治疗对年长者、肥胖型病例、少症状的轻型病人是主要的治疗措施，对重症和 1 型糖尿病病人更应严格控制饮食，严格执行饮食计划并长期坚持。

（二）体育锻炼

参加适当的文娱活动、体育运动和体力劳动，可促进糖的利用，减轻胰岛负担，使血糖下降，为本病有效疗法之一。应根据病人年龄、性别、体力、病情及有无并发症等不同条件，循序渐进和长期坚持。若有心、脑血管疾患或严重微血管病变者，应按具体情况安排。

（三）口服药物治疗

主要包括磺脲类和双胍类。近来已有第 3 类 α 葡萄糖苷酶抑制剂以及第 4 类胰岛素增敏剂供临床使用。

1. 磺脲类口服降糖药（SUs）　此类药物通过作用于胰岛 B 细胞表面的受体促进胰岛素释放。其降血糖作用有赖于尚存在相当数量（30% 以上）有功能的胰岛 B 细胞组织。主要适应证是：2 型糖尿病病人应用饮食治疗和体育锻炼不能使病情获得良好控制；已应用胰岛素治疗，其每日用量在 20~30U 以下；对胰岛素抗药性或不敏感，胰岛素每日用量虽超过 30U，亦可试加用 SUs 类药。本类药不适用于 1 型糖尿病病人、2 型糖尿病病人合并严重感染、酮症酸中毒、高渗性昏迷、进行大手术者、伴有肝肾功能不全以及合并妊娠的病人。SUs 有多种，第一代药物有甲苯磺丁脲（D-860）、氯磺丙脲、醋磺己脲、妥拉磺脲等。第二代药物有格列本脲（优降糖）、格列吡嗪（吡磺环己脲）、格列齐特（甲磺吡脲）、格列波脲（甲磺冰脲）和格列喹酮等。治疗应从小剂量开始，甲苯磺丁脲通常每次口服 0.5~1.0g，每日 3 次，于 3 餐前服。第二代药物如格列本脲 2.5mg，于早餐前半小时口服，根据尿糖和血糖测定结果，按治疗需要每数天增加剂量1次，或改为早、晚餐前两次服药，直至病情取得良好控制，此药最大剂量不超过15mg/d。年老者宜尽量用短、中效药物，以减少低血糖的发生。

2. 双胍类 此类药物可增加肌肉等外周组织对葡萄糖的摄取和利用，加速无氧糖酵解，抑制糖原异生及糖原分解，降低糖尿病时的高肝糖生成率。双胍类药物对正常人无降血糖作用。单独应用不引起低血糖，与SUs合用则可增强其降糖作用。双胍类是肥胖或超重的2型糖尿病病人第一线药物。常用药物有甲福明（二甲双胍），剂量为500~1500mg/d，分2~3次口服，最大剂量不超过2g/d。由于双胍类药物促进无氧糖解，产生乳酸，在肝肾功能不全、低血容量性休克或心力衰竭等缺氧情况下，易诱发乳酸性酸中毒，故忌用于上述情况，对年老病人应小心使用。

3. α葡萄糖苷酶抑制剂：有阿卡波糖（拜糖平）、优格列波糖（倍欣）。通过抑制小肠粘膜上皮细胞表面的α葡萄糖苷酶而延缓碳水化合物的吸收，降低餐后高血糖。

4. 噻唑烷二酮（TZD）TZD也称格列酮类药物，主要作用是增强靶组织对胰岛素的敏感性，减轻胰岛素抵抗，故被视为胰岛素增敏剂。

（四）胰岛素治疗

1. 适应证 1型糖尿病；糖尿病酮症酸中毒、高渗性昏迷和乳酸性酸中毒伴高血糖时；合并重症感染、消耗性疾病、视网膜病变、肾病、神经病变、急性应激状态如急性心肌梗死、脑血管意外等；伴发病需外科治疗的围手术期；妊娠和分娩；2型糖尿病经饮食及口服降糖药治疗未获得良好控制；全胰腺切除引起的继发性糖尿病。

2. 制剂类型按作用快慢和维持作用时间，胰岛素制剂可分为速（短）效、中效和长（慢）效三类。此外，尚有胰岛素"笔"型注射器，使用预先装满胰岛素的笔芯，使用时不必抽吸和混合胰岛素。胰岛素笔可以用短效、中效或预混胰岛素，使用方便，便于携带。

3. 使用原则和剂量调节 胰岛素的应用应在一般治疗和饮食治疗的基础上进行。对2型糖尿病病人，可选中效（NPH或慢胰岛素锌混悬液）胰岛素，每天早餐前半小时皮下注射1次，开始剂量为4~8U，根据血糖和尿糖结果来调整，直至达到满意控制。1型糖尿病病人如按上述方法治疗仍未得到良好控制者，需要采用强化胰岛素治疗方案：①早餐前注射中效和速效胰岛素，晚餐前注射速效胰岛素，夜宵前注射中效胰岛素；②早、午、晚餐前注射速效胰岛素，夜宵前注射中效胰岛素；③早、午、晚餐前注射速效胰岛素，早餐前同时注射长效胰岛素，或将长效胰岛素分两次于早、晚餐前注射，全日量不变。采用强化胰岛素治疗或在2型糖尿病病人应用胰岛素时，均要注意低血糖反应和低血糖后的反应性高血糖。

人工胰由血糖感受器、微型电子计算机和胰岛素泵组成。血糖感受器能敏感地感知血糖浓度的变化，将信息传给电子计算机，指令胰岛素泵输出胰岛素，模拟胰岛B细胞分泌胰岛素的模式。由于技术和经济上的原因，还未广泛应用。

（五）胰腺和胰岛移植

成功的胰腺或胰岛移植可纠正代谢异常，并可望防止糖尿病微血管病变的发生和发展。胰腺移植因其复杂的外分泌处理和严重并发症而受到限制，尚处在临床实验阶段。

（六）糖尿病合并妊娠的治疗

饮食治疗原则同非妊娠者，总热量每日每公斤体重159kJ（38kcal），蛋白质为

1.5~2.0g/（kg·d），碳水化合物约250g/d。整个妊娠期间监测血糖水平、胎儿的生长发育及成熟情况。单纯饮食控制不佳者应采用短效和中效胰岛素，忌用口服降糖药物。由于孕36周前早产婴死亡率较高，38周后胎儿宫内死亡率增高，因此妊娠32~36周时宜住院治疗直至分娩，必要时进行引产或剖腹产。产后注意新生儿低血糖症的预防和处理。

（七）糖尿病酮症酸中毒的治疗

1. 输液 输液是抢救DKA首要的、极其关键的措施。由于在本症中常伴有血浆渗透压升高，通常使用生理盐水，补液量和速度视失水程度而定。如病人无心力衰竭，开始时补液速度应快，在2h内输入1 000~2 000ml，以便迅速补充血容量，改善周围循环和肾功能，以后根据血压、心率、尿量、末梢循环情况、中心静脉压等决定输液量和速度。从第3至第6小时约输1 000~2 000ml。第1个24h输液总量约4 000~5 000ml，严重失水者可达6 000~8 000ml。如治疗前已有低血压或休克，快速输液不能有效升高血压，应输入胶体溶液并采取抗休克措施。由于初治期血糖浓度已很高，不能给葡萄糖液，当血糖降至13.9mmol/L（250mg/dl）时改输5%葡萄糖液，并加入速效胰岛素。

2. 胰岛素治疗 通常采用小剂量（速效）胰岛素治疗方案（每小时每公斤体重0.1U），将速效胰岛素加入生理盐水中持续静滴。当血糖降至13.9mmol/L（250mg/dl）时，改输5%葡萄糖液并加入速效胰岛素（按每3~4g葡萄糖加1U胰岛素计算）。尿酮体消失后，根据病人尿糖、血糖及进食情况调节胰岛素剂量，或改为每4~6h皮下注射胰岛素1次。然后恢复平时的治疗。

3. 纠正电解质及酸碱平衡失调：轻症病人经输液和胰岛素治疗后，酸中毒可逐渐纠正，不必补碱。当血 pH < 7.1 或血碳酸氢根降至 5mmol/L（相当于 CO_2 结合力4.5~6.7mmol/L），给予碳酸氢钠50mmol/L，可用5%碳酸氢钠384ml，用注射用水稀释成1.25%溶液静滴。如血 pH > 7.1 或碳酸氢根 > 10mmol/L（相当于 CO_2 结合力11.2~13.5mmol/L），无明显酸中毒大呼吸，可暂不予补碱。在纠正代谢紊乱过程中，代谢性酸中毒也会得到改善和纠正。DKA病人体内存在不同程度缺钾，如治疗前血钾水平低于正常，开始治疗时即应补钾，开始的 2~4h 通过静脉输液每小时补钾约13~20mmol/L（相当于氯化钾 1.0~1.5g）。如治疗前血钾正常，每小时尿量在40ml以上，可在输液和胰岛素治疗的同时即开始补钾。如每小时尿量少于30ml，暂缓补钾，待尿量增加后再补。治疗前血钾水平高于正常，暂不应补钾。在整个治疗过程中需定时监测血钾水平，并结合心电图、尿量调整补钾量和速度。

4. 防治诱因和处理并发症，包括休克、严重感染、心力衰竭、心律失常、肾衰竭、脑水肿、急性胃扩张等。

（八）高渗性非酮症糖尿病昏迷的治疗

治疗上大致与酮症酸中毒相近。病人有严重失水时，应积极补液。无休克者目前多主张先用等渗溶液，如治疗前已有休克，宜先输生理盐水和胶体溶液尽快纠正休克。输液的同时给予小剂量胰岛素治疗，以每小时每公斤体重0.1U的速度静滴。当血糖降至16.7mmol/L（300mg/dl）时，改用5%葡萄糖溶液并加入速效胰岛素（每3~4g葡萄糖加1U胰岛素），根据尿量补钾。积极消除诱因和治疗各种并发症，如感染、心力衰竭、心律失常、肾衰竭等。病情稳定后，根据病人血糖、尿糖及进食情况给予皮下注射胰岛素，

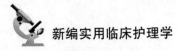

然后转为常规治疗。

【护理评估】

（一）健康史

1. 1型糖尿病

（1）遗传易感性：指遗传患糖尿病的几率。单卵双胎发病的一致性达50%。DQ分子为糖尿病易感性的测定因子。

（2）环境因素：病毒感染是最主要的环境因子。

（3）免疫因素：有遗传易感性的个体，当环境因素作用于机体时，通过白介素－1（IL-1）等介导操作B细胞。

2. 2型糖尿病

（1）遗传易感性：2型糖尿病是一种多基因突变病，存在着遗传异质性（即不同患病因素出现高血糖），单卵双胎发病率一致可达90%。

（2）环境因素：高热量饮食、体力活动减少将导致肥胖，形成胰岛素抵抗。

（3）胰岛素抵抗：靶细胞对胰岛素的敏感性降低，同时出现代偿性高胰岛素血症，但血糖水平仍持续增高。

（4）葡萄糖毒：高血糖直接抑制内源性胰岛素分泌，称葡萄糖毒。

总之，环境因素作用于有遗传易感性的个体、产生高血糖症胰岛素抵抗是重要的病理生理环节之一。

（二）身心状况

糖尿病有四个主要特征——三多（喝多、尿多、吃多）及体重减轻。但又因种类不同（依赖型、非依赖型），而有所差异，详细解说如下：

1. 胰岛素依赖型糖尿病（幼年型糖尿病）：

（1）大多数是急性发作。

（2）体重减轻、虚弱。

（3）多尿、烦渴、贪食。

（4）易发生酮病（Ketosis）。

2. 非胰岛素依赖型糖尿病（成人型糖尿病）：

（1）慢性发作，开始是无症状或只是轻微的症状，且80%多为体重过重。

（2）疲倦、饭后昏昏欲睡。

（3）女性外阴瘙痒、夜尿。

（4）视力模糊。

（5）伤口愈合差。

（6）感染的抵抗力降低。

（7）血糖高。

（8）体重减轻。

（9）阳痿、神经性膀胱。

（10）肌肉痉挛。

（三）诊断检查

1. 尿糖测定　肾糖阈正常的情况下，当血糖达到8～10mmol/L时，尿糖出现阳性。

尿糖阳性为诊断糖尿病的重要线索，但尿糖阴性不能排除糖尿病的可能。当肾糖阈升高时，虽血糖升高而尿糖可呈阴性。反之，当肾糖阈降低时（如妊娠），虽然血糖正常，尿糖可呈阳性。

2. 血糖测定　空腹及餐后2h血糖升高是诊断糖尿病的主要依据。血糖测定又是判断糖尿病病情和控制情况的主要指标。目前多采用葡萄糖氧化酶法测定。抽静脉血或取毛细血管血，可用血浆、血清或全血。静脉血浆测定，空腹血糖正常范围为 3.9 ~ 5.6mmol/L（70 ~ 100mg/dl）。

3. 葡萄糖耐量试验

（1）口服葡萄糖耐量试验（OGTT）适用于有糖尿病可疑而空腹或餐后血糖未达到诊断标准者。WHO 推荐成人口服75g 葡萄糖；儿童为每公斤体重1.75g，总量不超过75g。OGTT 方法：清晨进行，禁食至少10h。试验前3天每日进食碳水化合物量不可少于200g，试验日晨空腹取血后将葡萄糖溶于 250 ~ 300ml 水中，于 5min 内服下，服后 30、60、120 和 180min 取静脉血测血浆糖。

（2）静脉注射葡萄糖耐量试验（IVGTT）适用于胃切除后、胃空肠吻合术后、吸收不良综合征，或作为评价葡萄糖利用的临床研究手段。静注 50% 葡萄糖液，剂量按每公斤体重0.5g 计算，2 ~ 3min 注完。以开始注射至注完之间的任何时间为零点，每 5min 取静脉血验血糖 1 次，共60min。将血浆葡萄糖值绘在半对数纸上，横坐标为时间，计算从某一血糖值下降到其一半时的时间作为 $T_{1/2}$，再按公式 $K = 0.69/T_{1/2} \times 100$ 算出 K 值。正常人 $K \geqslant 1.2$，糖尿病病人 $K < 0.9$。

4. 糖化血红蛋白 A_1 和糖化血浆清蛋白测定　糖化血红蛋白 A_1（$GHbA_1$）测定可反映取血前 4 ~ 12 周血糖的总水平，可以补充空腹血糖只反映瞬时血糖值的不足，成为糖尿病控制情况的监测指标之一。人血浆清蛋白也可与葡萄糖发生非酶催化的糖基化反应而形成果糖胺（FA），其形成的量与血糖浓度有关。FA 测定可反映糖尿病病人近 2 ~ 3 周内血糖总的水平。亦为糖尿病病人近期病情监测的指标。

5. 血浆胰岛素和 C-肽测定　血浆胰岛素和 C-肽水平测定有助于了解胰岛 B 细胞功能（包括储备功能）。

6. 其他　病情已控制的糖尿病病人，可伴随有高甘油三酯血症、高胆固醇血症、高密度脂蛋白胆固醇（HDL-ch）降低等血液生化指标的变化。

【护理诊断】

1. 营养失调——低于机体需要量　与胰岛功能障碍有关。

2. 个人应对无效　与血糖升高有关。

3. 执行治疗无效　与知识缺乏有关。

4. 有感染的危险　与机体抵抗力下降有关。

5. 焦虑　与血糖控制差有关。

6. 潜在并发症　低血糖反应，酮症酸中毒。

【护理目标】

1. 病人体重恢复正常水平并保持稳定，血糖正常或趋于正常水平。

2. 不发生感染或发生感染时被及时发现和处理。

3. 未发生酮症酸中毒、高渗性昏迷或发生酮症酸中毒和高渗性昏迷时被及时发现和

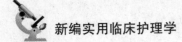

处理。

4. 增进自我照顾能力。

5. 保持愉快的生活。

【护理措施】

（一）安排安全和舒适的环境

糖尿病病人易受感染而且感觉异常，容易受伤，所以护理人员应该给予安排安全和舒适的环境。

1. 移开危险性物品。

2. 病房环境的布置尽量简单、整齐，床旁桌椅摆好，尖锐的桌角以胶布粘贴，以免病人碰伤。

3. 避免给予过烫的物品。

（二）使用胰岛素制剂和降血糖药应注意事项

糖尿病不是每一个病人都需要使用胰岛素制剂，有的病人只要饮食或饮食合并降血糖药物即可控制，但这些病人可能在生病、怀孕、感染等某些压力下，使用胰岛素制剂。

胰岛素可依开始作用时间、持续时间、作用强度分为：短效胰岛素，中效胰岛素和长效胰岛素三种。

使用胰岛素制剂病人应注意事项：

1. 使用胰岛素时，注意外观（混浊变不混浊）及效力（保存于5℃可存放5年）。

2. 注射器须排气。

3. 须等消毒皮肤的酒精干了之后才注射，以免酒精带入，改变胰岛素的药效。

4. 使用混合胰岛素时，先抽 RI 再抽混浊的中效胰岛素（NPH）。

5. 胰岛素保存在室温，若已经冷冻，则使用前，需放置于室温下，冰冷的胰岛素易使肌肉萎缩。

6. 胰岛素应注射在脂肪深层或脂肪和肌肉之间，若皮下组织少时，则采用45°角打入并打入针头 3/8 或 1/2，而若有大片皮下组织，则采用90°角打入胰岛素。

7. 注射位置应更换，避免打同一部位，以免吸收不良，可注射部位为手臂、大腿、臀部和腹部，注射时可采用顺时针或逆时针进行，并使用胰岛素注射记录单。

8. 避免胰岛素疗法的并发症：

（1）局部过敏

1）原因及特征：可能是对胰岛素内的蛋白质或冷藏或注射位置不当引起的，特征为红肿、疼痛、烧灼感并伴有结节产生。

2）治疗：改用较纯的胰岛素（猪和人的胰岛素较接近），或给予抗组织胺剂，不过，通常几天或几星期后会好转。

（2）脂肪营养不良

1）原因及特征：脂肪营养不良就是脂肪的新陈代谢障碍，有肥大（易发生于小孩和成人男性）和萎缩（易发于小孩和妇女）两种情形，发生的原因不外乎三种：①冰冷的胰岛素；②重复注射同一部位；③注射深度不当（直接打入脂肪），临床上可见局部肿块，状似肿瘤，或皮下脂肪萎缩，形成凹陷。

2）治疗：采用纯的胰岛素、经常更换注射位置及适当的注射深度。

（3）胰岛素抗药性

1）原因和特征：所谓胰岛素抗药性，就是每天需使用＞200单位胰岛素，才能维持正常血糖；其原因可能是病人血中有胰岛素抗体，以致必须使用大量的胰岛素，才能维持正常血糖值。

2）治疗：给予纯的胰岛素，若仍然无效，则给予甾族化合物激素或口服降血糖药。

（4）全身过敏反应

1）特征：过敏反应不一，计有荨麻疹、血管水肿、休克等等。

2）治疗：脱敏法，以微量胰岛素脱敏，但可先用抗组织胺剂或类固醇制剂缓解急症。

（5）低血糖症又称胰岛素休克（InsulinShock），是最严重的并发症，重者会休克而死。

使用口服降血糖药应注意事项：

口服降血糖药适用于下列二种情形：

1. 饮食治疗失败的非胰岛素依赖型、非酮病糖尿病人。

2. 不想用胰岛素治疗或只需小剂量胰岛素治疗的病人。

口服降血糖药——磺脲类。磺脲类分长效、中效、短效，其作用时间各不同，如，甲糖宁（Orinase）（短效）、氯磺丙脲（Diabinese）（长效），乙酰苯磺酰环己脲（Dymelor）（中效）、甲磺吖庚脲（Tolinase）（中效），但其作用均是刺激胰岛素分泌。

应注意事项：

1. 监测尿糖和血糖。

2. 避免心血管疾病，注意心脏疾病的症状。

3. 若发生下列两种情形得改用胰岛素，以免发生危险：

（1）手术、发热、感染或情绪压力增加。

（2）口服药物无法控制尿糖、血糖时。

4. 密切观察并发症的症状　观察生命征象、皮肤、呼吸、意识状态，避免发生低血糖、毒性反应（恶心、呕吐、呼吸困难）、抗利尿激素失调综合症。

（三）给予精神支持

糖尿病属于慢性疾病，且又侵犯多种系统，使得病人痛苦不堪，再加上得长期饮食控制或服用药物或胰岛素治疗，使病人压力、焦虑增加，所以应随时鼓励病人，给予精神上的支持，使病人能愉快、平静的面对生活。

1. 鼓励家属、朋友主动关心病人，给予精神支持。

2. 给予病人倾诉的机会和时间。

3. 对于治疗的目的、过程、原因，尽可能解释清楚。

4. 采取同情心倾听。

（四）预防并发症发生

1. 低血糖症的护理：

（1）注意意识变化。

（2）注意是否盗汗。

（3）给予口服方糖、橙汁，必要时由静脉注射50%葡萄糖。

（4）维持病人身体舒适。

（5）指导病人早期发现症状。

（6）指导病人随身携带糖果，以备不时之需。

（7）指导病人外出时应携带识别卡，上写明姓名、住址、病名、是否使用胰岛素。

2. 糖尿病酮症酸中毒的护理：

（1）密切观察病人的生命征象，注意呼吸型态的变化以及是否有呼吸困难现象。

（2）详细记录输入量和输出量、体重、中心静脉压，以早期发现液体失衡现象。

（3）观察是否有电解质失衡或脱水现象。

（4）给予胰岛素：最初 24 小时约需给予 RI 200U，通常首次剂量为 50U 皮下注射，50U 由静脉注射给予。

（5）观察 EKG 的变化（高血钾、低血钾均会造成 EKG 变化，高血钾：p 波消失或 T 波上升或 QRS 变形；低血钾：T 波平或倒置，或 Q～T 期延长）。

（6）保持病人呼吸道通畅，并将头部侧放，以免呕吐时，造成吸入。

（7）纠正水分和电解质失衡：

1）输入生理盐水；通常在最初 24 小时内应补充 4000～8000ml。

2）补充钾，每小时 20mEq/L。以后则根据 EKG 变化及血钾浓度调整剂量。

（8）避免感染：

1）以无菌技术处理各种静脉导管和导尿管。

2）观察感染的症状——发热、白细胞上升。

3）观察静脉炎、尿道感染的临床特征：

①静脉炎：注射口有脓、注射血管沿线有红热线条出现。

②尿道感染：尿液有沉淀物、臭味，尿液分析、尿中白细胞上升，且尿液培养有细菌 10^5 以上。

（9）注意病人安全（昏迷、躁动病人应给予床栏保护）。

（10）意识不清病人应协助 q2h 翻身，以保持皮肤完整性。

（11）意识恢复病人，视其情形，协助病人活动。

（12）健康教育：

1）重新评估病人的胰岛素的注射方法、位置、剂量、尿液检查法，找出问题后，针对问题再指导。

2）指导就医的症状。

3）指导病人定期追踪并按时使用胰岛素。

3. 高血糖高渗透压非酮性昏迷（HHNK）的护理：

（1）密切观察生命征象和意识状态。

（2）监测脱水、电解质失衡症状：

1）立即由静脉输入 0.45% 食盐水溶液，每小时 500～1 000ml，若 Na^+ 在 130mEq/L 以下，血压太低，则给予 0.9% 生理盐水溶液外，应同时输入血浆扩充剂。

2）详细记录输入量、输出量、体重、中心静脉压。

（3）由静脉注入 RI10～40U。在最初 24～48 小时内，血糖不可降到低于 250mg%，应每 2～3 小时检查血糖一次，以调整胰岛素的量。

（4）观察病人的神经征象：反射亢进、惊厥等。

（5）采用无菌换药技术及导管护理，以预防感染。

（6）给予病人舒适安全的环境：床单保持平整并拉起床栏以保护病人安全。

（7）q2h 翻身，维持皮肤完整性。

（8）病人皮肤干燥，应给予甘油加水（1:1）涂擦唇部，并用婴儿油涂抹皮肤，以增进病人舒适。

（五）健康教育

糖尿病是种慢性的终生疾病，病人的自我照顾是重要的一环，所以教导病人疾病的概念及如何照顾自己，是不可忽略的。健康教育对象除了病人本身外，还应包括亲人及家属，甚至公共卫生护士也应参与，以便做到完整的持续性护理。

1. 饮食

（1）适时进餐，避免进食时间延迟或提早。

（2）教导病人判读并熟悉食物换算表，并加以应用。

（3）避免吃浓缩的碳水化合物。

（4）避免不适量进食或吃大餐。

（5）避免饮用酒精类饮料。

（6）避免酒精和氯磺丙脲（Diabinese）合并使用，以免发生严重的类似戒断反应（Antabuse – like reaction，即脸色潮红、呼吸加快、心跳加快）。

（7）定期量体重并维持适当体重。

（8）指导记录每天的进食量、尿液检查、血糖检查、运动量和药物。

（9）使用胰岛素制剂的病人，若运动量增加时，应增加额外食物，因为此时用在耗能的食物增加，以致没有过多的血糖和胰岛素反应，容易形成胰岛素过量，造成胰岛素休克。

（10）避免食用高胆固醇、高脂肪食物，以免加快动脉硬化的速度。

2. 胰岛素的使用法

（1）指导轮换使用胰岛素注射位置的重要性及方法。

（2）教导所使用胰岛素的作用时间。

（3）指导病人熟记使用胰岛素应注意事项。

（4）指导胰岛素反应的紧急处理。

（5）外出时必须携带识别卡。

（6）出外旅行仍应按时注射胰岛素及备有糖果、方糖等。

3. 尿液检查

（1）指导病人正确的尿液检查方法：

1）检查前先解尿丢弃。

2）喝一杯水。

3）30 分钟后解尿，取中段尿。

（2）教导病人不可使用变质的试纸或为节省试纸而任意剪裁试纸。

4. 急性并发症的症状。

5. 足部护理

（1）定期检查足部的皮肤，以早期发现茧、鸡眼、裂缝、水泡、红肿、擦伤、溃疡、灰指甲不正常等现象。

（2）促进足部血液循环。

1）以温水浸泡双脚，但时间不可过长。

2）冬天应注意保暖，避免长期暴露于冷空气中。

3）以润滑液按摩足部，（由下往上）。

4）避免穿过紧的长裤，（尤其应避免裤脚有松紧带的长裤）。

5）坐着时，避免两脚交叉。

6）利用运动，促进血液循环。

7）保持足部清洁干燥，避免浸软皮肤。

8）选择合适的鞋袜，并避免受压。

9）严禁抽烟，因尼古丁会使血管收缩，造成足部血液循环减少。

10）避免足部受热、化学品伤害：

6. 身体清洁

（1）每天洗澡，但不可用过热的水，以免烫伤。

（2）女病人阴部容易瘙痒，指导小便后以温水清洗，以减轻不适。

（3）阴部及脚趾皮肤避免潮湿，应随时保持干燥。

7. 休息和运动　运动可以促进新陈代谢，加强碳水化合物的利用，因而减少身体对胰岛素的需要量，所以运动对糖尿病病人是重要且具有治疗效果的。

（1）依病人喜爱和能力，和病人共同计划有规律的运动。

（2）鼓励肥胖病人勤加运动。

（3）多加额外食物，以免运动时，发生低血糖现象。

（4）适当的休息：睡眠时间因人而异，以能够恢复精神为原则。

【护理评价】

1. 病人血糖控制在正常范围。

2. 病人及家人能认识和接受糖尿病饮食。

3. 病人及家人能按照医生的医嘱接受降糖药物治疗。

4. 病人及家人能正确服用口服降糖药，了解用药注意事项。

5. 病人及家人能掌握测尿糖、血糖、胰岛素注射等技术。

6. 病人及家人知道低血糖的反应及紧急处理方法。

7. 病人和家人通过对糖尿病的学习，认识得到提高，配合医嘱安排好个人的日常生活。

（王美　宋宁　段素梅）

第三节　甲状腺功能亢进症

甲状腺机能亢进症是一种新陈代谢速率（BMR）异常增高的疾病，其整个甲状腺通常都会明显地增生，大小可增加 2～3 倍；罹患此症的女性比男性多 5 倍，其 BMR、体重、身高、心脏血管、呼吸、胃肠道、中枢神经、肌肉均有异常，且好发生于 20～40 岁之间以及情绪创伤、感染、压力大或其他有内分泌不平衡者。

【治疗要点】

（一）一般治疗

适当休息和各种支持疗法，补充足够热量和营养，以纠正本病引起的消耗。精神紧张不安、失眠者可给予苯二氮卓类镇静剂。

（二）甲状腺功能亢进症的治疗

包括药物治疗、放射性碘治疗及手术治疗三种，各有其优缺点。

1. 抗甲状腺药物治疗

（1）适应证 ①病情轻、甲状腺轻度至中度肿大者；②年龄在 20 岁以下，或孕妇、年迈体弱或合并严重心、肝、肾疾病等而不宜手术者；③术前准备；④甲状腺次全切除术后复发而不宜用^{131}I 治疗者；⑤作为放射性^{131}I 治疗前后的辅助治疗。

（2）常用药物 常用的抗甲状腺药物分为硫脲类和咪唑类两类。硫脲类有甲硫氧嘧啶（MTU）及丙硫氧嘧啶（PTU）；咪唑类有甲巯咪唑（MM，他巴唑）和卡比马唑（CMZ、甲亢平）。其作用机制在于抑制甲状腺内过氧化酶系，抑制碘离子转化为新生态碘或活性碘。从而抑制 TH 的合成。PTU 还有阻滞 T_4 转变为 T_3 以及改善免疫监护等功能。故严重病例或甲状腺危象时作为首选用药。

（3）剂量与疗程 长期治疗分初治期、减量期及维持期，按病情轻重决定剂量。初治期：MTU 或 PTU300 ~ 450mg/d，或者 MM 或 CMZ30 ~ 40mg/d，分 2 ~ 3 次口服，至症状缓解或血 TH 恢复正常即可减量。减量期：约 2 ~ 4 周减量一次，MTU 或 PTU 每次减 50 ~ 100mg，MM 或 CMZ 每次减 5 ~ 10mg，直至症状完全消失，体征明显好转再减至最小维持量。维持期：MTU 或 PTU50 ~ 100mg/d，MM 或 CMZ 为 5 ~ 10mg/d，维持 1.5 ~ 2 年。必要时还可在停药前将维持量减半。疗程中除非有较严重的反应，一般不宜中断，并定期随访疗效。

2. 其他药物治疗

（1）复方碘口服溶液：仅用于术前准备和甲状腺危象。

（2）β 受体阻滞剂：用于改善甲亢初治期的症状，近期疗效好。可与碘剂合用于术前准备，也可用于^{131}I 治疗前后及甲状腺危象时。

3. 放射性^{131}I 治疗

（1）适应证：①中度甲亢、年龄在 25 岁以上者；②对抗甲状腺药有过敏等反应而不能继续使用，或长期治疗无效，或治疗后复发者；③合并心、肝、肾等疾病不宜手术，或术后复发，或不愿手术者；④某些高功能结节者；⑤非自身免疫性家族性毒性甲状腺肿者。

（2）禁忌证：①妊娠、哺乳期妇女；②年龄在 25 岁以下者；③严重心、肝、肾功能衰竭或活动性肺结核者；④外周血白细胞在 $3 \times 10^9/L$ 以下或中性粒细胞低于 $1.5 \times 10^9/L$ 者；⑤重症浸润性突眼症；⑥甲状腺危象；⑦甲状腺不能摄碘者。

（3）并发症：①甲状腺功能减退，分暂时性和永久性甲减两种，早期由于腺体破坏，后期由于自身免疫反应所致；②放射性甲状腺炎，见于治疗后 7 ~ 10 天，个别可诱发危象；③可能导致突眼恶化。

4. 手术治疗：甲状腺次全切除术的治愈率可达 70% 以上，但可引起多种并发症。

（1）适应证：①中、重度甲亢，长期服药无效，停药后复发，或不愿长期服药者；②甲状腺巨大，有压迫症状者；③胸骨后甲状腺肿伴甲亢者；④结节性甲状腺肿伴甲亢者。

（2）禁忌证：①较重或发展较快的浸润性突眼者；②有较严重心、肝、肾、肺等并发症，不能耐受手术者；③妊娠早期（第3个月前）及晚期（第6个月后）；④轻症可用药物治疗者。

（3）并发症：可发生创口出血、呼吸道梗阻、感染、甲状腺危象、喉上与喉返神经损伤、暂时性或永久性甲状旁腺功能减退、甲状腺功能减退及突眼症恶化等。

（三）甲状腺危象的防治

去除诱因，积极治疗甲亢是预防甲状腺危象的关键，尤其是防治感染和充分的术前准备工作。一旦发生需积极抢救。

1. 抑制 TH 合成：首选 PTU，首次剂量 600mg，口服或胃管注入，继而口服 PTU 200mg，每日 3 次。症状缓解后减至一般治疗量。

2. 抑制 TH 释放：服 PTU 后 1～2h 用复方碘口服溶液，首剂 30～60 滴，以后每 6～8h 5～10 滴。一般使用 3～7 日停药。

3. 抑制组织 T_4 转换为 T_3 和（或）抑制 T_3 与细胞受体结合：PTU、碘剂、β 受体阻滞剂和肾上腺糖皮质激素均可抑制组织 T_4 转换为 T_3，如无哮喘和心力衰竭可以加用普萘洛尔 30～50mg，每 6～8h 口服一次，或 1mg 经稀释后缓慢静注，视需要可间歇给药 3～5 次；氢化可的松 100mg 加入 5%～10% 葡萄糖盐水中静滴，每 6～8h 一次。

4. 降低血 TH 浓度：上述治疗效果不满意时，可选用血液透析、腹膜透析或血浆置换等措施降低血 TH 浓度。

5. 对症支持治疗：在监护心、脑、肾功能的条件下，纠正水、电解质和酸碱平衡紊乱，补充热量和多种维生素，降温、给氧、防治感染，积极治疗各种并发症和并发症。

6. 危象控制后，制定适当的甲亢治疗方案，防止危象再次发生。

（四）浸润性突眼的防治

严重突眼不宜行甲状腺次全切除术，慎用 ^{131}I 治疗。主要治疗措施有：

1. 保护眼睛，防治结膜炎和角膜炎。适量使用利尿剂减轻球后水肿。

2. 早期选用免疫抑制剂及非特异性抗炎药物。泼尼松 10～20mg/次，每日 3 次，症状好转后减量，1 个月后再减至维持量，每日 10～20mg，而后逐渐停药。也可酌情试用其他免疫抑制剂，如环磷酰胺等。

3. 对严重突眼、暴露性角膜溃疡或压迫性视神经病变者，行球后放射或手术治疗，以减轻眶内或球后浸润。

4. 使用抗甲状腺药控制高代谢综合征。

5. 左甲状腺素（L-T_4）每日 50～100μg 或干甲状腺制剂，每日 60～120mg，与抗甲状腺药合用，以调整下丘脑-垂体-甲状腺轴的功能。

6. 生长抑素类似物奥曲肽，据报道有抑制眼球后组织增生作用。

（五）妊娠期甲状腺功能亢进症的治疗

妊娠可加重甲亢，故宜于甲亢治愈后再妊娠。如甲亢病人欲维持妊娠，应积极治疗甲亢，及早使甲状腺功能恢复正常，因甲亢对母亲和胎儿的发育均不利，可引发早产或死胎。

治疗措施：①首选 PTU，禁用 ^{131}I 治疗；②产后一般不宜哺乳；③慎用普萘洛尔；④妊娠期不宜作甲状腺次全切除术，必须手术者应在妊娠第 4～6 个月进行。

（六）胫前粘液性水肿的防治

轻型病例不需治疗。重者可用倍他米松软膏等局部外用，每晚一次，疗程一年左右，疗效较好，但停药后易复发。

【护理评估】

（一）健康史

评估病人是以下哪种原因引起的甲状腺机能亢进。

1. 格雷弗斯氏病，又称为巴西多氏病和突眼性甲状腺肿，是一种自体免疫的疾病。其真正病因不明，但可在许多病人的血清中找到长效甲状腺刺激素 LATS，它刺激甲状腺的效用比正常的甲状腺素长。

2. 毒性多发性结节性甲状腺肿

（1）真正病因不明。

（2）可能是碘缺乏引起。

（3）长期性的单纯性甲状腺肿。

3. 人为甲状腺毒症　是因为自行服用甲状腺素引起的。

4. 功能性甲状腺癌　是一种会促使甲状腺素分泌增加的肿瘤。

5. 绒毛膜癌　会促使绒毛膜分泌绒毛膜性促甲状腺素增加，进而促使甲状腺机能亢进。

（二）身心状况

1. 症状、体征

（1）新陈代谢亢进症状：怕热，多汗，低热，疲乏无力，食欲亢进，而体重减轻。

（2）中枢神经兴奋症状：神经过敏，多言好动，紧张，焦虑，烦躁易怒，失眠，老年人表现为寡言抑郁、表情淡漠、双手平伸细速震颤等。

（3）心血管系统症状：

1）自觉心悸、胸闷、气短。

2）心动过速，心率 >100 次/分。病人静息或入睡时仍快。体查第一心音亢进，可闻及 I~II级收缩期杂音，房性早搏多见，可发展为阵发性或持续性心房颤动或扑动，有心脏扩大、脉压增大等表现。

（4）消化系统症状：

1）食多消瘦，老年人 GD 可表现为食欲减退、厌食。

2）胃肠蠕动增快，大便次数增多，大便呈糊状。

3）重症甲亢可有肝肿大及肝功能损害，偶有黄疸出现。

（5）骨骼肌肉系统症状：肌乏力及肌肉萎缩，甲亢肌病可表现如下：

1）急性甲亢性肌病：罕见，起病急，病情重，表现为延髓麻痹改变，如发音不清、呼吸肌麻痹、吞咽困难等。

2）慢性甲亢肌病：较多见，起病缓慢，首先受累的是肩胛与骨盆带近躯体肌群，病人表现为上肢持物无力，下蹲、坐起时起立困难。

3）甲亢性周期性麻痹：较多见，多见于年轻男性病人，发作时血钾减低，但尿钾不增多。

4）少数病人伴重症肌无力，属自身免疫性疾病。

以上变化与 TH 增高有关，甲亢控制后可消失。

（6）其他系统症状：女性常有月经减少或闭经，男性有阳痿。病人由于白细胞总数偏低，淋巴细胞增高，血小板寿命缩短，易出现紫癜。

（7）甲状腺肿：甲状腺多呈不同程度的弥漫性、对称性蝶形肿大，质地柔软。甲状腺部位听诊有震颤或血管性杂音。甲状腺肿大程度与甲亢的轻重无明显关系。

（8）眼征：有非浸润性突眼、浸润性突眼两种改变。

1）非浸润性突眼：又称良性突眼。病人多无自觉症状，突眼度一般 <18mm（正常 <16mm）。眼裂增大，瞬目减少，双眼聚合能力欠佳，双眼向下看时上眼睑不能随眼球下落或下落滞后于眼球；双眼向上看时前额皮肤无皱纹。主要是由于甲亢时交感神经兴奋、眼外侧肌群和上睑肌群张力增高所致，甲亢控制后能自行恢复，预后良好。

2）浸润性突眼：约占 Graves 病的 5%，男性 > 女性，如甲状腺功能正常者，则称 Graves 眼病。常有视力疲劳、异物感、怕光、流泪、复视、视力减退等表现。突眼度 >19mm 或高达 30mm，一侧突眼，严重突眼者因结膜、角膜外露而引起充血、水肿、溃疡，甚至失明。

（9）并发症：甲状腺危象是因甲亢未能及时有效地得到控制、在某种诱因作用下病情急剧变化而危及生命的状态。

1）发热：体温 >39℃，皮肤湿润，大汗淋漓。

2）心血管症状：心动过速，心率 >140 次/分，心律失常（室上性心动过速、房颤、房扑），可发展为心衰、休克。

3）神经-精神症状：烦躁，焦虑，幻觉，震颤，严重者谵妄、惊厥、昏迷。老年人呈"淡漠"型，表现为淡漠、反应迟钝、嗜睡、腱反射消失或减弱及恶病质状态。

4）胃肠道症状：食欲减退，恶心，呕吐及腹泻。因大量出汗易致严重失水。有黄疸和肝功能异常。

2. 心理社会因素　甲状腺功能亢进症是内分泌系统的一种多发病、常见病。由于病程长，药物治疗的最佳状况是坚持服药二年半以上，因服药时间长，再加上病人有突眼、脖子增粗等外貌改变，出现紧张、悲观等不良心理反应，病人对治疗失去信心。

（三）诊断检查

1. 血清甲状腺激素测定

（1）血清游离甲状腺素（FT_4）与游离三碘甲状腺原氨酸（FT_3）　FT_3、FT_4 均不受血甲状腺结合球蛋白（TBG）影响，直接反映甲状腺功能状态。

（2）血清总甲状腺素（TT_4）是判定甲状腺功能最基本的筛选指标。TT_4 是指 T_4 与蛋白结合的总量，受 TBG 等结合蛋白量和结合力变化的影响。

（3）血清总三碘甲状腺原氨酸（TT_3）受 TBG 的影响。是早期 GD、治疗中疗效观察及停药后复发的敏感指标，也是诊断 T_3 型甲亢的特异指标。老年淡漠型甲亢或久病者 TT_3 可不高。

（4）血清反 T_3（rT_3）　rT_3 无生物活性，是 T_4 在外周组织的降解产物，其血浓度的变化与 T_3、T_4 保持一定的比例，尤其是与 T_4 的变化一致，可作为了解甲状腺功能的指标。GD 早期或复发早期可仅有 rT_3 增高。

2. 促甲状腺激素（TSH）测定　血中 TSH 是反映下丘脑-垂体-甲状腺轴功能的敏感指标，尤其对亚临床型甲亢和亚临床型甲减的诊断有重要意义。

3. 促甲状腺激素释放激素（TRH）兴奋试验　GD 时血 T_3、T_4 增高，反馈抑制

TSH，故 TSH 细胞不被 TRH 兴奋。当静注 TRH400μg 后 TSH 升高者可排除本病；如 TSH 不增高则支持甲亢的诊断。

4. 甲状腺摄¹³¹I 率　本法诊断甲亢的符合率达90%，不能反映病情严重程度与治疗中的病情变化，但可鉴别不同病因的甲亢。

5. 三碘甲状腺原氨酸抑制试验（T_3 抑制试验）　用于鉴别甲状腺肿伴摄¹³¹I 率增高是由甲亢抑或单纯性甲状腺肿所致。亦曾用于长期抗甲状腺药物治疗后，预测停药后复发可能性的参考。

6. 甲状腺自身抗体测定　未经治疗的 GD 病人血中 TSAb 阳性检出率可达 80%～100%，有早期诊断意义，可用于判断病情活动和复发，还可作为治疗后停药的重要指标。

7. 影像学检查　超声、放射性核素扫描、CT、MRI 等有助于甲状腺、异位甲状腺肿和球后病变性质的诊断，可根据需要选用。

【护理诊断】

1. 营养失调——低于机体需要量　与基础代谢率增高、机体负氮平衡有关。
2. 自我形象紊乱　与甲状腺素分泌异常所致的突眼、甲状腺肿大等形体改变有关。
3. 活动无耐力　与机体产热、耗氧增多、组织血管扩张所致的心排出量增加、体能下降有关。
4. 腹泻　与基础代谢率明显增加、神经系统兴奋性增高、肠蠕动增加有关。
5. 知识缺乏　与信息来源受限、缺乏疾病知识有关。
6. 潜在并发症　甲亢危象。

【护理目标】

1. 病人能恢复并保持正常体重。
2. 能逐步增加活动量，活动时无明显不适。
3. 能恢复并保持足够的应对能力。
4. 双眼能闭合或得到保护，无感染征象，角膜未受到损伤。
5. 能主动避免诱发甲状腺危象的因素。发生甲状腺危象能得到及时救治。

【护理措施】

（一）安排安静凉爽的环境

1. 病人因为基础体温过高、怕热，所以，护理人员应安排通风设备良好、有窗户的环境，夏天最好能开冷气。
2. 减少活动，保持安静，以免体力消耗。
3. 护理人员说话宜小声，避免嘈杂，以给予安静的环境。

（二）避免刺激，减轻情绪不安

1. 限制访客，避免过多外来的刺激，而引起焦虑不安。
2. 实施计划性的集中护理，避免过多的打扰。
3. 解释病情时，尽量简单明了。
4. 随时注意病人的情绪变化，避免过度激动，必要时，可使用镇静剂。
5. 鼓励病人观赏轻松的电视节目或轻音乐，以放松心情。
6. 尽量避免和病情严重的病人同一病房，以免情绪不安。

7. 鼓励家属给予心理支持。

（三）眼部的护理

甲状腺功能亢进病人大部分有凸眼症，其眼球外凸，致使眨眼或睡觉时，眼睑不能完全盖住突出的眼球，而造成眼睛表面干燥、易受刺激及感染，且容易造成角膜溃疡，所以，护理人员须给予以下的保护措施：

1. 给予安抚眼药水（1% Methylcellulose），润湿眼部，避免过度干燥。

2. 睡觉或休息时，抬高头部，使眶内液回流减少。

3. 出外或白天可戴有色眼镜，以防风砂、太阳、异物的侵害。

（四）补充营养

1. 摄取高热量、高蛋白、高维生素、高矿物质饮食，并给予充分水分。

2. 禁止进食刺激性、调味品多的食物。

3. 少量多餐，并多摄取蔬菜和水果。

（五）使用甲状腺抑制剂应注意事项

最常用的甲状腺抑制剂是 PTU 或他巴唑，通常先给予 3~6 个星期高剂量，使甲状腺功能趋于稳定，再将剂量减少到维持剂量继续几个月，之后再慢慢停药。

治疗时应注意：

1. 定期检查甲状腺大小、基础代谢率、体重、脉压差、脉搏速率。

2. 密切观察是否有发热、咽炎等感染征兆。

3. 鼻塞时，绝对禁止使用解除充血药物。

4. 孕妇应使用最小剂量，以免通过胎盘。

5. 使用甲状腺抑制剂病人，绝对禁止哺乳。

（六）准备接受手术，并给予适宜的护理

准备接受手术前，须注意：

1. 生理方面

（1）服用甲状腺抑制剂，以改善代谢亢进的现象。

（2）加强饮食，增强体力。给予高热量、高蛋白饮食，并少量多餐。

（3）提供安静、凉爽的环境。

（4）给予充分水分，必要时，可以由静脉注射供给。

2. 心理方面

（1）对病人简单的解释手术方法、目的。

（2）解释手术后可能发生的问题（例如：声音沙哑、吞咽困难），以免病人焦虑不安。

（3）鼓励病人保持心情愉快。

（4）给予病人及家属心理支持，并提供询问问题的时间及机会。

（七）手术后护理

甲状腺切除术可分为二种：一种是全甲状腺切除术，适用于甲状腺肿瘤，手术后病人必须永久服用甲状腺素；另一种是次全甲状腺切除术，多是矫正甲状腺机能亢进症。

不管是执行全甲状腺切除术或次全甲状腺切除术，都应谨慎小心护理。

1. 密切观察生命体征，若有脉搏增快、呼吸困难，应通知医师。

2. 指导病人保持头和颈部的固定不动，绝对避免颈部过度伸直和弯曲，以免牵拉伤口。

3. 指导病人在床上变换位置、起床和咳嗽时，用手固定颈部。

4. 床旁应备有实施气管切开的用具，以备病人气管被压迫时，紧急气切用。

5. 鼓励病人进食高碳水化合物之食物，且若主诉疼痛不能进食时，可在进食前30分钟给予止痛剂。

（八）预防手术后并发症发生

甲状腺手术后并发症有出血、喉返神经损伤、手足搐搦、声门水肿和呼吸道阻塞。

1. 出血

（1）出血通常在手术后12小时发生，所以应密切观察生命征象。

（2）时常检查及更换敷料，并应时时触摸病人后颈部，以免血液流到颈部而不自知。

（3）观察是否颈部僵硬、情绪不安。

2. 喉返神经损伤（Larynxnerveinjury）

（1）观察病人说话声音。

（2）发现病人声音沙哑，像公鸡啼叫的声音，应通知医师加以处理。

3. 手足搐搦是血钙过低的症状，可能是手术时，误把甲状旁腺切除所造成的，多发生于手术后24小时~7天内。

（1）观察生命征象。

（2）观察是否有肌肉疼痛、手足搐搦。

（3）察看病人是否情绪不安、激动。

4. 呼吸道阻塞 出血、喉返神经受损和喉头水肿均会造成呼吸道阻塞，所以护理人员须注意病人的呼吸型态，并察看是否为出血引起，若答案是肯定的，则应松开敷料，并紧急通知医师处理。

（九）预防甲状腺危象

主要是手术前准备不足引起的，多发生在手术后第一天，可能是因为手术过程中，大量的甲状腺素释放到血液循环引起的，其症状：

1. 发热（37.7℃↑）。

2. 谵妄。

3. 心律不齐、心跳过速（＞130次/分）。

4. 流汗过多、脱水。

5. 呕吐。

6. 易受刺激、情绪不安。

7. 休克。

护理措施为：

1. 注意甲状腺危象的症状，以早期发现及处理。

2. 给予冰块、冰毯或酒精拭浴以降低体温。

3. 协助给予氢化可的松，以减少受伤组织中溶酶体破坏，减轻细胞的自体消化作用。

4. Byorder 给予洋地黄和 Quocortisone。

（十）健康教育

1. 指导进食多碘食物（例如：海带、紫菜等）。

2. 鼓励保持精神愉快，培养有趣、轻松的嗜好。

3. 避免精神受刺激。

4. 鼓励病人、家属建立良好关系，以期病人有良好的支持系统。

5. 维持充足的睡眠时间，避免过于劳累。

6. 解释服药的重要性，并确实按时服用药物。

7. 定期返院追踪。

【护理评价】

1. 病人的体重逐渐增加至正常范围。

2. 病人的症状得到控制，有所缓解。

3. 病人的甲状腺功能接近正常。

4. 病人对长期服药及定期复查愿意遵医嘱执行。

5. 住院期间未发生并发症。

6. 病人及家属对疾病有较清楚的认识。

（叶美欣　于利萍　张林静）

第四节　甲状腺功能减退症

甲状腺机能过低症是甲状腺素分泌不足，造成甲状腺衰竭的一种临床状态，通常是慢性进行性的。出生时就有甲状腺素缺乏，称为呆小症，成人之后才有甲状腺素缺乏者，称为粘液性水肿。

【治疗要点】

（一）对症治疗

有贫血者补充铁剂、维生素 B_{12}、叶酸等。胃酸低者补充稀盐酸，并与 TH 合用疗效好。

（二）替代治疗

各种类型的甲减，均需用 TH 替代，永久性甲减者需终身服用。常规替代治疗药物是左甲状腺素（L-T_4）口服。治疗的目标是用最小剂量纠正甲减而不产生明显不良反应，使血 TSH 值恒定在正常范围（0.5~5.0mU/L）内。

（三）粘液性水肿昏迷的治疗

1. 即刻补充 TH。

2. 保温，给氧，保持呼吸道通畅。

3. 氢化可的松 200~300mg 静滴，待病人清醒及血压稳定后减量。同时补液，5%~10% 葡萄糖盐水每日 500~1 000ml，缓慢静滴，必要时输血。

4. 监测水、电解质、血 T_3、T_4、皮质醇、酸碱平衡及尿量和血压变化。

5. 控制感染，抢救休克、昏迷。

【护理评估】

（一）健康史

评估病人是何种原因引起的甲状腺机能过低：

· 180 ·

甲状腺机能过低症可依病因不同，分成原发性甲状腺机能过低症、继发性甲状腺机能过低症和特发性甲状腺机能过低症。

1. 原发性甲状腺机能过低症：指甲状腺本身无法分泌足量的甲状腺素所引起的机能低下现象。

（1）先天性甲状腺发育障碍。

（2）遗传的甲状腺肿大。

2. 继发性甲状腺机能过低症：

（1）脑垂体衰竭。

（2）下丘脑刺激不足。

3. 特发性甲状腺机能过低症：

（1）甲状腺次全切除手术。

（2）放射性碘治疗。

（3）疾病破坏（例如 Hashimoto's 甲状腺炎）。

（二）身心状况

1. 症状、体征　起病缓慢，早期缺乏特征，10 年以后出现典型症状。

（1）一般表现：畏寒，少汗，乏力，懒言少动。

（2）典型粘液性水肿病人呈表情淡漠、面色苍白、浮肿、皮肤干燥，踝部呈非凹陷性水肿，手足掌呈姜黄色改变。

（3）神经、精神系统：嗜睡，记忆力及智力低下，表现为反应迟钝、精神抑郁。严重者甚至出现幻觉、木僵或昏迷。

（4）心血管系统：心动过缓，<60 次/分，心音低钝，心界扩大，有心包积液的表现。

（5）消化系统：食欲减退，腹胀，便秘，严重病人出现麻痹性肠梗阻。

（6）其他系统：性欲减退，男性阳痿，女性不育，溢乳。

2. 并发症　甲状腺功能减退症性昏迷：在某些诱因作用下，特别是在寒冷季节，导致体温过低、二氧化碳潴留、大脑功能障碍的表现，甚至昏迷。其预后差，病死率高达 50%。导致甲减危象的诱因有：

（1）寒冷：严寒的冬季，外界气温降低，病人对 TH 的需求增加，但又不能代偿性分泌增加，以致诱发昏迷。

（2）感染：各种感染，尤其是肺炎，甲减病人感染时不发热，出现体温不升的改变。

（3）其他：如创伤、手术、麻醉及镇静剂、安眠药的应用等。

3. 心理、社会因素　甲状腺功能减退症病人多见于中年女性，由于 TH 缺乏主要影响代谢和脏器功能，表现出神经、精神系统的改变，如嗜睡、记忆力及智力低下，呈神经症的表现，严重者发展为猜疑型精神分裂症，甚至痴呆、幻觉、木僵，出现社交孤立。治疗方案为永久性终身服药，病人易产生悲观、恐惧、失望等不良心理反应。

（三）辅助检查

1. 一般检查　①骨髓检查有轻、中度贫血；②血糖正常或偏低；③血胆固醇、甘油三酯常增高。

2. 甲状腺功能检查　①血清 TSH 升高；②血 TT_4（或 FT_4）降低早于 TT_3（或 FT_3）；③血 TT_3（或 FT_3）下降仅见于后期或病重者；④血清 rT_3 明显减低；⑤甲状腺摄 ^{131}I 率降低。

3. 病变部位鉴定 ①原发性甲减者血 TSH 增高，下丘脑-垂体性甲减者常降低；②TRH 兴奋试验，血清 TSH 无升高反应者提示垂体性甲减，延迟升高者为下丘脑性甲减。如 TSH 基值已增高，TRH 刺激后更高，提示原发性甲减；③血清 T_3、T_4 增高，血清 TSH 基值或对 TRH 兴奋试验反应正常或增高，临床无甲亢表现，提示为 TH 不敏感性甲减；④影像学检查有助于异位甲状腺、下丘脑-垂体病变等的确定。

4. 病因检查如 TGAb、TPOAb 增高，表明原发性甲减是由自身免疫性甲状腺病所致。过氯酸钾排泌碘试验阳性有助于先天性 TH 合成酶缺乏的诊断。

除临床表现外，主要依靠检测 TT_4、FT_4、TT_3、FT_3、TSH，以及 TRH 兴奋试验。早期轻型甲减多不典型，需与贫血、特发性水肿、肾病综合征、肾小球肾炎及冠心病等鉴别，同时还应排除低 T_4 或低 T_3 综合征。

【护理诊断】

1. 社交障碍 与 TH 分泌不足有关。

2. 体液过多 与组织间隙堆积大量粘液多糖类引起水肿有关。

3. 保护能力改变 与 TH 缺乏、蛋白质功能降低有关。

4. 便秘 与肠蠕动减弱、活动量减少有关。

5. 潜在并发症 甲减性危象。

【护理目标】

1. 维持体温和血压稳定。

2. 维持理想体重。

3. 促进正常排便。

4. 增进自我照顾能力。

5. 维护病人安全。

6. 预防并发症。

【护理措施】

(一) 安排安静及安全的环境

1. 给予安排清静的环境，尽可能不要多个病人同一病房。

2. 避免访客过多。

3. 减少环境的压力源。

4. 尽可能使用固定的医护人员照顾病人。

(二) 调节室温，适当的保暖

1. 避免病床靠窗，以免过冷。

2. 指导适当的加穿衣服，睡觉时加盖被褥。

3. 冬天外出时，应戴手套、穿袜子，以免四肢暴露冷空气中，而发生寒颤。

(三) 摄取平衡饮食但限制盐分和热量

1. 摄取高蛋白、低热量、低钠饮食。

2. 给予适宜进食的环境，并采用少量多餐。

3. 食物注重色、香、味，以促进食欲。

4. 烹调方式多求变化，以引起食欲。

（四）养成正常排便习惯

1. 鼓励病人定时如厕。

2. 鼓励病人进食多纤维食物（例如，蔬菜、糙米、牛奶等）。

3. 鼓励病人多活动。

（五）给予皮肤护理，避免皮肤损伤

1. 洗澡时避免使用肥皂，洗后可用冷霜或婴儿油保护皮肤。

2. 保护水肿的皮肤，避免受压，造成褥疮。

（六）使用甲状腺素的注意事项

甲状腺机能低下的病人可使用甲状腺素治疗。治疗时须注意以下几点：

1. 密切观察生命体征的变化。若有脉搏 >100 次/分，则应报告医师。

2. 定时测量 B. M. R.、体重及血清 TSH，以作为治疗的参考。

3. 密切观察病人药物服用过量的症状，并紧急通知医师。如脉率↑，Bp↑；呕吐、腹泻；发热；体重减轻；大量出汗；易怒、激动。

4. 对于有心脏病、心绞痛、肾炎、冠状动脉硬化、高血压病人，应特别注意剂量的调整。

5. 按时服用药物，不可任意减量或增量。

6. 若同时服用利尿剂，需详细记录输出量和输入量，以免发生低血钠症。

（七）计划活动，使其能自我照顾

1. 病人动作慢，反应迟钝，但并非不能做家事及自我照顾，可以给予较多的时间，耐心地鼓励病人自己做。

2. 由简单易完成的活动开始，再逐渐增加活动量或困难的活动。

3. 使病人一起计划活动，使其有参与感及成就感。

（八）给予心理支持

病人因动作缓慢，思考迟钝，再加上面貌粗鲁、表情淡漠，使得人际关系恶劣，而少有支持系统及自信心，可由以下方法改善：

1. 向家属解释病情，让其明了病人的面无表情和动作迟钝是疾病所造成的结果。

2. 鼓励家属耐心地和病人沟通，并了解病人行为，及给予心理支持。

3. 给予病人更多的倾诉机会和时间，让病人感觉被关心和受重视。

4. 给予病人正向的反馈，并随时给予适当的赞美和鼓励。

5. 鼓励多参加社交活动。

（九）预防粘液水肿性昏迷

1. 密切观察粘液水肿性昏迷的症状。如：

（1）严重的粘液水肿。

（2）低血压。

（3）脉搏徐缓、呼吸速率↓。

（4）体温过低（37℃↓）。

（5）血钠过低。

（6）痉挛。

2. 减除粘液水肿病人的压力，避免过多的刺激；因为刺激、压力是使其发生粘液水肿性昏迷的诱因。

3. 谨慎照顾病人，避免感染。

4. 谨慎的使用药物，避免镇静剂、安眠剂使用过量：甲状腺机能低下的病人对所有的镇静剂、安眠剂耐受力低，只要小量就可能诱发深睡和抑制呼吸，极易导致死亡，所以使用的剂量通常以不超过同年龄同体重普通病人剂量的二分之一或三分之一。且使用后，护理人员必须密切观察生命体征，预防昏迷或呼吸衰竭。

5. 病人已呈粘液水肿性昏迷的护理及治疗：

（1）定时测量动脉血液气体以决定二氧化碳保留量，必要时，使用呼吸器以控制换气不足。

（2）记录输入量和输出量，避免水中毒。

（3）不可热敷，以免使氧需要量增加，血管扩张，致使循环不良情形加重。

（4）低血糖时，给予浓缩的葡萄糖。

（5）协助医师给予甲状腺素，静脉注射直到恢复意识。

（6）并有肾上腺皮质机能不足时，可用类固醇治疗。

（十）健康教育

1. 按时服药，不可任意减量或增量。

2. 定时返院追踪检查。

3. 解释终身服药的必要性，及任意停药的危险性。

4. 指导及计划出院后活动，并鼓励病人确实执行。

5. 预防感染，具体措施如下：

（1）注意个人卫生。

（2）谨慎保暖，冬天避免四肢暴露于冷空气中。

（3）采用均衡饮食，以摄取足够的营养。

（4）避免出入公众场所及与上呼吸道感染病人接触。

（5）避免皮肤破损。

6. 鼓励建立支持系统，以消除压力。

7. 指导认识甲状腺素服用过量的症状，并应紧急就医。

8. 指导家属和病人，绝对避免体外用热（热敷）。

【护理评价】

1. 病人能按医嘱正确服药。

2. 病人的症状缓解，体重恢复。

3. 病人对活动、社交等产生兴趣并参与。

4. 病人住院期间未发生并发症。

5. 病人对终身性永久服药表示顺应服从。

6. 病人及家属共同加深了对疾病发展与预后的认识和了解。

（王美　郭坤芳）

第五节 肾上腺皮质机能亢进症

肾上腺皮质分泌三种激素：皮质醛酮、糖皮质素、雄性激素。所以肾上腺皮质机能亢进时，便造成以上三种激素分泌过多，分别造成以下三种疾病：

1. 皮质醛酮过多症（Aldosteronism）。
2. 库欣氏症候群（Cushing's syndrome）。
3. 肾上腺男性化症（Adrenal virilism）。

皮质醛酮过多症是一种少见的症候群，又称康氏症候群，女性的病例多，好发年龄在30～50岁，可分为原发性与继发性两种。

库欣氏症候群，是脑垂体分泌过多的 ACTH，引起肾上腺糖皮质素过度分泌。女性发病率高，好发年龄约30～40岁。

肾上腺男性化症是一种罕见的先天性疾病，是肾上腺雄性激素分泌过多造成的。

【护理评估】

（一）健康史

评估下列各种疾病是由何种原因所造成：

1. 原发性醛固酮过多症又称为康氏症候群，包括：

（1）肾上腺腺瘤：90% 为单侧性腺瘤。

（2）肾上腺肿瘤：最容易被诊断。

（3）结节性增生。

2. 继发性醛固酮过多症 醛固酮的分泌受血管加压素Ⅱ的影响，所以当疾病造成血管加压素Ⅱ增加时，便会连带引起醛固酮分泌增加。

3. 库欣氏症候群 凡是引起 ACTH 分泌增加或糖皮质分泌增加的疾病均会引起 Cushing's syndrome。

（1）引起 ACTH 分泌增加的疾病：

1）脑垂体肿瘤。

2）会分泌 ACTH 的肿瘤：（支气管癌、胰腺瘤等）。

（2）引起原发性糖皮质素分泌过多的疾病：

1）肾上腺肿瘤：占库欣氏症候群的 30%。

2）肾上腺皮质增生：占此病的 60%。

4. 肾上腺男性化症，又称为肾上腺性征异常症候群。此种疾患又分：

（1）先天性酶素不足。

（2）ACTH 分泌过多，例如肾上腺癌、肾上腺腺瘤、皮质增生。

（二）身心状况

1. 醛固酮过多症 醛固酮促使肾脏远端小管和集尿管钠的再吸收，钾排泄率增加，以保留钠和水分，维持体内血压、电解质平衡，所以当醛固酮分泌过多，便造成高血压、低血钾及一系列症状。如：

（1）血钠过低。

（2）高血压：因为水分，钠滞留，造成血液容积增加，引起高血压。

（3）多尿：钠和水增加，造成心输出量和血管阻力增加，使动脉压增加，促使肾小球过滤率（GFR）增加，形成多尿。

（4）左心室肥大、心律不齐：源于血钾低。

（5）代谢性碱中毒：醛固酮的 Na^+ 重吸收和 H^+ 分泌机制，和钾排泄类似，所以醛固酮促进 Na^+ 重吸收率增加时，体液中的 H^+ 也随着排泄率增加而降低，造成碱中毒。

2. 库欣氏症候群的特征：

（1）肌肉衰弱、疲乏：由于糖皮质素抑制氨基酸进入肌肉组织所致。

（2）皮肤因胶质纤维断裂：露出富含血管的皮下组织而呈现出紫色条纹。

（3）骨质疏松：易造成病理性骨折。

（4）微血管脆弱：容易瘀伤而造成紫斑。

（5）糖异生作用增加：血糖上升，易形成糖尿病。

（6）水肿、高血压、左心室衰竭：由于钠和水过分保留所致。

（7）脂肪动员增加：致使脂肪分布不正常（锁骨上脂肪块、水牛肩、圆月脸、体重增加、悬垂腹、四肢短小）。

（8）伤口愈合慢，容易感染。

（9）可能有男性化症状：女性之阴蒂肥大、多毛、头发稀疏、粉刺、性欲减少。

（10）心智改变。

3. 肾上腺男性化症

（1）女婴出现假半阴阳人，并有阴唇粘合、阴蒂肿大。

（2）成年女性有多毛、阴蒂膨大、秃发、乳房萎缩、体形、举止男性化、闭经现象。

（3）男孩会有早期男性化现象。

（4）成年男性症状不明显。

（三）诊断检查

1. 血浆类固醇检查。

2. 筛检性 ACTH 刺激检查。

3. ACTH 刺激检查。

4. 类固醇抑制试验。

5. 葡萄糖耐量试验　肾上腺皮质机能亢进者易有高血糖及尿糖，故葡萄糖耐量试验不正常（偏低），测定方法请看糖尿病的诊断检查中第二项血糖检查。

6. 头颅 X 光摄影　脑垂体肿瘤或异常，可由头颅 X - 光摄影获得。

7. 肾上腺 X 光摄影　可经由各种的 X 光摄影，例如：IVP，断层造影术、动脉造影术、CT、静脉摄影看到肾上腺肿大。

8. 肾上腺皮质机能亢进、低下的实验数值比较。

【护理诊断】

1. 自我形象紊乱　与肾上腺皮质激素分泌增多有关。

2. 有感染的危险　与蛋白质过度消耗、毛细血管脆性增加有关。

3. 有受伤的危险　与蛋白质分解增强致肌肉萎缩、骨质疏松有关。

4. 焦虑　与身体外观的改变、性功能的改变有关。

【护理目标】

1. 促进安全，预防意外。

2. 协助适应身体外观的改变。

3. 维持水分和电解质的平衡。

4. 预防感染和促进伤口愈合。

5. 预防和控制并发症。

6. 协助控制内分泌的缺陷。

7. 减轻手术后疼痛不适。

8. 预防发生肾上腺危象。

【护理措施】

（一）提供安全、支持性的环境，预防意外发生

病人大多有水肿、骨质疏松，以致皮肤容易受损、发生骨折等情形，因此必须注意环境的安全性，而且库欣氏症候群病人多焦虑，对压力耐受力低，所以护理上必须多给予关怀与支持。

1. 避免碰撞、瘀伤或跌倒。

2. 长期卧床者，宜定期翻身，保护骨隆突处，以防产生压疮。

3. 给予简单安全的环境，避免过多桌椅杂物。

4. 下床时动作宜轻柔，避免骨折。

5. 避免激烈运动。

6. 醛固酮（盐皮质激素）分泌过多的病人，血压变动极大，平时应注意血压的变化，若血压太高，应嘱咐病人卧床休息，以保证安全。

（二）预防感染

1. 减少到公共场所、人多杂乱的地方。

2. 密切观察体温、生命征象是否改变，并注意感染的症状。

3. 医护人员应勤洗手，因为病人免疫力低，容易发生院内感染。

4. 若发现感染征兆时，宜采取保护性隔离。

5. 伤口照顾宜严守无菌技术。

6. 醛固酮过多症，尿液呈碱性，易发生尿道感染，所以应指导病人：①保持阴部清洁干燥。②多吃酸性食物。

（三）维持水分和电解质平衡

1. Cushing's syndrome 及醛固酮过多症病人，大多有水肿现象，应正确测量和记录每天的出入量，并观察电解质不平衡现象。水分的摄取量应依据小便排出量和不显性蒸发量给予，并限制食盐摄取量。

2. 醛固酮过多症病人，应给予高钾食物，以防低血钾现象。

（四）注意有无体态障碍现象发生

1. Cushing's syndrome 病人有身体外观的改变，极可能引起身体心像障碍，平时应给予精神支持，帮助其适应并接受已改变的身体外观，避免在其面前批判或谈论病情，以免伤害其自尊。

2. 注意病人的行为举止，预防自杀行为发生。

（五）准备接受手术，并给予合适的护理

库欣氏症候群或醛固酮过多症均可以施行肾上腺切除术加以治疗。手术前期间，因为病人的免疫能力、压力耐受力均降低，又容易激动，所以需要特别的护理：

1. 给予适当的营养　鼓励采取低热量、低糖、高蛋白质、高钾限钠饮食，并尽可能维持良好的体重标准，避免水肿。

2. 维持身体于良好的状况的具体措施：

（1）密切观察生命征象。

（2）控制高血压、水肿。

3. 预防感染的具体措施：

（1）限制访客。

（2）观察感染征象，并加以记录，以便早期发现感染。

（3）医护人员勤洗手并妥善照顾伤口。

4. 充分的休息和睡眠　鼓励早睡，以养足精神，必要时可以给予安眠剂和镇静剂。

5. 维持情绪稳定的具体措施：

（1）对病人解释手术目的及过程，以减轻病人焦虑。

（2）鼓励病人倾诉，并给予心理支持。

（3）指导家属给予心理支持。

（4）随时注意病人情绪变化。

6. 健康教育

（1）指导深呼吸、有效咳嗽。

（2）说明手术后翻身的重要性。

7. 手术前用药　遵照医嘱给予用药（通常是糖皮质素制剂），并停用类固醇、降血压药，以预防感染和手术中血压过低。

（六）手术后护理

1. 观察生命征象、尿量，预防休克。

2. 避免呼吸道感染，鼓励深呼吸、有效咳嗽、翻身。

3. 预防伤口感染。其措施为：

（1）换药或探望病人前洗手。

（2）更换伤口敷料应采用无菌技术。

4. 协助医师给予药物。

5. 给予止痛剂、减轻疼痛。

（七）健康教育

1. 适宜的饮食摄取、记录出入量：病人蛋白质消耗量大，钾丧失量也大，所以应鼓励病人采取高蛋白质低热量饮食，并指导食用高钾低钠食物，以预防水电解质不平衡。

库欣氏症候群病人多水和钠贮积，造成体内水肿，应指导病人记录出入量，并解释原因及方法。

高钾低钠食物：杏仁、苹果、香蕉、巴西胡桃、胡瓜、樱桃、栗子、甜玉米、巧克力、葡萄、蕃石榴、柠檬汁、橘子、木瓜、桃子、梨子、西瓜、南瓜、马铃薯。

2. 肾上腺皮质类固醇补充疗法应注意事项：肾上腺皮质类固醇治疗适用于肾上腺切除

术后，也用于抑制炎症和过敏反应。

常用的类固醇制剂有很大的副作用，长期服用应注意以下事项：

（1）指导病人注意血压变化。

（2）避免感染（因为类固醇会削减病人的免疫力）。

（3）协助病人认识可接受和不可接受的副作用。

（4）保持心情愉快，避免压力过大，以免发生肾上腺危象（Adrenalcrisis）。

（5）指导病人随身携带识别卡和氢皮质醇，以备不时之需。

（6）更换姿势时须采用渐进式，以免头晕。

（7）按时服用药物，不可随便停药或减量，若有特别事情或压力，应尽快就医。

3. 依病情适当的调整药物剂量　病人服用类固醇药物后，病情可能有所好转，不需要原来剂量，或因病人焦虑不安、兴奋、睡不着，必须增加药物剂量，因此剂量必须依据病情给予适当的调整，所以，应指导病人有压力、紧张不安或不适时，应立即就医，并将情绪上、心理上的问题向医师说明。

4. 指导观察肾上腺危机（Adrenalcrisis）的征象　肾上腺危机的征象如下：

（1）恶心、呕吐。

（2）肌肉软弱、疲倦。

（3）发热或体温过低。

（4）血压下降。

（5）高血钾、低血钠。

（6）低血糖。

肾上腺危象是急性缺乏肾上腺皮质激素引起的，应指导病人和家属认识症状及严重度，一旦发现则须紧急就医。

5. 学习自我照顾　鼓励病人自我照顾，以增加自信心和自尊，建立内在价值系统，放弃比较价值系统，以达到良好的身体心像发展，其方法如下：

（1）说服病人和家属，视能力所及的照顾自己的生活起居。

（2）从简单、易完成的工作做起，再渐进性的增加复杂性及工作量。

（3）鼓励家属支持病人，给予心理支持。

（4）给予正向反馈。

【护理评价】

1. 病人在住院期间未发生安全意外。

2. 病人对身体外观的改变已能适应。

3. 病人的感染症状得到改善、控制。

4. 病人的心理趋于平衡状态。

（宋宁　于利萍）

第六节 巨人症和肢端肥大症

巨人症和肢端肥大症是由于脑垂体生长激素细胞瘤或增生，分泌 GH 过多，引起组织、骨骼及脏器增生肥大及内分泌代谢紊乱。青少年因骨骺未闭合而形成巨人症，青春期后骨骺已闭合则形成肢端肥大症，少数巨人症病人在骨骺闭合后继续受生长激素的过度刺激可发展成为肢端肥大性巨人症。其表现为疾病早期病人出现体格、内脏普遍肥大，腺垂体功能亢进；晚期则出现体力衰退，腺垂体因生长激素细胞瘤压迫而引起继发性腺垂体功能减退。本病占垂体肿瘤中的第二位，男女之比为 1.1:1。肢端肥大症的发病年龄以 31~40 岁最多见。

【护理评估】

（一）健康史

1. 腺垂体 GH 细胞增生或肿瘤 巨人症病人大多数为 GH 细胞增生，少数为腺瘤。肢端肥大症病人大多数为 GH 细胞腺瘤，少数为增生或腺癌。

2. 垂体混合型腺瘤或嫌色细胞瘤，极少数为I型多发性内分泌腺瘤。

3. 异位 GH 综合征。

4. 下丘脑功能紊乱 因下丘脑分泌 GH 释放抑制刺激素不足或 GH 释放激素过多所致。

（二）身心状况

1. 症状、体征

（1）巨人症：多发生在青少年，其特征为过度生长发育，身高异常，至 20 岁时身高可达 2 米以上，由于骨龄延迟，骨骺不融合，可持续至 30 岁。内脏器官肥大，肌肉发达，臂力过人，性器官发育早，性欲强烈等。

1）早期病变：基础代谢率较高，血糖高，糖耐量减低，少数病人出现垂体性糖尿病。

2）晚期病变：全身乏力，智力减退，毛发脱落，性欲减退，外生殖器萎缩，皮肤干燥皱缩，嗜睡，头痛，尿崩等。

3）衰退期：约 4~5 年左右，病人多早年夭折。

（2）肢端肥大症：

1）特殊体态：病人手、足、头颅进行性增大，手、足掌肥厚，手指增粗，眉弓、双颧骨及下颌明显突出，巨鼻大耳，唇舌肥厚，牙齿稀疏，下颌牙前突，容貌丑陋，语音浑浊。全身皮肤粗厚，多汗，多睡，脊柱过度生长而后凸。病人早期精力充沛，晚期则疲倦无力、骨质疏松、脊柱活动受限等。

2）肿瘤压迫症状：头痛，视野缺损，高血压。少数病人有下丘脑和脑神经受损的症状。

3）内分泌代谢变化：①性功能障碍：女性月经紊乱、闭经，男性早期性功能亢进，晚期则减退，男、女均可不育；②甲状腺功能障碍：约有 20% 的病人有粘液性水肿或甲状腺功能亢进症状；③肾上腺皮质功能障碍：女性病人早期有毛发增多、阴蒂肥大，晚期可乏力，虚弱；④糖代谢紊乱：约有 35% 的病人并发糖尿病，尤见于病程长或年长者；⑤血磷增高，血钙、血碱性磷酸酶高。

2. 心理、社会因素 由于身体发展的改变是不可恢复的，需长期甚至终身治疗，故病人一般心理负担较重，表现为心情忧郁或烦躁，心理承受能力差。

（三）辅助检查

1. GH 测定　正常人一般 $<5\mu g/L$，巨人症、肢端肥大症 $>15\mu g/L$，活动期可高达 $100\mu g/L$。

2. 葡萄糖抑制试验　口服葡萄糖 100g，服糖前及服糖后 30 分钟、1 小时、2 小时、3 小时、4 小时分别抽血测 GH。正常人服糖后，1 小时 GH 降至 $1\mu g/L$ 以下，2 小时降至 $5\mu g/L$ 以下，但本病病人的 GH 不被抑制。

3. 经胰岛素、精氨酸以及胰高糖素等刺激后，病人的 GH 明显升高。

4. 血葡萄糖、血磷增高　对本病活动性的诊断有帮助。

5. 血清生长介素（SM-C）或胰岛素样生长因子（TCP‐1）测定　病人明显增高。

6. X 线检查　病人表现为颅骨增厚、头颅增大、蝶鞍扩大。

7. CT、MRI 检查　可发现垂体瘤的存在。

【护理诊断】

1. 自我形象紊乱　与 GH 分泌增多有关。

2. 感知改变　与垂体肿瘤压迫视神经有关。

3. 有感染的危险　与脑垂体分泌过多的肾上腺皮质激素有关。

4. 疲乏　与蛋白质合成减低、肌力降低有关。

5. 活动无耐力　与 GH 分泌过盛有关。

【护理目标】

1. 预防感染。

2. 保持心情愉快，促进身心休息。

3. 维持体力，增进自我照顾能力，促进脑垂体功能恢复正常。

【护理措施】

（一）体态改变的护理

1. 协助病人培养兴趣及技能，以增进其自信心及成就感。

2. 鼓励病人接受自己。

3. 协助病人面对现实，正确对待、评估自己的能力。

4. 给予病人关心和爱心，避免言语伤害，注意病人的自尊损害。

（二）视力障碍的护理

1. 病房设置宜简单，设施摆放整齐，避免病人碰、撞伤。

2. 协助病人的生活护理及活动安排。

3. 将病人用物摆放于容易看到和取到的固定位置。

4. 在进行治疗前，耐心向病人解释以取得合作。

5. 注意细小尖锐的物品，避免发生危险。

（三）保证充足的休息和睡眠

1. 安排安静的环境，保证病人的休息。

2. 适当限制来访和探视，以保证病人休息。

3. 注意卧床休息，适当活动以减少身体的负担。

4. 注意病人的生活护理并提供帮助。

（四）补充营养，维持体力

1. 鼓励病人进食高蛋白、高热量的食物。

2. 鼓励病人少食多餐，保证营养的供给。

3. 对有咀嚼困难的病人，宜给予柔软的食物。

4. 注意限制碳水化合物的摄入。

【护理评价】

1. 病人在住院期间得到足够的休息和睡眠。

2. 病人能正确对待、适应身体外观的改变。

3. 病人能正确摄取合理足够的营养。

4. 病人未发生感染，并对感染提高了认识。

（高迎香　杜轩）

第五章 血液系统疾病的护理

第一节 血液系统常见症状体征的护理

一、贫血

贫血是血液病最常见的症状，常见原因是红细胞生成减少、红细胞破坏过多、出血。轻度贫血多无症状，中度以上贫血病人常出现头晕、耳鸣、疲乏无力、活动后心悸、气短等。贫血若为逐渐发生，机体能逐渐适应低氧状况，虽然贫血严重，但病人自觉症状可以相对较轻，生活仍然可以自理。若贫血发展迅速，病人常表现极度乏力、生活自理困难。

二、出血或出血倾向

血小板减少、血管脆性增加、血浆中凝血因子缺乏以及循环血液中抗凝血物质增加，均可导致出血。常见疾病有原发性血小板减少性紫癜、白血病、再生障碍性贫血、血友病等，多表现为自发性出血或轻度受伤后出血不止。出血部位可遍及全身，以皮肤、鼻腔、齿龈和眼底出血多见。此外，关节腔、内脏出血如呕血、便血、血尿、阴道出血等也较常见。严重者可发生颅内出血，危及生命。血管脆性增加及血小板异常所致的出血多表现为皮肤粘膜瘀点、瘀斑；凝血因子缺乏引起的出血常有内脏、肌肉、关节腔出血或软组织血肿，疼痛难忍，有时因血肿过大或血肿位于要害部位，可压迫脏器而引起相应器官功能障碍。出血后关节肿胀，病人常呈被动体位，生活不能自理，因反复关节腔出血致使关节畸形，甚至致残。凝血障碍所致的出血常有家族史或肝病史。

【护理评估】

（一）病史

询问和观察出血发生的时间、部位、范围，有无原因或诱因，如皮肤、粘膜及关节出血者，应询问病人有无局部受压、擦伤、跌伤、抓伤、刀割伤、针刺伤等；有过敏史者，应注意有无食用异性蛋白、服用易致过敏的药物等。消化道出血者是呕血或便血，出血量的大小，出血是停止或继续，有无伴随症状，如头晕、眼花、全身乏力、出冷汗、尿量减少等低血容量表现。出血量大者，警惕有无头痛、呕吐、视力模糊等颅内出血的表现。血友病病人关节和肌肉出血时有无关节、肌肉疼痛等情况。病人出血后是否经过止血处理，其方法、用药及效果如何。病人的精神状态，有无烦躁不安、紧张、恐惧等心理反应及其程度。

（二）身体评估

病人生命体征有无改变，如脉搏细速或扪不清、血压下降；病人的意识状态，是清醒还是嗜睡、模糊、昏睡或昏迷；四肢皮肤颜色和温湿度，皮肤、粘膜有无出血点或瘀点、瘀斑；鼻腔粘膜、牙龈及眼底有无出血；血友病病人关节有无肿胀、畸形等。

（三）实验室及其他检查

有无血小板计数下降、凝血因子缺乏、出凝血时间延长、束臂试验阳性等改变。

【护理诊断】

1. 有损伤的危险：出血 与血小板减少、凝血因子缺乏、血管壁异常有关。

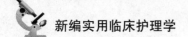

2. 恐惧　与出血量大或反复出血有关。

【护理目标】

1. 病人不发生出血或出血能被及时发现，并得到处理。

2. 自述恐惧程度减轻或消除。

【护理措施】

（一）有损伤的危险：出血

1. 病情观察：注意病人皮肤、粘膜有无损伤，有无内脏或颅内出血的症状和体征，如呕血、便血、阴道出血、血尿、头晕、头痛、血压下降、脉率增加以及呕吐、意识模糊、视力变化等。皮肤、粘膜受损出血时，应注意出血的部位、出血量和时间。了解化验结果，如血红蛋白、血小板计数、出凝血时间、凝血因子、束臂试验。监测心率、血压、意识状态等。

2. 休息与饮食：血小板计数低于 $50 \times 10^9/L$ 时应减少活动，增加卧床休息时间，防止身体受外伤如跌倒、碰撞，保证充足睡眠，避免情绪激动。在病人发热、寒战、神志不清和虚弱时更应注意防护。鼓励病人进食高蛋白、高维生素易消化软食或半流质，禁食过硬、粗糙的食物。保持大便通畅，大便时不可过于用力，必要时用开塞露等协助排便，避免腹内压增高引起出血。出血严重者应绝对卧床休息。

3. 皮肤出血的预防及护理：保持床单平整，被褥衣裤轻软，静脉穿刺时，尽量缩短止血带的使用时间，避免皮肤摩擦及肢体受挤压而引起出血。保持皮肤清洁，定期洗澡，擦洗时要用刺激性小的肥皂，轻擦不可用力。勤剪指甲，以免抓伤皮肤。尽量避免人为的创伤，如肌内注射、各种穿刺、拔牙等，必须注射或穿刺时应快速、准确，严格执行无菌操作，拔针后局部加压时间宜适当延长，并观察有无渗血情况。穿刺部位应交替使用，以防局部血肿形成。发生出血时，应定期检查出血部位，注意出血点、瘀点、瘀斑的消长情况。

4. 鼻出血的预防及护理：保持室内相对湿度在 50%～60%，以防止鼻粘膜干燥而增加出血的机会。鼻腔干燥时，可用棉签醮少许液体石蜡或抗生素软膏轻轻涂擦，每日 3～4 次，以增加鼻粘膜的柔韧性，防干裂出血。指导病人勿用力擤鼻，以防止鼻腔压力增大促使毛细血管扩张，渗血增多。防鼻部外伤，如用手抠鼻痂和外力撞击鼻部。少量出血时，可用棉球或明胶海绵填塞，无效者可用 1∶1000 肾上腺素棉球填塞，并局部冷敷。出血严重时，尤其是后鼻腔出血可用凡士林油纱条做后鼻腔填塞术，术后定时用无菌液体石蜡滴入，以保持粘膜湿润，术后 3 天可轻轻取出油纱条，若仍出血，需更换油纱条再填塞。病人鼻腔填塞后，被迫张口呼吸，因此应加强口腔护理，保持口腔湿润，增加病人舒适感，同时可避免感染发生。对血友病病人鼻出血，可用吸引器将血吸出，并作好气管插管或气管切开的急救护理。

5. 口腔、牙龈出血的预防及护理：血液病病人不仅容易发生出血，且常伴有牙龈肿胀和糜烂。应指导病人用软毛牙刷刷牙，忌用牙签剔牙，鼓励病人进食清淡、少渣软食，尽量避免食用油炸食品或质硬的水果，以防止牙龈和口腔粘膜损伤；保持口腔清洁，进餐前后和睡前用氯己定（洗必泰）或口灵、生理盐水漱口。牙龈渗血时，可用肾上腺素棉球或明胶海绵片贴敷牙龈，及时用生理盐水或 1% 过氧化氢清除口腔内陈旧血块，以避免引起口臭而影响病人的食欲和心情。此外，血液是细菌最好的培养基，及时清除血迹，加强口腔护理，对预防感染有着重要的意义。

6. 关节腔出血或深部组织血肿的预防及护理：减少活动量，避免过度负重和易致创伤的运动。一旦出血，立即停止活动，卧床休息，抬高患肢并固定于功能位。开始时局部用冰袋冷敷，使出血局限，可采取绷带压迫止血，测量血肿范围。当出血停止后，应改为热敷，以利于淤血消散。

7. 内脏出血的护理：消化道小量出血者，可进食温凉的流质饮食；大量出血应禁食，建立静脉输液通道，配血和作好输血的准备，保证液体、止血药物和血液制品的输入。准确记录出入量。

8. 眼底及颅内出血的护理：眼底出血时，应减少活动，尽量让病人卧床休息，嘱病人不要揉擦眼睛，以免引起再出血。若病人突然视力模糊、头晕、头痛、呼吸急促、喷射性呕吐、甚至昏迷，提示颅内出血的可能，应及时与医生联系，并协助处理：①立即去枕平卧、头偏向一侧；②随时吸出呕吐物或口腔分泌物，保持呼吸道通畅；③吸氧；④按医嘱快速静滴或静注 20% 甘露醇、50% 葡萄糖液、地塞米松、呋塞米等，以降低颅内压；⑤观察并记录病人的生命体征、意识状态及瞳孔大小。

9. 输血或成分输血的护理：出血明显时，依据病人出血的不同原因，遵医嘱输入新鲜全血、浓缩血小板悬液、新鲜血浆或抗血友病球蛋白浓缩剂等。输血前认真核对；血小板取回后，应尽快输入；新鲜血浆于采集后 6h 内输完；抗血友病球蛋白浓缩剂用。等渗盐水稀释时，沿瓶壁轻轻注入，勿剧烈冲击或震荡，以免泡沫形成而影响注射。观察有无输血反应发生，如溶血反应、过敏反应等。

（二）恐惧

1. 心理护理：了解病人的心理状况，与病人讨论现存的恐惧、潜在的诱发因素和预防措施。向病人解释紧张、恐惧会加重出血。让家属了解护理计划的内容，以便共同作好病人的思想工作。

2. 减轻恐惧感：保持环境安静、温暖。当病人感到恐惧时，给予心理上的安慰，分散病人的注意力。发现病人有出血情况时，护士应保持镇静，迅速通知医生采取各种止血措施，尽快清除一切血迹，避免恶性刺激。

【护理评价】

1. 病人能明确出血的原因，避免各种导致出血的诱因。

2. 各部位的出血被及时发现并处理，出血逐渐得到控制。

3. 能认识自己的恐惧感，自述恐惧程度减轻或消除。

三、继发感染

由于机体免疫力降低以及营养不良，血液病病人容易发生感染。其中最重要的原因是由于正常的白细胞数量减少和质量改变，不能抵抗细菌的侵袭而导致感染。常见疾病有白血病、再生障碍性贫血、淋巴瘤等。感染部位多见于口腔粘膜、咽及扁桃体、肺部、泌尿道以及肛周皮肤，严重时可发生败血症。发热是继发感染最常见的症状。继发感染是白血病病人最常见的死亡原因之一。

【护理评估】

（一）病史

询问病人有无感染的诱因存在，如受凉、感染性疾病的接触史（感冒等）；有无感染的表现，如发热、寒战、咽部不适或咽痛、牙痛、咳嗽、咳痰、胸痛、膀胱刺激征、腹泻、肛周疼痛以及女病人外阴瘙痒等。

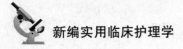
（二）身体评估

病人的生命体征有无改变，尤其是体温的变化；局部皮肤有无红肿；口腔粘膜有无溃疡；咽和扁桃体有无充血、肿大；痰液的性质、肺部有无啰音；下腹部、输尿管行程有无压痛，肾区有无叩痛；女病人阴道分泌物的性质等。

（三）实验室及其他检查

血常规、尿常规及 X 线检查有无异常，感染部位分泌物、渗出物或排泄物的细菌涂片或培养加药敏试验等结果。

【护理诊断】

1. 有感染的危险　与正常粒细胞减少、免疫功能下降有关。

2. 体温过高　与感染有关。

【护理目标】

1. 病人能描述引起感染的危险因素，并能有效预防感染或感染能被及时发现和处理。

2. 体温降至正常范围，并保持稳定。

【护理措施】

（一）有感染的危险

1. 病情监测　观察病人有无感染征象，注意体温变化和热型。出现发热，大多提示病人存在感染，应仔细寻找感染灶，询问病人有无咽痛、咳嗽、咳痰、胸痛、尿痛以及肛周疼痛；了解病人痰液、尿液及大便的性质；监测病人白细胞总数及分类结果，尿常规有无异常。若以上各项提示有感染的迹象，要及时通知医生。对发热者，应注意观察发热前有无寒战和其他伴随症状，警惕败血症发生，必要时抽血送细菌培养。

2. 饮食护理　鼓励病人进食，选用高蛋白、高热量、富含维生素的清淡食物，以加强营养，提高机体抵抗力。有感染存在或发热时，应鼓励病人多饮水，以补充水分的消耗。指导病人注意饮食卫生，不吃生冷食物、水果削皮后食用，以防止胃肠道感染。

3. 指导病人养成良好的卫生习惯　应做好以下护理：①口腔护理：进餐前后、睡前、晨起用生理盐水、氯已定、口灵或朵贝尔液交替漱口。口腔粘膜有溃疡时，可增加漱口次数，局部用维生素 E、甲紫或溃疡膜涂敷。应用抗生素或化疗药物时易发生真菌感染，必要时用 2.5% 制霉菌素或碳酸氢钠液含漱。病人发热时进食量常减少，唾液分泌减少，易导致细菌滋生，因此更应加强口腔护理。②皮肤护理：保持皮肤清洁，便后洗手，每周沐浴不少于 1~2 次，穿柔软宽松的清洁衣裤。勤剪指甲，蚊虫蛰咬时应正确处理，避免抓伤皮肤。肌内、静脉注射或各种损伤性穿刺时，局部要严格消毒。女病人尤其应注意会阴部清洁，会阴部清洗每日 2 次，经期应增加清洗次数。③肛周护理：睡前、便后用 1∶5000 高锰酸钾溶液坐浴，每次 15~20min。保持大便通畅，防肛裂，发现肛周脓肿应及时通知医生，必要时切开引流，局部、全身加大抗生素用量。

4. 预防外源性感染　保持病室整洁、空气清新，定时开窗通风，用臭氧或紫外线照射每周 2~3 次，每次 20~30min。定期用消毒液擦拭家具、地面。注意保暖，防止受凉。限制探视人数及次数，避免到人群聚集的地方或与有感染迹象的病人接触。严格执行各项无菌操作，对粒细胞绝对值 ≤0.5×10⁹/L 者，实行保护性隔离，向病人及家属解释其必要性，使其自觉配合。

5. 用药护理　遵医嘱局部或全身用抗生素治疗，给药时间和药量要准确，确保有效的血药浓度，同时注意用药反应，必要时输浓缩粒细胞悬液，增强机体抗感染的能力。

（二）体温过高

1. 休息 卧床休息，减少机体的消耗。维持室温在 20～24℃、湿度 55%～60% 为宜，经常通风换气。病人宜穿透气、棉质衣服，若有寒战应给予保暖。

2. 补充营养及液体 指导病人摄取足够的水分防止脱水，每天至少 2000ml 以上. 鼓励病人进食高热量、高维生素、营养丰富的半流质或软食。必要时遵医嘱静脉补液，维持水和电解质平衡。

3. 降温护理 高热病人可给予物理降温或遵医嘱药物降温，禁用酒精擦浴，防局部血管扩张加重出血。降温过程中病人出汗多，应及时擦干皮肤，随时更换衣物，保持皮肤和床单清洁、干燥，防受凉。注意病人降温后的反应，避免发生虚脱。

【护理评价】

1. 病人能叙述易导致感染的因素和感染发生的常见部位，主动配合采取有效的预防措施，无感染发生。

2. 呼吸道、口腔、皮肤、肠道等部位的感染被及时发现、处理，体温降至正常范围，并保持稳定。

四、骨、关节疼痛

白细胞恶性增生（如白血病）或造血系统恶性肿瘤（如淋巴瘤、多发性骨髓瘤），由于肿瘤细胞在骨髓内过度增生或关节浸润，导致骨髓腔或关节腔内张力过高，可伴局部甚至全身多关节疼痛、多处骨质破坏、轻微外伤即骨折，甚至发生自发性病理性骨折或骨骼变形，这种情况尤其多见于多发性骨髓瘤病人。

（叶美欣 王美）

第二节 贫血

贫血是指单位容积周围血液中的血红蛋白浓度、红细胞计数和（或）血细胞比容（HCT）低于相同年龄、性别和地区的正常标准。其中以血红蛋白浓度的降低最重要，因红细胞计数不一定能准确反映出贫血是否存在及贫血的程度。在小细胞低色素性贫血时，红细胞的减少比血红蛋白的降低程度轻；相反，在大细胞性贫血时，红细胞的减少比血红蛋白降低的程度更显著。我国成人血红蛋白测定：男性 <120g/L、女性 <110g/L、妊娠时 <100g/L，HCT 男性 <42% 容积、女性 <37% 容积、妊娠时 <30% 容积及（或）RBC 男性 $<4.5 \times 10^{12}$/L、女性 $<4.0 \times 10^{12}$/L 时均可诊断为贫血。妊娠、低蛋白血症、充血性心力衰竭时血浆容量增加，血液被稀释，血红蛋白的浓度降低，容易被误诊为贫血；脱水或循环血容量减少时，血液浓缩，血红蛋白浓度增高，即使有贫血也不容易表现出来。因此，在诊断贫血时应考虑上述因素的影响。贫血常常是一个症状，而不是一种独立的疾病，各系统疾病均可引起贫血。

【治疗要点】

（一）病因治疗

积极寻找和去除病因是治疗贫血的首要原则。如慢性失血只有根治出血原因，才能纠正贫血并彻底治愈，不复发。某些药物诱发的溶血性贫血或血型不合输血引起的溶血性贫血，在停用药物或停止输血后，贫血也会很快纠正。贫血病因的性质决定贫血的治疗效果，某些贫血由于原发病的疗效差，致使贫血不能得到纠正。

（二）药物治疗

在贫血病因未明确前，不能随便用药。应根据贫血的发病机制，合理使用抗贫血药物。铁剂治疗缺铁性贫血；叶酸、维生素 B_{12} 治疗巨幼细胞贫血；维生素 B_6 对部分铁粒幼细胞贫血有效；雄激素、抗淋巴细胞球蛋白（ALG）、环孢素治疗再生障碍性贫血；糖皮质激素治疗自身免疫性溶血性贫血，亦可用于再生障碍性贫血或阵发性睡眠性血红蛋白尿的发作期；人基因重组的红细胞生成素（EPO）可纠正肾性贫血，常与血液透析同时应用。

（三）对症和支持治疗

轻度贫血应适当休息，可做轻体力劳动。中、重度贫血者应减少不必要的活动，必要时卧床休息。进食高蛋白、高维生素易消化食物。输血能迅速减轻或纠正贫血，是对症治疗的主要措施，但长期多次输血有引起铁负荷过重或出现继发性血色病的可能，因此应尽量少输血。重度贫血应根据病人病情需要选择红细胞成分输血。预防感染发生，有感染者应积极控制感染。

（四）其他

遗传性球形细胞增多症、脾功能亢进以及自身免疫性溶血性贫血病人可行脾切除；重型再生障碍性贫血、重型珠蛋白生成障碍性贫血和骨髓增生异常综合征病人可进行骨髓移植。

【护理评估】

（一）健康史

评估病人的贫血是下列哪些原因引起的：

1．失血过多所致的贫血

（1）急性出血后贫血：是正常细胞、正常血色素性贫血，发生于大出血时大量的红细胞快速流失。常见原因为：

1）因外伤导致严重的血管伤害。

2）自发性血管瘤破裂。

3）出血性疾病。

4）因癌的生长或溃疡性病变造成的动脉糜烂。

（2）慢性失血所致的贫血：慢性失血的主要原因是出血性消化性溃疡、持续的或过量的月经、出血性痔疮，以及胃肠道内的癌性病变。慢性出血导致持续性少量的红细胞流失及持续性铁质丧失。

2．红细胞的制造减少所致的贫血

（1）因缺乏制造红细胞的必要因子所致的贫血

1）缺铁性贫血：是最常见的一种贫血症，由于铁质的吸收不足与丧失过多所引起的。吸收不足可能是铁质摄取不当或维生素 C 不足，因为维生素 C 可促进铁质的吸收。铁质多由幽门以下的肠道所吸收，若病人施行胃肠道切除亦会导致铁的不足。急慢性出血亦是缺铁性贫血主要的原因，如外伤、溃疡、胃肠道出血及月经过多等。

2）缺乏维生素 B_{12} 及叶酸所致的贫血

①恶性贫血：恶性贫血即缺乏内因子。内因子由胃粘膜所分泌，以促进维生素 B_{12} 的吸收。内因子缺乏是由于胃底部的腺性粘膜萎缩而引起。造成此粘膜萎缩及胃酸过少的真正原因还不

知道，可能是遗传或自体免疫。全胃切除后，除非以维生素 B_{12} 控制，否则会发生恶性贫血。

②因缺乏维生素 B_{12} 所致的贫血：维生素 B_{12} 含钴，是正常红细胞成熟过程中所必需的，也是正常神经系统发挥功能所必要的。维生素 B_{12} 又称为抗贫血因子或外因子。外因子缺乏的原因有：不当的饮食，因便秘使得肠内细菌过度生长、鱼绦虫肆虐、吸收不良症候群等使得维生素 B_{12} 吸收不良，及代谢性障碍或改变，例如甲状腺机能亢进、怀孕。

③叶酸缺乏所致的贫血：正常的红细胞成熟过程也需要叶酸。通常叶酸缺乏是因饮食中缺乏绿色蔬菜、柑橘类水果和酵母所致。老年人和慢性酒精中毒者易患此类型的贫血，血液中高浓度的酒精会抑制骨髓对叶酸的反应，因而干扰红细胞的生成作用；其次，吸收不良症候群亦会导致叶酸缺乏；而某些药物也会妨碍叶酸的吸收和利用，例如长期使用抗痉剂可能造成严重贫血；癌症和白血病病人所使用的抗代谢药物；还有一些口服避孕药，也会使叶酸缺乏而造成贫血。怀孕末期的妇女常会发生叶酸缺乏的情形，此时准妈妈的叶酸需要量为正常时的六倍。

（2）骨髓衰竭所致的贫血　通常又称为再生不良性贫血，是骨髓内红细胞发育停止而造成循环中红细胞缺乏的现象。因骨髓不仅制造红细胞，也制造白细胞及血小板，若骨髓受到放射线、药物和某些化学物品的伤害时，红细胞、白细胞及血小板的制造都会大大的减慢下来，而发生此三种细胞均缺乏的情形，这种现象称为泛细胞减少症。

3. 红细胞破坏过多所致的贫血（溶血性贫血）　红细胞的溶血作用可因下列二种原因引起：①红细胞本身的细胞内缺陷，可能因药物、血浆内成分或脾机能亢进而促进其溶血；②细胞外因素例如感染、化学因素或物理因素。

（1）内因性红细胞缺陷所致的贫血包括：

1）G-6-PD 缺乏症：是很重要的一种红细胞酶素。红细胞需要葡萄糖来供给能量，而 G-6-PD 酶素大约要负责红细胞所代谢葡萄糖的 10%，当红细胞暴露于氧化性食物与药物时，红细胞必须代谢的葡萄糖量就会远超过平时的量。当 G-6-PD 缺乏时，红细胞就不能妥善地代谢葡萄糖而造成溶血的现象。有四十种以上的氧化药物和食物能使 G-6-PD 缺乏的病人发生溶血性贫血。

2）遗传性球状细胞性贫血症：是显性遗传，只要父母有一方带有异常的基因，小孩就会得到此类贫血。

此类贫血有两个主要特征为拥有大量的球状红细胞及肿大的脾脏。球状细胞的发生是因红细胞胞膜有缺陷，特别容易使钠离子通过而进入细胞内，为了削减钠离子经由残缺的细胞膜涌入，红细胞就必须增加其代谢工作量及葡萄糖的消耗，到最后葡萄糖和细胞能量均消耗一空，而钠离子即毫无阻力地涌入胞内，于是红细胞变成高张状态，跟着引进水分使红细胞膨胀变成球状。由于球形细胞较厚且不易变形很容易进入脾内的静脉窦而被吞噬细胞所吞噬。结果脾脏因工作过度而变大，而病人也因脾内大量的红细胞溶血作用而有贫血和黄疸的现象。

（2）因红细胞以外因素所致的溶血性贫血（后天性溶血性贫血）

1）因外伤所致的溶血：严重烧伤后或手术，造成对红细胞的伤害易致其破裂。

2）因化学物品及药物所致的溶血（毒性溶血性贫血）：有许多药物及化学制剂可以引起红细胞的溶血。其发生的原因可能是氧化的作用或因药物而加速的免疫反应。

有些化学氧化剂较温和，只对少数人会发生反应，如 G-6-PD 缺乏的人。但有些其他的氧化剂毒性很高，例如：苯、亚硝酸盐、铅等，这些强力的化合物都能破坏红细胞的细胞膜，使细胞变得更脆很快就被破坏掉，一旦暴露于相当剂量下任何人均会发生溶血反应。

有些药物会加强抗原-抗体反应。对药物反应最常见的例子是青霉素反应。因其为附着素是一种正常的非抗原物质，但它具有与体蛋白结合的效力，结合一发生即变成如异体蛋白一般，结果人体便对此改变的体蛋白形成抗体而产生抗原-抗体反应。另外某些蛇、蜘蛛的毒液以及植物毒素，例如蕈类亦会引起致命的溶血反应。

3）因感染原引起的溶血反应：溶血性贫血并发于数种因微生物所起的不同疾病中，例如细菌性心内膜炎、疟疾、粟粒性结核病、传染性肝炎、感染性单核白细胞增多症以及脑膜炎球菌败血症。

感染性微生物可以三种方式造成溶血性贫血：释放出作用如溶血因子的毒素；进入红细胞内并破坏它；促进抗原-抗体反应。

4）继发于全身性疾病的溶血性贫血：溶血性贫血有时并发于下列全身性疾病中：何杰金氏病、白血病、肾上腺皮质坏死、淋巴肿以及全身性红斑性狼疮。

5）因同族免疫溶血性反应所致的溶血：是一种抗原-抗体反应，此反应中红细胞被来自同族的另一个人的抗原所促成的抗体破坏掉。例如输血反应最严重时捐血者的红细胞被受血者血中的抗体所破坏而形成溶血。又如胎儿红细胞母细胞症是新生儿的一种疾病，乃因母亲和胎儿血型不相合所造成的结果，通常发生于 Rh 血型。

6）自体免疫疾病造成的溶血：自体抗体不是对同族中不同个体的抗原而发生，却是针对自己体内的自体抗原而产生的。它是一种免疫机制疾病，病人的免疫系统产生的抗体在抗原-抗体反应中与自己的红细胞凝在一起，最后凝聚成块的红细胞在脾脏内被吞噬掉。此情况可能伴随其他自体免疫疾病而发生，或发生于使用某种药物之后，此疾病亦可在无自体免疫疾病病史下自然发生，即所谓的特异性自体免疫溶血性贫血。

7）阵发性血色素尿是指一罕见的严重情况、病人遭受急性血管内溶血而使得血红素出现于尿中，此病很少见却是很严重且难以处理的血液恶病质，多发生于二十几岁的年轻男性。此病的真正原因仍是个迷，但很明显地是由红细胞本身的未知缺陷所造成的，此缺陷使得红细胞一接触到血浆的正常成分如镁、properdin 和补体时易发生溶血现象。能引发溶血的外因素包括感染、月经、及使用铁剂或疫苗。

4. 因红细胞的制造失常及其破坏增加所造成的贫血

(1) 血红素合成作用减少

1）血红素病变：如镰刀状红细胞贫血症。此疾病乃一慢性遗传性溶血性疾病，主要侵犯黑人。其特征为病人的红细胞内含有异常形态的血红素：血红素 S 取代了血红素 A，当血中氧分减少时，红细胞便呈镰刀状或新月形，一呈镰刀状，成千上万的异常细胞在通过人体小血管时很容易就被破坏掉。由于微细循环的阻塞使得缺氧现象更严重，也使得更多的红细胞镰刀状化，恶性循环于是产生。因缺氧加剧，栓塞和梗塞亦相继发生使得周围组织坏死。

2）地中海型贫血：乃遗传性慢性溶血性贫血。血红素是由两组多肽链即 α 键及 β 键所组成的。与镰刀状细胞不同，海洋贫血的多肽链结构完全正常，特点在于因基因缺陷而造成多肽链的数目不足，α 链或 β 链的合成都有可能减少。海洋贫血有一个很明显的特征是骨骼剧烈地过度活动，而致头骨变厚。由于头骨增生的结果，使得病人具有像蒙古症病人一般的外表及脸庞。

(2) 继发性贫血：即伴随其他情况而发生的贫血。这些情况包括：慢性全身性疾病；慢性感染；急慢性肾脏病并发尿毒症；肝硬化；内分泌疾病；癌症等。

并发于癌症的贫血乃因下列三因素之一所造成：慢性失血、溶血作用、骨髓内发生髓腔被占满的病变。

许多继发性贫血的病因，因其潜在情况而相异，但这些贫血症都有两个共同点：红细胞寿命缩短；骨髓虽有正常功能，却不能制造出足够的红细胞以代偿红细胞的损失。因此继发性贫血亦称为类骨髓衰竭性贫血。

（二）身心状况

贫血引起的症状视贫血的严重程度和慢性程度、病人的年龄及病人是否患有其他疾病而有不同。轻微贫血的病人几乎没有症状显现，除非他们同时罹患其他疾病。症状的发生通常在剧烈用力之后，例如在运动之后病人会觉得心悸、呼吸困难、大量出汗。这些都是为了要提供组织得到充分的氧气而心肺加重工作负担的结果。

中度贫血的病人不管在休息或活动状态通常都会有呼吸困难、心悸、用力后大量出汗及慢性疲劳的情形。

严重贫血时，病人显得苍白，且始终显得病恹恹的、有严重心悸、对冷很敏感、没有胃口、非常虚弱、晕眩和头痛、或发生严重的心脏并发症。

贫血的一般症状可分类为下列几项：

1. 心肺系统

（1）心悸、心搏过速。

（2）运动时会发生缺氧症状；例如易疲劳、呼吸困难。

（3）严重时会产生心脏收缩期杂音。

2. 神经肌肉系统

（1）头痛、眩晕、昏厥。

（2）怕冷。

（3）耳鸣。

（4）眼前有黑点。

（5）肌肉软弱，易疲倦和不安。

（6）严重贫血时会有昏睡症状。

3. 消化系统

（1）食欲不振。

（2）恶心或呕吐。

（3）胃肠胀气和腹部不适。

（4）便秘、腹泻。

（5）舌炎、口腔炎。

4. 生殖泌尿系统

（1）女性月经失调。

（2）男性性欲减低。

（3）有时可见轻度蛋白尿和肾功能障碍。

5. 皮肤系统

（1）皮肤苍白，或有紫斑或瘀斑。

（2）甲床和手掌发紫。

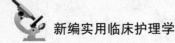
（3）正常皮肤弹性和张力消失。

（4）头发变细。

6. 其他

（1）易感染。

（2）可能会发生黄疸。

（3）腿部有溃疡发生。

（4）骨骼剧烈活动使头骨变厚。

（三）诊断检查

1. 血常规检查　血红蛋白及红细胞计数是确定贫血的可靠指标。MCV、MCHC 有助于贫血的诊断和分类。如系小细胞低色素性贫血，应进一步检查血清铁蛋白、血清铁、总铁结合力及红细胞原卟啉，以确定是否为缺铁性贫血。如为非缺铁性低色素性贫血，则应测血红蛋白电泳及碱变性试验等，以证实是否为珠蛋白生成障碍性贫血或进一步作骨髓穿刺涂片及铁染色检查，明确是否为铁粒幼细胞贫血。如系大细胞性贫血，必须作骨髓检查，如证实是巨幼细胞贫血，则应测叶酸和维生素 B_{12} 水平，以判定是叶酸缺乏还是维生素 B_{12} 缺乏。如系正常细胞性贫血，同时伴网织红细胞增多，则有溶血的可能，可进行溶血的实验室检查，以明确溶血的性质；如果网织红细胞不增多，且伴有白细胞及血小板减少，应作骨髓穿刺涂片及活检，以确定是否为再生障碍性贫血。

2. 血涂片检查　外周血涂片检查可观察红细胞、白细胞及血小板的数量及形态的改变，有无异常细胞及原虫等，可对贫血的性质、类型提供诊断线索。

3. 网织红细胞计数　网织红细胞计数可作为贫血疗效的早期指标。贫血病人应作为常规检查。

4. 骨髓检查　任何不明原因的贫血都应作骨髓穿刺，必要时还应作骨髓活检。根据骨髓的增生情况可将贫血分为增生性贫血和增生不良性贫血。

5. 病因检查　根据病人的不同情况选择病因检查项目。

【护理诊断】

1. 活动无耐力　与组织缺氧有关。

2. 躯体移动障碍　与疲乏、虚弱、治疗计划限制、病人心理上的害怕等有关。

3. 自理缺陷　与疲乏、躯体活动受限等有关。

4. 营养失调——低于机体需要量　与营养物质来源不足、吸收不良、需要量增多或丢失过多有关。

5. 口腔黏膜改变　与上皮细胞萎缩、神经营养不良有关。

6. 焦虑　与陌生的环境、新诊断的疾病、生理上的不适有关。

7. 有感染的危险　与组织缺氧、巨幼细胞性贫血时伴随的白细胞数减少、营养状态不佳等有关。

8. 有受伤的危险　与头晕（为脑缺氧所致）、虚弱、疲乏（由组织缺氧或卧床过久所致）、躯体平衡失调（为某个肢体神经受损、协调运动功能障碍所致）有关。

9. 知识缺乏　与不了解疾病的治疗、护理知识有关。

10. 潜在并发症　充血性心力衰竭，心律失常。

【护理目标】

1. 病人对医务人员采取的诊断、治疗、护理措施表示理解，并配合良好。

2. 病人的贫血症状缓解或消失。

3. 病人的生活自理能力恢复。

【护理措施】

（一）依致病因素减轻贫血现象

贫血主要原因为失血过多、红细胞制造不足或异常、或红细胞破坏过多而引起。各类贫血的症状大同而小异，而其护理在后面会详细讨论。对于某些原因不足引起的贫血有其特殊治疗方法，例如：缺铁性贫血可以铁剂及饮食治疗它；恶性贫血则以注射维生素 B_{12} 来控制；骨髓衰竭造成的再生不良性贫血及某些后天性溶血性贫血可因停止使用致伤药物或化学药剂而治疗成功、因失血造成的贫血，通常以查明出血原因，采用内外科控制出血的方法及输血来矫治。

（二）输血的护理

输血可用于治疗严重的贫血，但若输血技术不当可能引起危险的反应与并发症。对患有严重慢性贫血的病人输予全血是非常危险的，因为他们需要的是红细胞，而不是血液中其他的成分。

给病人输血以前，必须确定其血型，并且和供血者的血液做交叉试验，验血型时亦可知其RH 因子是否相同，做交叉试验可以确定病人的血和供血者的血是否相合。

护理人员在执行输血治疗的过程中应注意下列事项：

1. 收集病人过去输血的病史。

2. 说明输血的原因及输入血液的成分；教导病人若出现潮红、寒颤、头痛、恶心、呼吸困难等现象，应报告护理人员。

3. 输血前要准备有过滤器的输血装置，并用等量盐水充满管线。

4. 建立并维持输血的管路。

5. 血液领回时，应详细核对血袋及领血单上病人的姓名、病历号码、血型、RH 因子、血量、血液成分、有效期限、血袋号码及交叉试验等，最好能双重核对，并检查血袋内有无气泡或紫色黑块等异常现象，若有则须退还血库。

6. 在挂上血袋前仍应以双重核对的方法确认病人的床号、姓名、血型、RH 因子、输入血液的制品及单位。

7. 从血库拿到血液后立即开始输血，不要将血袋存放于任何不是特别设计用来贮存血液的一般冰箱内。

8. 注意输血的滴速，开始 10 分钟内输注速率应较慢，通常每分钟 20～40 滴，当观察一段时间后，若无不良反应，即可调节速率在每分钟 80～100 滴。年纪较大者或有心血管疾病者滴速应较慢，约每分钟 40～60 滴。通常一单位的血液制品最好于 2 小时内输完，以避免感染的问题。

9. 除非需要大量输血，否则不要将血液加温。若需加温，要使用有温度控制的血液加温器，温度不可超过 37℃ 否则会造成红细胞的变性及溶血。

10. 除非有绝对必要，否则不要使用加压袋，因为过度的加压会破坏红细胞，并可能造成血袋和输血管线分离。若要使用其压力不可超过 200mmHg。

11. 注意观察输血后的反应，若有呼吸困难、发热、头痛、不安、呕吐等不良反应发生

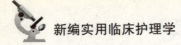

时，应立即停止输血并通知医师。

12. 在输血后应记录以下资料 开始输血时间，输血时间的长短，血袋上的号码及所输入的血液制品和量，以及输血后的反应及其处理。

（三）预防并发症

贫血病人的症状与问题则视其贫血的严重程度、慢性程度、病人的年龄及病人是否患其他疾病而有所不同。所以护理人员应根据所收集的资料确立病人的问题，提供病人所需要的护理措施，以预防并发症的发生。

1. 增进身心舒适，安排适当的休息与活动

严重贫血的病人，通常要住院且须卧床休息，直到血液相好转为止。对于减低病人的需氧量及减少心肺的过度工作，适当的休息是绝对必要的，对于各项护理和治疗，必须妥善安排时间，使病人有充分时间休息。此外，也应评估病人对活动的耐受力，安排适度的主动、被动运动。

2. 皮肤的护理 因为循环中红细胞减少，贫血病人的组织得不到充分的氧量。若不采取预防性措施——经常翻身，因组织缺氧很快就会导致褥疮的形成。而且病人对寒冷特别敏感，应注意保暖，但须注意使用热水袋的温度，以免皮肤受损。

3. 供给适当的营养 贫血病人的饮食应含高成分的蛋白质、铁质和维生素，这些都是正常红细胞形成所必须的物质。但病人因虚弱或极度疲劳而引起食欲不振，应设法提高其食欲。恶性贫血或缺铁性贫血的病人，常因口腔、舌头或食道痛而难以进食。以下几种方法可协助病人克服食欲不振的情况：

（1）采用少量多餐；

（2）避免进食过热或辣的刺激性食品；

（3）病人进食前后均予口腔护理；

（4）若病人太虚弱无法进食需要插鼻胃管。

4. 预防感染

（1）将病人安排于单人的病房，避免与有感染的访客或工作人员接触；

（2）若病人白细胞降到3000/cumm 以下时，则应采取保护性隔离，低于1200/cumm 时最理想的隔离环境是安置于断层气流无菌室；

（3）注重个人卫生，包括：身体的清洁、口腔护理及会阴部的护理；

（4）尽量避免注射，若需要时先用优碘清洁皮肤；

（5）维持清洁的环境；

（6）仔细观察受感染的初期症状、体温升高、鼻塞、喉咙痛等；

（7）当病人发生感染时，给予心理支持减轻其焦虑。

5. 预防出血

（1）评估病人皮肤有无出血的征兆；

（2）检查尿液及粪便的潜血反应；

（3）使用较细的针来注射，并加压5 分钟，若动脉穿刺则加压10 分钟；

（4）使用软毛牙刷或棉棒做口腔护理；

（5）避免量肛温、由肛门给药或灌肠。

（四）健康教育

贫血病人治愈后仍有再发的可能，因此护理人员的健康教育对病人是相当重要的。首先要使病人了解导致其贫血的原因，然后根据其原因而给予个别的健康教育：例如缺铁性贫血、缺乏维生素 B_{12} 及叶酸所致的贫血病人，应提供饮食健康教育，使其了解应多摄取肝脏、牛肉、蛋黄、鸡肉、牛奶、深绿色蔬菜等。多数贫血的病人，尤其是再生不良性贫血的病人都会有感染及出血的问题，他们必须了解如何保护自己，避免感染及出血的发生，因此特别将这两项的健康教育内容列于下面。

1. 感染的预防

（1）良好的洗手习惯。

（2）避免与有感染的人接触。

（3）避免与人共用餐具及毛巾。

（4）每天清洁身体，特别注意会阴部清洁。

（5）良好的口腔清洁，避免牙龈损伤。

（6）维持清洁的环境。

（7）识别感染的征兆。

（8）避免生吃肉类、不洁的水果及蔬菜。

2. 指导预防出血

（1）观察有无血尿、血便、出血点等情形，并需告知医师。

（2）使用软毛牙刷或棉棒做口腔护理。

（3）维持口腔的清洁。

（4）避免灌肠。

（5）避免挖鼻孔或用力擤鼻涕。

（6）避免创伤、跌倒、碰撞及割伤。

（7）避免服用阿司匹林或含阿司匹林的药剂。

（8）使用电动刮胡刀。

（9）避免性生活过度激烈，并且适当地使用润滑剂。

【护理评价】

1. 活动耐力、营养状况得到改善。

2. 口腔黏膜正常。

3. 病人的心理状况良好。

4. 无并发症的发生。

（王美 宋宁 段素梅）

第三节 缺铁性贫血

缺铁性贫血是体内用来制造血红蛋白的贮存铁缺乏，血红蛋白合成量减少而引起的一种小细胞低色素性贫血。在出现贫血之前的阶段称为缺铁。缺铁性贫血是贫血中最常见的一种，以生长发育期的儿童和育龄期妇女发病率较高。全球约有 6~7 亿人患有缺铁性贫血。在多数发

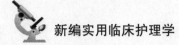

展中国家，约 2/3 的儿童和育龄期妇女缺铁，其中 1/3 患缺铁性贫血。在发达国家，亦有约 20% 的育龄期妇女及 40% 的孕妇患缺铁性贫血，儿童的发病率高达 50%，而成年男性为 10%。

【治疗要点】

（一）病因治疗

病因或原发病确诊后，要积极治疗，这是纠正贫血、防止复发的关键环节。

（二）铁剂治疗

补充铁剂以口服方法作为首选：每天服元素铁 150～200mg。常用铁剂有硫酸亚铁、富马酸亚铁和琥珀酸亚铁。注射铁剂的指征为：口服铁剂后胃肠道反应严重、无法耐受；消化道吸收障碍，如胃肠吻合术后、萎缩性胃炎、慢性腹泻；严重消化道疾病，如消化性溃疡、溃疡性结肠炎等；以及病情要求迅速纠正贫血，如妊娠晚期的病人等。注射铁剂前，必须计算应补铁剂总量，避免过量致铁中毒。计算公式为：注射铁总量（mg）＝（正常 Hbg/dl－病人 Hbg/dl）×300＋500。常用右旋糖酐铁，成人首剂为 50mg，肌内注射，如无不适第 2 次 100mg，以后每周注射 2～3 次，直至完成总量。

（三）中药治疗

不良反应少，有效率达 97%。主要药物为皂矾、山楂、陈皮、半夏、茯苓和甘草。

【护理评估】

（一）健康史

1. 需铁量增加而摄入不足　成年人每天铁需要量约为 1～2mg，婴幼儿、青少年、妊娠和哺乳期的妇女需铁量增加，如果饮食中缺少铁则易引起缺铁性贫血。以含铁量较低的牛乳、谷类为主要饮食的人工喂养婴儿，如不及时补充含铁量较多的食品，也可引起缺铁性贫血。

2. 铁吸收不良　铁主要在十二指肠及空肠上段吸收，胃大部切除及胃空肠吻合术后，可影响铁的吸收。胃酸缺乏、小肠粘膜病变、肠道功能紊乱、服用抗酸药以及 H_2 受体拮抗剂等均可影响铁的吸收。

3. 铁损失过多　慢性失血是成人缺铁性贫血最多见、最重要的原因，反复多次小量失血可使体内贮存铁逐渐耗竭，如消化性溃疡出血、肠息肉、肠道癌肿、月经过多、钩虫病、痔出血等。此外，反复发作的阵发性睡眠性血红蛋白尿亦可因血红蛋白由尿中排出而致缺铁。

（二）身体评估

本病多数起病缓慢，有一般贫血的表现，如面色苍白、头晕、头痛、乏力、心悸气短、耳鸣等。由于缺血、缺氧和含铁酶及铁依赖酶的活性降低，病人可伴有以下特征：

1. 营养缺乏　皮肤干燥、角化、无光泽、萎缩、毛发干枯易脱落，指（趾）甲扁平、不光整、脆薄易裂、甚至出现反甲。

2. 黏膜损害　表现为舌炎、舌乳头萎缩、口角炎、胃酸缺乏及胃功能紊乱，约 1/3 病人有慢性萎缩性胃炎。严重者引起吞咽困难（Plummer－Vinson 综合征），其特点为吞咽时感觉食物粘附在咽部，是缺铁的特殊表现之一。

3. 神经、精神系统异常　约 1/3 病人出现神经痛、末梢神经炎，严重者可出现颅内压增高、视神经水肿、智能障碍等。小儿表现好动、易激惹、头痛、发育迟缓、体力不足等。可能与单胺氧化酶活性降低，儿茶酚胺代谢紊乱有关。有些病人有异食癖，表现喜吃生米、泥土、石灰、冰块、纸张等现象。

（三）辅助检查

1. 血象 典型血象为小细胞低色素性贫血，红细胞体积较正常小，形态不一，中心浅染区扩大，甚至呈环形，红细胞平均体积（MCV）、红细胞平均血红蛋白（MCHC）值降低，白细胞计数一般正常，血小板计数常增高。严重病例可出现三系细胞减少。

2. 骨髓象 红系增生活跃，以中晚幼红细胞为主，体积变小，染色质颗粒致密，细胞质少。粒细胞和巨核细胞系常正常。骨髓铁染色检查细胞外铁消失或明显减少，铁粒幼红细胞低于16%。

3. 生化检查 血清铁小于8.95μmol/L；血清总铁结合力大于64.44μmol/L；转铁蛋白饱和度小于15%；诊断缺铁的准确度和敏感度以血清铁蛋白最高，缺铁时血清铁蛋白小于12μg/L，但其易受感染、炎症、肿瘤、肝脏疾病等影响，故应参考临床和骨髓铁染色加以判断；红细胞游离原卟啉在缺铁或铁利用障碍时常升高，当大于0.9μmol/L，表示血红素的合成有障碍。

【护理诊断】

1. 活动无耐力 与贫血引起全身组织缺氧有关。

2. 营养失调：低于机体需要量 与铁需求量增加、摄入量不足、吸收障碍或丢失过多有关。

3. 焦虑 与脑组织缺氧所致记忆力减退，学习、工作效率降低有关。

4. 知识缺乏 缺乏有关营养需要的知识。

【护理目标】

1. 病人对医务人员采取的诊断、治疗、护理措施表示理解，并配合良好。

2. 病人的贫血症状缓解或消失。

3. 病人的生活自理能力恢复。

【护理措施】

（一）休息与活动

休息可减少氧的消耗。根据病人贫血的程度、发生的速度以及病人的症状，合理安排病人的活动。环境要安静舒适，保证充足的睡眠。轻、中度贫血或贫血发生缓慢、机体已获得代偿能力者，可轻度活动，以不加重症状、病人不感觉疲劳为度。重度贫血、缺氧严重者应卧床休息，以减轻心脏负荷，必要时给予吸氧，以改善组织缺氧症状，并协助给予生活护理，待症状好转后，再逐渐增加活动量。

（二）饮食护理

应给予高蛋白、高热量、高维生素、易消化饮食，强调均衡饮食，不偏食、挑食。对于有口腔炎、口角炎、舌炎的病人，应加强口腔护理，预防口腔感染。食欲降低的病人，加入适量的调味品，以刺激食欲。进食含铁丰富的食物，如动物的心、肾、瘦肉、蛋以及豆类、海带、紫菜、木耳等，食用含维生素C丰富的食物和水果，可促进铁的吸收。

（三）用药护理

1. 口服铁剂 空腹时比餐后或餐中服用亚铁盐吸收要完全，但空腹服用胃肠道反应大，病人常不能耐受，故多选在餐后服用，从小剂量开始逐渐增加剂量，以便减轻不良反应。主要不良反应为胃部灼热感、恶心、呕吐、上腹部不适、腹泻、便秘等。避免与茶、牛奶、咖啡或含钙、镁、磷酸盐、鞣酸等的药物和食物同时服用，以防影响铁的吸收，维生素C可防止二价铁氧化，稀盐酸可使三价铁转变为二价铁而利于铁的吸收，因此口服铁剂时可加用维生素C、稀盐酸。服用液体铁剂时，应使用吸管，以免牙齿受损。铁与肠道内硫化氢作用，生成黑色硫化铁，故服用铁剂期间应向病人及家属作好解释工作，避免因病人出现黑便而紧张。

2. 注射铁剂　注射铁剂时病人可有局部和全身不良反应。肌内注射可引起局部疼痛，长期注射可出现硬结，因此，肌内注射应采用深部注射，并经常更换注射部位，以促进吸收。另外不要在皮肤暴露部位注射，以防药液外溢引起局部皮肤染色。注射铁剂除可引起上述局部反应外，还可出现面部潮红、头痛、头昏、恶心、发热、荨麻疹、关节和肌肉痛、淋巴结炎、低血压等全身反应，严重者可发生过敏性休克，故首次注射时应严密观察用药后不良反应，并备好抢救物品和药品。

（四）输血的护理

输血应根据贫血程度及症状决定是否输全血或浓缩红细胞。注意控制输血速度，严重贫血病人输血时速度宜慢，防止因心脏负荷过重诱发心力衰竭。

（五）心理护理

了解病人的心理状态，并解释记忆力减退、健忘、失眠等情况是因贫血所致，告知病人随着贫血的纠正以后表现会逐渐改善。向病人及家属介绍缺铁性贫血相关知识，从而做到主动配合，自我护理，有助于消除焦虑。

【护理评价】

1. 活动耐力、营养状况得到改善。
2. 口腔黏膜正常。
3. 病人的心理状况良好。

（王美　张林静）

第四节　再生障碍性贫血

再生障碍性贫血（简称再障），是因骨髓造血组织显著减少，引起造血功能衰竭而发生的一类贫血。它与化学物质、药物、放射线、感染或免疫反应等因素有关。能查明原因称继发性再障，原因不明的称原发性再障。

【治疗原则】

（一）去除病因

去除和避免可能导致骨髓损害的各种因素，禁用对骨髓有抑制作用的药物。

（二）支持疗法

1. 预防和控制感染　注意个人卫生和周围环境的清洁消毒，合并感染时应早期应用足量有效的抗生素，以防止感染扩散。

2. 止血　糖皮质激素对浅表部位出血有效，如皮肤、鼻黏膜出血可选用。血小板 $<20\times10^9/L$、出血严重、易合并内脏出血和颅内出血可采用成分输血，输注浓缩血小板。

3. 输血　输血是主要的支持疗法。应根据贫血的程度和临床表现决定，严格掌握指征，尽量采用成分输血。如对于粒细胞减少并发严重感染者可输注白细胞混悬液。

（三）雄激素

为治疗慢性再障的首选药，其作用机理是刺激肾脏产生更多的促红细胞生成激素和直接刺激骨髓红细胞生成。常用丙酸睾酮、司坦唑醇（康力龙）等，是目前治疗慢性再障的常用药物。

（四）免疫抑制剂

抗胸腺细胞球蛋白（ATG）和抗淋巴细胞球蛋白（ALG），是目前治疗重型再障的主要药物，其作用机理是能够抑制 T 淋巴细胞或非特异性自身免疫反应。环孢素选择性作用于 T 淋巴细胞，可用于急、慢性再障。临床上还常用大剂量甲泼尼龙和丙种球蛋白治疗重型再障。

（五）造血细胞生长因子

主要用于重型再障，包括粒细胞集落刺激因子、粒 - 巨噬细胞集落刺激因子、红细胞生成激素和白介素-3 等。一般在免疫抑制剂治疗的同时或以后应用，具有促进血象恢复的作用。

（六）骨髓移植

主要用于重型再障。临床多采用人类白细胞抗原（HLA）的同种异基因的骨髓移植，可使 50% ~ 80% 的病例长期存活。

（七）脐血输注

脐带血是胎儿外周血的一部分，含有丰富的造血干细胞、多种造血刺激因子及较多的红细胞、白细胞和血小板；既有利于病人免疫功能的调节，可作为造血干细胞的来源替代骨髓，还可代替输血，改善临床症状。

（八）其他

应用骨髓兴奋剂，如一叶秋碱、硝酸士的宁等，可改善造血微循环。脾切除，对部分再障有一定疗效，但应严格掌握指征。

【护理评估】

（一）病史

1. 询问病人就诊的原因及主要症状，活动后有无心悸、气短，有无头晕、咳嗽、咽痛、胸痛、尿频、尿急、尿痛、肛周疼痛以及头痛、视力模糊、呕血、便血、阴道出血等，是以贫血症状为主，还是以出血、感染症状为主；病人起病的缓急、主要症状的持续时间；患病后是否经过治疗及所用药物，若应用丙酸睾酮，需了解使用时间及疗效，用药后有无不良反应等。

2. 病人在居住区和工作环境是否接触有害物质，如苯类、放射线等；起病前数周至数月是否服用过易致再障的药物，如氯霉素、磺胺、吲哚美辛、阿司匹林等，是否患过病毒性感染，如呼吸道感染、各型肝炎等。对育龄期妇女，尚需注意询问妊娠、生育情况，再障可发生于妊娠时，分娩后贫血减轻或缓解。

3. 再障病人常因严重的反复出血、贫血和感染，以及治疗效果差而感到生命受到威胁，常出现恐惧、紧张，情绪低落，对治疗失去信心。女青年病人常由于使用丙酸睾酮引起男性化而烦恼。同时应了解家庭成员对病人疾病的认识、态度，家庭经济状况和社会支持系统等。

（二）身体评估

1. 一般状态 注意病人的生命体征变化，有无体温升高、脉搏增快、呼吸频率和节律改变、血压下降以及视力变化等。对主诉头痛、视力模糊的病人，应注意检查瞳孔。病人的营养状况，皮肤的弹性、体重有无减轻或增加等。

2. 皮肤、粘膜检查 甲床、舌、唇、睑结膜及手掌皮肤是否苍白及苍白程度；皮肤有无出血点、瘀点、瘀斑以及红、肿、溃烂，面部有无痤疮；口腔、鼻腔、牙龈粘膜有无出血和溃疡，肛周有无脓肿等。

3. 心、肺检查 心界是否扩大，心率是否增快，有无肺部啰音等。

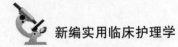

4. 实验室及其他检查 血红蛋白、白细胞、血小板计数是否低于正常值及其程度；网织红细胞绝对值是否低于正常；骨髓象是否增生低下，且巨核细胞减少。

【护理诊断】

1. 活动无耐力 与贫血有关。

2. 有感染的危险 与粒细胞减少有关。

3. 有损伤的危险：出血 与血小板减少有关。

4. 自我形象紊乱 与丙酸睾酮引起的不良反应有关。

5. 预感性悲哀 与治疗效果差、反复住院有关。

6. 知识缺乏 缺乏有关再障治疗及预防感染和出血的知识。

【护理目标】

1. 病人能耐受一般活动，生活自理。

2. 能说出预防感染的重要性，积极配合治疗和护理，减少或避免感染的发生。

3. 能采取正确、有效的预防措施，减少或避免加重出血。

4. 能正确认识和理解现存身体外形的变化，自觉坚持遵医嘱用丙酸睾酮。

【护理措施】

（一）合理休息与活动

轻度贫血，可下床适当活动，中重度贫血或合并感染者应卧床休息，血小板计数 $<20 \times 10^9/L$ 或有严重出血时，应绝对卧床休息，避免情绪激动，防止身体外伤。

（二）饮食护理

给予高蛋白、高热量、高维生素、易消化饮食，血小板减少者应进软食或半流质，避免过硬、粗糙、带刺激性食物，有消化道出血者应给予禁食或给流质饮食，待出血停止后再逐渐恢复普通饮食。有感染发热时，饮食中要保证充足的水分和热量供给。

（三）病情观察

注意观察病人生命体征，留意贫血的症状和体征，尤其是体温和热型的变化；观察有无呼吸系统、消化系统和泌尿系统等部位的感染征象；发热时有无寒战及其他伴随症状，及时发现感染灶；皮肤、黏膜有无出血斑点，有无内脏及颅内出血的症状和体征，如病人出现头痛、恶心、喷射状呕吐等，应警惕颅内出血的发生。及时了解血象变化，观察痰液、尿液及大便性状，必要时送检或做血液细菌培养及药物敏感试验。

（四）预防出血

1. 皮肤出血的护理 有出血倾向者尽量减少注射，必须注射时，尽量缩短止血带结扎时间，进针应准确、快速，拔针后局部应延长按压时间，并观察有无渗血、血肿发生；保持床铺平整、衣物柔软，避免皮肤摩擦、划伤、挤压；保持皮肤清洁，定期洗澡，防止用力揉搓，避免使用刺激性强的肥皂。

2. 口腔、牙龈出血的护理 晨起、睡前和进餐前后用氯己定（洗必泰）、生理盐水等漱口；保持口腔卫生，指导病人用软毛刷刷牙，忌用牙签剔牙，忌食粗、硬、辛辣食物，以免损伤口腔黏膜；牙龈渗血时可用冷水含漱或用肾上腺素棉球、吸收性明胶海绵片局部贴敷并及时清除口腔内血块，以免口腔异味影响病人的食欲，或者引发感染。

3. 鼻出血的护理 保持室内湿度在 50%～60%，用无菌液状石蜡滴鼻，每天 3～4 次，以防鼻黏膜干燥，避免用力擤鼻和抠鼻；鼻腔少量出血时，可用 1:1000 肾上腺素棉球填塞压迫止血或局部冷敷，严重出血或后鼻腔出血时，应用凡士林油纱行鼻腔填塞术，术后定时滴入无菌液状石蜡，术后48～72小时取出，不得自行拔出，以防再出血发生。鼻腔填塞期间，应加强口腔护理，同时注意鼻周皮肤颜色、血液循环情况，预防感染的发生。

4. 内脏出血的护理　注意出血的量及出血的部位，密切监测血压变化；大量出血时，要及时建立静脉通路，作好配血、输血准备，保证各种液体、止血药物和血制品的输入。

5. 眼底及颅内出血的护理　眼底出血时病人视物模糊，嘱咐病人卧床休息、减少活动，保持镇静，避免用力揉搓眼睛以免加重出血。如突然出现头晕、头痛、恶心、呕吐，提示已有颅内出血的发生，立即通知医生作好抢救准备。将病人去枕平卧，头偏向一侧，保持呼吸道通畅，立即吸氧，以改善脑组织细胞缺血缺氧，头部置冰袋或戴冰帽，降低脑细胞的耗氧量。迅速建立静脉通路，按医嘱应用脱水利尿药以降低颅内压，合理使用止血、止痛、镇静药物，并做好基础护理；观察生命体征、神志及瞳孔大小情况，并作好记录。

（五）预防感染

1. 内源性感染的护理　注意加强口腔、皮肤及肛周护理。进餐前后、晨起、睡前应漱口，或根据口腔咽分泌物培养，有针对性应用漱口液。保持皮肤清洁，勤洗澡、勤更衣，女病人应注意会阴部清洁，保持大便通畅，便后用1:5 000高锰酸钾溶液坐浴。发生肛周脓肿者，应及时给予局部理疗或切开引流。

2. 外源性感染的护理　保持病室清洁，温湿度适宜，空气清新，定时开窗通风；定时用紫外线进行空气消毒，每周2～3次；每天用消毒液擦拭家具、地面两次；限制探视人数、次数，防止交叉感染；严格执行无菌操作，对粒细胞缺乏者，必要时进行保护性隔离。

3. 高热的护理　高热病人可物理降温或遵医嘱给予药物降温。血小板明显降低者忌用酒精擦浴，以免刺激皮肤血管扩张，引起或加重出血。降温过程中如出汗较多，应及时擦干皮肤，更换衣物、被服，防止受凉，同时防止病人发生虚脱。忌用抑制骨髓造血及血小板功能的降温药物。

（六）用药的护理

1. 雄激素不良反应有肝脏损害及男性化作用、皮肤痤疮、体毛增多、下肢水肿。

2. 环孢素不良反应有齿龈增生、肝肾功能损害、肌肉震颤、高血压等；用药前应向病人及家属作好解释，用药期间要保持皮肤清洁，不要挤抓痤疮，以防感染的发生；定时监测血压、复查肝肾功能等，随药物减量或停药以后不良反应可逐渐缓解和消失，切忌擅自停药减量。

3. 丙酸睾酮为油剂，注射后不易吸收，故应深部肌内注射，经常轮换注射部位，发现硬结及时理疗，以促进吸收，避免感染。

4. 免疫抑制剂治疗可出现过敏反应、血小板降低和血清病（猩红热样皮疹、关节痛、发热）等，用药前应做过敏试验，用药期间作好保护性隔离，口服抗生素，预防感染及出血的发生。

（七）输血的护理

贫血严重时，可输注浓缩红细胞，血小板低于$20 \times 10^9 / L$，可输注浓缩血小板，对于预防和控制出血效果显著。输血前认真查对，输血过程中密切观察有无输血反应的发生。对于白细胞减少、粒细胞缺乏者，给予粒细胞刺激因子，必要时输注浓缩白细胞悬液。

（八）心理护理

护士首先应关心体贴病人，以取得病人的信任，认真作好护患沟通工作，耐心倾听病人述说，了解病人的性格特点、对疾病的认识程度和理解能力，认真观察病人的情绪反应，总结分析病人是否存在异常心理状态。以便对病人有针对性的给予心理疏导和支持。充分发挥病人及家属在疾病转归过程中的主动性，并能积极主动的参与到治疗和护理过程中，以解除病人的紧张、焦虑情绪。

【护理评价】

1. 病人活动后心悸、气短等症状减轻或消失，能耐受一般活动，生活能自理。

2. 能说出预防感染的重要性，积极配合治疗和护理，未发生感染。

3. 能描述引起或加重出血的危险因素，并能采取正确、有效的预防措施，减少或避免了引起出血或使出血加重。出血能得到及时发现和处理。

4. 能正确认识和理解现存身体外形的变化，自觉坚持遵医嘱用丙酸睾酮。

（宋宁　郭坤芳）

第五节　白血病

白血病是起源于造血干细胞的克隆性恶性疾病，其克隆中的白血病细胞失去进一步分化成熟的能力而停滞在细胞发育的不同阶段。在骨髓和其他造血组织中白血病细胞大量增生积聚，并浸润全身各组织器官，正常造血受抑制。临床症状主要包括贫血、出血、感染和各组织器官浸润的表现。

【治疗要点】

（一）支持治疗

1. 防治感染　病人发热（尤其是化疗后）多为感染引起，感染病灶未明者应查找原因，需作胸部 X 线摄片、咽拭子培养、血培养及药敏试验，即使病因未明亦应以足量的广谱抗生素治疗，常用药物有阿米卡星、庆大霉素、氧氟沙星或头孢菌素类药物等，根据检验结果再行调整治疗方案。若换药后体温仍未下降，应考虑真菌感染的可能，可试用两性霉素 B、氟康唑等。病毒感染如带状疱疹可用无环鸟苷酸口服等治疗。伴有粒细胞缺乏症的严重感染，可用粒细胞集落刺激因子（CSF-G）或粒-单核细胞集落刺激因子（CSF-GM），以提升白细胞。

2. 纠正贫血　严重贫血可输注浓缩红细胞或全血。积极争取白血病缓解是纠正贫血最有效的方法。

3. 控制出血　因血小板计数过低而出血者，输注浓缩血小板悬液是最有效的方法。发生 DIC 者，作相应处理。

4. 预防尿酸性肾病　由于白血病细胞大量破坏（化疗时更甚），血清和尿中尿酸浓度增高，聚集在肾小管引起阻塞而发生尿酸性肾结石，尤其是白细胞很高的病人。因此应鼓励病人多饮水并碱化尿液，给予别嘌醇以阻断次黄嘌呤和黄嘌呤代谢，从而抑制尿酸合成，每次 100mg 口服，每日 3 次。对尿少或无尿的病人，按急性肾衰竭处理。

（二）化学药物治疗

急性白血病的化疗过程分为两个阶段，即诱导缓解和巩固强化治疗。

1. 诱导缓解　是指从化疗开始到完全缓解阶段。其目的是迅速大量地杀灭白血病细胞，恢复机体正常造血，使病人的症状和体征消失，血象和骨髓象基本恢复正常，即达到完全缓解。目前多采用联合化疗，可提高疗效及延缓抗药性的产生。药物的组合应符合：作用于细胞周期不同阶段的药物；各药物间有相互协同作用，以最大程度地杀灭白血病细胞；各药物的副作用不重叠，对重要脏器损伤小。第一次缓解愈彻底，则缓解期愈长，生存期亦愈长。

目前儿童急淋白血病诱导缓解首选 VP 方案，即长春新碱加泼尼松，成人急淋白血病首选 VLDP 方案，即长春新碱加柔红霉素、泼尼松和门冬酰胺酶，也可用 VLP（VP 加门冬酰胺酶）方案或 VDP（VP 加柔红霉素）方案。急非淋白血病常用 DA 方案，即柔红霉素和阿糖胞苷，或使用 HOAP（三尖杉酯碱、长春新碱、阿糖胞苷、泼尼松）方案，近年来常使用 HA（三尖杉酯碱和阿糖胞苷）方案。总之，应根据病人血象、骨髓象、身体状况、年龄、对药物的反应和毒性反应，选用化疗方案和调整剂量。急非淋白血病总的缓解率不如急淋白血病。

2. 缓解后治疗　达到完全缓解后体内尚有 $10^8 \sim 10^9$ 以下白血病细胞，且在髓外某些部位仍可有白血病细胞浸润。缓解后巩固和强化治疗的目的是继续消灭体内残存的白血病细胞，防止复发，延长缓解期和无病存活期，争取治愈。急淋白血病可早期用原诱导缓解方案 2～4 疗程，也可采用其他强力化疗方案，以后每月强化治疗一次，共计治疗 3～4 年，除巩固强化外，间歇期应维持治疗，常用巯嘌呤和甲氨蝶呤交替长期口服。急非淋白血病可用原诱导缓解方案巩固 4～6 疗程，或用中剂量阿糖胞苷为主的强化治疗，或用与原诱导治疗方案无交叉耐药的新方案（如 VP-16 + 米托蒽醌等）。每 1～2 月 1 次，共计 1～2 年，以后随访观察。老年或过度虚弱的病人对化疗的耐受性差，宜采用小剂量阿糖胞苷（或三尖杉酯碱）静滴治疗，直至缓解。对高白细胞性白血病病情危重者，应立即用血细胞分离机清除血中过多的白细胞，然后再进行化疗。

临床证实全反式维 A 酸对白血病细胞有诱导分化作用，该药可使急性早幼粒白血病诱导缓解，缓解率达 85%，缓解期宜与其他药物联合化疗或交替维持以免复发。此外，有报道临床试用含砷中药或砷制剂对急性早幼粒白血病完全缓解率可达 65%～98%。

（三）中枢神经系统白血病的防治

由于化疗药物难于通过血-脑脊液屏障，因此隐藏在中枢神经系统内的白血病细胞常是白血病复发的根源。防治 CNS-L 是治疗急性白血病中减少复发的关键，尤其是急淋白血病。常在缓解后鞘内注射甲氨蝶呤，每次 10mg。为减轻药物刺激引起的蛛网膜炎，可同时加用地塞米松 5～10mg，每周 2 次，共 3 周。亦可用阿糖胞苷 30～50mg/m² 鞘内注射，同时作头颅和脊髓放射治疗。药物对睾丸白血病疗效不佳时，也必须放射治疗。

（四）骨髓或外周血干细胞移植

进行移植的时间，目前主张除儿童急淋白血病外，所有年龄在 50 岁以下的急性白血病应在第一次完全缓解时进行。

【护理评估】

（一）健康史

白血病的真正病因尚不明确，但可能是下列多种因素交互影响而造成的。

1. 暴露于放射线。

2. 病毒感染。

3. 化学性药物。

4. 染色体受到物理性或化学性伤害。

白血病有数种不同型态，白血病分类依据细胞的类型及细胞的成熟度：

1. 细胞型态分为　①骨髓性；②淋巴性。

2. 细胞成熟度

①急性——不成熟细胞的增生，包括干细胞、母细胞的增生。

②慢性——成熟细胞的增生。

3. 细胞数目（外周血液白细胞的数目）　有时在外周血液中不出现未成熟的细胞但骨髓中有大量不成熟的细胞，此时白细胞计数为正常或低于正常值，这种情况称为白细胞缺乏性白血病或是亚白血性白血病。

急性和慢性白血病中，都有某一种白细胞（淋巴细胞、髓细胞或单核细胞）异常增殖的现象。因此白血病有六种主要的型态：

1. 急性淋巴性白血病（ALL）。

2. 急性髓细胞性白血病（AML）。

3. 急性单核细胞性白血病。

4. 慢性淋巴性白血病（CLL）。

5. 慢性髓细胞性白血病（CML）。

6. 慢性单核细胞性白血病。

淋巴性白血病以淋巴组织过度增生为其特征，多见于儿童。而髓细胞性白血病则以骨髓和肝脏过度增生为其特性，多见于成人。

急性髓细胞性白血病（AML）可发生于任何年龄的人，但大部分发生于老年人的身上。而急性淋巴性白血病多发生于一至五岁的儿童身上，化学治疗后恢复率达80%，预后很好，但成人患急性淋巴性白血病的预后比小孩差。

慢性髓细胞性白血病（CML）此类白血病通常发生于二十五至六十岁的人身上。其特征为粒性细胞异常增殖，大部分为成熟的，少部分则未成熟；粒性细胞充塞于末梢循环、密集于骨髓内、浸润于肝、脾和其他组织内，导致脾脏肿大，可大到充满整个腹腔且侵占骨盆。

慢性淋巴性白血病（CLL）主要侵犯五十至七十岁较年长的人，其罹患率男性为女性的三倍，然而原因未明。其特征为淋巴细胞无限制的增生，积聚于淋巴结和淋巴组织中，最后浸润于骨髓、肝脏和脾脏。

（二）身心状况

1. 急性白血病

（1）早期症状类似感冒或上呼吸道感染的症状。

（2）急性发作：有战栗、弛张热或稽留热。

（3）头痛、全身倦怠无力、皮肤苍白。

（4）口、咽粘膜或扁桃腺肿大。

（5）肝、脾及淋巴肿大。

（6）皮肤、粘膜瘀紫、有紫斑或皮下点状出血。

2. 慢性骨髓性白血病

（1）初期不明显，后渐觉容易疲倦、全身倦怠、无力。

（2）短期内体重减轻、消瘦。

（3）局部脾脏肿大，并有压痛。

（4）发热、有盗汗情形。

（5）皮肤出现瘀斑，有发痒现象。

（6）容易出血，尤以耳、鼻、口腔和眼睛等处。

（7）腹部膨胀，呼吸困难、心悸。

3．慢性淋巴性白血病

（1）淋巴结肿大，以颈淋巴结为最显著、腋窝次之、鼠蹊部最小，既不痛也不化脓。

（2）呼吸困难，由于扁桃腺、口鼻、气管等粘膜被淋巴结浸润的结果。

（3）末期皮肤发疹、瘙痒、头痛、发热，易受感染。

（三）诊断检查

1．血象 大多数病人白细胞数增多，可见相当数量的未分化细胞。

2．骨髓检查 可见大量的未分化白血病细胞。

3．血尿酸增高。

【护理诊断】

1．焦虑 与陌生的环境、新诊断的疾病、生理上的不适有关。

2．疼痛 与白血病细胞浸润组织有关。

3．营养失调——低于机体需要量 与恶心、呕吐、进食少、营养物质消耗增加有关。

4．体温过高 与坏死物质吸收、继发感染有关。

5．自理缺陷 与疼痛、化疗后不适有关。

6．口腔黏膜改变 与化疗药物的副作用、口腔感染有关。

7．自我形象紊乱 与化疗后脱发、体重减轻有关。

8．悲哀 与新诊断的癌性疾患、化疗致生活方式改变有关。

9．有感染的危险 与白细胞的质量改变有关。

10．潜在并发症 出血。

【护理目标】

1．控制病情，预防恶化。

2．预防继发性感染。

3．促进身心舒适。

4．预防受伤和出血。

【护理措施】

（一）预防、控制和治疗感染

1．照顾白血病人时需经常注意病人白细胞数目的变化，粒细胞低于55/cumm时，意味着病人可能处于感染之中。至少每4小时测量病人的生命征象一次，若体温、脉搏、呼吸次数增加，表示可能有全身性的感染，应报告医师。若病人的生命征象显示有感染形成，则应立刻做血液、咽喉、尿液、粪便和伤口分泌物的培养，并尽快将检体送往检验室。粒性白细胞减少的病人局部感染时常会出现触痛和红斑情形。若排尿有疼痛或烧灼感时，则必须收集干净的中段尿以便培养，确定是否有泌尿道感染。

2. 白血病病人有粒性白细胞功能衰退或血小板数目减少时，口腔是最容易感染和出血的部位，易导致口腔粘膜肿胀及溃疡。口腔问题会影响营养的摄取，可能发生持续不断的疼痛，也会影响正常的交谈，所以口腔的护理对病人是非常重要的，其方法如下：

（1）以柔软的棉签，每两小时仔细地清洁口腔，润湿嘴唇。

（2）经常检查口腔内有无新的病变形成，培养口腔内分泌物，检查有无微生物存在，以便进行局部治疗。

（3）避免口腔受伤，避免食用粗糙的食物。

3. 受感染的白血病病人会有发高烧情形，冰袋、降体温拭浴和非阿司匹林类的口服退热剂，均可用来控制发热，应及时给予全身性抗生素治疗感染，并按时给药，以维持血中抗生素的浓度。

4. 当白血病病人因化学疗法或潜在的疾病过程而使骨髓受抑制、对感染易感性增加时，可输注粒性白细胞。白细胞收集后，应尽快输给病人，否则应冷藏于4℃冷藏箱内，冷藏时间不宜超过48小时；同时白细胞浓缩液内亦夹杂有血小板，故也有主张浓缩液应贮藏于22℃下，以保全血小板活性并避免粒细胞吞噬作用及杀菌力丧失。白细胞输注无需做交叉试验，只需血型相同即可。

5. 当病人在感染中而骨髓功能受抑制，正常的白细胞数目显著不足时，应采用保护性隔离，护理病人时使用内科无菌技术。隔离室不可随便让家属进出，护理人员进入隔离单位时应戴口罩、穿隔离衣，若有上呼吸道感染者，则不可进入隔离单位。隔离病室门口应放置脚踏粘带，以除去鞋底及车轮上的污物。若病人抵抗力太低，应考虑将病人安置于断层气流无菌室中或生物无菌室中，以预防继发性感染。

（二）评估并控制出血和贫血的情形

末梢血中血小板数目低于50 000/cumm 或是呈持续性下降时，护士应提高警觉，注意观察病人有无出血征兆。例行检查病人的大小便是否有血迹反应。检查病人全身皮肤有无瘀点、出血及瘀伤。注射或抽血时，应在针孔加压五分钟以上以预防出血。告诉病人关于血小板计数的意义。告诫病人避免受伤，刷牙时应使用软毛牙刷，勿进食粗糙的食物。同时告诉病人一有头痛、视力改变时应立即报告。此外也应预防便秘，以免造成直肠粘膜出血。

有些病人即使血小板降低到（5 000～10 000）/cumm，仍不会有出血的征兆，但有些病人只要血小板降至50 000/cumm 便出现出血征兆。由于耐受性的差异相当大，因此辨认出血的征兆是非常重要的，及时输血小板可预防致命性的大出血。

输血小板时需根据血型而输注，因血小板几乎无红细胞存在，所以不必要做交叉试验。由血库领出的血小板应尽早输注，只要病人能忍受，应全速滴注。输入血小板1小时后，医师可能会检查血小板计数，以评价病人血小板数目是否增加。病人对输血小板可能会产生过敏性反应，可给予 Benadryl 解除。发冷、发热则不常发生。若发热时应为病人做血液及所输的血小板的培养，并暂停输注。

骨髓受到抑制的病人也会有贫血现象，因为红细胞受到大量增殖白细胞的排挤，这种情况则须输予红细胞或全血。

（三）提供充分的休息

白血病病人因白细胞大量过度的增殖，其代谢率会升高，同时也因为贫血而有缺氧的现象。病人因长期的倦怠和体力耗损，常需多加休息，有些长期患病者，可能需要镇静剂以帮助睡眠。

（四）控制疼痛

白血病会造成许多种痛：骨头痛、因器官和淋巴结肿胀引起的胀痛、神经痛以及因口腔和喉头溃疡造成的吞咽困难等等。病人常可带病生存若干年，所以在初期最好给予温和的止痛剂例如羟苯基乙酰胺或达尔丰。到疾病晚期则需较强的止痛剂例如可待因或度冷丁以控制疼痛。

（五）提供充分的饮食摄入

白血病病人通常有食欲不振的情形。可能因放射线治疗或口腔溃疡而引起对食物的厌恶感。食欲不振及有关进食不舒服情形的护理措施如下：

1. 给病人小量、软质的清淡食物，以免刺激口腔粘膜和喉咙。

2. 若有口腔及喉头溃疡时，让病人在进食之前先以麻醉剂溶液漱口。

3. 若喉头非常不舒适，可安排营养丰富的冷食或冰冻食物。

4. 若病人仍不满意其饮食时，可请营养师会诊。

5. 若持续恶心、呕吐，可请医师安排静脉高营养疗法。

除了应摄取充足的营养外，病人每天至少要喝 3000～4000ml 的水，这些水分可预防因发热、出汗所造成的脱水，并可稀释因化学治疗破坏异常白细胞后所形成的高浓度尿酸。护士必须正确记录病人的摄取量及排出量，每天测体重，以维持体液和电解质平衡。

（六）尽量减少白血病疗法的不适和副作用

白血病的治疗因种类而有所不同，但治疗目标是一致的，即遏止不正常或未成熟的白细胞的增殖与浸润，目前尚无根治白血病的方法。但有许多方法可用以暂时遏止此恶性过程，减轻其症状并预防并发症发生。例如放射线疗法、放射线同位素疗法、化学疗法、皮质类固醇疗法、输注血小板和粒细胞、抗生素、骨髓移植、免疫疗法等。若这些方法奏效，病人可得到 5 年的缓解期。

抗白血病疗法在执行时，往往很困难，而且有许多副作用。治疗白血病常用的化学治疗剂有 Adrianlycin、Oncovin、Arac、BCNU 等等。在施行化学疗法时，护理方面最要注意的是由静脉给药的治疗方式。所有的化学治疗药物，都具有细胞作用，因此在给药之前必须清楚使用药物的注意事项及副作用。胃肠道反应是抗白血病药物常见的副作用之一，最常出现的症状有恶心、呕吐及腹泻。腹泻病人的会阴部受刺激与感染的机会增加，每次解便后应仔细清洁以减低感染的危险性。

对于再生不良性贫血、急性和慢性白血病，先天性免疫功能不全症、末期癌症、何杰金氏症、恶性淋巴肿瘤、神经母细胞瘤及其它固态肿瘤，在传统疗法无效的情况下，骨髓移植（BMT）是病人另一种治疗选择。首先应用组织抗原鉴定（HLAtyping）和混合淋巴细胞培养（MLC）为病人找出 HLA—A、B、C 型完全相符，以及 MLC 反应阴性的供髓者，以全身麻醉的方式，由其前、后肠骨嵴抽取骨髓细胞，大约要100次的抽吸，取出 750～1000ml 的骨髓液，时间花费约1小时。然后将骨髓液置入组织培养及肝素的混合液中，再用不锈钢制的网孔 200μm 大的过滤网，将一些杂质、凝集粒子及骨脂碎片过滤掉，使成为一种单细胞的悬浮液。如果给髓者与受髓者的 ABO 血型不合需先将骨髓液内的红细胞分离掉，否则会引起溶血症。另外为防止排斥反应（GVHD）的发生，可用外源凝集素或多价 T 淋巴球抗体，将 T 淋巴球除掉。最后将特别治疗后的受髓者，以输血方式，将骨髓悬浮液由静脉注入体内；输入的有核骨髓细胞数平均所需为 $3 \times 10^3/kg$，骨髓细胞经过血液循环将来会在受髓者的骨髓腔中种植、繁殖及生长，其原因仍不清楚。

移植完成后，病人需要接受抗 GVHD 的治疗，可用 MTX，环孢菌素 A，ATG 类固醇等方法。另外因为化学治疗及放射线治疗之后，病人本身几乎没有任何抵抗力，容易发生感染，故要使用广效抗生素以预防细菌感染。必要时可输入白细胞，以增加抵抗力。此外，还要连续输血小板，维持 $20000/cmm$ 以上的数目，以防止大出血。若是霉菌感染则需施予两性霉素 B 的治疗。在整个过程中，病人需住在无菌空调的病房中。

GVHD 有两种临床型态：

1. 急性 GVHD　在骨髓移植一百天内发生者，会发生：

（1）免疫系统功能不全症。

（2）肝脏机能障碍，严重者会发生急性肝衰竭而致死。

（3）皮肤形成多样的斑疹，可由麻疹样皮疹到水泡疹皮肤病变的多种表现。

（4）肠道引起严重腹泻的急性肠炎症状。

2. 慢性 GVHD　发生在骨髓移植一百天之后，临床的特征为皮肤上产生硬皮症状的纤维化病变及干燥症候群，且有多重器官被侵犯，引起角膜结膜炎、心肌炎、皮肤肌肉炎、食管狭窄、肺功能不全、慢性气管炎、慢性活动性肝炎、慢性肠炎及吸收不良症。有时看起来像全身性红斑狼疮或进行性全身硬皮症。

急性的发生率约 50%～70%，而慢性的约为 25%～40%，年纪大的比年轻者多，再生不良性贫血者比白血病病人多。致病机制和自体免疫有关。慢性的 GVHD 在最近的临床研究显示，可防止白血病的复发，原因可能来自供髓者的 T 淋巴细胞。故白血病病人作 BMT 之后，我们的期望是不发生急性 GVHD，而希望慢性 GVHD 能够产生。

从过去的临床经验显示，骨髓移植是再生不良性贫血的最佳疗法，故目前的治疗原则为：凡是患了再生不良性贫血，未输过血者，骨髓移植是最恰当的治疗选择。对于年纪大于 40 岁的病人则先使用传统疗法，无效的话，再考虑骨髓移植。

（七）提供心理支持

白血病在目前医疗上，尚未发现可完全治愈的方法，当病人在获悉自己罹患此病时，其内心对死亡的恐惧、不安以及对治疗的期待，往往成为医疗及护理上的难题。因此对于这种病人，除给予身体各方面的护理外，应特别着重于心理和精神上的护理。对于这种病人，首先应了解病人的性格、家庭环境、住院经验，以及对本病的了解程度、或所获得的心理支持等，然后再给予适当的安慰与协助，以及有关心理和精神上的护理。

（八）协助医师施行治疗，以控制病情，预防病情恶化

1. 急性白血病　急性白血病病人在诊断确定后，应尽早施行治疗，以立即减少白血病细胞的数目，因白血病细胞的分裂非常快速，当一个白血病细胞经过 40 次的连续分裂后，可以变成 10^{12} 的细胞，因此在治疗期间，虽已达到完全缓解，但仍需继续治疗，以求彻底减少白血病细胞。

（1）脱氢皮质（甾）醇与长春新碱合用。此两种药物对急性淋巴性白血病有效。脱氢皮质（甾）醇：$40～100mg/m^2/天$。长春新碱：每 5～7 天给予 $2mg/m^2$。

（2）阿糖胞苷与红比霉素，长春新碱并用：上述药物对急性骨髓性白血病有 50% 以

上的缓解率。

（3）白细胞清除术：采用连续血流离心法或过滤法，大量除去白细胞，可以有效而且迅速地减少血液中白细胞数目。

（4）放射线治疗：对白血病引起的心包膜或其他积水，以及中枢神经系统的症状有控制效果。

（5）甲氨蝶呤和/或阿糖胞苷的脑膜内注射：适用于白血病并发中枢神经系统的症状时。

（6）新鲜血小板的输注：当病人的血小板数目少于2万时，应输给血小板。

（7）输给全血或浓缩红细胞：当病人有严重贫血时，应考虑输给全血或浓缩红细胞。

（8）输入白细胞：当病人有严重感染时，应反复输给大量新鲜的白细胞。

（9）骨髓移植。

2．慢性白血病

（1）脱氢皮质（甾）醇与烷［烃］化剂并用。

（2）局部放射疗法

1）脾脏放射疗法：用于治疗慢性粒细胞性白血病。

2）单纯的淋巴结照射法：用于治疗慢性淋巴性白血病，只有单纯的淋巴结肿大者，可以利用此种方法控制病情。

（3）脾脏切除：病人发生溶血性贫血和血小板缺乏，但无法采用脱氢皮质（甾）醇控制的病人。

（4）输血。

（5）骨髓移植：采用现代的化学疗法，约有90%以上的急性淋巴性白血病儿童可以达到完全缓解。许多报道显示有50%的儿童有5年的生存率，成人的急性淋巴性白血病其缓解率约在50%~80%之间，平均生存率为2.5年，不治疗的病人，其平均生存率只有3个月。

【护理评价】

1．现有问题得到解决。

2．病人能接受现实，积极配合治疗。

3．有效地预防并发症，无感染及出血征象。

（宋宁　于利萍　高迎香）

第六节　血小板及凝血因子疾病

正常人体有复杂的止血、凝血功能。凝血与纤溶之间保持着动态平衡，止血和凝血功能主要受血管因素、血小板、凝血因子的影响，以上三种要素的质、量的改变可引起出血性疾病。

血小板的止血途径：血管损伤－局部小血管收缩－血小板聚集于受伤处－形成白色血栓－堵住伤口而止血。另外，受伤后组织因子的释放可激活某些凝血因子而使血液凝固止血。

【护理评估】

（一）健康史

1. 特发性血小板减少性紫癜（简称 ITP）　此种出血性疾病的主要特征为血小板过早破坏。正常的血小板在循环中可生存 8～10 天，而 ITP 病人的血小板只能生存 1～3 天左右。虽然 ITP 的真正病因仍属未知，但目前大多数专家都支持自体免疫理论，由于某种仍未确定的原因发生了自体抗体而中止了单核巨细胞的生长发育，减少了血小板的制造，使得血小板的敏感性增加，因而更易被脾脏所破坏。

2. 血友病　血友病是相当常见的疾病，其特征为持续的出血。尤其是发生意外、手术或是牙齿外伤之后。血友病有三种型态：血友病 A、血友病 B 及 Von Willebrand's 疾病。因血友病 A 占所有病人的 80%，在讨论症状及治疗时仅以此型为主。血友病 A 被归类为儿童的疾病，但因为治疗方法日新月异而延长了寿命，目前这种疾病已延伸至病人的成人生涯中。

3. 低凝血酶原症　即循环血中的凝血酶原数量不足。凝血酶原是由肝脏制造的一种复合球蛋白性蛋白质，制造过程中须有维生素 K 的存在。此症发生的原因可能是缺乏维生素 K 或双香豆素过量。

维生素 K 缺乏是由于：（1）不适当的饮食；（2）干扰维生素 K 的吸收的胃肠疾病；（3）肝脏本身的损坏使肝细胞无法制造胆汁或合成凝血酶原；（4）长期使用磺胺剂或抗生素而杀死肠中的细菌，而无法制造维生素 K。

双香豆素过量，它是一种有效的抗凝剂，用于减低心脏病及末梢血管疾病病人血栓形成的危险性。其作用是干扰细胞内维生素 K 的转变为凝血酶原的过程，若剂量过多，病人凝血酶原时间降至 10%～15% 以下，则病人会有自发性出血的危险。

4. 弥散性血管内凝血（DIC）　它是指全身各处的小动脉和微血管内发生广泛性的凝血现象。DIC 的起因仍属未知，但很可能是因凝血活性物质进入血中，在某种疾病状态如妊娠、毒血症、癌症等，而引起凝血活性物质的释放，该物质能使纤维蛋白沉积于微细循环管道中，结果在脑、肾、心及其他器官内形成小血栓而造成梗塞或组织坏死。血小板、凝血酶原及其他凝血因子在此过程中均被消耗掉，最后导致出血。而过度的凝血活化了纤维蛋白溶解机制，因而抑制血小板的凝血功能，使得出血更加严重。

可能促发 DIC 的常见情况：

（1）能引起组织释放凝血活性物质的情况

1）产科方面：胎盘过早剥离、死胎滞留及羊水栓塞。

2）赘生物：前列腺癌、急性白血病、巨大海绵状血管瘤及支气管癌。

（2）能引起血小板、第Ⅲ因子的释放情况

1）溶血现象，例如输入不相合的血、因感染或免疫疾病引起的溶血。

2）因广泛的烧伤、外伤、移植排斥反应、灼伤或手术。

3）脂肪栓子。

4）蛇咬伤。

（3）虽然未明原因但能引起 DIC 的情况

1）急性细菌性及病毒感染。

2）肾小球性肾炎。

3）紫斑症的急性发作。

4）血栓形成性血小板减少性紫癜症。

5）肝硬化症。

6）急性爆发性肝炎。

7）休克。

（二）身心状况

1. 特发性血小板减少性紫癜（ITP）：出现小出血点、瘀斑、鼻出血、牙龈出血，容易受伤。女性则月经量较多，或是两次月经期间也会有出血情形。

2. 血友病：

（1）从刀伤、抓伤及其他小伤口缓慢持续的流血，若无药物控制，则可能造成广泛性、致命的大出血。

（2）轻微受伤后延迟出血，可能发生在数小时或数天之后。

（3）拔牙后或以软毛牙刷刷牙后引起牙龈严重出血。

（4）鼻子受重击或殴打受伤后，引起严重的鼻出血，有时甚至会致命。

（5）胃部大出血，此情况与胃部疾病相关。

（6）于深部皮下组织、肌肉内部组织以及末梢神经周围，反复出现血肿。若神经为血肿所压迫，病人就会发生严重的疼痛、感觉缺失，有时会有永久性的神经伤害、麻痹及肌肉萎缩等现象。

（7）未治疗的病人常会反复发生关节积血，而导致严重关节变形和永久性残废。关节腔积血发生的部位依次为膝、踝、肘、腕、指、髋、肩。

3. 低凝血酶原血症　受过小伤后出现瘀斑、鼻出血、手术后伤口出血、血尿、胃肠道出血、静脉穿刺后一直出血。

4. 弥漫性血管内凝血

（1）皮肤、粘膜、心脏内膜、肺部等出现大大小小的出血点。

（2）静脉穿刺处一直流血。

（3）手术或生产时，严重和难以控制的大出血。

（4）少尿症与急性肾衰竭。

（5）痉挛与昏迷，可能导致死亡。

（三）诊断检查

1. 血常规　了解血小板及其他血细胞的数量。

2. 出、凝血时间　血小板数量减少或质的改变主要影响出血时间；凝血时间改变主要受凝血因子的影响。

3. 凝血因子活性测定　主要用于血友病的分型。

4. 血浆硫酸鱼精蛋白副凝固试验　简称3P试验。

5. 骨髓细胞学检查　了解骨髓造血功能是否完好。

【护理诊断】

1. 焦虑　与病程长、病情反复、长期反复住院后经济困难、初次住院时环境陌生及对有关疾病知识不了解有关。

2. 疼痛　与血肿压迫组织有关。

3. 组织灌注量改变　与血容量减少、微循环血流缓慢、血栓形成有关。

4. 气体交换受损　与毛细血管内微血栓形成、血流缓慢甚至凝固、血红蛋白含量低有关。

5. 躯体移动障碍　与关节及肌肉积血、瘫痪有关。

6. 自理缺陷　与肢体活动受限、治疗手段要求卧床等有关。

7. 潜在并发症　颅内出血。

【护理目标】

1. 控制出血。

2. 恢复正常凝血时间。

3. 预防并发症。

【护理措施】

（一）避免激烈运动

1. 保持适度的安静。

2. 避免容易造成身体受损伤的活动。

3. 避免参加扑打、拳击及其他有关田径比赛的剧烈活动。

（二）避免外伤，减少身体受创的机会

1. 幼儿及儿童，应随时注意其活动情形，除去容易造成伤害的玩具或物品。

2. 避免跌伤或任何外伤发生。

3. 成人避免从事危险性或费力的工作。

（三）适当的营养

1. 给予均衡且富含优质蛋白质饮食。

2. 依照病人的嗜好，烹调适合病人口味的饮食，但避免热烫、粗糙及刺激性。

3. 如有肠胃出血时应禁食。

（四）注意个人卫生

1. 保持皮肤清洁，注意其干燥度、发红、红疹、出血斑及有无褥疮，注意肛门及会阴部的清洁，每次大小便后以温水擦拭，以增加舒适，并预防感染。

2. 剪短指甲、预防抓伤皮肤。

3. 避免穿着太紧的衣物，避免因压迫或摩擦引起皮下出血。

4. 保持口腔清洁，观察舌头、咽喉状态，注意有无牙龈出血、粘膜出血的现象。避免机械性的刺激，刷牙时不可太用力，牙刷不可太硬，若出血厉害则不要使用牙刷。

（五）出血伤口的护理

病人如有伤口，应以外科无菌技术处理，避免感染恶化。

（六）关节的保护

1. 平时活动时要小心，避免关节受伤。

2. 关节受伤时，应注意固定，或给予关节局部冰敷。假如出血停止，而且肿胀消退，就要鼓励病人活动其关节。但是在肿胀未完全消退、肌肉力量未恢复之前，勿使患肢负重。

3. 止痛剂及皮质类固醇常用来减轻关节疼痛或肿胀。疼痛剧烈时，医师可能会抽出关节腔内的积血，以减轻疼痛。

（七）输血的护理

1. 输血护理　请参考贫血中输血护理。

2. 血小板及凝血因子疾病　通常会输血小板以预防出血，或输新鲜血浆、新鲜冷冻沉淀物，或是新鲜全血以补充 AHF。

（八）协助医师施行治疗，预防病情恶化

1. 特发性血小板减少性紫癜　ITP 的两个基本治疗方法是类固醇疗法及脾切除术。类固醇疗法目的是要减低出血倾向并提高血小板的数目，但并不能产生根治的效果。ITP 病人最佳的治疗方法是脾切除术，60%～80% 病人能得完全且永久性的缓解，可能是遏止敏感性高的血小板被提早破坏掉。因为幼童的 ITP 常会自愈，所以至少在六岁之前，小儿科医师通常不考虑施行脾切除术。

2. 血友病的基本治疗方法：

（1）补充抗血友病因子（AHF）。

（2）输血或输入血浆。

（3）注射维生素 K。

3. 低凝血酶原症的基本治疗方法：

（1）补充维生素 K。

（2）停止服用致使凝血酶原减少的药物。

4. 弥散性血管内凝血的基本治疗方法：

（1）除去促发的情况：包括治疗感染，矫正缺氧以及处理外伤和休克。

（2）控制出血：使用肝磷脂抑制血管内凝血。

1）成人：首次剂量：5000～10000 单位。维持剂量：1000～1500 单位/小时，IV 点滴。5000～7500 单位/4～6 小时，IV 注射。

2）儿童：100～150 单位/公斤，每 4～6 小时由静脉注射 1 次。

（3）输血或补充凝血因子。

（4）补充维生素 K。

【护理评价】

1. 病人现有问题得到解决，焦虑及疼痛减轻，自理能力得到恢复。

2. 病人无并发症的发生。

3. 病人能口述日常生活中容易导致出血的活动，并且知道如何预防。了解常见部位出血的临床表现，能口述发生出血后的自我急救措施。

（叶美欣　史成菊）

第六章　泌尿系统疾病的护理

第一节　肾盂肾炎

肾盂肾炎是指肾盂、肾盏和肾间质的炎症，好发于育龄期妇女，男女发病之比为1：10。

【病因及发病机制】

主要由致病菌感染所致，60%～80%为大肠杆菌，其次为副大肠杆菌、变形杆菌、葡萄球菌等。感染途径有上行性感染、血行感染、淋巴感染和直接感染。在尿路因结石、肿瘤、妊娠压迫不畅，或尿路先天畸形、功能异常，机体抵抗力下降、接受导尿或泌尿道器械检查等诱因下易发生感染。

【临床表现】

肾盂肾炎分急性和慢性两期。急性肾盂肾炎具有急性感染和尿路刺激征的特点，患者常有畏寒、发热、乏力、纳差和腰胀、尿频、尿急、尿痛症状，慢性肾盂肾炎常引起高血压及肾功能不全表现。

【诊断】

尿常规检查中急性期尿镜检可见大量白细胞或脓细胞，慢性期白细胞数在5个/高倍视野以上。尿培养菌落计数大于105Cuf/ml，慢性肾盂肾炎有不同程度肾功能减退和肾实质损害表现。

【治疗与护理】

（一）治疗

肾盂肾炎的治疗原则是纠正、去除易患因素，合理使用抗菌药物，辅以一般治疗。急性期如能得到及时、彻底的治疗和护理，一般预后良好，若任其反复发作或迁延不愈超过半年转入慢性期，则可进一步导致肾损害。

（二）护理

1. 病情观察　正确留取血尿标本，监测病情进展。

2. 密切观察药物疗效及不良反应，给予高锰酸钾坐浴，口服碳酸氢钠碱化尿液，以缓解尿路刺激症状，观察抗生素的药物疗效。

（段素梅）

第二节　急性肾小球肾炎

急性肾小球肾炎系多种病因引起的严重急性肾小球炎性病变，病理特点为肾小球囊内广泛新月体或新月体形成达50%，起病急，其发病与溶血性链球菌感染有关。好发于儿童及青少年，男性多于女性。

【病因】

1. 细菌　以溶血性链球菌致肾炎多见。

2. 病毒　各型肝炎病毒、麻疹、水痘和肠道病毒的感染。

3. 寄生虫　三日疟，血吸虫等。

4. 螺旋体、立克次氏体感染等。

【临床表现】

1. 起病急，发病前有感染病史，多在急性感染后 1~3 周起病。

2. 全身症状　全身症状轻重不一，儿童症状较重，患者可出现精神萎靡，疲乏无力，头痛、恶心、呕吐、厌食、腰酸、心悸、气短甚至发生抽搐。少数患者可有发热。成人可无明显的全身症状或仅有轻度乏力、纳差。

3. 水肿　起初为颜面部浮肿，逐渐波及全身，严重者可出现胸水、腹水。部分患者仅为晨起眼睑浮肿、久坐久立后足背水肿或肢体紧、胀感，少数患者仅有尿量减少和体重增加，无明显可凹性水肿。

4. 高血压　急性肾炎患者多数有血压升高，以舒张压升高较明显。高血压急剧发生可引起高血压脑病及高血压心脏病。患者可出现恶心、呕吐、剧烈头痛、视力模糊、视网膜渗血、出血以及急性左心衰竭等症状。

5. 血尿、蛋白尿和管型尿　血尿和蛋白尿为此病常见的初发症状，几乎所有患者均有镜下血尿。有 40~70% 为肉眼血尿，尿呈洗肉水样。出现血尿时多合并有尿蛋白 + ~ + + + ，24 小时尿蛋白定量多在 3 g 以下，部分可出现典型肾病综合征临床表现。

6. 肾小球过滤功能减退　患者血尿素氮及肌酐可有一过性轻度升高，随着尿量增多，肾功能可逐渐恢复。急性肾炎发病后约 1~2 周尿量逐渐增多，临床症状逐渐缓解，肾功能恢复。少数患者可发生急性肾功能衰竭。

7. 急性肾小球肾炎还可出现轻度贫血、血沉快、尿纤维蛋白降解产物浓度增多、血抗链球菌溶血素"o"滴度升高、血清补体下降。

【诊断】

（一）诊断要点

1. 此病多见于儿童及青少年，但任何年龄均可发病。

2. 病前 1~3 周可有局部或全身的感染。

3. 起病急，出现尿少、水肿、血尿、蛋白尿、管型尿及高血压等典型肾小球肾炎症状。

4. 既往无肾小球肾炎病史。

根据上述几点诊断此病比较容易。

（二）鉴别诊断

1. 过敏性紫癜、狼疮性肾炎，常以急性肾炎综合征发病，多有明显的皮肤损害，关节痛，腰痛，狼疮性肾炎可有抗 DNA 抗体阳性。

2. 慢性肾小球肾炎急性发作。慢性肾炎于感染后 3~5 日起病，潜伏期短，尿比重低，有持续性肾功能受损。

3. 原发性肾小球肾病。一般无血尿，高血压；肾功能正常且血抗链球菌溶血素"O"

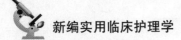

滴定、C_3 及尿纤维蛋白降解产物在正常范围。

【治疗与护理】

1. 一般治疗与护理

（1）急性期患者应绝对卧床休息，以增加肾血流量和尿量，改善肾功能、减少血尿、蛋白尿。一般应卧床休息至水肿消退。血压平稳，尿量增多，待尿常规及化验正常时方可适当活动。在此期间必须加强心理护理，尤其对儿童和青少年，既往体健的患者，要使其充分理解卧床的必要性、以求得患者的配合。在卧床期间应加强基础护理及必要的生活护理，力求减少并发症。

（2）急性肾小球肾炎多伴有不同程度的水肿，皮肤容易发生感染和褥疮，因此加强皮肤护理很重要，护理患者时，应随时保持床单平整，保持患者皮肤清洁，干燥，避免擦伤。严重水肿者避免肌肉注射，可采用静脉途径保证药物准确及时的输入。

（3）饮食：一般给予低盐、适量蛋白、高糖、高热量、易消化的饮食。低盐可改善水肿、控制血压、减轻脑水肿和心脏负担；高糖食物既能减少肾脏的负担，又能及时补充热量；清淡的饮食有利于消化和吸收，又能增加患者食欲。对于血尿素氮、肌酐升高的患者应限制蛋白质的摄入，以减少蛋白质的代谢产物，保护肾功能，防止血蛋白质代谢产物进一步升高。

2. 药物治疗与护理

（1）抗菌素的使用：急性肾小球肾炎者应常规给予两周青霉素治疗，对青霉素过敏者应选择其他类似药物。

（2）高血压的治疗：急性肾炎早期若能适当限制水、钠的摄入，减轻水肿，一般不须对高血压进行特殊治疗。若有严重的水、钠潴留病人出现严重高血压及高血压脑病伴有惊厥、昏迷者需给予 10% 硫酸镁深部肌肉注射，或硝普钠静点以迅速降压。在应用硝普钠等快速降压药治疗高血压、心衰时，应首先调整好静点速度，然后再加入药物，防止血压迅速下降。静脉点滴硝普钠溶液应避光。维持静点的硝普钠溶液的时间不能超过24 小时，否则失去药效。

（3）利尿药：急性肾炎患者，由于肾小球滤过率降低及全身毛细血管通透性增加，患者表现为轻重不等的全身或局部水肿，为了有效的控制水肿，减轻症状，使患者排尿增多，尽快的恢复肾功能，临床上常使用速尿、双氢克尿塞、安体舒通、氨苯喋啶等利尿药物。使用大剂量速尿时应注意观察其副作用，如恶心、体位性低血压、直立性眩晕、口干、心悸等。长期应用速尿时，不仅要密切观察血压还要注意电解质的变化。如果因低钾、低钠患者出现肌张力下降、表情淡漠甚至心律紊乱时应及时予以对症处理。同时也应观察患者有无脱水，准确记录患者日夜尿量，必要时监测体重的变化。

3. 急性左心衰的治疗与护理　由于尿少、水钠潴留致有效循环血量增多，以及高血压等因素，少数患者尤其是儿童可发生急性左心衰。患者出现呼吸急促、心率加快、不能平卧，咯粉红色泡沫痰，肺底可闻湿啰音，心跳呈奔马律等。此时应立即给患者半卧位，持续高流量吸氧，并按急性左心衰治疗护理常规处理。

（王美）

第三节 慢性肾小球肾炎

慢性肾小球肾炎是指由各种原因引起的双侧肾脏弥漫或局灶的免疫性炎症性疾病。临床特点为起病隐匿、发展缓慢、病程长。大多数患者可有不同程度的肾功能损害，少数可在短期内病情迅速发展而进入尿毒症期。

【病因和发病机理】

慢性肾炎是一种多病因的慢性肾小球疾病，多数患者病因不明，可能与感染后免疫反应有关。发病机理主要为免疫性因素介导的，由于免疫复合物的性质不同，所造成的肾小球病理改变也不同。根据病理类型不同可分为弥漫增殖性、膜性、局灶性节段性肾小球硬化、膜性增殖性肾小球肾炎，各种病理类型者在疾病晚期则为硬化性肾小球肾炎。

【临床表现】

根据慢性肾小球肾炎的病因、病理改变及疾病阶段不同，临床表现可分为五个亚型：

1. 普通型 这是最多见的一型，多表现为轻度至中度水肿、中等程度的高血压和肾功能的损害。尿蛋白 + ～ + + +，24 小时尿蛋白定量在 1.5～2.5 g。尿红细胞 >10 个/高倍视野，并有不同程度的管型尿，常伴有乏力、食欲差、轻度贫血等。

2. 肾病型 除具有普通型的症状外，还有肾病综合征的特点，24 小时尿蛋白定量 > 3.5 g、血浆蛋白 <3 g/dl、高度水肿、伴严重的浆膜腔积液及高脂血症。

3. 高血压型 除具有普通型的表现外，以持续性血压增高为主要表现，特别是舒张压持续升高。当舒张压高于 13.3 kPa（100 mmHg）时，会进一步加重肾血管痉挛，引起肾血流量减少、肾功能急剧恶化。患者常伴有眼底视网膜动脉狭窄、迂曲和动静脉交叉压迫现象及絮状渗出物。

4. 混合型 临床上既有肾病型又有高血压型的表现，同时伴有不同程度的肾功能减退。称为混合型肾小球肾炎。

5. 慢性肾炎急性发作型 经较短的潜伏期出现类似急性肾炎的临床表现，治疗后病情稳定，但逐渐发展为尿毒症。

【诊断】

1. 典型的临床表现如高血压、蛋白尿、血尿、水肿、肾功能不全等。

2. 病情发展缓慢、持续一年以上。

3. 无继发肾小球肾炎的证据。

【治疗与护理】

1. 一般治疗和护理

（1）对于慢性肾炎急性发作的患者及有明显水肿、严重高血压、大量血尿和蛋白尿的患者应绝对卧床，以增加肾血流量和尿量、改善肾功能。对轻度水肿、高血压、血尿和蛋白尿不严重者，若无肾功能不全的表现，可酌情增加患者的活动，甚至可以从事一些轻微的劳动，但切忌劳累，注意合理地安排休息和饮食，勿使用肾毒性的药物。

（2）多数患者病程较长，肾功能逐渐恶化。因此对于这类患者加强心理护理尤为重要，特别是对那些由于疾病所致失去了正常的工作、学习和生活条件，加之有相当数量的患者患此病不能根治，有些症状反复出现且对药物的治疗反应缓慢，甚至有发展成为肾功能衰竭的可能，因此，患者常担心病情发展，难以治愈。需要做一些创伤性检查如肾活检者，往往忧虑留有后遗症。服用免疫抑制剂、肾上腺皮质激素类药物者多担心发生脱发、肥胖等副作用。针对这些情况护士应做好耐心细致的解释工作，主动向患者介绍简单的医学知识、各种检查的必要性、安全性和偶发的副作用。

同时还要做好患者家属的工作，以减轻患者的精神负担，使其树立战胜疾病的信心、解除焦虑，从而配合各种检查及治疗。

（3）饮食：对慢性肾炎患者一般给予低盐、适量蛋白质、高维生素饮食。当患者已出现明显肾功能不全，血清肌酐大于 265 μmol/L（3 mg/dl）时，应给予低蛋白饮食，多给予优质的动物蛋白质食物，使之既要保证身体所需的营养又要减少蛋白代谢的产物，从而起到保护肾功能的作用。

2. 药物治疗和护理

（1）降压治疗：慢性肾炎患者有不同程度的高血压。需用降压药，一般多选用扩血管性降压药以保证：有益于肾脏的血液动力学变化，保护肾功能。常用的药物有肼苯达嗪、可乐宁、开搏通及长压定等。由于疾病的病程较长，对长期服用降压药者，应加强卫生宣教，使患者充分认识到降压治疗对保护肾脏功能的作用，嘱咐患者不可擅自改变药物剂量或停药，以确保满意的疗效。

（2）消肿利尿：利尿剂是慢性肾炎最常用的药，给予利尿剂治疗的患者应严格准确地记录出入量，同时监测电解质及肾功能的变化。

（3）激素、免疫抑制剂：常用于伴肾病综合征者。

（4）中药：雷公藤也是一免疫抑制剂，常用于慢性肾炎普通型，以及与其他药物合并用于慢性肾炎肾病型的治疗。

（宋宁）

第四节　急性肾功能衰竭

急性肾功能衰竭是由各种原因引起的少尿或无尿，含氮代谢产物排出剧减而出现氮质血症，水、电解质平衡紊乱并由之发生一系列循环、呼吸、神经、消化、内分泌、代谢等功能变化的临床综合征，多为可逆性疾病，常有外伤、失血、失液、感染、休克等病史或进食大量生鱼胆。临床分少尿期、多尿期、恢复期三期。多尿期可出现脱水、低钾、低钠等水、电解质紊乱；少尿期可有头痛、恶心、乏力、心律失常，尿素氮迅速增高，呼吸深大及高血钾、尿毒症、代谢性酸中毒等典型症状。实验室检查：尿常规蛋白＋至＋＋，比重<1.015，尿沉渣可见颗粒管型，透明管型并伴少量 RBC 及 WBC，尿肌酐<1g/d，尿素氮<10g/d；血生化，血钾、镁、肌酐、尿素氮迅速增高，血钙、钠偏低，二氧化碳结合力下降。治疗上为治疗原发病，纠正水电解质紊乱，恢复肾功能。少尿期予以利尿、扩管、纠酸、降低高血钾、纠正贫血及抗感染等对症治疗，如出现尿毒症症状，血尿素氮>80mg/dl，肌酐>707μmol/L，血钾>6.5mmol/L者采用腹膜透析或血液透析治疗。

【治疗与护理】

1. 病情观察 监测水电解质变化，保持体液平衡在少尿期，多尿期尤为重要，准确记录出入量，少尿期注意有无高血钾（表现为乏力、软瘫、心律紊乱、心电图 T 波高尖、房室传导阻滞等）、水中毒（表现为头痛、恶心、表情淡漠、昏迷、肺水肿等）、尿毒症、代谢性酸中毒（表现为尿素氮迅速增高，恶心、呕吐、呼吸深大等）的典型表现。

2. 加强基础护理，注意口腔、皮肤的清洁，防止褥疮，高度水肿者避免局部受压。

（史成菊）

第五节 慢性肾功能衰竭

慢性肾功能衰竭是慢性肾脏疾病最终出现的以代谢产物潴留，水、电解质和酸碱紊乱为主要表现的一组临床综合征。

【临床表现】

根据肾功能不全的程度分为代偿期、失代偿期（氮质血症期）和尿毒症期。临床以肾小球滤过率降低、血肌酐升高、乏力、食欲减退、贫血等症状为主。尿毒症时出现各系统症状和水、电解质、酸碱代谢紊乱的表现。

【诊断】

1. 有发生肾功能衰竭的各种慢性肾脏疾病的基础。

2. 临床上有典型的尿毒症表现，主要为消化道症状、贫血、精神、神经系统表现、心血管系统表现及不同程度的酸碱失衡、水盐代谢紊乱。

3. 尿少甚至无尿，也可多尿，尿比重低，多在 1.018 以下，尿蛋白 + ~ + + +，镜下可见白细胞、红细胞及各种管型。

4. 血尿素氮升高 >7.14 mmol/L（20 mg/dl）、血肌酐 ≥133μmol（1.5 mg%）、内生肌酐清除率 <50 ml/分。

5. X 线检查及肾超声波检查，可见大部分患者肾脏缩小或萎缩；肾图示双肾功能严重受损。

【治疗与护理】

（一）治疗

以治疗原发病，延缓残余肾单位破坏和防治并发症为主。具体方法是：结肠透析、小肠透析、腹膜透析、血液滤过、连续动静脉血液滤过、血浆置换、血液灌流、肾移植。

（二）护理

1. 一般护理

（1）卧床休息。

（2）低蛋白饮食，每日的蛋白质为 30g，应为优质蛋白，如牛奶、鸡蛋、鱼、瘦肉、麦淀粉，适当补充钙、锌、铁。禁食含磷高的食物，如花生、瓜子。

2. 心理护理 本病反复难治，易产生悲观绝望的心理，且住院时间长，经济负担重，往往表现为情绪低落、沮丧、恐惧。因此要积极做好患者及家属的思想工作，使其最终接受肾替代疗法，鼓励增强生活的勇气，提高生活质量。

3. 病室要求　病房每周用紫外线消毒 1 或 2 次，保持清洁通风，预防感冒及交叉感染。

4. 病情观察

（1）严密观察有无意识障碍。

（2）酸中毒时呼吸深大，有尿臭味。

（3）观察有无电解质紊乱，如高血压、低血压、低钠血症的表现。

（4）有无消化道出血。

（5）观察血压变化及心力衰竭的表现，贫血的程度。

（6）测体重每周 2 次，记录 24 小时尿量。

5. 皮肤及口腔护理

（1）穿舒适的棉织内衣，勿用刺激性洁肤品。皮肤出现尿素霜或皮炎奇痒时用温水擦洗皮肤，忌用肥皂、酒精擦洗，可涂止痒剂，勿用手挠皮肤，防止皮肤感染。

（2）厌食、恶心、呕吐、口腔溃疡者注意口腔护理，每日早、晚刷牙，经常漱口，预防口腔炎的发生。

6. 疗效观察　观察用药后的效果。

7. 血液透析的护理

（1）透析室必须严格执行定期清洁与消毒制度。

（2）透析前向患者说明透析目的、过程和可能出现的情况，以避免紧张。嘱患者排尿，并测体重和生命体征。

（3）透析过程中观察有无低血压、失衡综合征、热源反应、头疼、呕吐、肌痉挛和过敏反应等现象；血液和透析液的颜色是否正常，有无血液分层或凝血现象；生命体征有无变化；透析装置各部件运转是否正常；需要时采集血标本检验。

（4）透析结束后立即测血压和体重，若体重减低、血压下降；说明体液已明显减少。若立即下床活动，易产生体位性低血压，甚至发生意外，应嘱卧床休息，直到血压平稳。

（5）透析后防止瘘管阻塞，必须保证通畅，每次透析结束时，穿刺点的压迫力量要适当，防止发生血肿和栓塞。有内瘘管的肢体 24 小时内不可受压，不可测血压、扎止血带抽血、静脉穿刺输液等，每日检查瘘管有无杂音和震颤。

（6）注意观察出血情况，因血透者常规使用肝素，要特别注意穿刺部位的出血，一般内瘘压迫止血 10～20 分钟即可，桡动脉、足背动脉穿刺应止血 30 分钟以上，并用沙袋或绷带等压迫止血数小时。如有出血倾向，可用鱼精蛋白中和。

（7）血透时可丢失一定量的氨基酸和维生素，要注意饮食补充。

每周透析 10～15 小时者，每日蛋白质摄入量为 1.0～1.5g/塊。用含必需氨基酸的高生物价蛋白质、牛奶、瘦肉、鱼补充。有高血压、水潴留或心功能减退者限制钠盐。少尿、无尿者要控制饮水量。

两次透析间期体重增加不超过原体重的 5%。高钾血症是造成心脏骤停的原因，应特别注意食物中钾的摄入量，一般每日小于 1300mg，尿少或血钾浓度偏高的患者，应尽量进食含钾低的蔬菜、水果等。应控制磷的摄入量，一般每日小于 900mg。应适当补充水溶性维生素和微量元素。

8. 腹膜透析的护理

（1）腹膜透析室消毒：每日用乳酸熏蒸或紫外线消毒空气。地板、床头柜等用 0.2%～0.5% 过氧乙酸或苯扎溴铵（新洁尔灭）擦拭。工作人员及患者均戴口罩及换工作鞋入室。

（2）无菌操作：全过程应按无菌要求严格操作。腹透长管国产的每周换 1 次，百持 Osax-tev 管每 2 个月换 1 次。透析液在使用前必须观察其透明度，如有漏液或浑浊，严禁使用。使用前须预温至 37℃。

（3）腹透管的护理：腹透管的出口部位和相关切口应当视为外科手术伤口护理。在腹透管植入后的头几天，腹透管植入切口及腹透管出口部位均应用纱布覆盖、包裹，每日换敷料，禁止使用不透气的敷料覆盖伤口。注意出口边缘清洁，训练患者经常观察腹透管出口部位及皮下隧道情况。最好不要盆浴或游泳，淋浴后应将出口部位彻底擦拭干净。当隧道出口处有炎症时，可局部用乙醇、碘伏或抗生素溶液湿敷。

（4）饮食管理：腹透较血透丢失更多的蛋白质、氨基酸及维生素，故应给予优质蛋白质才能保持正氮平衡，至少 60% 应为高生物价蛋白。营养不良者每日蛋白需要量可为 1.4～1.5g/kg 体重。每日的热量摄入量应达 35kcal/kg 体重，膳食中脂肪量维持在占总热能的 35% 左右为宜。水、钠摄入量根据有无高血压及水肿而定，无水肿及高血压者不必限水。

（5）病情观察：腹透期间应观察体温、脉搏、血压、体重等，注意有无腹痛、引流不畅等不良反应；准确记录出入液量及时间；观察排出液颜色、透明度及有无凝块，如有异常应送透出液常规检查及培养。长期透析者应定期查血尿素氮、肌酐、电解质、肝功、血常规等，定期做透出液常规检查及培养。

（6）做好家属腹透患者的指导和随访工作。

9. 肾移植的护理

（1）术前准备：①按泌尿外科手术前常规护理；②做好心理护理，向患者讲述手术性质及术后注意事项，了解患者病情及生活习惯，指导患者学会床上大小便，以利术后护理；③做好常规检查，皮肤消毒，术前 1 天给少渣饮食；④做好病房清洁消毒工作，准备好消毒床单及一切用具。

（2）术后护理：按一般外科护理常规及麻醉后常规护理；了解患者一般情况、手术经过、尿量、补液量及补液速度等，及时执行各项术后医嘱；术后 4 天内每小时测血压、体温、脉搏、呼吸各 1 次，平稳后每 2 小时测量 1 次，记录每小时尿量、颜色、尿比重；术后第 1 个 24 小时内补液原则为排尿量小于每小时 200ml 时，应控制补液速度，排尿量为每小时 500ml 时，补液量为尿量的 70%，补液种类为 5% 葡萄糖和乳酸林格液各 50%，两者交替使用，以缩短多尿 r 期；取平卧位，移植侧下肢屈曲，以减轻切口疼痛，减轻手术血管吻合处张力，有利于愈合；术后肠蠕动恢复，肛门排气后，给高蛋白、高维生素、易消化的软食，鼓励患者多饮水；观察切口渗血情况及引流液的颜色、性质、量；准确记录 24 小时输入排出量；留置导尿期间，每日用 1:1 000 苯扎溴铵擦洗尿道口 4 次，尿管固定好，引流通畅；每日早、晚各测体重 1 次，并记录；应用大剂量免疫抑制剂时，注射部位要严格消毒，并保持皮肤清洁干燥；移植同侧下肢避免过度屈曲，并禁止做静脉注射；加强基础护理，预防呼吸道感染，鼓励患者做深呼吸和吹气泡等呼吸功能训练，可常规行超声雾化吸入；移植后 1 个月内，应重点观察急性排斥反应，注意防止感染，严格执行无菌操作，加强病室消毒隔离，注意口腔卫生。

（3）消毒隔离常规：①病室门、窗、桌椅及一切用具等，每日用消毒液擦拭 4 次，平时保持干燥，避免真菌生长。屋内每日用紫外线照射 4 次，每次 30 分钟。每月做空气培养 1 次，如发现有致病菌生长，应立即做病室彻底消毒；②严格禁止非工作人员入内，带菌者不宜参加工作。工作人员进入病室前，应换好隔离鞋，再用含 500mg/L 聚维酮碘溶液洗手，然后戴好口罩，穿好隔离衣，每接触 1 位患者，都要用消毒液洗手。如带菌者必须对患者做检查，应戴 2 只口罩。每病室准备洗手液 1 盆，每日更换 1 次，隔离鞋每日消毒液浸洗 1 次；③患者衣裤、床单等，高压灭菌后使用。移植后 1 个月内，每日更换 1 次，如有污染或潮湿，应立即更换；④每 1 位患者用 1 套口表、血压表、听诊器、便盆、量杯等，不得交叉使用。患者食具均应煮沸消毒；⑤每日行口腔护理 4 次，每次进食后用复方硼砂溶液漱口；⑥移植后 1 个月内家属不允许携带物品进病室。如两人合居一室，应做好床边隔离，以免交叉感染；⑦患者如需要外出检查、治疗等。须穿好隔离衣，戴好帽子、口罩。

（4）排斥反应的观察及护理：①主诉有腹胀、关节酸痛、畏寒、疲倦、头痛者，应加强观察，上述症状往往是排斥的先兆；②往往表现为突然发热或清晨低热后逐渐升高，应增加测量体温的次数；③体重增加，每日测 2 次体重，若连续升高应考虑排斥的可能，术后体重最好保持在标准体重的 95% ~ 105% 范围内；④若尿量减少至原来的 1/3，应警惕排斥的发生；⑤每日检查移植肾，注意有无肿胀、质地变硬、压痛等。如有异常，可做超声检查；⑥观察血肌酐、尿素氮有无上升，内生肌酐清除率有无降低，尿蛋白定量有否增高，T 细胞亚群有否异常等；⑦仔细进行体格检查，注意各种培养结果，以鉴别有无感染存在。

（张林静　齐宁宁）

第六节　尿路感染

尿路感染又称泌尿系感染，是指病原体在机体内尿中生长繁殖，并侵犯尿路粘膜或组织。泌尿系感染常见于女性，以生育年龄妇女、女婴、老年妇女及老年男性多见，男、女比例为 1∶8。

【病因】

引起尿路感染的病原体主要是细菌，也可有霉菌及其他病原体。绝大多数为革兰氏阴性杆菌，其中大肠杆菌最常见，约占 80% 以上。其余还有变形杆菌、产气杆菌、产碱杆菌、厌氧杆菌、绿脓杆菌、葡萄球菌、病毒、支原体、真菌等。病原体侵入途径可分为：上行感染，细菌由尿道进入膀胱，并由膀胱、输尿管逆流进入肾盂，再侵及肾实质；血行感染，各种菌血症、败血症时，细菌可通过血流先侵入肾实质，然后蔓延至肾盂，致病菌以金黄色葡萄球菌最常见，病变多为双侧；直接感染，膀胱或肾附近组织和脏器的感染直接蔓延至膀胱和肾脏，或因导尿、逆行肾盂造影，器械污染将细菌直接带进膀胱或肾盂；淋巴系统感染，主要是右肾与其周围右半结肠、盲肠、阑尾之间有淋巴管相通，膀胱炎时细菌可由输尿管周围淋巴管到达肾实质，引起感染。

【诱发因素】

在正常情况下，泌尿系统粘膜有一定的抗菌能力，即使细菌可由以上四种途径入侵，亦可将细菌杀灭或排出体外，不引起感染。发生泌尿系感染往往有一定诱因，常见者有尿路梗阻、膀胱输尿管返流、女性生理解剖特点以及全身性因素，如衰竭及免疫抑制状态等。

【临床表现】

根据尿路感染的部位临床上可分两型：上尿路感染（肾盂肾炎）及下尿路感染（膀胱炎）；按发病的缓急及特点又可分为急性膀胱炎、急性肾盂肾炎、慢性膀胱炎和慢性肾盂肾炎。

1. 急性膀胱炎

（1）典型症状：尿频、尿急、尿痛及混浊尿（尿中有大量脓细胞），偶有血尿。尿痛多以排尿终末有小腹部疼痛或压痛。

（2）全身症状：一般无发热或偶有低热，除乏力外无其他症状。

2. 慢性膀胱炎　有急性膀胱炎史，反复发作及长期存在尿频、尿急等症状，但较急性膀胱炎轻。尿可轻度混浊（有少量脓细胞、红细胞）。

3. 急性肾盂肾炎

（1）肾盂肾炎多由上行感染所致，故多伴有膀胱炎，可有尿频、尿急、尿痛，膀胱区胀痛等膀胱刺激症状，少数患者可有肉眼血尿，大部分病例有腰痛并向会阴部、大腿内侧放射，肾区有压痛或叩击痛，少数患者症状可不明显。

（2）全身症状：突然起病、寒战、高热，热型一般为弛张热，也可为间歇热，体温多在 $38.5 \sim 39℃$ 之间，也可高达 $40℃$，并伴有头痛、乏力、食欲不振、恶心、呕吐或有腹痛。

（3）实验室检查：尿沉渣可见白细胞、脓细胞、及少数红细胞，尿蛋白一般在（＋＋）以下。24 小时尿蛋白定量常在 1 g 以下。尿沉渣涂片染色找细菌，急性期阳性率很高，对确诊及选择治疗方案较为重要；清洁中段尿细菌培养，如菌落数超过 10 万个/ml，表明有泌尿系感染存在，在 1 万 ~ 10 万个/ml 之间，且为同一菌株，周围血白细胞计数升高，中性分叶核及单核白细胞比例升高者，有诊断价值。

4. 慢性肾盂肾炎

（1）反复尿路刺激症状。

（2）持续或间性血尿。

（3）部分患者面容憔悴，倦怠，食欲减退，低热，体重下降。

（4）后期患者可有高血压、贫血、肾小管功能不全及夜尿增多等。

【诊断】

1. 尿路感染的诊断

（1）正规清洁中段尿细菌定量培养（尿液应在膀胱中保留 4 ~ 6 小时以上），菌落计数 $\geq 100 \times 10^3$/ml。

（2）参考清洁离心中段尿沉渣检查，每个高倍镜视野白细胞数 >10 个或有尿路感染症状。

（3）作膀胱穿刺尿培养，细菌阳性可确诊。

（4）正规清洁中段尿离心尿沉渣革兰氏染色找细菌。如细菌 >1/油镜视野，并结合临床症状可确诊。

（5）尿细菌数连续两次在 $10 \times 10^3 \sim 100 \times 10^3/ml$ 之间者，结合临床也可确诊。

以上俱备（1）+（2）或（1）+（5）均可确诊。

2. 上、下尿路感染的鉴别

（1）尿抗体包裹细菌检查阳性者，多为肾盂肾炎，阴性者多为膀胱炎。此检查为细菌侵犯肾组织产生抗体反应，这种特异性抗体逐渐包裹在该细菌的表面，包裹有抗体的细菌从尿中排出。

（2）膀胱灭菌后的尿标本细菌培养结果阳性为肾盂肾炎，阴性者多为膀胱炎。

（3）参照临床表现，有发热（>38℃）或腰痛、肾区叩击痛或尿中有白细胞管型者，多为肾盂肾炎。易复发者多为肾盂肾炎。

3. 与尿道综合征相鉴别　尿道综合征的临床症状主要是女性患者，有明显的排尿困难、尿频、无发热、白细胞增高等；尿细菌培养菌落数多次少于 $100 \times 10^3/ml$，尿中每个高倍视野红、白细胞数少于 10 个。

【治疗与护理】

以控制症状，消灭病原体，去除诱因、防止复发为原则。

1. 一般治疗及护理　尿路感染的急性期应卧床休息，体温恢复正常，症状明显减轻后方可起床活动。肾盂肾炎一般休息 7～10 日，膀胱炎休息 3～5 日，症状完全消失后可恢复工作。饮食应根据患者具体情况而定，发热、全身症状明显者，应给予流质或半流质饮食；无明显全身症状者用普食。高热、消化道症状明显时可静脉补液。嘱患者多饮水，每日入量大于 2 500ml，多排尿，每日尿量应保持在 1 500 ml 以上，以便冲洗尿路，促进细菌及炎性分泌物排出；对高热、头痛及腰痛者给以退热镇痛剂，尿路刺激症明显者予以阿托品、654—2 或普鲁苯辛等抗胆碱能药物对症治疗。

2. 正确留取各种标本，及时送检。留取清洁中段尿培养时应注意先用肥皂水冲洗外阴，顺序为阴阜及两大腿内侧周围皮肤、两侧大阴唇、两侧小阴唇、尿道口及肛门。嘱其排尿，前一段尿弃之，然后用无菌培养瓶接取中段尿一部分送检。

3. 抗菌药物治疗　选择抗菌药物的原则为：抗菌效果好，不易产生抗药性，在肾组织、尿液及血液中有较高的浓度及副作用小，对肾损害小或无损害的药物。当只有尿路刺激症状，而无全身症状时可选用口服药磺胺异恶唑（首次剂量 2 g，以后 1 g 每 6 小时一次），复方新诺明（2 片，每日 2 次），或呋喃咀丁（50～100 mg，每日 3～4 次），以及氟哌酸 0.2 g，每日 3 次，氟嗪酸 0.2 g，每日 3 次等。如果为肾盂肾炎或有发热及全身症状者多主张静脉给药，可选用氨基苄青霉素（2～3g，每日 2 次），庆大霉素（8 万 U，每日二次）等，重症时两种药物可联合使用，以增强疗效。若治疗有效，症状和菌尿应在 24～72 小时内消失。使用庆大霉素及其他氨基糖甙类抗菌素时要注意患者的肾功能；应使患者有充足的尿量；用药时间不能超过 1 周。

急性肾盂肾炎时也可使用疗效较好的口服药物，如氟哌酸、氟嗪酸等，抗菌药物在症状消失，尿常规正常后应继续使用 3~5 日，停药后每周复查尿常规和尿细菌培养 1 次，共 2~3 周，若均为阴性，即为治愈。

慢性肾盂肾炎急性发作时按急性肾盂肾炎处理；反复发作时，应积极寻找诱因，并加以治疗，予小剂量抗菌药物，参照药物敏感试验、联合、间、交替使用，每疗程两周，总疗程 2~4 个月，可减少复发；对合并血压升高者应予以降压药。

4. 适当调整尿液的酸碱度　尿液的酸碱度与细菌的生长及抗菌药物的疗效有关。如酸性尿不利于金黄色葡萄球菌、肠球菌、绿脓杆菌的生长繁殖。链霉素、庆大霉素、卡那霉素在碱性尿中作用增强、呋喃咀丁、多粘菌素在酸性尿中作用增强。因此根据细菌种类、抗生素不同，随时调整尿液的 pH 值。碱化尿液可口服碳酸氢钠 1 g，每日 3 次；酸化尿液可用维生素 C 1 g，每日三次。

5. 预防　应注意个人卫生，保持局部清洁。尤其是女性应注意经期、孕期、婚后卫生，婴儿期要注意尿布及会阴部卫生，尽量减少和避免不必要的导尿或泌尿系器械检查。女性患者禁止盆浴，以免发生逆行感染。患急性肾盂肾炎治愈后一年内应严格避孕；同时应增加营养，多饮水，勤排尿，积极锻炼身体增强体质，对有原发病者如尿路梗阻应积极治疗。

（宋宁　王夕霞）

第七节　肾病综合征

肾病综合征是指重度蛋白尿、低血浆蛋白、高脂血症及浮肿并存的临床综合征。持久的重度蛋白尿会引起低血浆白蛋白及水肿；从而发展到肾病综合征。因此临床上对大量蛋白尿（24 小时尿蛋白定量 >3 g）的治疗和护理与肾病综合征类似。

【病因】

可分为原发性与继发性肾病综合征。原发性或继发性肾病综合征是指由原发性肾小球肾病、急性肾小球肾炎、急进性肾小球肾炎及慢性肾小球肾炎等所致肾病综合征。继发性肾病综合征是指肾脏以外的其他疾病或全身性疾病所致者，主要包括感染、结缔组织病、代谢性疾病、肿瘤及过敏性疾病所致的肾病综合征。

【临床表现】

肾病综合征的主要临床特点为"三高一低"即高度蛋白尿（>3.5 g/24 小时），高度水肿、高脂血症及低血浆白蛋白（<3 g/dl）。但是只有大量蛋白尿和低血浆白蛋白两项标准即可诊断肾病综合征。

1. 钠、水潴留及水肿　水肿多为肾病综合征的首发症状，常隐袭发生水肿的主要原因为低白蛋白血症、潴钠、潴水、激素分泌过多等。肾病综合征水肿个体间差异较大。一部分患者在病程中无水肿，轻者只出现于组织疏松部位及下垂部位，水肿严重时可出现全身水肿，高度水肿时皮肤发亮、变薄、甚至出现白纹。皮肤破损则组织液漏溢不止。严重水、钠潴留还可出现浆膜腔积液，如胸水、腹水及心包积液。此时可出现压迫症状，如胸闷、气短、呼吸困难。在容量负荷过度时可发生充血性心力衰竭。

2. 蛋白尿、低蛋白血症与营养不良　大量蛋白尿引起血浆蛋白下降，是肾病综合征出现一系列临床表现的中心环节，蛋白尿是诊断肾病综合征的必要条件。尿中丢失蛋白，轻者只有几克而重者可达 20 g 以上。尿中蛋白大部分是血浆中的蛋白成份，主要为白蛋白也包括球蛋白和免疫球蛋白。由于尿中丢失肠道丢失以及近端肾小管对蛋白的分解增加可引起血浆白蛋白的下降。此外部分球蛋白及免疫球蛋白也可降低，而其他大分子蛋白如纤维蛋白原则可增高。

3. 高脂蛋白血症与脂尿　高脂蛋白血症相当常见，肾病综合征患者脂质代谢特点是低密度脂蛋白和极低密度脂蛋白均增加。血中胆固醇和甘油三酯增多，与此同时，由于代谢的改变，血中高密度脂蛋白的浓度下降。其结果使肾病综合征的患者动脉硬化，冠状动脉硬化性心脏病心肌梗塞发病年龄提前，发生率增加。肾病综合征患者可伴有脂尿。

4. 钙及维生素 D 代谢异常　由于维生素 D 结合蛋白从尿中丢失，使血浆 25 - (OH) D_3 和 1.25 - (OH)$_2D_3$ 度降低，则肠道钙吸收障碍及骨对甲状旁腺激素抵抗、即使在肾功能正常时，肾病综合征患者也可出现低钙及继发性甲状旁腺机能亢进，导致骨软化症和囊性纤维性骨炎，儿童患者可出现生长发育停滞。

5. 高凝状态　肾病综合征时，血中凝血因子发生变化，一些凝血因子增多，一些凝血因子减少，但总的结果是凝血占优势，加上水肿时患者体力活动受限，再加上利尿剂使用及肾上腺皮质激素治疗均可使凝血倾向增强。高凝状态易促使血管内血栓形成，肾小球广泛纤维蛋白沉着，肾功能进一步恶化。高凝状态使肾病综合征患者易发生血栓形成或肾静脉血栓形成。

6. 肾病综合征合并感染　肾病综合征患者由于尿中丢失免疫球蛋白及代谢紊乱，以及免疫抑制剂的使用，可引起免疫机能低下，大量蛋白质丢失可造成营养不良，水肿时局部皮肤抵抗力下降，患者极易继发感染，常见的为呼吸道感染、尿路感染及原发性腹膜炎等。

7. 肾功能不全　各种病理类型的肾病综合征都可发生肾功能不全，在高度水肿或病变显著活动期，往往合并一过性肾功能不全，血尿素氮和肌苷增高，待水肿消退后，则恢复正常，慢性肾小球肾炎的肾病综合征即使水肿完全消退，肾功能多数不能恢复正常。值得提出的是，部分肾病综合征患者，即使高度水肿时，有效循环血量也不足，在不适当的大剂量利尿后，使原已存在的肾灌注不足加剧，可引起急性肾功能衰竭。

【诊断】

根据病史，典型的临床表现及实验室检查，肾病综合征的诊断并不难。其诊断要点为：

1. 24 小时尿蛋白≥3.5 g。

2. 血浆白蛋白≤3 g/dl，总蛋白 <6 g。

3. 水肿及浆膜腔积液。

4. 高脂血症。

其中只具备 1、2 两条即可诊断。肾病综合征确诊后还应进一步做出病因诊断。

【治疗与护理】

1. 饮食与营养　水肿是肾病综合征的主要体征，一般来说，水肿明显者应限制水分摄入，高度水肿而尿量少者应严格控制。仅有下肢水肿或低体位性水肿，而无浆膜腔积液时，每日尿量在 1 L 左右，可不严格限水。水肿时限制钠盐摄入较限水更为重要。限制钠的摄入不仅可以控制水肿进一步发展，也有利于高血压控制。因此肾性水肿患者都应给予低钠饮食（<1g/日），显著水肿者更应严格控制（<0.5 g/日）。肾病综合征患者由于蛋白质丢失较多，食欲减退，进食量减少，处于总热量不足状况。因此改善和促进患者食欲，增加进食量，对疾病的治疗有积极作用，应给予患者高热量（每天 30 ~ 40 kcal/kg）低脂肪、富含维生素的饮食，多吃新鲜水果和蔬菜，以补充维生素 B、C、D 及叶酸和铁、铜、锌等。适量补充蛋白质，在肾功能正常时每日给予 1.2 ~ 1.5 g/kg 蛋白质。为促进患者食欲，增加对疾病的抵抗力，不仅要在饮食上注意色、香、味，而且还应加强患者的口腔护理，注意保护口腔清洁，防止口腔炎症。对轻患者应指导或协助患者每日晨起、睡前及每餐前后漱口，重患者每日应口腔清洁 3 ~ 4 次。

2. 一般护理　全身水肿明显，合并胸水、腹水、出现呼吸困难者应绝对卧床休息，取半坐卧位，症状缓解时可逐渐增加活动量。由于大量蛋白尿、低蛋白血症，使患者免疫力低下，使用皮质激素及免疫抑制剂又可使免疫功能进一步下降，皮肤容易发生感染和褥疮，对卧床患者，护士应重视皮肤护理，除晨、晚间护理外，还应及时帮助患者翻身擦背，保持床单的清洁干燥。对病情较轻的患者，应鼓励勤换内衣，剪短指、趾甲，保持个人卫生。对水肿严重的患者注意保持皮肤干燥，避免擦伤。女患者每日用温水冲洗会阴，男患者阴囊水肿者要保持局部清洁干燥，必要时涂以滑石粉或 50% 硫酸镁湿敷。对于此类患者应尽量减少肌肉注射并在注射后轻轻按摩局部，以促进药液吸收。

3. 药物治疗的观察与护理

（1）利尿剂的应用：肾病综合征患者有明显水肿及浆膜腔积液，单纯限盐、限水效果不显著时，可使用利尿剂，减少过多的细胞外液，常用的利尿药有速尿、双氢克尿塞、丁脲胺、安体舒通、氨苯喋啶等。肾性水肿的患者对利尿剂往往有耐药性，肾小球滤过率明显降低时，利尿效果较差，如果肾小球滤过率降到 10 ml/分时，利尿效果也降低到 1/10，只有使用大剂量才能有利尿作用。在低蛋白血症时，利尿剂尤其是速尿效果不佳。往往在使用白蛋白后再使用速尿效果才显著。初始利尿剂不可过量，以防止利尿过度使血容量进一步下降而损伤肾功能。使用大剂量速尿时应注意观察其副作用，如恶心、直立性眩晕、口干、心悸等。长期使用利尿剂的患者，要观察血压的变化和监测电解质紊乱的情况，如低钾、低钠。在治疗过程中，要观察患者有无脱水、及时准确地记录尿量。静脉注射速尿浓度过高、注入速度过快，易引起神经性耳聋。肾功能不全者，还可使血 Cr、BUN 增高或诱发血循环功能不全，尤其是已存在血容量不稳定及低蛋白血症的患者更易发生。

（2）降压药的使用：肾病综合征患者约半数有轻度高血压，水肿消退或减轻时血压多能恢复正常，故轻度高血压可不必治疗。如血压在 21.3/13.3 kPa（160/100mmHg）以上或水肿消退后不恢复正常者，应用药物治疗。降压药物应以不降低肾血流量为首选，如甲基多巴，肼苯达嗪、可乐宁、开搏通和长压定等。常与利尿剂合用。高血压可使肾动脉硬化，加速肾功能恶化，故应经常监测患者的血压，并对高血压进行有效的治疗。在护理这类患者时，应限制患者活动，同时在生活上多给予照顾，经常巡视患者，监测血压的变化，警惕发生高血压脑病。注意血压下降的幅度，防止体位性低血压。

（3）免疫调节剂的应用：肾上腺皮质激素，可调节机体的免疫反应并具非特异性抗炎作用。使用肾上腺皮质激素后可通过免疫抑制，稳定溶酶体膜等途径改善肾小球滤过膜的通透性。目前临床上常用者为强的松、甲基强的松龙、地塞米松及氢化考的松等。强的松开始用量为每日 0.8 ~ 1.5 mg/kg，待患者症状控制后逐渐减量。由于剂量大、使用时间长，副作用及并发症较多，皮质激素增加体内蛋白质的分解代谢，在发生利尿消肿作用之前，往往可加重氮质血症和低蛋白血症，大剂量激素作用的初期，可能使水肿加重，部分患者出现高血压、血栓形成、继发感染。针对激素的这些副作用和并发症，在护理上应正确指导患者按医嘱服药，切不可擅自加量、减量甚至停药。在长期使用激素时，常产生满月脸、痤疮、多毛、向心性肥胖等柯兴氏综合征表现，并有兴奋或失眠等，给患者带来精神负担。此外也可发生高血压、消化道出血、急性感染、糖尿病、伤口不易愈合等。护士应加强心理护理，经常与患者交谈，向患者解释皮质激素的功效，一些副作用于停药后可逐渐消失。在治疗期间应密切观察患者精神状态及尿、便、体温、脉搏、呼吸、血压、皮肤变化等。痤疮严重者切勿用手挤，可勤用清水擦洗，大剂量激素冲击治疗时，患者免疫力及防御能力受到很大抑制，应对患者实行保护性隔离，防止发生各种感染。细胞毒药物：临床上常用盐酸氮芥、环磷酰胺、瘤可宁、硫唑嘌呤等。这类药物毒性大，有些对皮肤、粘膜有刺激作用。如果药液外渗，可引起局部组织坏死。因此静脉用药，必须确保针头在静脉血管内方可入药。注射后应先抽少许回血再拔针头，防止药液漏入皮下，引起局部组织坏死。在应用这类药物的同时应注意观察药物的副作用。

（4）中药：给予雷公藤多甙、昆明山海棠等，这两个药物属同一类。目前国内雷公藤制剂较多，其中以雷公藤多甙片效果好，每日 1 ~ 1.5 mg/kg。要注意对血液系统、胃肠道、生殖系统及内分泌系统的副作用。

（5）抗凝治疗：肾病综合征常伴发静脉血栓形成，偶有肾静脉血栓形成；此时患者有腰酸痛、血细胞增多、发热、肾区压痛，肾功能恶化等。常用的药物有潘生丁、肝素、尿激酶等，应用这些药物应及时观察病情变化，若发现有口腔、皮肤粘膜、胃肠道等出血倾向应及时减药量并给予对症处理，必要时停药。

（6）抗炎治疗：并发感染应及时选用敏感的抗菌素治疗，长期使用肾上腺皮质激素治疗者要警惕结核病。

（7）肾病综合症患者多合并有钙和维生素 D 代谢异常，使维生素 D 和钙缺乏，对于合并有低钙和维生素 D 缺乏的患者应限制患者活动，尤其对于有骨软化及囊性纤维性骨炎的患者应卧床休息，以防止病理性骨折。对因低钙出现手足搐搦者可静脉注射氯化钙或口服钙剂。

（王美　于利萍）

第七章　免疫系统疾病的护理

第一节　系统性红斑狼疮

系统性红斑狼疮（SLE）是一种原因未明，以多系统或多器官病变和血清中出现多种自身抗体为特征的一种常见的自身免疫性疾病。发病高峰年龄为 15~25 岁，以育龄妇女多见，男女之比为 1∶9。

【临床表现】

1. 一般症状　发热、淋巴结肿大，疲乏无力和体重下降。

2. 皮肤黏膜　表现多种多样，特异性者有蝶形红斑和盘状红斑。非特异性者以光过敏、脱发较为常见，口腔溃疡常为无痛性，皮肤血管炎或雷诺现象，可引起溃疡甚至坏疽。

3. 关节肌肉　关节痛是系统性红斑狼疮常见的临床症状，见于 80%~90% 的患者。主要累及近端指间关节、膝关节及腕关节，常为对称性、一过性和非畸形性。有肌痛、肌无力。

4. 心血管　约 30% 患者有心血管症状，其中以心包炎最常见。可有气促、心前区不适、心律失常，严重者可发生心力衰竭。

5. 肺与胸膜　约 35% 的患者有胸膜炎，可为干性或胸腔积液，多为中等量渗出液，可为双侧性，少数患者可发生狼疮肺炎，表现为发热、干咳、气促。

6. 肾脏　几乎所有患者的肾组织均有变化，表现为慢性肾炎和肾病综合征者较常见，晚期可发生尿毒症。

7. 神经系统　以中枢神经系统尤其脑受损害最多见。如躁动、幻觉、猜疑、妄想，癫痫发作。凡有神经系统症状者均表示病情活动，且严重，往往预后不佳，少数患者可发生偏瘫，蛛网膜下腔出血，脊髓炎，脑神经和外周神经病变等。

8. 血液系统　以贫血最常见，有白细胞、血小板减少，淋巴肿大。

9. 消化系统　有食欲不振、腹痛、呕吐、腹泻、腹水等。约 40% 的患者血清转氨酶升高，肝脏不一定肿大，常无黄疸。少数可发生急腹症，如胰腺炎、肠梗阻等，往往是 SLE 发作的讯号。

10. 其他的表现　甲状腺功能亢进或低下，干燥综合征，月经不规则，量多和反复流产等。

【诊断】

（一）实验室检查

多种类型的抗核抗体存在是本病重要的血清学特点。90% 以上患者抗核抗体阳性，抗双链 DNA 抗体多出现在疾病活动期，抗 Sm 抗体是系统性红斑狼疮的标准抗体。此外，还有抗 RNP 抗体、抗 SSA 抗体、抗 SSB 抗体。系统性红斑狼疮患者还可有抗红细胞抗体、抗血小板抗体等。另外，有血沉增快、丙种球蛋白增高，活动期总补体及 C_3 水平降低。

狼疮带试验，表皮与真皮交界处有 IgG、IgM 及 C_3 的沉积，对诊断系统性红斑狼疮有一定帮助。

（二）诊断要点

目前，采用国际通用标准。即 1982 年美国风湿病协会修订的系统性红斑狼疮的诊断 11 条，具备其中四条者就可诊断。

1. 颊部红斑。

2. 盘状红斑。

3. 光过敏。

4. 口腔溃疡。

5. 关节炎。

6. 浆膜炎。

7. 肾脏病变。

8. 神经系统异常。

9. 血液学异常。

10. 免疫学异常。

11. 抗核抗体阳性。

对典型病例使用此标准，容易确诊。

但对于早期、轻型或不典型的病例，则不能按此标准，而应结合临床及其它检查，密切随访，加以诊断。

【治疗与护理】

（一）治疗

1. 糖皮质激素　最强有力的抗炎药，迄今仍是治疗系统性红斑狼疮的主要药物。但它对炎症和免疫细胞的诸多功能皆有抑制作用。

2. 非甾体类抗炎药　适用于有低热、关节症状、皮疹或心包炎及胸膜炎的患者，有血液系统病变慎用。

3. 抗疟药　为盘状狼疮的主要治疗药物，对皮疹、低热、关节炎、轻度胸膜炎和心包炎、轻度贫血和白细胞减少者有效。

4. 免疫抑制剂　有利于更好的控制 SLE 的活动，减少 SLE 的暴发，以及减少激素的需要量，常用的是环磷酰胺。

（二）护理

1. 一般护理

（1）休息：①疾病活动期应卧床休息。肌肉和关节疼痛明显者应采取最佳体位，以减轻疼痛；病情缓解后方可起床活动或做室外活动；②由于病程长，应帮助患者正确认识疾病及转归，使之接受现实，强调心情舒畅对预后的影响。适时告诉患者医学在发展，以增强患者对治疗的信心，消除恐惧。

（2）饮食与营养支持：给予高热量、高蛋白、高维生素、低盐饮食。

（3）维持水、电解质的平衡：用激素治疗的患者应防止水、钠潴留，明显水肿者应适当限制盐的摄入量，准确记录24小时出入量，测量体重，注意血钾、血钠的变化。

2. 病情观察

（1）生命体征：严密观察生命体征的变化并及时记录。有高热时按发热常规护理，避免使用乙醇擦浴，注意有无感染症状，如咳嗽、咳痰、咯血、胸痛等，有呼吸困难者及时给氧，并做好气管插管及气管切开的准备。

（2）观测受累器官的表现：①有肾功能损害时，可出现血尿、蛋白尿、水肿，晚期可出现尿毒症，护理人员要注意观察血肌酐、尿素氮的检查结果及血压，观察有无厌食、恶心、呕吐、少尿或无尿等。必要时行血液透析；②当出现呕血、便血时应注意消化道出血。护理人员应观察血压、脉搏、咯血及便血的量、颜色，尽快建立静脉通道，积极止血。大量出血时给予输血；③有心脏受累者，按心脏病常规护理，注意心率和心律变化，有心力衰竭者应半卧位，给氧，减慢输液速度；④有神经精神症状者，加强生活护理，防跌伤或其他意外，有脑血管病变者应注意血压、神志、瞳孔的变化和肢体活动情况。

（3）皮肤的护理：保持皮肤黏膜完整，避免阳光直接照射和寒冷刺激。病房不用紫外线消毒。皮疹处可用清水冲洗，忌用碱性肥皂、化妆品或其他化学品涂抹皮肤。加强口腔护理，以防感染，应用1:5000的呋喃西林液漱口，外涂碘甘油；如有真菌感染，可用2.5%制霉菌素甘油外涂。脱发者应剪短头发，每周温水洗头2次，边洗边按摩；也可以用梅花针轻刺头皮，每日2次，每次15分钟。

（4）用药的观察：①用药前询问有无药物过敏史，用药后有无过敏现象，症状是否加重。应避免使用青霉素、肼屈嗪（肼苯达嗪）、普鲁卡因胺、磺胺类的药物；②长期应用激素者应注意有无感染、糖尿病、骨质疏松、低钾血症、褥疮及股骨头坏死，以及有无上腹疼痛、呕血、黑便等消化道出血症状。避免突然减药或停药，如减量过快可引起病情"反跳"，应严格按医嘱服药；③非甾体类抗炎药可引起胃肠道反应、肝功能的损害等；④氯喹服用半年以上可引起视网膜退行性病变，免疫抑制剂可造成骨髓抑制等不良反应，应定期复查血象。

（王美）

第二节　类风湿性关节炎

类风湿性关节炎是一种慢性的、以小关节炎为主要特征的全身性免疫性疾病。常见症状是关节肿痛。临床上有发作和缓解交替的特点。晚期可有关节破坏和畸形，导致不同程度的残废。各年龄组皆可发病。30~50岁女性多见。

【病因】

迄今尚未完全明了。一般认为与某些遗传基因、雌性激素及感染后引起的自身免疫反应有关。近年来，有人提出与EB病毒感染有关。潮湿、寒冷、创伤等常可诱发。类风湿性关节炎最基本的病理改变是滑膜炎。

【临床表现】

1. 前驱症状　关节症状出现前数周或数日可有乏力、全身酸痛、食欲不振、体重下降、低热、手足发冷、发僵等。

2. 关节症状　关节受累以近端指间、掌指关节、腕、膝、足关节多见。肘、踝、肩、髋关节次之。表现为关节肿胀、疼痛、关节运动受限，有晨僵现象同时有压痛，关节局部有发热但不红，常有梭状肿胀，关节症状早期呈游走性，逐渐固定于数个对称性关节。晚期出现关节畸形如掌指关节的半脱位/手指尺侧偏斜。甚至表现为纤维或骨性强直或屈位固定。

3. 关节外表现　多因血管炎造成。内脏损害可有肠穿孔、心包炎、心肌炎、胸膜炎、胸腔积液、肺肉芽肿性结第、肺纤维化及脑血管意外等。老年患者可有周围神经炎，一般下肢明显。手，足及下肢可有皮肤慢性溃疡、坏疽等。眼部表现为巩膜炎，结膜炎及脉络膜炎等。少数患者活动期有淋巴结、脾肿大。醒脏受累少见，可引起淀粉样变。

【诊断】

典型关节畸形改变容易诊断，早期诊断往往困难。根据美国风湿病学会 1987 年推荐标准凡病情持续至少 6 周以上并具备下列七条标准中任何四条者，可诊断为类风湿关节炎。

1. 晨僵至少 1 小时。

2. 3 个或 3 个以上关节肿。

3. 腕或掌指、近端指间关节肿。

4. 对称性关节肿。

5. 类风湿皮下结节。

6. 典型 X 线象改变。

7. 类风湿因子阳性。

国内检试此标准敏感性 91%，特异性 88%。

【治疗与护理】

1. 非甾体类抗炎药　最初的药物治疗可用非甾体类抗炎药。该类药物主要通过抑制前列腺素的合成起到消炎止痛作用。用于各药之间有竞争性抑制作用，不宜提倡联合用药。临床上常用的药有阿司匹林、消炎痛、布洛芬、萘普生等。其共同的毒副作用为白细胞降低，消化道症状如恶心、呕吐及胃肠道出血。散用此类药时，需定期检查血象，若白细胞低于 4×10^8/L 时则停药。饭后服用或用肠溶片剂，可防止胃肠道反应。

另外，应用阿司匹林尽量避免与碱性药及糖皮质激素配伍，以免血中水杨酸盐浓度降低，不能达到抗炎作用。消炎痛可出现头痛，在有肾疾患、高血压、心力衰竭和肝病者慎用。护理上尤应注意观察患者尿量，及时了解肾功情况。对胃肠道反应明显者可改用栓剂。应用布洛芬应定期检查视力，警惕中毒性失明。若有视力减退，应立即停药。萘普生与碳酸氢钠伺服可增加其吸收，而与氢氧化铝及其它抗酸剂同服则可减少其吸收。

2. 缓解性药物　此类药多用于非甾体类抗炎药无效，而病情持续较久难以缓解者，目前趋势应早期应用。常用的有金制剂、青霉胺雷公藤。通过其降低血沉和类风湿因于效价，逆转骨贡的侵蚀、影响免疫病理过程，使病情缓解。使用此类药物至少 3 个月后才起作用。

金制剂早期应用效果较好，但停药后可复发。口服金制剂副作用较轻，并随用药时间延长而减轻。用药期间应注意防治胃肠反应、皮疹等，观察尿量，定期查血尿常规，了解血象及肾功能情况。青霉胺使用时则须注意过敏反应，在抗过敏治疗无效的情况下需停药。据报道青霉胺可诱发系统性红斑狼疮及重症肌无力，应严密观察、及时诊断处理，少数患者服用青霉胺有味觉丧失，但停药后可以恢复，长期服用青霉胺应防间质性肾炎，如发现尿蛋白阳性应停用。

3. 免疫抑制剂　常用环磷酰胺、硫唑嘌呤。多用于其它缓解性药无效或激素难以撤掉者。其药物治疗及护理要点详见红斑狼疮章节。

4. 肾上腺皮质激素　对于本病不是首选药。多用于其它药治疗无效或与其他药合用。宜用小剂量，疗程尽量缩短。醋酸强的松龙仅限于少数受损大关节腔内注射，次数不宜过多，以免软骨及骨质的损害。

5. 休息和活动的基本原则　类风湿性关节炎的关节功能紊乱及废用给患者造成苦恼，甚至终身的痛苦。正确合理运用休息、锻炼、理疗以及药物治疗相结合，可以大大地解除痛苦，促进关节病的恢复，保持关节功能。

（1）急性期或慢性活动期患者常因关节活动加剧疼痛和功能障碍，导致关节和肌腱的进行性损伤。应卧床休息，同时注意体位、姿势。也可采用短时间的制动法如石膏托、支架等，使关节休息、减轻炎症。使用制动法之间或者每天进行1~2次轻柔地按摩肌肉，帮助关节活动，使之刚好达到出现疼痛程度，减轻关节挛缩。为防止或减少关节活动度的丧失，可每日进行1~2次主动或主动加被动的最大耐受范围内的伸展运动。活动前应先进行关节局部热敷或理疗，缓解肌肉痉挛，增强伸展能力。对有晨僵患者应在上午服镇痛药后和在下午出现疲劳前或发僵前进行活动。

（2）亚急性或慢性患者应按动静结合原则，加强治疗性锻炼。活动程度达到患者能够忍受的程度。如果活动后出现疼痛或不适应感觉持续2小时以上者，则应减少活动量。

活动的基本动作，即关节的伸展与曲屈运动。每日需进行2~3次。每次活动前局部行热敷或理疗如蜡疗、超短波、水疗等仍是十分必要的一每次活动量要视患者疼痛的耐受程度来决定。逐渐锻炼生活自理能力，鼓励患者参加更多的日常活动。

6. 加强基础护理，防止发生并发症　对于Ⅳ级的关节功能障碍，长期卧床或靠轮椅活动患者极为重要。加强皮肤护理，保持床上平整清洁，对受压皮肤要经常按摩，防止发生褥疮。同时要加强口腔护理，注意观察并防止口腔粘膜感染或溃疡发生，如有发生可对症处理，减轻痛苦。加强胸廓及肺部的被动活动如翻身拍背、深呼吸、咳嗽等，以预防上呼吸道及肺部的感染。

7. 心理护理　本病病程冗长，反复发作。关节的疼痛、畸形、丧失功能给患者精神上造成极大痛苦，应耐心向患者介绍疾病性质和治疗方案，指导患者掌握服用药物的方法及注意事项。帮助患者自我护理，建立信心，坚持治疗，争取最佳疗效。

（王美　叶美欣）

第三节　强直性脊柱炎

强直性脊柱炎系血清阴性脊柱关节病的典型代表。曾称为类风湿性节炎中枢型，实际上它与类风湿性关节炎是两种完全不同的疾病。本病多发生在青年男性。

【病因】

病因不明。近年研究提示发病可能与克雷伯杆菌感染及遗传因素有关。

【临床表现】

隐袭性发病，早期有间歇性或持续性下腰、背疼痛，清晨发僵，活动后减轻，病变常累及中轴骨。40 岁以后发病者少见。

1. 骶髂关节　臀部骶髂关节区不适，疼痛，深压痛；骶髂关节相所示关节硬化，侵蚀、甚至关节间隙融合或消失。

2. 腰、胸及颈椎　病变渐向颈椎发展，疼痛、僵硬，尤夜间、晨起明显，活动后改善。腰椎前凸变平，胸廓扩张度下降，颈椎融合并前屈，脊柱活动受限，畸形。典型脊柱相示脊柱呈竹节样改变。逐渐表现为驼背，易并发肺部感染、呼吸困难、胸痛等。

3. 外周关节　髋、膝及肩关节可受累，由于肌筋膜炎存在，可有足跟痛、足掌痛及大腿痛。

此外，尚有其他系统如眼色素膜炎，主动脉炎、肺纤维化及神经系统的表现。

【诊断】

依靠病史、体征和 X 线检查证实。

1. 临床标准

（1）病史或目前具有腰背痛。

（2）腰椎活动三方向受限。

（3）以第四肋间测胸廓扩展度 <2.5 cm。

2. 实验室检查　90% 患者人白细胞抗原 HLA—B_{27} 抗原阳性，血沉增快。类风湿因子及抗核抗体常阴性。

3. 确定诊断条件

（1）X 线双侧肯定或中度异常，出现侵蚀、硬化、关节隙增宽或狭窄或部分强直，甚至全关节强直。加上一个临床标准。

（2）单侧的骶髂关节间隙明显变窄边缘不清，侵蚀破坏，甚至间隙消失、硬化。加上临床标准第 2 条。

（3）双侧的骶髂关节间隙轻度不整，加上临床标准第 1、第 3 条。

【治疗与护理】

1. 减轻关节疼痛　常用非甾体类抗炎药如布洛芬、消炎痛、炎痛喜康等，进行对症治疗。

近年来应用柳氮磺胺吡碇治疗，$3 \sim 4$ g/日，分 3—4 次服用，取得一定的效果，它不仅具有抗炎作用，而且，还可抑制免疫淋巴细胞的功能。用药期间应定期检查肝肾功能，加强对肝、肾的保护。定期检查血象，监测粒细胞情况：在粒细胞降低时要加强患者的保护性隔离措施，防止发生感染。

2. 眼部症状　合并有色素膜炎的患者，局部使用肾上腺皮质激素。经常冲洗滞留的分泌物，保持结膜囊的清洁，避免遮盖；以免结膜囊内发生感染。

3. 活动原则　指导患者进行适当锻炼，减少椎柱、关节的畸形的程度。每日应早晚各一次进行脊柱及髋关节的屈曲与伸展锻炼。锻炼前须先按摩松解椎旁的肌肉，减轻疼痛，防止锻炼过程中对肌肉的损伤。每次活动量以不引起第二天的关节症状加重为限。配合锻炼每日可行水疗和骶髂关节帮的超短波、微波、蜡疗等理疗，效果较好，通过理疗起到解除肌肉痉挛，改善血循环、消炎、止痛等作用。

4. 延缓畸形是护理要点　避免长期弯腰活动，尽量减少对脊柱的负重和创伤，对于体重超重的患者，鼓励其减肥，减轻负重关节的负担。为减少颈椎的前弯，要低枕睡硬板床，以维持直立姿势和正常身高。

5. 预防肺部感染　由于本病胸廓扩展受限，易发生肺部感染。临床上应注意早期预防，鼓励患者每日行扩胸运动，进行深呼吸。不能自理患者应注意经常翻身拍背，同时要患者咳嗽、深呼吸，以提高肺活量。注意营养，增强机体抵抗力，禁吸烟，保持环境空气新鲜，每日通风换气，尽量避免去人员聚集的地方，以免交叉感染。一旦发生呼吸道感染应及时治疗，防止病情发展。

（王美）

第四节　干燥综合征

干燥综合征是以泪腺、唾液腺分泌减少，伴有淋巴细胞和浆细胞浸润为特征的全身性自身免疫疾病，以中年女性多见。

【临床表现】

1. 眼干　眼干涩，泪少，异物感以及膜翳障目感等，严重时哭而无泪。

2. 口干　唾液腺分泌不足，致使舌、唇干裂，口腔和咽喉部烧灼感，咀嚼和吞咽困难，进食时均需要饮水，声音嘶哑或发音减弱，腮腺肿胀不适，有感染时伴有疼痛。

3. 其他外分泌腺受累　鼻、气道的干燥致鼻咽干，慢性咳嗽，汗腺分泌减少，致皮肤干燥脱屑、瘙痒，阴道干燥致阴道瘙痒及性交灼痛和困难，胃肠道分泌减少，可出现腹泻、消化不良、黄疸、萎缩性胃炎和慢性胰腺炎等。

4. 腺体外表现　关节痛多见，但极少有关节畸形，少数患者有关节红斑或紫癜。近1/3 的患者有肾小管酸中毒，表现为周期性低血钾性麻痹，肺可有小气道阻塞，弥散功能障碍，约50％患者有淋巴结肿大，发生恶性淋巴瘤的机会是正常人群的 44 倍，全身症状以乏力为主，少数人有低热。

【诊断】

凡具有口干燥症和干燥性角结膜炎，且抗核抗体或类风湿性因子或抗 SSA、抗 SSB 抗体阳性者可诊断。

【治疗与护理】

（一）治疗

目前此病尚无根治方法，主要用枸橼酸钾、泼尼松，如伴有肾小管酸中毒者应对症治疗，目的是预防因长期口眼干燥造成局部损伤，密切随诊，观察病情变化，防治此病的系统损害。

（二）护理

1. 注意口腔卫生，饭后用软毛刷刷牙，并用2%甲基纤维素溶液涂抹口腔，注意保护牙齿，少食甜食，可用无糖糖果作为催涎剂。

2. 保护眼，每日用润舒或0.12%的甲基纤维素眼药水点眼4～10次，夜间戴潜水镜以减少泪液蒸发，避免局部使用糖皮质激素。

3. 鼻腔干燥可用薄荷油滴鼻，皮肤干燥可涂油脂，阴道干燥可用丙酸液治疗，由于汗腺功能不全夏季应预防中暑。

4. 消化道受累者给予易消化的食物，避免刺激性食物，吞咽困难时可饮水助咽。

5. 皮肤干燥可在沐浴后全身使用润肤露，双手双足等暴露皮肤早晚用保湿的润肤露，皮肤瘙痒可用止痒药，切勿用手抓挠，以防破损引起感染。

6. 关节疼痛时按医嘱使用消炎止痛药，剧烈疼痛时应卧床休息，正确的体位有助于疼痛减轻和减缓关节损伤，为缓解，肌肉萎缩，改善血液循环可用理疗、热敷、按摩等方法。

7. 注意观察系统损害症状，及时给予相应的处理，脏器损害时给予糖皮质激素和免疫抑制剂，个别严重病例可行血浆置换术治疗。

（宋宁）

第五节　系统性硬化症

系统性硬化症是结缔组织发生退行性、炎性改变及弥漫性硬化的自身免疫性疾病。其特征是皮肤、滑膜、指（趾）动脉和某些内脏器官不同程度的血管炎、纤维化和萎缩。本病多发生在20～50岁中青年，女性多见。

【病因】

病因尚不明了。可能同下列因素有关：

1. 自身免疫反应　患者血清常有自身抗体，如抗核抗体，抗Scl－70抗体。部分患者类风湿因子滴度增高。

2. 遗传因素　偶有家族史，直系亲属中抗核抗体阳性发生率较高。本病也可与其它自身免疫病重叠伴发。

3. 植物神经功能异常　本病常有胃肠功能紊乱，肢端动脉痉挛等。

4. 结缔组织代谢异常　结缔组织纤维母细胞合成胶原增加，致使结缔组织增生、纤维化。

【分类】

1. 局限型硬皮病　又称为 CREST 综合征。即软组织钙化、雷诺现象、食道运动功能障碍、指端硬化和毛细血管扩张综合征。此型内脏器官病理改变发生晚。预后较弥漫型硬化好。

2. 弥漫型硬皮病　广泛硬皮，皮损进展快，关节、肌肉和内脏损害出现早。预后较差。

【临床表现】

常先出现雷诺氏现象或对称性手指或面部浮肿，僵硬，关节酸痛，继之皮肤增厚变硬、萎缩、皮纹消失、皮肤光滑而细薄，毛发脱落、面容刻板、张口困难。

因小动脉闭塞、纤维化，影响毛细血管床，指端可出现缺血性、难愈合溃疡。指端骨因缺血溶解、吸收，致手指缩短。关节肿痛强直。皮肤及肌腱纤维化而挛缩，致使关节畸形固定。

胃肠道是常见受累部位，从口腔到直肠均可受累，可有吞咽困难、呃逆、腹部胀满、腹痛、嗳气、呕吐，以及腹泻与便秘可交替出现。常因发生反流性食管炎而引起剑突下烧灼感，并可有脂肪消化吸收不良。

肺纤维化导致呼吸困难、咳嗽、胸痛、咯血等。心肌纤维化出现心衰、各种心律失常、心包炎。肾损害可出现蛋白尿，管型以至肾功能衰竭。

【诊断】

根据典型症状及辅以抗核抗体谱检查、皮肤活检情况，可以帮助诊断。

【治疗与护理】

尚无特殊药物，主要采用支持疗法和对症治疗。治疗得当，可改善病情，促进缓解。但应注意治疗过程中某些药物是否会引起胶原结缔组织过度增生的不利因素，以免发生适得其反的结果。

1. 改善微循环治疗护理要点　常用的药物有低分子右旋糖苷、复方丹参、地巴唑、利血平、硝苯吡啶、疏甲丙脯酸、妥拉苏林等。通过改善小动脉及微循环的异常，缓解雷诺氏现象。

对于肢端血管痉挛收缩较重或管腔变窄时，造成肢端皮肤苍白疼痛时，使用硝酸甘油膏剂涂局部，可以扩张局部皮肤血管，改善症状。

另外，需稳定患者情绪。避免激动，以防交感神经兴奋性增高。要防寒保暖、戒烟，减少促进血管收缩的因素．保护肢端血运通畅。减轻症状。

2. 缓解关节炎症状的治疗护理要点　常用消炎痛、布洛芬、阿司匹林等药物，控制关节炎症状，但不能改变关节病理损害的过程。为预防四肢皮肤硬化和纤维化所造成的活动受限以及肌肉因废用而发生的萎缩，可根据患者情况，每天进行，2～3 次肢体运动，基本方式以抬臂、抬腿、伸展运动为主。运动前应进行肢体按摩，松解肌肉的紧张状况。

3. 皮肤护理原则

（1）由于硬皮病的皮肤萎缩纤维化变硬，汗腺萎缩皮脂汗液分泌减少。极易发皲裂，而且，由于血管病理改变，皲裂发生后，难以愈合，易发生感染，形成创面。所以，患者应保持周身皮肤清洁，每日或隔日进行热水浴，避免使用碱性较强肥皂，并涂擦护肤油脂润肤。

（2）避免可能引起的外伤，减少皮损。一旦出现要积极预防感染。缩小创面，促进愈合。

（3）根据气候变化，及时实施保暖或散热措施，替代皮肤部分功能。保暖可采用增加室温、增添衣服等方法，散热可采用降低环境温度和患者浸浴等方法。

（4）注意观察皮肤病变程度、范围及颜色的变化。观察雷诺氏现象发生频率、持续时间。以了解病情发展情况。

4. 重症患者的护理　加强生命体征的观察如血压、心率、心律、呼吸、体温、尿量等情况。对于胃肠受累较重患者，应加强饮食护理，在加强营养的基础上给予易消化的半流食，利于吞咽，不加重胃肠负担。对脂肪泻或消化吸收不良者给予低脂饮食。嘱咐吞咽困难患者，进食时要细嚼慢咽，同时，积极治疗食道裂孔疝、食管炎、食道反流及食道狭窄。肺脏受累是本病常见受累器官之一。肺纤维化造成弥散、通气障碍，呼吸困难，终可合并感染，危及生命。，其治疗护理可参照呼吸系统疾病的治疗护理原则。

由于心肌纤维化所致心脏功能障碍。其治疗护理可参照循环系统疾病治疗护理原则。

5. 药物治疗基本原则　糖皮质激素对改善早期皮肤肿胀情况有效，但不能控制疾病发展，宜用小剂量辅助治疗。

青霉胺有干扰胶原分子之间交联作用，抑制胶原的合成。常用剂量为 $0.5 \sim 0.75$ g/日。有报道大剂量长期服用 $1 \sim 2$ g/日，可以减少皮肤厚度。减少内脏受累情况，延长存活期。由于剂量大，毒副作用更加明显，更应密切观察骨髓抑制及肾损害等情况。抑制自身免疫反应，应用免疫抑制剂如环磷酰胺、秋水仙碱等药物。

6. 心理护理　对于目前尚无根治方法的慢性病，心理护理是十分重要的。本病有自行缓解倾向，许多症状受精神因素的影响，但多数呈慢性、进行性发展。要加强心理护理，使患者明确病情，建立信心，了解治疗意义，争取配合，积极治疗，保持乐观的情绪。

（宋宁）

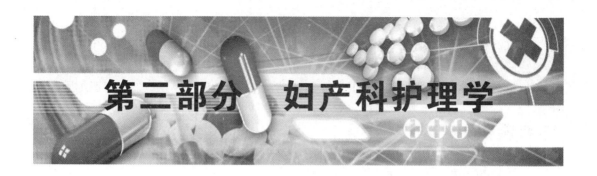

第三部分　妇产科护理学

第一章　妊娠母体解剖和生理功能的变化

妊娠后，由于胎儿生长发育的需要，主要在新增加器官—胎盘所分泌激素的作用下，孕妇全身的各系统均发生一系列的生理变化；分娩后，随着胎盘的排出，胎盘分泌的激素在体内急骤减少并消失，这些生理改变逐渐恢复到妊娠前的生理状态；恢复过程通常需 2~6 周。

一、生殖系统的变化

(一) 子宫

妊娠期生殖系统的变化最大，其中以子宫的变化最为明显。

1. 子宫体　明显增大变软。非孕时子宫的大小为 7cm×5cm×3cm，容量约为 5ml。妊娠后随着孕周的增加，胎儿、胎盘和羊水的发育和生长，宫腔逐渐增大，足月时，子宫的大小约为 35cm×22cm×25cm，容量约为 5 000ml，一般为非孕时的 1 000 倍。子宫的增大主要是由于肌细胞的肥大，子宫细胞由非孕时的 20μm×2μm 增大至足月时的 500μm×10μm。胞浆内充满具有收缩活性的肌动蛋白和肌球蛋白，为临产后阵发性宫缩提供物质准备。在非产时，子宫肌壁厚约 1cm，孕中期逐渐增厚，孕晚期时随着子宫容量的进一步增加而逐渐变薄。足月时子宫壁厚为 0.5~1cm。有时因宫壁软薄，可清楚地扪及胎体。孕 8 周以前子宫增大是雌、孕激素及绒毛人体催乳素作用的结果，以后则是由于机械性扩张所致。

随着孕周的增加，子宫的形状逐渐由倒梨形变为圆球形或直椭圆形。子宫的增大并不是对称性的，孕早期是以胎盘种植处最为明显；孕 3 月后，子宫外形逐渐变为均匀、对称；孕足月时，子宫增大是以宫底部最为明显。

子宫的高度，孕 12 周前妊娠子宫位于盆腔内；12 周以后逐渐进入腹腔，可在耻骨联合上方触及；孕晚期，子宫多伴有不同程度的右旋，可能是由于乙状肠和直肠固定在骨盆腔的左后方所致。

子宫各部分的增长速度不一，子宫底部于妊娠后期增大最快。子宫体部含肌纤维最多，子宫下段次之，子宫颈部最少，以适应临产后阵缩时由子宫底部向下递减，促使胎儿娩出。

子宫的血液供应量增加 20～40 倍。足月时，子宫血流量为 500～700ml/min，其中 5% 供应肌层，10%～15% 供应于宫蜕膜层，80%～85% 供应胎盘。子宫体部肌纤维的走向为各方交叉，血管在肌纤维间进出，每个肌细胞有 2 个弯曲度，相应的一对肌细胞收缩时是"8"字型，能紧压血管，使产后子宫胎盘剥离处在数秒内得到止血，子宫动脉由非孕时的屈曲至足月时变直且增粗，是主要的供血来源。

2. 峡部　位于子宫体与子宫颈的交界处，长为 0.8～1cm。孕 10 周后开始变软，逐渐伸展、拉长和变薄，扩展成为子宫腔的一部分，形成子宫下段，临产时扩展至 7～10cm。

3. 子宫颈　妊娠后子颈的血管增多，组织水肿，着色和变软。

（二）卵巢和输卵管

孕期中，卵巢和输卵管的位置有所改变，血管分布增加。输卵管伸长，但无肌层增厚。卵巢黄体的功能于孕 10 周后被胎盘所取代，但黄体并不萎缩。有时在卵巢表面可见有散在而不规则的红色突起，系蜕膜样增生，分娩后可自行消退。

（三）阴道

粘膜变软、充血、水肿呈紫蓝色；皱襞增多，周围结缔组织变软，伸展性增加，以便于胎儿的娩出。宫颈管腺体分泌和阴道上皮糖原增加，使阴道分泌物的 pH 降低，为 3.5～6.0，不利于细菌生长，有助于防止围产期的感染。

（四）外阴

皮肤增厚，大小阴唇色素沉着，大阴唇内血管增多，结缔组织变软，有利于娩儿娩出。有时大阴唇外侧可见静脉曲张。

二、血液系统的改变

孕期中，血液系统变化较大，以适应母体变化的需要，并保证胎儿的正常生长发育。

（一）血容量

自孕 6 周起，母体血容量开始增多，孕 32～34 周时达高峰，增加量约 35%，平均达 1 500ml。血容量增加包括血浆和红细胞的增加，血浆容量增加较早、较多，平均约为 1 000ml；红细胞的增加则较晚、较少，平均为 500ml。由于血浆增加较多，故血液呈稀释状。

（二）红细胞

妊娠期骨髓不断产生红细胞，网织红细胞轻度增生。红细胞计数在孕 32～34 周时最少，足月妊娠时，红细胞由非孕时的 4.2×10^{12}/L 降至 3.6×10^{12}/L。血红蛋白平均降至为 100g/L。红细胞压积降至 31%～34%，这些改变约在产后 6 周才能恢复。

（三）白细胞

自妊娠 7～8 周开始增加，妊娠 30 周达高峰，为 10×10^9～15×10^9/L，临产后不少孕妇甚至可达 25×10^9/L，其中主要为中性粒细胞增加，淋巴细胞增加不多。

（四）凝血因子

妊娠期各种凝血因子，除血小板外均有增加，使孕妇的血液处于高凝状态。妊娠晚期凝血酶原时间、凝血活酶时间轻度缩短，凝血时间无明显变化。

三、循环系统的改变

（一）心脏

妊娠后期，由于膈肌上抬，使心脏向上、向外、向前移位，心尖部左移，大血管轻度扭曲，心脏血流增加，速度加快。多数孕妇的心尖部及肺区可听到柔和的吹风样收缩期杂音。产后 2～6 月逐渐消失。心电图电轴右偏，心音图第一心音分裂。

一般妊娠早期心率增快，比未孕时增加 15 次/min；期因自立神经系统不稳定也可出现阵发性心动过速；妊娠期心输出量增加很多，这对维持胎儿的生长发育极为重要。心输出量自孕 10 周开始增加，至妊娠 32～34 周时达高峰，左侧卧位时约增加 30%，每搏输出量约为 80ml/次，持续此水平直至分娩，约在产后 6 周恢复至未孕水平。

临产、分娩时均有血液动力学改变。临产时，每次宫缩约有 500ml 的血液自子宫排入体循环，循环系统内的血容量暂时上升，心输出量也相应增加；胎儿娩出后，由于子宫对腹部静脉和盆腔静脉压力的解除，下肢回心血量增加，致使循环血量增加，从而出现血容量增加的又一个高峰。

（二）血压

妊娠对动脉压的影响较少，收缩压几乎不受影响；因外周血管扩张、血液稀释及胎盘形成的动静脉短路等，舒张压轻度下降，脉压差稍增大；体位可影响血压，坐位时血压高于仰卧位。

（三）静脉压

上肢静脉压无明显改变，下肢静脉压于孕晚期升高，主要是因为妊娠后盆腔血液回流至下腔静脉的血量增加，增大的子宫又压迫下腔静脉使血液回流受阻。由于下肢、外阴及直肠的静脉压增高，加之妊娠期静脉壁扩张，孕妇容易发生痔和下肢、外阴静脉曲张。孕妇长时间仰卧位可引起回心血量减少，心搏出量降低和血压下降，称之为仰卧位低血综合征。

四、呼吸系统

孕期中，由于膈肌上抬和肋骨外翻，使胸廓周径增大，肺通气量增加 40%，孕妇有过度通气现象。孕晚期，膈肌活动幅度减少，胸廓活动增大，以胸式呼吸为主。呼吸次数不变，但呼吸较深。由于母体代谢作用的增加，以及胎儿生长发育的需要，孕妇氧耗量增加 10%～20%。呼吸道粘膜充血，水肿，所以孕妇易感到呼吸困难，易发生鼻衄，声带水肿而声音嘶哑。上呼吸道粘膜增厚、充血和水肿，使局部抵抗力减低，容易发生上呼吸道感染。

五、消化系统

约 50% 的孕妇在孕早期有恶心、呕吐，食欲改变等消化道症状，症状时轻时重，可发生在任何时间，以晨起时多见，约 3 个月后自行缓解。

妊娠期，由于受大量性激素的影响，胃肠道平滑肌运动减弱，贲门括约肌松弛，胃内容物返流，故常有饱胀感及烧心感。肠蠕动减慢，腹肌张力低下，易出现便秘。

牙龈受雌激素影响而肥厚，易发生牙龈炎及牙龈出血。如缺钙可出现牙齿松动、脱落。肝脏变化不大，胆囊排空减慢，易诱发胆石症。

六、泌尿系统

由于孕妇及胎儿代谢产物增多，肾脏负担增加，肾血流量及肾小球滤过率均增加。由于肾血流量和肾小球滤过均增加，肾血流量及肾小球滤过率又均受体位的影响，所以孕妇仰卧位时尿量增加，夜尿量多于日尿量。

因为肾小球滤过率增加，肾小球对葡萄糖的再吸收能力不能相应增加，故孕妇可出

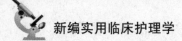

现餐后糖尿，应注意与真性糖尿病相鉴别。

孕中、后期，由于孕激素的作用，泌尿系统平滑肌的张力降低，肾盂、输尿管轻度扩张，蠕动减慢；右侧输尿管位于骨盆入口处，易受右旋子宫的压迫，所以孕妇常患肾盂肾炎，且以右侧为多见。

七、内分泌系统

妊娠期，脑垂体前叶的重量增加 1~2 倍；垂体分泌的血清催乳素从妊娠 5~8 周开始增加，至孕末期达高峰。因胎盘分泌大量雌、孕激素的负反馈作用，垂体促性腺激素分泌减少，故妊娠期卵巢无卵胞发育成熟，亦无排卵。

肾上腺皮质分泌的皮质醇及醛固酮大量增加，但具有游离活性的很少，故不表现为肾上腺皮质功能亢进。甲状腺组织内血管分布增加，血运丰富，但体内游离的甲状腺素并未增多，故孕妇亦无甲亢表现。妊娠早期，基础代谢率稍下降，于孕中期逐渐升高，至晚期升高 20%~30%。

八、其他

（一）皮肤

由于脑垂体分泌的促黑素细胞激素增加，使黑色素增加。加之雌激素明显增加，使孕妇有些部位出现色素沉着，如乳头、乳晕、腹白线、外阴等，有些孕妇面部可出现蝶状褐色斑，习惯称为"妊娠斑"于产后逐渐消失。

因为子宫增大，腹部皮肤张力加大，使皮肤的弹力纤维断裂，多数是紫色或淡红色不规则的平行裂纹，称妊娠纹。常见的部位有乳房、腹部、髋部及大腿。

（二）骨骼、关节及韧带

妊娠期骨质一般无明显改变，仅在妊娠过多过密不注意补钙时，才可引起骨质疏松症。孕妇自觉腰骶部及肢体疼痛不适，可能与松弛素使骨盆韧带及椎骨间的关节，韧带松弛有关。

（叶美欣　郭坤芳）

第二章　产褥期母体的变化

产妇从胎盘娩出到全身各器官（除乳腺之外）恢复或接近未孕状态的这一段时间，称产褥期，一般为 6 周左右。

【生殖系统】

（一）子宫

产褥期变化最大的为子宫。胎盘排出后子宫逐渐恢复到未孕水平的过程，称子宫复旧。子宫复旧不是肌细胞数目的减少，而是肌细胞缩小。肌细胞浆蛋白被分解排出，胞浆减少。随着肌细胞的不断缩小，宫体逐渐缩小，产后 1 周缩小至如孕 12 周左右，2 周后缩入盆腔。子宫的重量也逐渐减少，由分娩结束时的 1 000g 左右，产后 1 周降至 500g，2 周时降至 300g，产褥结束时恢复至 50g 左右。

（二）子宫内膜的再生

胎盘排出后，子宫胎盘附着面立即缩小至手掌大，为原来的一半。胎盘附着部蜕膜海绵层随胎盘排出，其基底部残留在子宫壁，分娩 23 天后，基底层蜕膜分化成两层，表层坏死，脱落并随恶露自阴道排出，深层逐渐再生新的功能层。新生内膜缓慢恢复，约于产后第 3 周，除胎盘附着部位外，其余均由新生的内膜修复。胎盘附着部位的修复约需 6 周，如此期间胎盘附着部位因复旧不良出现血栓脱落，可引起晚期出血。

（三）宫颈

胎盘娩出后，宫颈和子宫下段塌陷松软，壁薄如袖口状，宫颈外口呈环状。产后数日仍然较松弛，能容 2 指。产后 1 周，宫颈外形及内口恢复至未孕水平，子宫完全复旧后宫颈外口仍可有不同程度的扁圆形，为分娩裂伤所致。

（四）阴道及外阴

阴道逐渐缩小，阴道壁肌张力逐渐恢复，约产后 3 周，阴道皱襞重现。但阴道于产褥结束也不能恢复至未孕水平。分娩后外阴水肿，于产后 23 日自行消退，处女膜在分娩时撕裂为残缺不全的痕迹，称为处女膜痕。

【乳房】

乳房的主要变化是泌乳，泌乳的内分泌及神经机制较复杂。孕激素、雌激素、胎盘催乳素、泌乳素、皮质醇及胰岛素，皆与乳房泌乳系统的生长发育及泌乳有关。胎盘娩出后，雌、孕激素水平迅速下降，解除了对泌乳素及肾上腺甾体激素功能的抑制，从而分泌乳汁。以后乳汁的分泌很大程度依赖于哺乳刺激，当然，泌乳素也很重要。乳腺发育和分泌与产妇的营养、睡眠和健康状态以及情绪密切相关。

产后最初 2~3 日，乳房充血形成硬结，胀痛明显，有时腋下淋巴结也会肿大。初产妇于产后 3 日，经产妇于产后 2 日，开始泌乳。初乳量少，约持续 5 日，为浑浊、淡黄色液体，含大量蛋白质和矿物质，脂肪及糖量较少，较易消化。因初乳及成熟乳汁中含有大量免疫球蛋白，故母乳喂养的婴儿患肠道感染较少。

【心血管系统】

妊娠期血容量增加，于产后 2~3 周恢复至未孕水平。产后 24~48 小时，因血液动力学的改变及迷走神经对分娩时交感神经活动的反应，心跳缓慢，脉搏可降至 40~50 次/分。在产后 72 小时内，由于子宫缩复，胎盘循环停止，大量血液从子宫进入体循环，加之妊娠期过多的组织液回吸收，使血液容量增加 15%~25%，特别是产后 24 小时内，使心脏负担加重，心脏病产妇此时极易发生心功能衰竭。

【血液】

白细胞总数于产褥早期较高，可达 20×10^9/L，中性增多，淋巴减少，产后 2 周趋于正常。产褥早期血液处于高凝状态，有利于胎盘剥离而迅速形成血栓，减少产后出血。纤维蛋白原，凝血酶因子于产后 2~3 周降至正常。血小板在产后 24 小时恢复正常。红细胞计数及血红蛋白值逐渐增多。

【消化系统】

胃肠张力及蠕动约在 2 周内恢复，产后 1~2 日内常感口渴，喜进汤食，但食欲不佳，以后逐渐好转。产褥期间由于卧床时间长，缺少运动，腹直肌及盆底肌肉松弛，会阴部有伤口，痔疮等影响排便，易引起便秘。

【泌尿系统】

分娩后 2~5 日为利尿期，尿量明显增多。孕期发生的肾盂、输尿管生理性扩张，需 4~6 周恢复正常。分娩中膀胱受压，粘膜充血水肿，肌张力降低以及会阴切口疼痛及排尿习惯改变，易引起尿潴留。

【内分泌的改变】

在孕期出现的垂体前叶、甲状腺及肾上腺增大及一系列内分泌改变，于产后逐渐恢复。分娩后，雌、孕激素水平急骤下降，于产后 1 周恢复至孕前水平。垂体泌乳素的分泌因人和哺乳情况而各异，不哺乳产妇在产后 6~8 周月经复潮，哺乳产妇月经复潮延迟，甚至哺乳期不复潮。

【腹壁】

色素沉着逐渐消退，腹壁出现的紫红色妊娠纹变为永久性银白色妊娠纹，腹壁紧张度的恢复需 6~8 周。

（王美）

第三章 妇产科常见疾病的护理

第一节 外阴炎

【病因】

由于阴道分泌物过多，月经垫、尿瘘或糖尿病患者的尿液等种种刺激，致使局部瘙痒、抓损感染而引起。婴幼儿多因雌激素水平较低，外阴不洁，而局部皮肤抵抗力较差，也较易发生外阴炎。

【临床表现】

急性期主要表现为外阴皮肤瘙痒、疼痛或烧灼感，性交或排尿时症状加重。检查发现局部充血、肿胀。有时形成溃疡或成片的湿疹，分泌物多呈脓性。长期慢性炎症，可导致皮肤增厚或皲裂。

【诊断】

依据患者主诉、局部检查特征，取阴道分泌物检查排除其他特异性感染后，可以确诊。

【治疗与护理】

确诊后，帮助患者寻找诱发病因，消除刺激源，以提高疗效，促进康复。

1. 局部用 1:5 000 高锰酸钾溶液坐浴，每日 2～3 次。可使用软皂轻洗外阴，切忌用刺激性强的肥皂或用力擦洗。轻轻自前向后抹干，使外阴皮肤干燥，再撒布锌氧粉。若有破溃涂以抗生素软膏或以 10% 的洁尔阴外阴冲洗。

2. 急性期卧床休息，以减少局部刺激，并用 1:5 000 高锰酸钾溶液，每 4 小时坐浴、局部热浴一次，禁用肥皂擦洗。每次坐浴后擦干外阴皮肤，局部涂以 40% 紫草油膏、炉甘石洗剂或用中药（苦参、蛇床子、白藓皮、土茯苓、黄柏各 15 g，川椒 6 g。煎水熏洗外阴部，每日 1～2 次。

3. 分泌物多者，可使用消毒棉垫吸收分泌物，并经常更换，保持局部清洁。

4. 症状明显及顽固病例，按医嘱选用有效的抗生素。

（张林静）

第二节 阴道炎

正常健康妇女的阴道存在各种细菌，如链球菌、葡萄球菌、类白喉杆菌以及偶见的真菌。但由于有乳酸杆菌维持阴道酸性及正常的阴道分泌物，使阴道本身具有自净作用，形成自然防御功能。而当此种功能由于种种因素受到破坏时，则病原体即可趁机大量繁殖，导致非特异性或特异性阴道炎症。

一、念珠菌阴道炎

【病因】

念珠菌阴道炎是一种常见的阴道炎，过去误称真菌阴道炎。80%～90% 的病原体为

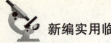

白色念珠菌引起，白念珠菌是真菌。念珠菌阴道炎多见于幼女、孕妇、糖尿病患者以及绝经后曾用较大剂量雌激素治疗的患者。

【临床表现】

1. 外阴及阴道灼热瘙痒，甚至坐卧不宁，痛苦异常。

2. 排尿困难，可有尿频、尿痛及性交痛。

3. 白带多，呈凝乳状或为片块状，阴道黏膜高度红肿。

【治疗与护理】

（一）治疗

1. 用碱性药物冲洗阴道，如 2% ~4% 碳酸氢钠液冲洗阴道。

2. 投入杀菌剂，如制霉菌素阴道栓，塞入阴道深部，早、晚各 1 次，共 2 周。口服制霉菌素 50 万 U，每日 4 次。复方制霉菌素冷霜局部涂擦，每日 2 次。口服酮康唑每日 2 次，共 5 天。1% ~2% 甲紫溶液局部涂抹等。

3. 对于男性带菌者也必须进行常规治疗。

（二）护理

1. 评估念珠菌性阴道炎的病史，注意发现诱因，了解发病及治疗经过，机体反应及治疗效果等。

2. 根据患者具体情况制定护理计划。

3. 鼓励患者积极治疗合并症，如指导糖尿病患者坚持治疗糖尿病。

4. 用碱性液体冲洗阴道时，鼓励患者坚持用药，不可随意中断。

5. 涂抹甲紫应注意浓度不可过高，次数不宜过多，以免引起化学性阴道炎及表皮溃疡。

二、滴虫性阴道炎

【病因】

由阴道毛滴虫感染所致。

【临床表现】

1. 稀薄的泡沫状白带增多，若有其他细菌混合感染，则分泌物呈脓性，可有臭味。

2. 阴道口及外阴瘙痒，间或有灼热、疼痛、性交痛。

3. 滴虫寄生在尿道及膀胱内时，可产生滴虫性膀胱炎，出现尿频、尿急、尿痛，有时可见血尿。

【治疗与护理】

（一）治疗

1. 局部治疗　用 0.5% ~1% 乳酸或醋酸或 1：5 000 高锰酸钾溶液冲洗阴道；甲硝唑（灭滴灵）片剂 200 ~400mg 或栓剂 500mg，于阴道冲洗后放入阴道，每晚 1 次，10 天为 1 个疗程。或用卡巴砷 200mg 或乙酰胂胺（滴维净）1 片，用法同上。

2. 全身治疗　甲硝唑 200mg，每日 3 次，共用 7 天；同时每晚用甲硝唑 200mg 作为阴道放药。

（二）护理

1. 认真评估病史、诱发因素、治疗经过、疗效及机体反应。根据患者具体情况，制定护理计划。

2. 加强心理护理，给予心理安慰，同时取得亲属的支持。

3. 观察用药反应，若出现异常症状及时报告医师并停药。

4. 指导患者学会各种剂型的阴道用药方法，告知患者分泌物培养的注意事项和目的。

5. 做好消毒隔离，防止交叉感染。

三、细菌性阴道病

曾被命名为嗜血杆菌阴道炎、加德纳尔菌阴道炎、非特异性阴道炎，现称细菌性阴道病。称细菌性是由于阴道内有大量不同的细菌，称阴道病是由于临床及病理特征无炎症改变，并非阴道炎。

【病因】

实际上就是正常寄生在阴道内的细菌生态失调，主要由于阴道内乳酸杆菌减少而其他细菌大量繁殖引起的混合感染。

【临床表现】

主要表现为阴道分泌物增多，有恶臭，可伴有轻度外阴瘙痒和烧灼感。分泌物呈灰白色，均匀一致，稀薄，黏度很低，容易将分泌物从阴道壁拭去。

【治疗与护理】

（一）治疗

杀灭及抑制有关细菌、改善阴道内环境，可全身、局部同时用药。

（二）护理

1. 仔细询问白带性状改变及时间，是否经过治疗，效果如何。

2. 了解个人卫生情况，分析和切断可能的感染途径。

3. 给予心理支持，鼓励坚持治疗。

四、老年性阴道炎

【病因】

老年性阴道炎常见于绝经后的老年妇女，因卵巢功能衰退，雌激素水平降低，阴道壁萎缩，黏膜变薄，上皮细胞内糖原含量减少，阴道内 pH 增高，局部抵抗力降低，致病菌容易入侵繁殖引起炎症。此外，手术切除双侧卵巢、卵巢功能早衰、盆腔放疗后、长期闭经、长期哺乳等均可引起本病发生。

【临床表现】

主要症状为阴道分泌物增多及外阴瘙痒、灼热感。阴道分泌物稀薄，呈淡黄色，严重者呈脓血性白带。检查见阴道呈老年性改变，上皮萎缩，皱襞消失，上皮变平滑、菲薄。阴道黏膜充血，有小出血点，有时见浅表溃疡。若溃疡面与对侧粘连可被分开而引起出血，粘连严重时可造成阴道狭窄甚至闭锁，炎症分泌物引流不畅可形成阴道积脓甚或官腔积脓。

【治疗与护理】

（一）治疗

治疗原则为增加阴道抵抗力及抑制细菌的生长。

1. 增加阴道酸度。

2. 对炎症较重者局部或全身辅以雌激素治疗。乳腺癌或子宫内膜癌患者禁用雌激素制剂。

（二）护理

1. 做好心理护理，若出现白带异常时，要予以重视，及时诊治。

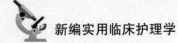

2. 保持外阴清洁干燥，勤换内衣裤。

3. 指导患者掌握治疗方法，若患者阴道用药有困难，应由家属或医务人员帮助使用。

五、婴幼儿阴道炎

【病因】

婴幼儿阴道炎常与外阴炎并存。因幼女外因发育差，缺乏雌激素，阴道上皮菲薄，抵抗力低，易受感染。常见病原体为大肠杆菌、葡萄球菌、链球菌等。目前，淋病奈氏菌、滴虫、白念珠菌也成为常见病原体。

【临床表现】

主要症状为阴道分泌物增多，呈脓性。由于大量分泌物刺激引其外阴痒痛，患儿哭闹、烦躁不安或用手搔抓外阴，部分患儿排尿时尿线分叉。

【治疗与护理】

（一）治疗

1. 保持外阴清洁、干燥，减少摩擦。

2. 针对病原体选择相应抗生素治疗，用吸管将抗生素溶液滴入阴道。

3. 有蛲虫感染者给予驱虫治疗；小阴唇粘连者应予以分离，并涂以抗生素软膏；若阴道有异物，应及时取出。

（二）护理

1. 注意患儿的情感表现，有无手抓外阴等。

2. 观察患儿外阴有无红肿及异常分泌物，必要时可取分泌物做涂片或培养查找病原体。

3. 阴道注入药液后，嘱患儿卧床半小时。

（宋宁　高迎香）

第三节　前庭大腺炎

【病因】

多因性交、分娩或其它情况污染外阴部时，病原体侵入前庭大腺而引起炎症。病原体主要为葡萄球菌、大肠杆菌、链球菌及肠球菌等混合感染。

【临床表现】

1. 急性期腺体肿大疼痛，甚至不能走路。腺管开口可因肿胀或渗出物而被阻塞，脓液不能排出，形成脓肿。患者可有发热等全身症状。检查发现，大阴唇下 1/3 处，局部皮肤红、肿、发热、压痛明显，脓肿形成时可触及波动感。

2. 慢性者，多因急性期治疗不彻底转变而来，或因腺管口阻塞、分泌物不能排出而形成前庭大腺囊肿。患者常感外阴部有胀坠感，偶有性交不适。多能自行发现外阴肿物。如继发感染。可反复急性发作。

【诊断】

根据患者主诉及局部体征。便可确诊。

【治疗与护理】

1. 急性期，应卧床休息；局部热敷或用 1:5 000 高锰酸钾溶液坐浴。配合有效的抗生素治疗。

2. 选用清热、解毒为主的中药。如蒲公英、紫花地丁、金银花、玄参、连翘等。

3. 脓肿或囊肿形成后，切开引流并作造口术或术中囊肿摘除，术前外阴常规给以备皮；术后除一般外阴护理外，需准备引流条。

（1）每日用 1:5 000 洗必泰或 100% 洁尔阴棉球擦洗 2 次。

（2）注意检查伤口，及时发现出血，随时更换局部敷料，保持外阴清洁。

（3）有引流者，每日换药，直到伤口愈合。

（4）继续用 1:5 000 高锰酸钾或 1:8 000 呋喃西林溶液坐浴。

（5）检查伤口，防止切口边缘粘合影响通畅。

【预防】

做好卫生宣传教育工作，使妇女具备识别发病诱因的能力，并具备自我保健知识。

（齐宁宁）

第四节　慢性子宫颈炎

子宫颈炎症是生育年龄妇女的常见病，有急性与慢性两种。急性子宫颈炎常与产褥感染、感染性流产或急性阴道炎同时发生，临床以慢性子宫颈炎多见。

【病因】

多因分娩、流产或手术致子宫颈裂伤和外翻后，柱状上皮浸渍于阴道酸性分泌物中，病原体侵入子宫颈内膜即柱状上皮所覆盖的部分，而引起炎症。由于宫颈内膜的皱襞多，病原体不易彻底清除，易反复发作，迁延而形成慢性子宫颈炎。

【分度】

根据糜烂面积大小分为三度。

1. 轻度　指糜烂面小于整个宫颈面积的 1/3。

2. 中度　指糜烂面占整个子宫颈面积的 1/3 ~ 2/3。

3. 重度　指糜烂面占整个子宫颈面积的 2/3 以上。

根据糜烂的深浅程度可分为单纯型、颗粒型和乳突型三种。

【临床表现】

主要症状是白带增多。由于病原菌、炎症的范围及程度不同，白带的量、色、味及性状也不同，可呈乳白色粘液状、淡黄色脓性、或血性白带。当炎症沿子宫骶韧带向盆腔扩散时，则出现腰、骶部疼痛、下腹坠痛或痛经等。每于月经期、排便或性交时加重。粘稠脓性白带不利于精子穿过，可致不孕。检查时，可见子宫颈呈不同程度的糜烂、息肉、裂伤、外翻、腺体囊肿、肥大等改变。

【诊断】

1. 根据症状和体征。

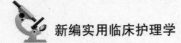

2. 作宫颈刮片检查以除外子宫颈癌，必要时作宫颈活检以明确诊断。

【治疗与护理】

确诊后，以局部治疗为主，目的是破坏糜烂面的柱状上皮，使之坏死、脱落，由新生的鳞状上皮重新覆盖。

1. 药物治疗　适用于糜烂面小、炎症浸润较浅或受条件所限的病例，在局部用25%硝酸银、铬酸等局部腐蚀，用药前阴道宜灌洗，然后用干棉球擦干。并用棉球保护好正常的阴道粘膜。许多中药验方、配方，常常也有一定的临床效果。但月经期、孕期禁止使用，用药后禁止性交及盆浴。

2. 物理疗法　常用电熨治疗（利用热能原理）、冷冻疗法（系用快速降温装置。迅速产生超低温原理）及激光治疗（激光器产生超高温使局部组织迅速碳化、气化），是目前治疗子宫颈糜烂疗效最好、疗程最短的方法，尤其适用于中、重度糜烂及宫颈腺体囊肿者。治疗时间选于月经净后3~7天，一般只需治疗一次即可治愈。物理疗法术后，阴道将有大量黄水样排液，应指导受术者：

（1）保持外阴清洁。

（2）在创面尚未完全愈合期间（术后4~8周）应避免盆浴、性交及阴道冲洗等。

（3）术后头1~2个月，于月经干净后定期复查，以了解创面愈合情况。

3. 手术治疗　对治疗效果不好或糜烂涉及宫颈管者，可考虑子宫颈锥形切除术；宫颈息肉宜行摘除术。凡手术切下之标本，均应送做病理检查。

大多数的慢性子宫颈炎患者通过上述的药物治疗或者物理治疗的可以治愈。因此，手术方法很少被采用。

4. 慢性子宫颈炎病程长，患者往往缺乏治愈信心。护士需要使患者了解病因、病理及治疗原则。使患者树立信心。主动配合治疗。

在治疗过程中，除向患者讲明效果外，还应告知治疗时间、术前注意事项、术中感受及术后各种表现与处理方法。

（王夕霞）

第五节　盆腔炎症

女性内生殖器及其周围的结缔组织、盆腔腹膜发生炎症时称盆腔炎。盆腔炎有急性和慢性两类。

一、急性盆腔炎

【病因】

1. 产后或流产后感染。

2. 宫腔内手术操作后感染。

3. 经期卫生不良。

4. 性传播疾病。

5. 邻近器官炎症直接蔓延。

6. 慢性盆腔炎急性发作。

7. 宫内节育器。

【临床表现】

1. 腹痛伴发热，若病情严重可有寒战、高热、头痛、食欲不振。

2. 月经期发病可出现月经量增多、经期延长，非月经期发病可有白带增多。

3. 有腹膜炎者出现消化系统症状如恶心、呕吐、腹胀、腹泻等。

4. 有脓肿形成者可有下腹包块及局部压迫刺激症状。

5. 淋病奈氏菌感染起病急，多在 48 小时内出现高热、腹膜刺激征及阴道脓性分泌物。

6. 非淋病奈氏菌性盆腔炎起病比较缓慢，高热及腹膜刺激征不明显，常伴有脓肿形成。

7. 若有厌氧细菌感染，则容易有多次复发并脓肿形成。

8. 沙眼衣原体感染病程较长，长期持续低热，主要表现为轻微下腹痛，久治不愈，阴道不规则出血。

【治疗与护理】

（一）治疗

1. 治疗必须及时、彻底并注意患者一般情况变化，如有水电解质平衡紊乱或酸中毒而未及时纠正，不仅抗炎药物不能起到应有作用，且导致情况复杂化，趋向危险。

2. 静脉滴注广谱抗生素，作用快，疗效高。

3. 为促进炎症局限，开始时局部宜冷敷、止痛，然后热敷。

4. 如有脓肿形成应及时切开引流。

（二）护理

1. 全面评估急性盆腔炎患者的病史、疾病经过和治疗经过，了解患者的身心状况和各项检查结果，确立护理诊断，依据具体情况，选择护理措施。

2. 急性期采取半卧位，注意保证休息。鼓励进食进水，高热时予物理降温，出汗多者，及时协助更衣、更换床单，保持会阴部的清洁和舒适。

3. 稳定情绪，提供咨询指导，鼓励患者积极参与治疗。

4. 正确收集化验标本，按时准确给药。按医嘱准确给予各种抗生素，有效控制感染。

5. 提供纠正电解质紊乱、调整酸碱平衡的药物及输血等，防止转为慢性或迁延型。

6. 观察患者的病情变化和用药反应，为采取手术治疗的患者提供相应护理。

7. 同时做好消毒、隔离工作。

二、慢性盆腔炎

常为急性盆腔炎未能彻底治疗，或患者体质较差病程迁延所致。亦可无急性盆腔炎症病史，如沙眼衣原体感染所致输卵管炎。慢性盆腔炎病情顽固，当机体抵抗力较差时，可有急性发作。

【临床表现】

1. 全身炎症症状多不明显，有时仅有低热，易感疲倦。由于病程较长，部分患者可出现神经衰弱症状，如精神不振、周身不适、失眠等。当患者抵抗力差时，可有急性或亚急性发作。

2. 慢性炎症形成的瘢痕粘连以及盆腔充血，常引起下腹部坠胀、疼痛及腰骶部酸痛。常在劳累、性交后及月经前后加剧。

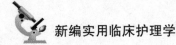

3. 慢性炎症导致盆腔淤血，患者常有经量增多；卵巢功能损害时可致月经失调；输卵管粘连阻塞时可致不孕。

【治疗与护理】

（一）治疗

对于慢性炎症，一般应首先考虑局部用药。如阴道侧穹封闭，官腔注射。

理疗可促进血液循环，缓解组织粘连，改善局部营养，以利于炎症消散。胎盘组织液或胎盘球蛋白等肌内注射，可改善机体抗病能力。

手术只用于慢性盆腔炎反复急性发作，影响健康而年龄在 40 岁以上，妇科检查有较大的炎性肿块或盆腔积水且伴有腹痛、月经紊乱等症状者。手术前后应用抗生素预防炎症扩散，手术应切除子宫及双侧附件。

（二）护理

1. 评估慢性盆腔炎，有无急性起病经过，了解患者的心理状况，结合各项检查结果，制定相应护理计划。

2. 积极做好心理支持，进行健康教育，指导患者个人卫生，保持外阴清洁。

3. 积极锻炼身体，增加营养，增强机体抵抗力，增强治疗信心。

4. 积极执行医嘱，控制病情。

5. 观察中西医结合的综合性治疗效果，坚持正规疗程，提高治疗效果。

6. 观察患者不良反应及特殊不适，减轻疼痛。

（郭坤芳　史成菊）

第六节　淋病

【病因】

由淋病双球菌感染引起，特点是侵袭生殖、泌尿系统粘膜的柱状上皮及移行上皮为主。淋菌经性交感染，性交时含有淋菌的分泌物侵入尿道口，宫颈管等处，细菌在该处繁殖而发病，并沿生殖道粘膜上行传播。幼女可通过污染淋菌的便器、衣裤、医疗器械等间接传播而感染。

【临床表现】

多数感染后并无症状，有症状者，早期局限于下生殖道、泌尿道，继而累及内生殖器。

1. 急性淋病　约在淋菌侵入 3～7 天后。外阴部引起炎症反应。表现为尿急、尿频、尿痛等急性尿道炎症状。同时黄色脓性白带增多，外阴部烧灼感。检查可见外阴、阴道外口及尿道口充血、红肿，压迫尿道旁腺开口处有脓性分泌物外溢。如累及前庭大腺，可形成前庭大腺脓肿。未经治疗者，约 10～17% 患者发生盆腔炎，其临床表现与一般急性化脓性盆腔炎相同。

2. 慢性淋病　是因感染淋菌后未经治疗或治疗不彻底所致。表现为慢性尿道炎、尿道旁腺炎、前庭大腺炎、慢性宫颈炎、慢性输卵管炎、输卵管积水等。由于炎症分泌物长期刺激，外阴部常伴发尖锐湿疣，患者感外阴刺痒、下腹坠痛、腰背酸痛、白带增多、性交困难等。慢性期，淋菌虽不存在于生殖道分泌物中，但可长期潜伏在尿道旁腺、前庭大腺或宫颈腺体之深处，反复引起急性发作。

【诊断】

1. 有性病接触史及临床发病经过的病史。

2. 取尿道口、宫颈口等处分泌物作涂片检查，找到革兰氏阴性双球菌，可助诊断，必要时作分泌物培养。进一步确诊。

【治疗与护理】

淋病属于性传播疾病．患者的性伴侣必须同时检查、接受治疗。

1. 急性期，以青霉素为首选，主张大剂量一次彻底治疗：

（1）水剂普鲁卡因青霉素 G480 万 u，分二侧臀部肌注，注射前 1 小时口服丙磺舒 1 g，可以延长青霉素的作用并增强其疗效；或者口服氨苄青霉素 2～3.5 g，同时合用丙磺舒 1 g，单次治疗。

（2）对青霉素过敏者，可用四环素 0.5 g，每日 4 次，连服 7 天；红霉素 500 mg，每日 4 次，连服 7 天。

（3）对青霉素耐药者，可用壮观霉素 2 g，深部肌肉注射，以免引起局部溃疡。

（4）急性期患者应卧床休息；保持局部清洁，避免局部刺激或过多的妇科检查；严禁性交。严格执行隔离技术，所有用物需经严格消毒后再清洗使用。接受药物治疗 7 天后，复查分泌物，以后每月复查 1 次，连续 3 次阴性，方确定治愈。

2. 慢性淋病患者，单纯药物治疗效果较差，宜采用中西结合的综合疗法，例如支持疗法、对症治疗、物理疗法、封闭疗法或手术治疗等。

3. 淋病患者有可能同时患梅毒及其他性传播疾病，需进一步检查予以治疗。

4. 住院者出院后，第 1 个月内，每周复查 2 次，以后每个月查 1 次，连续 2 个月，除送分泌物作涂片及培养外，需同时查阴道滴虫，第 3 个月末查梅毒血清反应。

（宋宁）

第七节　子宫肌瘤

子宫肌瘤是一种由子宫平滑肌组织增生而形成的女性生殖系统最常见的良性肿瘤。

【病因】

常见于育龄妇女，尤其是在高雌激素环境中，如妊娠、外源性高雌激素等情况下生长明显，绝经后肌瘤停止生长，甚至萎缩、消失。

【临床表现】

表现为经期延长，经量增多；尿频、排尿障碍、尿潴留；下腹坠胀、腰背酸痛；阴道分泌物增多；不孕症；继发性贫血等。

【诊断】

1. 根据病史、症状及体征，典型的病例可以确诊。

2. 较小或症状不明显的病例，需借助探针探测宫腔、输卵管碘油造影、B 超显像、内窥镜等辅助手段，协助明确诊断。

3. 在综合分析资料，确定诊断过程中，应与卵巢肿瘤、盆腔炎性包块等相鉴别。

【治疗与护理】

（一）治疗

1. 随访观察 适于肌瘤小、无症状、近绝经年龄患者，3~6个月随访1次。

2. 药物治疗 适于肌瘤小于2个月妊娠子宫，症状不明显或较轻，近绝经年龄及全身情况不能手术者。

3. 手术治疗 适于肌瘤较大，充塞盆腔，子宫达妊娠2个半月大小，或症状明显以致继发贫血者。

（二）护理

1. 术前护理

（1）提供有关疾病知识，解释子宫良性肿瘤恶变率极低，解除其不必要的顾虑，增强康复的信心。

（2）提供表达内心顾虑，恐惧感受和期望的机会，并认真解释。

（3）当子宫肌瘤较大，影响子宫收缩时，在月经期可出血较多时，应向患者解释出血原因及止血方法。

（4）肌瘤脱至阴道内者，应保持会阴清洁，以防感染。

（5）接受药物治疗者，应向其讲解药物名称、用药目的、剂量、用法、不良反应及应对措施。

（6）保证休息和睡眠，加强营养，以纠正贫血状态。

（7）了解手术前护理内容，如术前3天用0.1%苯扎溴铵（新洁尔灭）液消毒宫颈及阴道，术前清洁灌肠，留置导尿，术前12小时禁食，4小时禁水等。

2. 术后护理

（1）麻醉未清醒前取平卧位，头偏向一侧，麻醉清醒后血压平稳者，鼓励患者尽早在床上活动，次日晨取半卧位，术后48小时开始离床活动，以增加肠蠕动，防止肠粘连及术后并发症，提高自理能力。

（2）手术当日禁食，术后24小时肠蠕动恢复后进流质饮食，逐渐过渡到半流食、普食，未排气前禁吃牛奶及含糖饮食。加强营养，补充蛋白质、维生素及足够热量。

（3）鼓励并协助患者有效咳嗽、咳痰、深呼吸，咳嗽时用双手保护腹部切口，以减轻切口疼痛。

（4）切口以腹带包扎，以减轻切口张力，松紧以能进2指为宜。

（5）保持外阴清洁，每日以0.1%苯扎溴铵（新洁尔灭）液冲洗会阴1~2次，勤换会阴垫及内裤，预防术后逆行感染。

（6）留置尿管，术后留置尿管24~28小时，可能会出现尿道不适，尿道口疼痛，想解小便但解不出来等不适，应向患者解释清楚，观察尿液的颜色和量。

（高迎香）

第八节　良性卵巢肿瘤

卵巢是人体中较小的器官，但为多种多样肿瘤好发的部位。卵巢肿瘤可以有不同性质和形态；单一型或混合型；一侧性或双侧性；囊性或实质性；良性或恶性。

一般说来，囊性卵巢肿瘤多为良性。常见有：

1. 浆液性囊腺瘤　约占良性卵巢肿瘤的 25%。多为单侧，大小不一，表面光滑，囊内充满淡黄色清澈浆液。分为单纯性及乳头状两型。前者多为单房，囊壁光滑；后者常为多房，内可见乳头。乳头样赘生物穿透囊壁，可种植于腹膜及腹腔内，并伴有腹水，临床上有潜在恶性，故宜及早完整切除。

2. 粘液性囊腺瘤　占卵巢良性肿瘤的 20%。多为单侧、多房性、囊壁较厚、光滑、呈灰白色，囊液呈胶冻样，含粘蛋白或糖蛋白。少数囊腔内也可有乳头状增生或向壁外生长，如果破裂可引起腹膜种植（称腹膜粘液瘤）。

3. 成熟畸胎瘤　绝大多数为囊性，称为成熟性畸胎瘤，又称皮样囊肿。此为最常见的卵巢肿瘤，可发生于任何年龄，但好发于生殖年龄。单侧为多，通常中等大小，表面光滑，壁薄质韧，腔内充满油脂和毛发，有时可见牙齿或骨质。因内容物轻重不等，重心常偏向一侧，容易发生蒂扭转。

4. 纤维瘤　为一种良性实质性肿瘤。中等大小，光滑质硬。多为单侧，生长缓慢，少数可伴有胸、腹水，称麦格综合征，手术切除后胸腹水自行消失。

【临床表现】

良性卵巢肿瘤生长速度缓慢，早期常无症状，多于妇科检查时发现。

1. 中等大肿瘤，患者常感腹胀不适，主诉摸到腹部可活动的肿块，由下腹一侧向上长大。

2. 大的或巨大肿瘤，因占满盆腔、腹腔而出现尿频、便秘、气急、心悸等压迫症状。

3. 出现并发症如蒂扭转、破裂等可出现剧烈腹痛。

4. 妇科检查，阴道穹窿部饱满，清楚触及瘤体或瘤体下极，子宫体位于肿瘤的侧方或前后，肿块表面光滑，有一定活动度。

【诊断】

1. 根据患者的年龄、病史特点及体征可初步判定。

2. 超声检查，对确定诊断有重要意义。尤其通过 B 超显像能测知肿块的部位、大小、形态及性质，并能与腹水和结核性腹膜炎鉴别。超声检查无损伤性，临床诊断符合率 >90%，是最常选择的辅助检查手段。

3. 放射学诊断，腹部平片检查皮样囊肿时，可显示牙齿、骨质等；电子计算机体层扫描检查时可清晰显示肿物的图像。配合 B 超检查可提高确诊率。

4. 小的卵巢囊肿应与瘤样病变（如卵泡囊肿、黄体囊肿等）相区别。瘤样病变直径大小一般不超过 6 cm，壁薄，可自行消失或变小。可疑为生理性囊肿者于 2~4 周后复查，如果囊肿长期存在或继续长大，则应考虑为肿瘤。

【治疗与护理】

原则上，卵巢肿瘤一经确诊，即应手术治疗。

1. 手术范围按患者年龄、生育要求及病变情况决定。

2. 术前各项准备要充分，包括与病理科联系快速切片组织学检查事项，以助术中识别卵巢肿瘤的良、恶性。术前准备还应包括迎合必要时扩大手术范围的需要。

3. 巨大肿瘤患者，手术中准备砂袋加压腹部，以免腹压骤然下降出现休克。

4. 按病情执行相应的术后护理措施（参阅相关章节）。

（周亚丽）

第九节　功能性子宫出血

凡因内分泌功能失调所引起的异常性子宫出血，生殖系统无明显器质性病变者。称为功能失调性子宫出血，简称功血。

【病因】

机体内外任何因素影响了丘脑下部——垂体——卵巢轴任何部位的调节功能，致使卵巢功能失调、性激素分泌失常。从而影响子宫内膜的周期性变化，出现一系列月经紊乱的表现。

【临床表现】

1. 无排卵型功血　临床最为常见，多见于青春期及更年期。主要表现为月经周期紊乱，经期长短不一，出血量时多时少，甚至大量出血。有时先有短期停经数周或数月。然后发生出血，流血量较多，持续 2 ~ 3 周或更长时间，不易自止；有时表现为不规则出血；也有周期尚准，仅有经量增多、经期延长等。出血多或时间长者，可出现贫血。妇科检查，通常属正常范围，观察体温呈单相型。阴道脱落细胞涂片无排卵的周期性变化，子宫内膜病理检查呈增生期变化或增生过长，无分泌期改变。

2. 有排卵型月经失调　多发生于生育年龄妇女，在产后或流产后多见。按黄体功能情况分为：

（1）黄体功能不健全：表现为月经周期缩短，月经频发。即使月经期在正常范围内，但因卵泡期延长，黄体期缩短，患者不易受孕或易流产。妇科检查无异常发现，观察基础体温呈双相，子宫内膜显示分泌反应不足。

（2）黄体萎缩不全：表现为月经周期正常，但经期延长可达 9 ~ 10 天，流血量多。观察基础体温呈双相。但下降缓慢。在月经第 5 ~ 6 天，子宫内膜切片检查见到呈分泌期反应的内膜、出血坏死组织及新增生内膜混杂共存的情况。

（3）排卵期出血：又称中期出血，表现为月经中期有少量阴道流血。

（4）排卵型月经过多：表现为月经量过多，妇科检查无异常发现。阴道脱落细胞检查提示雌激素水平偏高。

【诊断】

1. 详细询问病史，包括婚姻生育史、一般健康情况、内外科疾病史。识别干扰正常月经的因素，仔细了解发病的经过及处理等情况。

2. 全面体格检查，除外全身性疾病及生殖道器质性病变。

· 266 ·

3. 辅助检查，包括阴道细胞学检查、基础体温测定、诊断性刮宫，必要时进行激素水平测定以确定排卵功能和黄体功能。

4. 综合资料，全面分析，注意与宫外孕、流产、葡萄胎、生殖器官炎症、肿瘤及血液病等相鉴别。

【治疗与护理】

针对不同年龄制定不同治疗方案。青春期患者以止血、调节周期及恢复卵巢功能和排卵为原则；更年期妇女止血后，以调节周期、减少经量为原则。

1. 刮宫术　能迅速清除全部子宫内膜，并将刮出物送检明确诊断，是临床最常用的止血措施。

（1）术前向患者讲明手术的目的，术中可能出现的反应，取得理解、合作。

（2）重度贫血者，予以输血、补液，纠正一般情况。

（3）术中有专人守护患者，严密观察脉搏及反应等，随时给以安慰、鼓励。

（4）术后注意保持外阴清洁卫生，预防上行感染。观察腹痛及阴道流血量。

2. 针灸　针刺断红穴（第2、3掌骨远端下3.3 cm），加艾灸，止血效果良好，亦可温灸神阙、隐白穴等。

3. 激素止血　用性激素提高体内激素水平，以改变子宫内膜剥脱过程，从而达到止血目的。常用激素有：

（1）雌激素：适用于无排卵型青春期功血患者，提高体内雌激素水平，促使子宫内膜再生修复，达到止血目的。按病情需要选用乙烯雌酚药量，血止或明显减少后递减用量，每3日减量1次，每次减药量不超过原用量的1/3，至每日1mg，维持至下次月经周期前2～3天停药。

（2）孕激素：适用于体内有一定雌激素水平者，孕激素使增生期或增生过长的子宫内膜转变为分泌期，停药后3～5天子宫内膜全部脱落，出现撤药性出血（又称药物性刮宫），常选用炔诺酮（妇康片）、甲地孕酮（妇宁片）、安宫黄体酮等制剂。临床表现为淋漓不断阴道流血者。可选用黄体酮肌肉注射治疗，能使血量减少或停止，停药后2～3天出现撤药性出血。

（3）雄激素：有对抗雌激素、增强子宫肌肉及子宫血管张力的作用。减轻盆腔充血而减少出血量，但不能单独用以止血，常与其他药物合用，多用于更年期功血患者。

（4）三合激素：含苯甲酸雌二醇、黄体酮及丙酸睾丸酮。每次肌注1支，4～6天内流血明显减少，于6～8小时后酌情重复注射。

（5）复方黄体酮注射液：含苯甲酸雌二醇及黄体酮。每日注射1支，止血效果好。

4. 调节周期　模拟正常月经周期中激素的变化，达到治疗效果。常用的方法有：

（1）雌、孕激素序贯给药方法。己烯雌酚1 mg。每晚1次，于出血第5天起连服20天，最后5天加迎黄体酮10 mg肌肉注射，两药同时用完，此法适用于青春期功血患者。

（2）雌、孕激素合并应用。己烯雌酚0.5 mg，每晚服1次，安宫黄体酮4 mg，每晚服1次；于流血第6天起两药并用，连续20天，此法适用于各种不同年龄的功血患者。

（3）孕、雄激素合并用药。黄体酮10 mg及丙酸睾丸酮10～25 mg，每日肌肉注射1次，共5天。在预计下一次出血前8天开始注射，适用于更年期功血患者。

（4）三合激素。每月定时肌肉注射，每日1次。连用5天。停药后2～3天，出现撤药性流血。

5. 促进排卵　是青春期和生育期患者治疗中的关键步骤。常用方法有：

（1）小剂量雌激素周期性治疗：诱发排卵，适用于月经稀少且雌激素水平低下的患者。

（2）绒毛膜促性腺激素：当卵巢中有卵泡发育到近成熟时，用绒毛膜促性腺激素 1 000 u，次日增至 2 000 u，第三日再增到 5 000 u 作肌肉注射，可能诱发排卵。基础体温有双相变化者，可继续每日用 1 000 u 4 ~ 5 次，以维持黄体；如无双相变化，可再重复 5 000 u 肌肉注射 1 次。

（3）氯底酚胺（克罗米酚）：具有较高的促排卵作用，适用于体内有一定雌激素水平的患者。

目前趋向于应用小剂量，以减少副反应，第 1 周期常用剂量为每日 50 mg，从经期第 5 天开始连用 5 天。

6. 黄体功能不全及黄体萎缩不全的患者，可选用下列方法：

（1）替代疗法：即在月经前 8 ~ 12 天开始肌肉注射黄体酮或口服安宫黄体酮。

（2）绒毛膜促性腺激素：于基础体温上升后第 3 天起注射。有刺激及维持黄体功能的作用。

7. 护士要使接受药物治疗的功血患者，了解用药的目的、用药剂量、剂型、用法以及递减药量的方法，使患者具备自我监护的能力。例如能够预料用药后可能出现的副反应等，并按时接受咨询指导，发现异常情况及时与医师联系。

8. 出血期间，患者需卧床休息以减轻盆腔充血；护理人员应加强巡视，观察并记录生命体征及阴道流血量，加强会阴护理。保持外阴卫生。

9. 应该鼓励患者表达内心情感，评估其焦虑或恐惧的程度，为其提供有效的信息；介绍与治疗效果好的病友进行沟通，分享感受，增强战胜疾病的信心。

（郭坤芳　齐宁宁）

第十节　更年期综合征

更年期是妇女卵巢功能逐渐消退至完全消失的一个过渡时期，一般发生于 45 ~ 55 岁之间。部分妇女在此期间可出现一系列性激素减少所致的症状，包括植物神经功能失调的症候群。被称为更年期综合征。如果正常的卵巢遭到破坏或手术切除，更年期综合征也就随之发生。

【病因】

还不明确，一般认为，卵巢功能衰退是引起更年期代谢变化和临床症状的主要因素。

【临床表现】

更年期综合征的症状是否发生及其轻重程度，除与内分泌功能状态有密切关系外，还与个体的体质、健康状态、社会环境以及精神因素等方面密切相关。更年期综合征主要表现为：

1. 神经系统症状　包括情绪不稳定、易怒、抑郁、失眠、健忘、头痛及夜汗等。

2. 循环系统症状 潮热、心悸、血压不稳、头晕、耳鸣及周围血管功能失调。

3. 一般症状 如疲乏、便秘、体重增加等。其中有些症状是由于体内雌激素水平降落所直接产生的影响。应用性激素治疗可以改善。例如，阵发性潮热、胸闷、心悸、短暂性血压升高等由血管舒缩功能失调所致；另一些症状是机体衰老的变化性激素治疗不一定有效，例如倦怠、精力不集中、抑郁、失眠等。

【诊断】

1. 年龄特征或有切除卵巢手术的病史，结合临床表现，配合辅助检查方法，除外器质性病变者。

2. 卵巢功能测定，显示雌激素水平低落、尿中促性激素水平增高。

【治疗与护理】

需根据不同症状及其轻重程度、患者的精神状态，采用对症治疗、激素治疗及中医中药配合的综合治疗方针。

1. 一般治疗 更年期妇女出现烦躁、失眠、头痛等一般症状时。首先要给以解释、安慰，使其消除顾虑，帮助她们树立乐观主义精神、积极参加适度的文体活动，症状可以缓解或消除。症状明显者，对症用药。例如安定、眠尔通、苯巴比妥、谷维素、维生素 B、维生素 E 等。

2. 激素治疗 目的在于缓解因雌激素水平低落而产生的明显症状。治疗中必须注意：

（1）接受雌激素治疗者，必须有实际需要和指征，不是与雌激素无关的情绪波动及某些老化体衰的问题。而是确实因为雌激素水平低落而产生明显的神经血管舒缩性综合症状。

（2）雌激素以能缓解症状的最小有效剂量为宜。以间断用药为主（例如用药 3 周，停药 1 周）。

（3）用药时间长短因人而异，病情缓解后即可逐渐减量或停药。

（4）孕激素和雌激素合用，可提高安全性。

（5）患有肝病、静脉栓塞、乳房或肾脏的肿瘤等患者，不宜用雌激素。

（6）应用激素治疗过程；必须有专人指导，需要长期用药的患者。应该加强随访、监护措施。

（周亚丽）

第十一节 闭经

闭经是妇科疾病的常见症状。根据既往有无月经来潮将闭经分为原发性闭经和继发性闭经两类。年龄超过 16 岁（有地域性差异），第二性征已发育且无月经来潮者，或年龄超过 14 岁，第二性征尚未发育，且无月经来潮者称为原发性闭经；以往曾建立正常月经，但以后因某种病理性原因而月经停止 6 个月以上者，或按自身原来月经周期计算停经 3 个周期以上者称为继发性闭经。

【病因及发病机制】

原发性闭经较少见，由于遗传或先天发育缺陷引起。继发性闭经与性腺轴及靶器官，有关。以下丘脑闭经最常见。

1. 下丘脑性闭经　常见原因有精神、神经因素如过度紧张、忧虑、恐惧及环境改变等引起神经内分泌障碍导致闭经；严重营养不良或长期消耗性疾病；剧烈运动致机体肌肉/脂肪比例增加或总体脂肪减少，因为脂肪是合成甾体激素的原料。另外运动加剧后GnRH 释放受到抑制可引起闭经。长期应用某些药物，抑制下丘脑分泌 GnRH 或使垂体分泌催乳素增加，可出现闭经和异常乳汁分泌。一般在停经后 3~6 个月，月经自然恢复。

2. 垂体性闭经　主要病变在垂体。由于垂体促性腺激素分泌失调或垂体器质性病变，影响了卵巢功能而导致闭经。常见的原因有垂体肿瘤、席汉综合征、原发性垂体促性腺功能低下等。

3. 卵巢性闭经　闭经的原因在卵巢。由于卵巢分泌激素水平低下，不能引起子宫内膜的周期性变化而致。常见的原因有先天性卵巢发育不全或缺如、卵巢功能早衰、卵巢功能性肿瘤或多囊卵巢综合征。

4. 子宫性闭经　月经的调节功能正常，第二性征发育也往往正常，但子宫内膜对卵巢激素不能产生正常的反应，从而引起闭经。常见的原因有子宫发育不全或缺如、因刮宫过度造成子宫内膜损伤或黏连、子宫内膜炎、宫腔放射性治疗等。

5. 其他内分泌功能异常　肾上腺、甲状腺、胰腺等功能异常也可引起闭经。

【诊断】

1. 子宫功能检查　包括诊断性刮宫、子宫输卵管碘油造影、子宫镜检查及药物撤退试验（包括孕激素试验和雌激素试验）。

2. 卵巢功能检查　包括基础体温测定、阴道脱落细胞检查、宫颈黏液结晶检查、血甾体激素测定、B 超监测及卵巢兴奋试验。

3. 垂体功能检查　包括血 PRL、FSH、LH 放射免疫测定，垂体兴奋试验，影像学检查，甲状腺功能及肾上腺功能等检查。

4. 染色体核型分析及分带检查

【治疗与护理】

（一）治疗

1. 全身治疗　首先要排除精神和环境因素的影响，改善全身健康情况及心理状态。

2. 积极治疗　诱发闭经的原发疾病。

3. 激素治疗　达到补充激素不足及拮抗激素过多的目的。

4. 手术治疗　适用于生殖器畸形、黏连、垂体及生殖器官肿瘤。

（二）护理

1. 向患者讲述发生闭经的原因，耐心向患者讲清病情、治疗经过等，减轻患者的思想压力。

2. 解释必须按时、按规定接受有关检查的意义，取得其配合以便得到准确的检查结果和满意的治疗效果。

3. 指导合理用药，应将药物的作用、剂量、具体用药方法、时间、副反应等详细讲清，并确认患者完全正确掌握为止。

（叶美欣）

第十二节　子宫脱垂

正常位置的子宫沿阴道下降，子宫颈外日达坐骨棘水平以下，甚至子宫全部脱出于阴道口外，称为子宫脱垂。是我国妇女常见病之一，在妇女劳动力强的山区、丘陵地带发病率高。

【病因】

主要是支持子宫正常位置的韧带及盆底组织受到损伤，或过度松弛，可以造成子宫脱垂。

尤其在子宫纵轴与阴道纵轴相一致的情况下，再加上腹内压力增高时，更容易发生子宫脱垂。因此，分娩损伤是子宫脱垂的主要原因，营养不良。脏器周围结缔组织软弱，或支持组织先天发育不良或慢性咳嗽、便秘、产后过早劳动则是子宫脱垂的促成因素。

【分度】

我国根据 1981 年 5 月在青岛召开的部分省市自治区两病防治协作组第二次扩大会议的意见。将子宫脱垂分为三度。

1. Ⅰ度　子宫颈距离处女膜缘少于 4 cm，但未达处女膜缘，为轻型；检查时，阴道口能见到子宫颈。但子宫颈只达处女膜缘，并未超过该缘，为重型。

2. Ⅱ度　子宫颈已脱出阴道口外，但宫体仍在阴道内，为轻型；子宫颈及部分宫体已脱出于阴道口外，为重型。

3. Ⅲ度　子宫颈及子宫体全部脱出于阴道口外。

【临床表现】

1. 腰骶部疼痛、下坠感，系由于子宫脱垂牵拉腹膜、子宫各韧带及盆底组织引起，走路、负重后症状加重，休息可减轻。

2. 有块物自阴道脱出，轻者仅在腹压增加时感到有块物脱出，平卧可自动还纳；严重者脱出物长期暴露于外阴部，因摩擦出现糜烂、溃疡。

3. 并发阴道前、后壁膨出，可出现排尿或排便困难。

【诊断】

1. 根据病史及临床表现。

2. 与张力性尿失禁相鉴别。

3. 患者取膀胱截石位，排空膀胱后，嘱其向下屏气，在腹压增加的情况下确定子宫脱垂的程度，视诊中注意识别有无阴道前、后壁膨出。

【治疗与护理】

以增强或恢复盆底组织及子宫周围韧带的支持作用为治疗原则，根据子宫脱垂程度、患者的全身情况制定处理方案。

1. 非手术疗法　适用于Ⅰ度重、Ⅱ度轻型的子宫脱垂患者，体弱或因其他原因不能耐受手术者，采用子宫托并配合一般支持疗法。

（1）耐心介绍子宫托的使用方法，确保患者掌握自行放置、取出、清洁及消毒子宫托的方法。

（2）孕期、经期停止使用，生殖道急慢性炎症宜治愈后选用。

（3）选择子宫托大小应以放置后，增加腹压时不脱出又无不适感为宜。

（4）上子宫托后第1、3一个月各复查1次，必要时需更换型号，避免托盘嵌顿等情况。

（5）局部溃疡者，用1∶5 000高锰酸钾液坐浴，每日1~2次，坐浴后涂以1%龙胆紫或紫草油。

（6）指导患者每日执行肛门收缩动作2~3次，每次5~10分钟，并进行肛提肌功能锻炼，取膝胸卧位，每日2次，每次15分钟，以增加盆底肌肉的紧张度。

（7）进行饮食指导。加强营养，增进体质。

（8）治疗慢性咳嗽、便秘或腹泻等。避免增加腹压和重体力劳动。

（9）配合中药。如补中益气汤等辅助治疗。

2. 手术治疗　适用于保守治疗无效或Ⅱ度重型以上的子宫脱垂患者。综合患者年龄、对生育要求以及身心状况选择不同术式。

（1）术前与患者及家属讨论有关术式选择的依据，耐心解答提问，取得同意。

（2）认真做好术前准备，使患者以最佳身状况接受手术治疗。

（3）按手术后护理常规进行整体护理。

（4）与患者及家属共同制定出院计划，认真做好出院指导。

（杜轩）

第十三节　尿瘘

生殖道与泌尿道之间的异常通道，称为尿瘘。是妇女最痛苦的疾患，患者在精神上、肉体上都将受到极大的痛苦，严重影响正常的生活。

【病因】

难产损伤是最主要的原因，多因难产，胎头压迫过久或因行难产手术而造成。1981年14省、自治区尿瘘病因调查协作组2 110例分析，分娩损伤占91.09%；其次为妇科手术损伤，极少数因其他损伤或感染所致。

【临床表现】

漏尿为主要特征，但出现的时间因产生瘘孔的不同原因而有区别。因手术损伤，术后立即漏尿；如果难产致局部压迫性坏死，组织脱落后形成者，多在产后或术后3~7天开始漏尿。漏尿量的多少，可因瘘孔的部位、大小和患者体位不同而异。如果一侧输尿管受累，在漏尿同时仍有自控性排尿。此外，尿液长期刺激致外阴及臀部皮炎多见，患者多伴有泌尿系感染及不同程度阴道狭窄，可致性交困难，育龄妇女约半数出现闭经。

【诊断】

1. 根据病史、临床表现及客观检查。

2. 诊断过程需判断瘘孔部位、大小、数目以及瘘孔周围疤痕等情况为制定治疗方案提供依据。

3. 瘘孔情况不明确时，可用稀释美蓝液200 ml注入膀胱后，观察阴道内预先填塞的干纱布蓝染情况。若未蓝染，可静脉注射0.4%靛胭脂3~5 ml，5分钟后纱布染蓝者，则

· 272 ·

判断为输尿管阴道瘘。

4. 膀胱镜检查可以了解膀胱内情况，亦可作肾盂输尿管造影，以了解输尿管的情况。

【治疗与护理】

手术为主要治疗方法，完善的术前准备、精心的术后护理是手术成功的关键。

1. 手术时间的选择　新鲜清洁瘘孔应立即修补；感染、组织坏死所致瘘孔或再次修补手术者，应在 3~6 个月后，待局部炎症水肿消退以后再行修补。手术宜在月经干净后 3~5 天进行。

2. 手术途径　根据瘘孔性质采用经阴道或腹部修补，膀胱阴道瘘主要经阴道修补，瘘孔大、位置高者则需经腹或经阴道与经腹联合手术。

3. 术前准备　目的是使患者以最佳身心状态接受手术治疗。

（1）积极控制炎症，加强外阴护理。用 1:5 000 高锰酸钾液坐浴，每日 1~2 次，擦干后涂 1% 氧化锌软膏并保持外阴部干燥；阴道炎患者，按阴道炎处理；有泌尿系感染者，术前作尿培养及药敏试验，加用有效抗生素。

（2）通过护理教育，使患者理解术前准备项目及步骤，消除顾虑，主动配合。

（3）老年或闭经患者使用少量雌激素有利于伤口愈合；部分患者术前使用肾上腺皮质激素、透明质酸酶等促使伤口周围疤痕软化。

（4）认真执行术前护理常规，发现异常情况及时与医师联系。

4. 术后护理　是手术成败的关键所在。

（1）加强外阴护理。每日擦洗外阴、尿道外口 2 次，保持外阴清洁，使用足量有效抗生素预防感染。

（2）根据瘘孔位置，采取俯卧或侧卧位等，以减少尿液对伤口浸泡为原则。

（3）确保膀胱或输尿管引流持续通畅，一般留置导尿管 8~12 天。尿管接头等留尿用具，每日更换、消毒，保证无菌以防逆行感染。

（4）鼓励患者多饮水，每日 2 000 ml 以上，增加尿量，达到自身冲洗膀胱目的。必要时静脉输液，每日 3 000 ml 左右。

（5）加强巡视，观察、记录尿量、尿液性质，及时发现异常情况。

（6）保持大便通畅，避免增加腹压的动作。

（7）膀胱阴道瘘修补拔除尿管前，定时放尿，促进膀胱恢复正常功能；拔除尿管后，督促患者按时排尿（尤其夜间）。

（8）做好出院指导，使患者明确复查的日期；3 个月内禁止性生活及阴道检查；已有子女者应采取有效避孕措施；术后怀孕者，应该加强产前检查，并选择剖宫产术结束分娩。

（王美）

第十四节　葡萄胎

葡萄胎是一种良性滋养细胞疾病，又称良性葡萄胎，是胚胎外层的滋养细胞发生变形，绒毛水肿而形成水泡状物，病变局限于子宫腔内。葡萄胎的发病原因尚不清楚。目前认为可能与营养不良、病毒感染、种族因素、卵巢功能失调、细胞遗传异常及免疫功能等因素有关。

【临床表现】

1. 阴道流血　是最常见的症状，多数患者在停经 12 周左右发生不规则阴道出血，开始量少，呈咖啡色黏液状或暗红色血样，以后出血量逐渐增多，时出时停，且常反复发生阴道大量出血，有时可排出水泡状组织。阴道出血时间长未及时有效治疗的患者可导致贫血及继发感染。

2. 子宫异常增大　由于葡萄胎的迅速增长以及宫腔内出血，子宫体积一般增长较快，约有 2/3 的患者子宫大于相应月份的正常妊娠子宫，且质地极软，1/3 的患者子宫大小与停经月份相符，少数患者子宫小于停经月份。

3. 卵巢黄素化囊肿　葡萄胎患者滋养细胞超常增生，产生大量绒毛膜促性腺激素（HCG），由于大量 HCG 的刺激，双侧或一侧卵巢往往呈多发性囊肿改变，称之卵巢黄素化囊肿。一般不产生症状，偶因急性扭转而致急腹症。黄素化囊肿在葡萄胎清除后，随着 HCG 水平下降，于 2～4 个月内自然消失。

4. 妊娠呕吐及妊娠高血压综合征　由于增生的滋养细胞产生大量 HCG，因此患者呕吐往往比正常妊娠严重且持续时间长。又因患者子宫增长速度较快，子宫内张力大，患者在妊娠早、中期即可出现妊娠高血压综合征，葡萄胎患者在孕 24 周前即可出现高血压、水肿、蛋白尿，1/4 的患者发展为先兆子痫。

5. 腹痛　由于子宫急速扩张而引起下腹隐痛，一般发生在阴道流血前。如果是黄素化囊肿急性扭转则为急腹痛。

6. 咯血　少数葡萄胎患者有咯血的症状出现，在葡萄胎排出后多能自然消失。

【诊断】

1. 一般情况的评估　监测患者的生命体征。

2. 产科检查　子宫大小一般大于停经月份；腹部检查扪不到胎体；用多普勒超声检查听不到胎心音。

3. 绒毛膜促性腺激素（HCG）测定　测定患者血、尿 HCG 处于高值范围或超过正常妊娠相应月份值。

4. 超声检查　B 超可见增大的子宫内充满弥漫分布的光点和小囊样无回声区，未见正常的妊娠囊或胎体影像。

【治疗与护理】

（一）治疗

1. 清除宫腔内容物　葡萄胎的诊断一经确定后，应立即给予清除。

2. 子宫切除术　年龄超过 40 岁的患者，葡萄胎恶变率高，可直接切除子宫、保留附件。

3. 黄素化囊肿的处理　黄素化囊肿一般情况下不需要处理，但当发生黄素化囊肿扭转且卵巢血运发生障碍应手术切除一侧卵巢。

4. 预防性化疗　对于具有恶变倾向的葡萄胎患者选择性地采取预防性化疗，包括：

（1）年龄大于 40 岁。

（2）葡萄胎排出前 β-HCG 值异常升高。

（3）葡萄胎清除后，HCG 下降曲线不呈进行性下降，而是降至一定水平后即持续不降或始终处于较高值。

（4）子宫明显大于停经月份。

（5）黄素化囊肿直径大于6cm。

（6）第二次清宫仍有滋养细胞高度增生。

（7）无条件随访者。

（二）护理

1. 心理护理　详细评估患者对疾病的心理冲突程度及对接受治疗的心理准备，与患者建立良好的护患关系，解除顾虑和恐惧，增强信心。

2. 病情观察　应严密观察患者腹痛及阴道流血情况，保留会阴垫。注意观察阴道排出物内有无水泡状组织并评估出血量及性质。流血过多时，要注意观察患者的面色、皮肤情况，倾听患者的主诉，密切观察患者的生命体征变化。

3. 预防感染　患者阴道出血期间，保持局部的清洁干燥，每日冲洗会阴一次，监测体温，及时发现感染征兆。

4. 清宫术的护理　为防止术中大出血，术前建立有效的静脉通路，备血，准备好抢救措施。术前协助患者排空膀胱，术中严密观察患者一般情况，注意有无面色苍白、出冷汗、口唇发绀的表现，及时测量血压、脉搏，防止出血性休克发生。术后将刮出组织送病理检查。同时注意观察阴道出血及腹痛情况。

5. 预防性化疗的护理　按妇科肿瘤化疗患者护理。

6. 健康及随访指导

（1）预防感染：葡萄胎清宫术后禁止性生活一个月。保持外阴清洁，每日清洗外阴。同时注意体温的变化，体温升高要随时就诊。

（2）避孕：葡萄胎后应避孕两年，避孕方法宜选用阴茎套或阴道隔膜。

（3）随诊：葡萄胎患者有 10%～20% 恶变可能，因此患者要定期随访。尤其是随访尿或血内 HCG 的变化，可早期发现恶变倾向，对疾病预后尤为重要。葡萄胎清宫术后必须每周查血或尿的 HCG 一次，直到阴性，以后每月一次，半年以后每三个月一次，至少随访两年。随访期间坚持避孕，并注意观察自身症状，如出现不规则阴道出血，咯血等症状应及时就诊。

（王美）

第十五节　侵蚀性葡萄胎

侵蚀性葡萄胎，又称恶性葡萄胎，是指病变侵入子宫肌层或转移至子宫以外。

【病理改变】

大体可见水泡状物或血块，葡萄胎组织侵入肌层或其他部位，可见子宫表面单个或多个紫色结节，严重者可使整个肌层全部为葡萄胎组织所破坏。显微镜下可见子宫肌层及转移病灶有显著增生的滋养细胞并呈团块状，细胞大小、形态均不一致，该滋养细胞

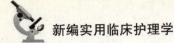

可破坏正常组织侵入血管。增生的滋养细胞有明显的出血及坏死，但仍可见变性的或完好的绒毛结构。

【临床表现】

1. 阴道出血　为侵蚀性葡萄胎最常见的症状。多发生在葡萄胎排除后，阴道不规则出血。阴道出血可以在葡萄胎排除后持续不断，或断续出现，亦有患者先有几次正常月经，然后出现闭经，再发生阴道流血。合并有阴道转移结节，破溃时可发生反复大出血。

2. 转移灶表现　侵蚀性葡萄胎最常见的转移部位是肺，其次是阴道、宫旁，脑转移较少见。出现肺转移时，患者往往有咯血。阴道转移灶表现为紫蓝色结节，破溃后大量出血。脑转移患者可出现头痛、呕吐、抽搐，偏瘫及昏迷等症状。

【诊断】

1. 绒毛膜促性腺激素（HCG）测定　正常情况下，葡萄胎清除后 8～12 周降至正常范围，如 HCG 仍持续高水平，或 HCG 曾一度降至正常水平又迅速升高，即考虑发生恶性滋养细胞肿瘤。

2. 超声检查　侵蚀性葡萄胎具有亲血管性特点，一旦病灶侵蚀子宫肌层，超声检查常可以发现广泛的肌层内肿瘤血管浸润及低阻性血流频谱。超声检查有助于早期确定滋养细胞疾病的性质。

3. 盆腔动脉造影　由于恶性滋养细胞肿瘤的病理特征为侵入子宫肌层，破坏血管，并在肌壁形成较大的血窦，故盆腔动脉造影时可见特殊征象。通过该项检查可了解病灶部位及侵蚀程度。

4. 妇科检查　子宫大于正常，质软，发生阴道宫颈转移时局部可见紫蓝色结节。

5. 其他影响学检查　X 线摄片检查可发现肺转移病灶；CT 可用于发现脑转移病灶及早期肺转移病灶；MRI 可用于脑转移的诊断。

【治疗与护理】

见绒毛膜癌的治疗。

（王美）

第十六节　绒毛膜癌

绒毛膜癌简称绒癌，是一种高度恶性的滋养细胞肿瘤，早期就可以通过血液转移至全身各个组织器官，引起出血坏死。最常见的转移部位依次为肺、阴道、脑及肝等。

【病理改变】

绒毛膜癌的病理特点为增生的滋养细胞大片地侵犯子宫肌层及血管，并常伴有远处转移。肉眼观察，子宫不规则增大，柔软，表面可见一个或几个紫蓝色结节。瘤细胞呈暗红色，常伴有出血，坏死和感染。显微镜下检查典型的病变为滋养细胞极度不规则增生，增生与分化不良的滋养细胞排列成片状，侵入子宫内膜和肌层，并伴有大量出血和坏死，绒毛结构消失。

【临床表现】

1. 阴道流血　为最主要的症状。表现为产后、流产后，尤其是在葡萄胎清宫术后出现阴道持续不规则出血，量多少不定，也可以由于子宫病灶侵蚀血管或阴道转移结节破溃引起。

2. 盆腔包块及内出血　患者往往有下腹包块。子宫内肿瘤穿破浆膜可引起腹腔内大出血，但多数在将穿破时大网膜即移行过来而黏于破口之处。

3. 腹痛　癌组织侵蚀子宫壁或子宫腔积血所致。也可因转移所致。

4. 转移灶症状　如阴道转移破溃出血可发生阴道大出血；发生肺转移，则患者可有咯血、胸痛及憋气等；脑转移可出现头痛、喷射性呕吐、抽搐、偏瘫以及昏迷等。

【诊断】

1. 绒毛膜促性腺激素（HCG）测定　产后、流产后，尤其葡萄胎清除后血 HCG 测定持续高水平，或一度正常后又有升高，在除外胎盘残留、不全流产或残存葡萄胎的情况下，应考虑有绒毛膜癌的可能。

2. 超声检查　滋养细胞肿瘤具有极强的亲血管性特点，一旦病灶侵蚀子宫肌层，彩超检查可发现广泛的肌层内肿瘤血管浸润低阻性血流频谱。超声检查有助于早期确定滋养细胞疾病的性质。

3. 其他影响学检查　X 线摄片检查可发现肺转移病灶；CT 可用于发现脑转移病灶及早期肺转移病灶；MRI 可用于脑转移的诊断。

【治疗与护理】

（一）治疗

滋养细胞肿瘤的治疗原则是：以化疗为主，手术为辅，但手术在控制出血、感染等并发症及切除残存病灶或耐药方面仍起重要作用。

1. 化学治疗　常用的化疗药物有：5-氟尿嘧啶、环磷酰胺、异环磷酰胺、长春新碱等。

2. 手术治疗　病变在子宫或肺、化疗疗程较多但效果差者，可考虑手术治疗。肺转移可行肺叶切除术，病变在子宫者可行次广泛子宫切除及卵巢动、静脉高位结扎术，手术中主要切除宫旁静脉丛。年轻患者需要保留生育功能的可行病灶挖除术。

（二）护理

1. 恶性滋养细胞肿瘤患者肺转移的护理

（1）护理问题

1）潜在的并发症：出血与肺部转移病灶可能破溃出血有关。

2）有感染的危险与肺转移可并发肺部感染有关。

（2）护理措施

1）密切观察病情：护士应密切观察患者有无咳嗽、咯血、胸闷、胸痛等症状。

2）吸氧：呼吸困难的患者可间断给予吸氧，取半坐卧位。

2. 滋养细胞脑转移患者的护理

（1）护理问题

1）生活自理能力受限：与卧床、昏迷、静脉输液有关。

2）有受伤的危险：与脑转移引起意识障碍有关。

（2）护理措施

1）病室环境：脑转移患者应置于单间并有专人护理，病室内保持空气新鲜，暗化光线，防止强光引起患者烦躁、紧张、头痛而加重病情。抽搐的患者应安置护栏，防止发生意外。

2）病情观察：患者可出现因瘤栓引起的一过性症状，如猝然摔倒，一过性肢体失灵，失语、失明等，约数分钟或数小时可恢复。亦可因瘤体压迫致颅压增高，或瘤体破裂引起颅内出血，出现剧烈头痛、喷射性呕吐、偏瘫、抽搐、昏迷等，护士应随时观察患者病情变化，认真倾听患者的主诉，以便能及时发现病情变化及时进行抢救。

3）皮肤护理：保持皮肤的清洁干燥及床单位的清洁无污物，偏瘫、昏迷的患者要定时翻身，防止压疮的发生。

4）严格准确记录出入量：注意患者每天的总入量应限制在 2000～3000ml，以防止加重脑水肿，应用脱水药物时，应根据药物的特性掌握好输入速度，以保证良好的药效。

5）脑转移抽搐的护理：脑瘤期的患者，由于肿瘤压迫，患者可突然出现抽搐，当抽搐发生时应立即用开口器，以防舌咬伤，同时通知医生进行抢救。保持呼吸道通畅，定时吸痰，有义齿的患者取下义齿防止吞服。抽搐后，患者常有恶心、呕吐，此时为防止患者吸入呕吐物，应去枕平卧，头偏向一侧。大小便失禁者给予保留尿管长期开放。昏迷患者要定时翻身叩背，并作好口腔及皮肤护理。

3. 滋养细胞阴道转移患者的护理

（1）护理问题

有感染的危险：与阴道出血有关。

（2）护理措施

1）阴道转移患者应尽早开始应用化疗，以便结节尽快消失。

2）阴道转移结节未破溃的患者应以卧床休息为主，活动时勿用力过猛过重，以免因摩擦引起结节破溃出血。

3）减少一切增加腹压的因素，同时保持大便通畅，必要时给予缓泻剂。

4）注意饮食：保证热量及蛋白质的需要，同时要粗细搭配及维生素的供给。

5）作好大出血抢救的各种准备。

6）避免不必要的阴道检查及盆腔检查。如必须检查要先做指诊，动作要轻柔，防止碰破结节引起出血。阴道转移的患者严禁行阴道冲洗。

（宋宁　于利萍）

第十七节　子宫颈癌

子宫颈癌是妇女最常见的妇科恶性肿瘤之一，患病年龄分布呈双峰状，高峰年龄为 35～39 岁和 60～64 岁，平均年龄为 52.2 岁。由于宫颈癌有较长癌前病变阶段，因此宫颈细胞学检查可使宫颈癌得到早期诊断、早期治疗。

【病因】

发病因素至今尚未完全明了。与下列因素的综合作用有关：

1. 婚姻　早婚或多次结婚。

2. 性生活　过早有性生活，或性生活紊乱。

3. 孕产史　早育、多产、孕产频繁。

4. 炎症或病毒　子宫颈慢性炎症，单纯疱疹病毒Ⅱ型、人乳头瘤病毒、人巨细胞病毒等。

5. 配偶　配偶患有阴茎癌、前列腺癌或其前妻患有子宫颈癌者为高危男子。

6. 其他　经济情况、种族及地理环境等。

【病理】

1. 巨检　宫颈上皮内瘤样病变、镜下早期浸润癌及极早期宫颈浸润癌，外观可正常，或类似一般宫颈糜烂。随着病程进展，表现为以下4种类型：外生型、内生型、溃疡型和颈管型。

2. 显微镜检　按组织学划分。子宫颈癌主要有鳞癌、腺癌两类，前者占90%~95%，后者占5%~10%。按组织发展的程度，子宫颈癌可分为3个阶段：宫颈不典型增生、宫颈原位癌和宫颈浸润癌。

【临床表现】

1. 症状

（1）阴道流血：早期表现为接触性出血，可见于性交后或妇科检查后出血。阴道出血量与癌肿大小、类型、侵及血管的情况有关。早期阴道流血不多，晚期一旦较大血管被侵蚀可能引起致命性大出血。

（2）阴道排液：阴道排液增多，为白色或血色，稀薄如水或米泔样，有腥臭。晚期癌组织坏死继发感染时，有大量脓性或米汤样恶臭白带。

（3）晚期癌的症状：癌症晚期病变累及骨盆壁、闭孔神经、腰骶神经，可出现腰骶部或坐骨神经疼痛。病灶压迫输尿管或直肠，可出现尿频、尿急、肛门坠胀等。病变广泛者，可因静脉、淋巴回流受阻致输尿管积水、尿毒症。长期疾病消耗可出现恶病质。

2. 体征　随浸润癌的类型、生长发展情况，局部体征不同。外生型癌可见向外突出的赘生物，形如息肉、乳头或菜花状，合并感染时，表面有灰白色渗出物，触之易出血。内生型癌则表现为宫颈肥大、质硬、宫颈管膨大如桶状，宫颈表面光滑或有浅表溃疡。晚期癌组织脱落后形成凹陷性溃疡，整个宫颈可被空洞替代，并覆有坏死组织，有恶臭。癌肿浸润阴道时，可见到阴道壁有赘生物。浸润盆腔，妇科检查可扪及冰冻骨盆。

【诊断】

1. 宫颈刮片细胞学检查　常用于宫颈癌普查。

2. 碘试验　正常宫颈、阴道上皮含丰富糖原，被碘溶液浸染后呈棕色或赤褐色。宫颈癌的鳞状上皮不含糖原，故不染色，为阳性结果。用此法可确定活组织取材部位，提高诊断率。

3. 氮激光肿瘤固有荧光诊断法　通过激光对病灶进行目测，若呈紫色或紫红色为检查阳性。

4. 阴道镜检查

5. 宫颈和宫颈管活组织检查　是确定宫颈癌前病变和宫颈癌的最可靠方法。

6. 其他检查　胸部X线摄片、淋巴造影、膀胱镜、直肠镜检查等。

【治疗与护理】

（一）治疗

治疗方案应根据癌肿临床分期、患者年龄和全身情况而定。

1. 手术治疗　0～Ⅱ$_a$ 期患者，无严重内外科合并症，无手术禁忌证者。对Ⅰ$_b$～Ⅱ$_a$期的癌肿采用子宫颈癌根治术及盆腔淋巴结清扫术。由于子宫颈癌较少转移至卵巢，卵巢正常者可考虑保留。

2. 放射治疗　有腔内和体外照射两种方法。腔内放疗用于控制局部病灶，对早期病变以腔内放疗为主，体外照射为辅。晚期癌肿较大，应以体外照射为主，腔内放疗为辅。

3. 手术及放射治疗　适用于癌肿病灶较大者，术前先行放疗，待肿瘤缩小后再行手术治疗。放疗也可用于手术治疗后的补充治疗，如手术后淋巴结或宫旁组织有癌肿转移，或切除残端有癌细胞存留者。

4. 化学治疗　适用于晚期或复发转移的患者。也可作为手术或放疗的辅助疗法。用于治疗局部巨大肿瘤。一般采取联合化疗方案，化疗途径有经静脉化疗和动脉插管化疗。

（二）护理

1. 心理支持　使患者了解医疗信息，减少精神压力，增加治病信心。

2. 营养　评估患者的营养状况，鼓励患者摄入营养丰富、清淡、易消化的食物。

3. 手术前后护理　除按妇科手术一般护理外，重点作好术前阴道准备，术后生命体征的观察，伤口及引流管的观察，疼痛等护理。

4. 晚期宫颈癌患者对症护理

（1）宫颈癌并发大出血：应及时报告医生，备齐急救药物和物品，配合抢救，并以明胶海绵及纱布条填塞阴道止血。

（2）有大量米汤样或恶臭脓样阴道排液者，可用 1：5000 高锰酸钾溶液擦洗阴道。擦洗时动作应轻柔。

（3）持续性腰骶部痛或腰腿痛者可适当选用止痛剂。

（4）有恶病质表现者，应加强护理，预防肺炎、口腔感染、褥疮等并发症。

5. 健康宣教

（1）保持外生殖器卫生，积极防治阴道或子宫颈的炎症。

（2）锻炼身体，劳逸结合，合理饮食，提高机体免疫力。注意性生活卫生，避免性接触感染。尤其要防治单纯疱疹病毒Ⅱ型，人乳头瘤病毒，人巨细胞病毒。发生白带增多等妇科症状时，及时就医。

（3）定期进行普查，每 1～2 年普查 1 次，30 岁以上妇女应定期参加宫颈癌普查，以早发现、早诊断、早治疗。

（4）随访指导

1）随访时间：第 1 年内的 1 个月进行第 1 次随访，以后每 2～3 个月复查 1 次。第 2年每 3～6 个月复查 1 次。3～5 年后，每半年复查 1 次。从第 6 年开始每年复查 1 次。出现不适症状应立即就诊。

2）随访内容：包括术后检查，血常规检查和胸部 X 线检查。术后半年内禁止性生活。

（叶美欣　杜轩）

第十八节　子宫内膜癌

子宫内膜癌发生于子宫内膜层，以腺癌为主，又称子宫体癌。为女性生殖道常见的三大恶性肿瘤之一，多见于老年妇女。

【病因】

大量的临床研究提示未婚、少育、未育或家族中有癌症史的妇女，肥胖、高血压、绝经延迟、糖尿病及其他心血管疾病患者发生子宫内膜癌的机会增多。

【病理】

1. 巨检　根据病变形态和范围可分为两种：

（1）弥漫型：子宫内膜大部分或全部被癌组织侵犯，癌组织呈不规则菜花样向宫腔内突出。

（2）局限型：癌灶局限于宫腔的一小部分，多见于子宫底部或子宫角部，后壁比前壁多见，呈息肉或小菜花状。

2. 显微镜检镜

（1）腺癌：约占 80%～90%，镜下见内膜腺体异常增生，大小不一，排列紊乱，癌细胞异型明显，核大呈多形改变，深染，核分裂现象多。

（2）腺癌伴鳞状上皮分化：腺癌中有鳞状上皮成分，良性者为腺角化癌，恶性者为鳞腺癌，介于两者之间为腺癌伴鳞状上皮不典型增生。

（3）透明细胞癌：癌细胞呈实质性片状、腺管状或乳头状排列，或由透明的鞋钉状细胞组成，恶性程度较高，易早期转移。

（4）浆液性腺癌：可见复杂的乳头样结构，裂隙样腺体，有明显的细胞复层和芽状结构形成和核异型性，细胞极性消失，恶性程度很高。

【临床表现】

1. 阴道流血　表现为不规则阴道流血。绝经后出现阴道流血为典型症状。

2. 阴道排液　少数患者诉阴道排液增多，早期为浆液性或浆液血性白带，晚期合并感染时，可见脓性或脓血性排液，并有恶臭。

3. 疼痛晚期　癌肿浸润周围组织，压迫神经引起下腹部和腰骶部疼痛，并向下肢及足部放射。癌肿堵塞宫颈管引起宫腔积脓时，出现下腹部胀痛和痉挛性疼痛。

4. 全身症状　晚期出现恶病质表现。

5. 体征　早期无明显异常。随病情发展，子宫逐渐增大，质稍软。晚期偶见癌组织自宫颈口脱出，质脆，触之易出血。合并宫腔积脓时，子宫明显增大，极软。晚期癌肿浸润周围组织时，子宫固定，可在宫旁或盆腔内扪及不规则结节状肿物。

【诊断】

1. 分段诊断性刮宫　是早期诊断子宫内膜癌最常用最可靠的方法。

2. 其他诊断检查　细胞学检查、B 型超声检查、子宫镜检查及 MRI、CT、淋巴造影检查均有助于确诊。

【治疗与护理】

（一）治疗

根据子宫大小，肌层是否被癌肿浸润，癌细胞分化及转移等情况决定治疗方案。

1. 手术治疗　为首选方案，尤其对早期患者。根据病情选择子宫次根治术及双侧附件切除术，或广泛子宫切除术及双侧盆腔淋巴结清扫与主动脉旁淋巴结清扫术。

2. 手术加放射治疗　用于已有转移或可疑转移者，在手术前后加放射治疗，以提高手术效果。

3. 放射治疗　适用于年老、体弱不能耐受手术或癌症晚期不能手术者。

4. 药物治疗

（1）孕激素：适用于癌症晚期或癌肿复发的患者，不能经手术切除或早期癌灶的年轻患者，要求保留生育能力者。

（2）抗雌激素制剂治疗：常用药物有他莫西芬。常见的副反应有围绝经期综合征的表现；骨髓抑制；头晕、恶心、呕吐、阴道流血、闭经等。

（3）化疗：适用于晚期不能手术或复发的患者。

（二）护理

1. 心理支持　针对患者存在的护理问题提供心理支持，缓解或消除心理压力。

2. 治疗护理　子宫内膜癌的治疗比较复杂，有手术、放射治疗、化学药物治疗和激素治疗。对手术患者应作好心理支持及手术前后护理。广泛性全接受盆腔内放疗的患者，术前应排空膀胱，避免损伤。术后绝对卧床，避免放射源移位。放射源取出后，应逐步扩大活动范围和增加活动量。激素治疗多用于晚期或复发的患者。常用孕激素和抗雌激素药物，应鼓励患者坚持用药，监测药物副反应。化疗患者应按化疗护理常规护理。

3. 健康宣教　中年妇女应每年接受防癌检查一次；对每位受检者认真识别高危因素，高危妇女应接受进一步防癌指导；严格掌握雌激素的使用指征，指导用药后的自我监护方法及随访措施；对围绝经期月经紊乱或阴道不规则流血者，或绝经后出现阴道流血者应高度警惕内膜癌，进行早诊断、早治疗。

4. 随访指导　子宫内膜癌的复发率约为 10% ~20%，绝大多数的复发时间在 3 年以内。治疗结束后应继续定期随访，监测异常情况，及早发现复发灶，给予及早处理。随访时间：一般在术后 2 年内，每 3~6 个月 1 次；术后 3~5 年，每 6~12 个月 1 次；患者有不适感觉，应及时就诊检查。晚期或癌肿无法切净等特殊患者应按医生要求进行随访。

（于利萍　段素梅）

第十九节　外阴癌

外阴恶性肿瘤中最常见的是外阴鳞状细胞癌，约占外阴恶性肿瘤的 90% 以上，女性恶性肿瘤的 4%，其他还有黑色素瘤、腺癌及基底细胞癌等。

【临床表现】

1. 症状　外阴瘙痒是最常见症状，且持续时间较长。外阴癌常表现为结节肿物或疼痛,有时伴有溃疡或少量出血。如果有继发性感染则分泌物增多有臭味。自组织向深部浸润,出现明显的疼痛。当血管被浸润时可有大出血的危险。肿瘤侵犯直肠或尿道时,产生尿频、尿急、尿痛、血尿、便秘、便血等症状。

2. 体征 早期起病时表皮出现突起小结、肿块或局部变白,呈菜花状。癌肿向深部浸润,导致基底皮肤变硬。组织脆而易脱落、溃烂、感染,流出脓性或血性分泌物,继发感染后有红、肿、痛。淋巴转移时有腹股沟淋巴结肿大、质硬。

【诊断】

活组织病理检查:采用甲苯胺蓝染色外阴部,再用1%醋酸洗去染料,在蓝染部位做活检,或借用阴道镜观察外阴皮肤也有助于定位活检,以提高活检阳性率。

【治疗与护理】

(一)治疗

手术治疗为主,辅以放射治疗及化学治疗。

(二)护理

1. 术前护理

(1)手术前进行全面的身体检查和评估,积极治疗各种内科疾病,完善各项化验检查。特别是糖尿病患者,纠正血糖,防止影响术后伤口愈合。

(2)皮肤准备:多数外阴癌患者局部病灶都有溃疡,脓性分泌物较多,伴有不同程度的继发感染,术前3～5天给予1:5000高锰酸钾溶液坐浴,每日两次,保持外阴清洁;外阴及双侧腹股沟备皮。备皮动作轻柔,防止损伤局部病变组织。

(3)肠道准备:同妇科阴道外阴手术前准备。

(4)阴道准备:同妇科阴道外阴手术前准备。

(5)尿道准备:去手术室前排尿,将导尿管带至手术室。

2. 术后护理

(1)按硬膜外麻醉或全麻护理常规,保持患者平卧位。严密观察生命体征,严格记录出入量及护理记录。

(2)伤口护理:手术后外阴及腹股沟伤口加压包扎24小时,压沙袋4～8小时,注意观察伤口敷料有无渗血。外阴及腹股沟伤口拆除敷料后,要保持局部清洁,每日用1:40络合碘溶液擦洗两次,患者大便后及时擦洗外阴部。

(3)尿管护理:保持尿管通畅、无污染,保留尿管期间鼓励患者多饮水,观察尿的颜色、性质及量。一般5～7天后拔除尿管,拔尿管前2天训练膀胱功能,拔除尿管后注意观察患者排尿情况。

(4)保持局部干燥,手术后第2天即用支架支起盖被,以利通风;外阴擦洗后用冷风吹伤口,每次20分钟,同时观察伤口愈合情况。

(5)手术伤口愈合不良时,用1:5000高锰酸钾溶液坐浴,每日2次。

(6)饮食:外阴癌术后1天进流食,术后2天进半流食,以后根据病情改为普食。

（史成菊）

第四章　妊娠期并发症的处理

第一节　异位妊娠

孕卵在子宫体腔以外着床发育，称为异位妊娠。

【病因】

输卵管炎症，输卵管的子宫内膜异位症，输卵管发育不良或畸形，盆腔内肿瘤压迫或牵引，节育措施，衣原体感染。

【临床表现】

1. 急性宫外孕停经、腹痛、阴道出血、晕厥和休克。

2. 陈旧性宫外孕主要表现为阴道不规则出血、阵发性腹痛、附件肿块及低热，如合并感染，则表现为高热。

【诊断】

1. 详细询问病史，尤其追问停经史。结合临床表现及体格检查，进行综合分析。

2. 后穹窿穿刺术是常用的辅助诊断方法。通过后穹窿穿刺，抽得暗红色不凝固血液为阳性。

3. 妊娠试验是早期诊断宫外孕的重要手段，尤其以 β-HCG 放射免疫测定最为灵敏，可使阳性率高达99%。

4. 超声波诊断准确率为70~94%，一般于停经5~6周时 B 超显示妊娠囊，根据超声探测妊娠囊所在位置，可帮助确诊。但超声波检查在早期诊断中的价值不如 β-HCG 测定。

5. 宫腔镜有助提高宫外孕的诊断率，适用于早期病例及诊断困难的病例，但腹腔内出血量多及休克情况下禁用。

6. 子宫内膜检查，目前已很少采用，仅适用于阴道流血多的患者，进行诊断性刮宫，将宫腔排出物常规送病理检查，以排除宫内妊娠。

7. 宫外孕诊断需与流产、急性阑尾炎、急性附件炎、卵巢囊肿蒂扭转、黄体破裂等鉴别。

【治疗与护理】

(一) 治疗

以手术治疗为主，少数病情稳定的病例可暂不手术，用中西医结合治疗，同时密切观察。

(二) 护理

1. 术前护理

(1) 立即通知医师并使患者平卧或头低位，给予氧气吸入。

(2) 保持安静，观察呼吸、血压、脉搏、体温及患者的反应，并详细记录，同时注意保暖。

(3) 迅速抽血检查血红蛋白、红细胞、白细胞、血型及交叉配血。

（4）建立静脉通道，先给予平衡液或根据医嘱输入代血浆。

（5）暂禁食禁水，保留会阴垫，便于医生估计出血量，协助医生为患者做阴道后穹穿刺。

（6）按手术要求做好皮肤准备，普鲁卡因皮试，留置导尿管，备血等，送手术室。

（7）要对家属及患者进行精神安慰和心理疏导，以取得他们对医院的信任，积极配合治疗。

2. 术后护理

（1）饮食：未排气前禁食禁水，进食早期避免进食牛奶、糖水等产气食物，肛门排气后，进半流质饮食，逐渐过渡至软食、普食，以清淡，易消化，富于营养的饮食为主。

（2）体位：术后 48 小时内卧床休息，生命体征平稳后取半卧位，48～72 小时后，根据机体恢复情况可以离床活动，早活动可减少并发症，促进机体康复。

（3）并发症的预防：保持口腔清洁，每日早晚刷牙、常漱口，留置尿管要行 1：5000 高锰酸钾会阴擦洗，鼓励并协助患者进行有效咳嗽、咳痰，防止坠积性肺炎、肺不张等并发症。

（4）其余护理同妇科术后一般护理，如观察生命体征、观察伤口渗出、静脉补液等。

3. 陈旧性宫外孕或保守治疗的患者的护理

（1）密切观察血压、脉搏、呼吸、体温及面色的变化，第 1～2 天每 2 小时测量 1 次，以后每 4 小时 1 次，1 周后如血 HCG 或 B 超检查提示包块缩小可改为每日 2 次。

（2）交待患者不能离开病房，以免宫外孕孕囊突然破裂延误抢救时机。

（3）重视患者的主诉，如有阴道排出物，应送病理检验。

（4）保持大便通畅，避免用力排便，亦不能灌肠，以免引起反复出血。

（5）卧床期间要做好会阴部清洁。

（6）如突然出现腹痛加剧，阴道流血、生命体征变化等异常情况，及时报告医师，随时做好输液、输血及腹部手术的准备。

（王美）

第二节　流产

流产指在 28 周前终止妊娠，胎儿体重在 1000g 以下者。流产发生于妊娠 12 周前者称早期流产；发生在妊娠 12 周至不足 28 周者称晚期流产，流产又可分为自然流产和人工流产。

【病因】

1. 遗传基因缺陷　多为染色体数目异常，其次为染色体结构异常。

2. 环境因素　过多接触某些有害的化学物质（如砷、铅、苯、甲醛等）和物理因素（如放射线、噪声及高温等）。

3. 母体因素　妊娠期患急性病、高热、生殖器疾病、内分泌失调、创伤等。

4. 胎盘因素　胎盘分泌不足。

5. 免疫因素　免疫缺陷，母儿血型不合等。

【临床表现】

流产的主要症状是阴道流血和腹痛。阴道流血发生在妊娠 12 周以内者，开始时绒毛与蜕膜分离，血窦开放，即开始出血。当胚胎完全分离排出后，由于子宫收缩，出血停止。早期流产的全过程均伴有阴道流血；晚期流产时胎盘已形成，流产过程与早产相似，胎盘继胎儿娩出后排出，一般出血不多，特点是先有腹痛，然后出现阴道流血。早期流产时腹痛系阵发性宫缩样疼痛，出现阴道流血后，胚胎分离及宫腔内存有的血块刺激子宫收缩，出现阵发性下腹疼痛，特点是阴道流血往往出现在腹痛之前。晚期流产则先有阵发性子宫收缩，然后胎盘剥离，故阴道流血出现在腹痛之后。流产时检查子宫大小、宫颈口是否扩张以及是否破膜，根据妊娠周数及流产过程不同而异。

【诊断】

1. 详细询问病史，尤其是停经日期，流血天数及伴随症状、处理经过等。

2. 除全面体格检查外，妇科检查需在消毒情况下进行。重点了解宫口是否扩张，内容物排出情况，子宫大小与妊娠月份是否符合、有无压痛等。

3. 常用辅助检查方法有

（1）绒毛膜促性腺激素（HCG）测定。

（2）B 型超声显像，可以观察有无胎囊、确定胚胎是否存活，有助于选择恰当的治疗方案。

（3）测定孕母血中胎盘生乳素、雌二醇以及孕二醇的含量，有助于确诊。

4. 需要与功血、宫外孕、葡萄胎、子宫肌瘤等鉴别。

【治疗与护理】

（一）治疗

1. 先兆流产原则上保胎为主。

2. 难免流产一旦确诊，应尽早使胚胎及胎盘组织完全排出。

3. 不全流产一旦确诊，及时行吸宫术或钳刮术，清除宫腔内残留组织。

4. 完全流产如无感染征象，一般不须特殊处理。

5. 稽留流产刮宫前做好有关方面的检查和准备。一次刮不干净，可于 5~7 天后再行刮宫。

6. 习惯性流产主要在孕前查找原因，对症处理。

（二）护理

1. 卧床休息，避免性生活及不必要的妇科检查，做好解释工作，解除其思想顾虑。

2. 黄体酮 20mg，肌内注射，每日 1 次，可帮助蜕膜生长并抑制子宫肌肉收缩。

3. 维生素 E 10mg 口服，每日 3 次，沙丁胺醇（舒喘灵）4.8mg，口服，每日 3 次，主要营养子宫肌纤维，抑制子宫收缩。

4. 服中成保胎丸。

5. 妊娠不能继续者行清宫术，要配合医师做终止妊娠的准备，协助医师完成手术过程。

6. 指导患者注意会阴清洁，严密观察患者的体温、血象及阴道出血，分泌物的量、色、味。

7. 若有感染的现象，及时按医嘱行抗生素治疗。

8. 流产未干净前禁食人参、鹿茸及辛辣刺激性食物，流产后可给高蛋白、高热量、高维生素的饮食。

（王美）

第三节　早产

妊娠满 28 周至不满 37 周间分娩者称早产。

【病因】

1. 孕妇合并急性或慢性疾病或子宫畸形。

2. 孕妇患妊娠高血压综合征等产科疾病以及合并有内、外科疾病，因病情需要，必须提前终止妊娠者。

3. 双胎妊娠、羊水过多、胎膜早破、宫内感染、胎盘功能不全、母子血型不合、前置胎盘及胎盘早剥等。

【临床表现】

主要有子宫收缩，最初为不规律宫缩，并常伴有少许阴道流血或血性分泌物，以后可发展为规律宫缩，与足月临产相似。

【诊断】

1. 详细询问病史，识别诱发早产的因素及临床表现，病史中曾有流产、早产史者易发生。

2. 应与妊娠晚期出现的生理性子宫收缩及假临产相鉴别。在连续观察中，如果出现规律性子宫收缩，宫颈展平、宫口扩张≥2 cm，即可诊断早产。

【治疗与护理】

（一）治疗

若胎儿存活，无胎儿窘迫、胎膜未破，应设法抑制宫缩，尽可能使妊娠继续，若胎膜已破，早产已不可避免，应尽力设法提高早产儿的存活率。

（二）护理

1. 早产先兆的护理

（1）严格卧床休息，左侧卧位，按时吸氧。

（2）保持安静，取得家人心理支持，消除恐惧心理。提供同类患者成功分娩的资料，使其消除担忧心理，主动配合医护工作。

（3）严密监测胎心、胎动、羊水等情况。

（4）进高营养饮食，保持"二便"通畅，使用坐便椅，必要时可使用开塞露纳肛。

（5）一切活动要轻柔、缓慢，保持会阴清洁，注意个人卫生，预防胎膜早破。

（6）定期进行 B 超、胎心监护。若发现胎儿窘迫、羊水污染、胎心异常等情况，立即给予处理，及早终止妊娠。

（7）按时服用宫缩抑制药，或静脉输入抑制宫缩药物，如硫酸镁等，并观察其疗效。

2. 早产的护理

（1）做好分娩时的药品、物品、人力等准备。

（2）产程中严密观察胎心、羊水等情况。

（3）产程中持续吸氧、胎心监护及血压监测。

（4）慎用吗啡、哌替啶（度冷丁）等抑制新生儿呼吸中枢的药物。

（5）请麻醉科、新生儿科医师到场做好新生儿的急救准备。

（6）为预防早产儿发生呼吸窘迫综合征，可在分娩前给予孕妇地塞米松 5mg，每日 1~2次。紧急时，给羊膜腔内注入地塞米松 10mg，早产儿出生后脐静脉注射地塞米松 2mg。

（7）常规做会阴侧切术，预防早产儿颅内出血等。

（8）新生儿按早产儿常规护理。

（郭坤芳）

第四节　妊娠高血压综合征

妊娠高血压综合征（妊高征）是妊娠期所特有的疾病，发生于妊娠 20 周以后，以高血压、蛋白尿、浮肿为特征，严重时出现抽搐、昏迷、甚至母婴死亡。

【病因】

妊高征的病因至今尚未阐明，以下为好发因素：

1. 精神过分紧张或受刺激而使中枢神经系统功能紊乱。

2. 寒冷季节或气温变化过大，特别是气压高时。

3. 初孕年龄小于 18 岁或大于 35 岁。

4. 有慢性高血压、肾炎、糖尿病等病史的孕妇。

5. 营养不良，如低蛋白血症者。

6. 体型矮胖者。

7. 子宫张力过高，如羊水过多、双胎、糖尿病、巨大儿及葡萄胎等。

8. 家族中有高血压史，尤其是孕母有妊高征史。

【临床表现】

主要有血压升高、蛋白尿、水肿、抽搐与昏迷。

1. 轻度妊高征　血压 ≥140mmHg，< 150/100mmHg，可伴有轻微蛋白尿（< 0.5g/24h 和（或）水肿。水肿最初表现为体重异常增加（隐形水肿），每周增重超过 0.5kg。若体内积液过多，则导致临床可见的水肿。"＋"表示小腿有明显凹陷性水肿，经休息后不消退着；水肿延及大腿，以"＋＋"表示；"＋＋＋"指水肿延及外阴和腹部；"＋＋＋＋"指全身水肿或伴有腹水者。

2. 中度妊高征　血压 >150/100mmHg，但 <160/110mmHg；24 小时尿液中蛋白量 ≥ 0.5g；无自觉症状或有轻度头晕。

3. 重度妊高征为病情进一步发展。血压高达 160/110mmHg 或更高；24 小时尿中蛋白量≥5g；可有不同程度的水肿；并有一系列自觉症状出现。

（1）在高血压及蛋白尿等的基础上，患者出现头痛、眼花、恶心、胃区疼痛、呕吐等症状。这些症状表示病情进一步恶化，特别是颅内病变进一步发展，预示将发生抽搐，故称先兆子痫。

（2）在先兆子痫的基础上进而有抽搐发生，或伴昏迷，称子痫。

【诊断】

1. 根据病史、临床三大症状、结合分类判断标准，对妊高征做出诊断。

2. 除进行常规产科检查外，眼底检查是常用的辅助检查手段。根据眼底动脉的改变可以推测妊高征的严重程度；此外，血液检查（全血、血生化、肝肾功能等）及尿检验（常规及尿蛋白定量）应定期进行，必要时心电图检查。

3. 本病应与妊娠合并内科疾病相鉴别，例如妊娠合并原发性高血压或慢性肾炎等。

【治疗与护理】

（一）治疗

1. 轻度妊高征　增加产前检查次数，密切注意病情改变，防止发展为重度，必要时给予镇静药物。

2. 中、重度妊高征　住院治疗，防止子痫及并发症发生。给予解痉、降压、镇静，合理扩容及利尿，适时终止妊娠。

（二）护理

1. 卧床休息，谢绝探视、避光，戴墨镜，避免一切外来的声、光刺激诱发子痫。

2. 备好急救药品与物品，护床档，防止子痫抽搐时坠床摔伤，必要时专人守护。

3. 严密观察胎心、胎动以及血压、尿量，观察头昏眼花等症状。

4. 加强心理护理，主管护士多与患者交流，介绍同样病情治疗效果良好的病例以消除紧张心理，主动配合医疗护理工作。

5. 使用硫酸镁时，应了解硫酸镁中毒现象，定时检查膝反射，呼吸每分钟不少于16次；尿量每24小时不少于600ml，每小时不少于25ml。并备好钙剂，一旦出现镁中毒时，立即静脉注射10%葡萄糖酸钙10ml，以防中毒反应进一步加重。

6. 子痫的护理

（1）立即面罩给氧。

（2）取出假牙，用开口器或缠纱布的压舌板置于上下磨牙间，以舌钳夹舌向外牵拉，防止舌后坠堵塞呼吸道。

（3）严密观察生命体征。

（4）遵医嘱立即给予解痉、镇静。

（5）留置导尿管，记出入量。

（6）抽血测肝肾功能、出凝血时间以及电解质。

（7）观察用药后反应。

（8）严密监护胎儿的情况及产妇。

（9）向家属讲解有关本病的知识，允许家属陪伴，以减轻患者情绪紧张。

（10）经治疗及护理抽搐停止6～12小时终止妊娠。

7. 产时的监护

（1）如剖宫产作围术期的准备及抢救新生儿的准备。

（2）如阴道分娩，第一产程观察孕妇的病情，注意休息、营养，监护好胎心、产程进展，并防止产时抽搐。陪伴孕妇，做好心理护理。第二产程避免产妇用力，缩短第二产程，行阴道助产；第三产程应严防产后出血，当胎儿前肩娩出后立即给缩宫素 10~20u 肌注或静脉滴注；按摩子宫促其收缩，肌注哌替啶 50~100mg 镇静，防产时抽搐。禁用麦角新碱以防血压升高。

8. 产后护理

（1）产后留在产房继续观察 2 小时，严密观察血压和阴道出血情况。

（2）腹部置沙袋 24 小时。

（3）为预防感染，均给予抗生素。

（4）注意产妇的体温。会阴护理，防止细菌上行感染，观察恶露的色、量、气味。

（5）避光安静，给予心理安慰，保持产妇情绪稳定。

（6）产后及术后血压正常，自觉症状消失，体力逐渐恢复后，方可哺乳和下地活动。

（史成菊　王夕霞）

第五节　前置胎盘

胎盘的正常位置附着于子宫体部，如果附着于子宫下段或覆盖于子宫颈内口，位置低于胎儿先露部，称为前置胎盘。前置胎盘是引起妊娠晚期出血的主要原因之一。威胁着母儿生命安全。多见于高龄或经产妇，尤其是多产妇，发病率为 1:55~1:200 左右，是产科的严重并发症。

【病因】

目前尚不明确，可能与子宫内膜病变、胎盘面积过大或受精卵发育迟缓等有关。产褥感染、多产、宫内手术或多次刮宫等因素引起子宫内膜炎或子宫内膜损伤，使子宫蜕膜血管生长不全、当受精卵植入时，血液供应不足。为摄取足够的营养而扩大胎盘面积，伸展到子宫下段，形成前置胎盘。还可能由于胎盘面积过大，如多胎妊娠、母儿血型不合等的过大胎盘伸展至子宫下段或遮盖子宫颈内口。或有副胎盘延伸至子宫下段。也可能由于受精卵发育迟缓，到达子宫腔时尚未具备植入能力而继续下移，结果植入子宫下段，在该处生长发育形成前置胎盘。

【分类】

按胎盘边缘与子宫颈口的关系分为三种类型。

1. 完全性前置胎盘　胎盘完全覆盖于宫颈内口。又称中央性前置胎盘。

2. 部分性前置胎盘　胎盘部分覆盖于宫颈内口。

3. 边缘性前置胎盘　胎盘附着于子宫下段。下缘达宫颈内口边缘，又称低置性前置胎盘。

【临床表现】

1. 妊娠晚期无痛性反复阴道流血，常无任何诱因，突然发生，为主要特征。阴道流血时间的早晚、反复发作的次数、流血量的多少与前置胎盘的类型有关。完全性前置胎盘约在孕28周左右出血，偶有发生于孕20周者，次数频繁，量较多，有时一次大量流血即可使患者陷入休克状态。边缘性前置胎盘初次出血发生较晚，甚至临产方有流血，量也较少。部分性前置胎盘的出血情况介于两者之间。

2. 腹部检查 腹壁软，无压痛，子宫张力不大，子宫大小与妊娠月份相符，胎位清楚，但因胎盘附着于子宫下段，胎先露入盆受阻故先露高浮，胎位异常，有时可在耻骨联合上缘听到胎盘杂音。

3. 产后出血和感染 由于胎盘附着于子宫下段，产后影响子宫收缩。宫颈处血运丰富，组织脆弱，分娩时易撕裂造成产后出血。产妇抵抗力降低，加之胎盘剥离面靠近宫颈外口，细菌容易上行感染。

【诊断】

1. 根据妊娠晚期突然发生无痛性反复阴道出血的病史，结合腹部体征。

2. 超声扫描 B型超声检查，对胎盘定位的准确率达95%以上，对母婴均无损伤，可反复进行，基本上取代了其他检查方法。对可疑前置胎盘病例，应尽早采用B型超声检查。

3. 阴道检查 有扩大胎盘剥离面引起大出血的危险，如能确诊即无必要做阴道检查。确有必要，必须在输血、输液和做好手术准备的条件下方可进行。

4. 产后检查胎盘及胎膜 前置部分的胎盘有陈旧血块或压迹，呈黑紫色或暗红色，胎膜破口距胎盘边缘小于7 cm。

【治疗与护理】

以制止出血、纠正贫血、预防感染为处理原则，根据产妇的一般状况、孕期、胎儿成熟度、出血量的多少、产道条件等情况综合分析，制定处理方案。

1. 期待疗法 目的在于保证孕妇安全的前提下使胎儿能达到或更接近足月，从而提高胎儿成活率。这种处理方法适用于出血量少，孕妇全身情况许可，胎儿存活者。

（1）绝对卧床休息，给予镇静、止血、补血药物，如利眠宁、维生素K、硫酸亚铁等，出血完全停止后酌情安排下地轻微活动。

（2）密切观察阴道流血量、色和性质，保留会阴垫，必要时臀下放置弯盘准确估计出血量，完成观察记录。

（3）监测生命体征，注意孕妇主诉，如出现头晕、腹痛、宫缩、血压或血色素下降、胎心变化等，需及时与医师联系。

（4）预防感染，加强会阴护理，每日冲洗2次，使用消毒会阴垫，保持外阴清洁，必要时使用抗生素。

（5）禁止肛门检查和灌肠，必须做阴道检查时，应该充分做好抢救及急诊手术准备。

（6）做好母婴抢救药物、物品和器械的准备，如常规配血、备血、输液、氧气、紧急手术准备，新生儿复苏用品、早产暖箱等。

（7）心理护理，主动关心和安慰患者。做好床边护理，耐心解答问题，消除患者因出血而引起的紧张、恐惧心理，使孕妇主动配合治疗。

2. 终止妊娠 期待疗法无效，发生大出血或出血量虽少，但妊娠已近足月或已临产者，应考虑终止妊娠。

（1）剖宫产术，能迅速结束分娩，提高胎儿成活率，促进产后子宫收缩，减少或制止出血，是处理前置胎盘的主要手段。术前必须做好一切抢救准备，对发生休克者，积极补充血容量，纠正休克，并根据胎盘的位置选择子宫切口。

（2）阴道分娩，适应于边缘性前置胎盘；胎先露为头位；临产后产程进展顺利并估计短时间内可结束分娩者。用手术破膜方法使胎先露下降、压迫胎盘达到止血目的；同时促进子宫收缩，加速分娩。一旦产程进展不顺利，仍继续出血，应立即改用剖宫产术。

（3）头皮钳和臀位牵引，虽能以先露下降压迫胎盘止血，但易引起宫颈撕裂出血及胎儿损伤，对母儿均不利，故临床上已少采用。

（4）产后按剖宫产术后及一般产后常规护理，必要时对症处理。

（5）做好出院指导，落实避孕措施。

（张林静　齐宁宁）

第六节　胎盘早期剥离

妊娠 20 周后，正常位置的胎盘在胎儿娩出前部分或全部从子宫壁剥离，称为胎盘早剥。胎盘早剥往往发病急、进展快，对母儿有生命威胁，是妊娠晚期的一种严重并发症。多见于经产妇，发病率为 1:47 ~ 1:217。多数于 28 周以后发病，约 50% 发生于临产之前。

【病因与病理】

胎盘早剥的发病机理尚未阐明，可能与血管病变、内外创伤、子宫腔内压力骤减或子宫静脉压突然升高等因素有关。其主要病理变化是底蜕膜层出血，形成血肿，使胎盘自附着处剥离。胎盘后血肿，可以渗入子宫肌层，使肌纤维分离、断裂、变性，而致子宫失去收缩力。血液浸润深达子宫浆膜层时，子宫表面出现紫色瘀斑，尤其胎盘附着处更为明显，称为子宫胎盘卒中。有时出血穿破羊膜溢入羊水中，形成血性羊水。

【分类】

按出血方式和程度分为三型。

1. 显性出血型　胎盘自边缘剥离，血沿胎膜与子宫壁之间向子宫颈口外流出，又称外出血型。

2. 隐性出血型　胎盘多从中央剥离，形成胎盘后血肿，胎盘边缘仍附着于子宫壁上或胎头固定于骨盆入口，致胎盘后血液不能外流，积聚于胎盘与子宫壁之间，又称内出血型。

3. 混合型　当胎盘后血肿扩大，内出血过多时，血液可冲开胎盘边缘，流出宫口，形成混合性出血。

【临床表现】

腹痛和阴道流血是胎盘早剥的主要症状，可因胎盘剥离面积大小、出血量多少及孕妇自身情况而有轻重差异。

1. 轻型　以外出血为主，一般胎盘剥离面不超过 1/3，常发生于分娩期。表现为阴道流血，量多，色暗红，伴有轻度腹痛或不明显，产妇贫血程度与阴道外出血量成正比。

腹部检查：子宫软，压痛不明显，或仅局限性压痛（胎盘剥离部位）。子宫大小与妊娠月份相符。胎位及胎心清楚（出血量过多时，胎心率可有改变）。短时间内结束分娩，产后检查胎盘，可见胎盘母面有凝血块及压迹。

2. 重型　以隐性出血为主，胎盘剥离面超过 1/3，多见于重度妊娠高血压综合征患者。表现为突发性持续性腹痛或/及腰酸腰痛，严重时伴恶心、呕吐、出冷汗、面色苍白、血压下降等休克状态。也可表现为仅少量阴道流血或无阴道流血，贫血程度与阴道外流血量不相符。

腹部检查：子宫坚硬有压痛，尤以胎盘附着处最为明显，严重者子宫呈强直性收缩，触诊如板状。子宫比妊娠月份大，胎位不清，胎心不清或消失（胎盘剥离面超过 1/2 以上，胎儿多因严重宫内窒息而死亡）。还可能出现子宫胎盘卒中、凝血功能障碍及急性肾功能衰竭等并发症。

【诊断】

1. 根据伴有妊娠高血压综合征或外伤史的孕妇，突发性腹痛伴阴道流血的病史，结合体征及辅助检查。

2. 超声检查　可疑病例尽早作 B 型超声波检查，如见胎盘后与宫壁之间有液性暗区，表明有血肿存在，有助于确诊，并能了解胎儿的存活情况。

3. 化验检查　作尿检验，了解肾脏情况；作血常规、血小板、出血时间、凝血时间及血纤维蛋白原等有关 DIC 化验，以了解患者贫血程度及凝血功能状态。对急诊患者，可采用血小板计数及全血凝块观察试验以监测凝血功能，及早判断是否并发凝血障碍。

4. 需与子宫破裂、前置胎盘鉴别。

5. 及早识别常见并发症，如 DIC、产后出血、急性肾功能衰竭、席汉氏综合征等。

【治疗与护理】

1. 纠正休克　病情危急，处于休克者，需补充血容量，积极纠正休克，尽快改善患者情况，及时终止妊娠。

（1）迅速完成各项实验室检查，配制新鲜血。

（2）观察并记录生命体征，出、入量，阴道流血情况，宫底高度及胎心等。

（3）及时输入新鲜血，以补充血容量及凝血因子。

（4）根据患者具体情况，选择合理的分娩方式，争取在发生胎盘早剥后 6 小时内结束分娩，以便迅速止血，降低严重并发症的发生。

（5）完成母婴抢救药品及用物的准备。

2. 终止妊娠　胎盘早剥一经确诊，应立即终止妊娠，以减少围产死亡率。终止妊娠的方式，根据胎产次、早剥的程度、胎儿及宫口扩张情况确定。

（1）剖宫产术，能迅速结束分娩，有效地控制出血，适用于重型患者及不能短时间内结束分娩者。术中发现卒中子宫，在按摩子宫使用宫缩剂的同时，快速输入新鲜血，必要时结扎双侧子宫动脉上行支，多能控制出血。遇有子宫仍不收缩或出血不凝者，在积极处理 DIC 同时，切除子宫。

（2）经阴道分娩，适用于一般情况好的经产妇或以显性出血为主，宫口已开大的初产妇，并估计短时间内能迅速结束分娩者。在输血准备下，可行破膜，控制羊水缓慢流出，使子宫容积缩小，压迫胎盘以制止继续剥离，并促使子宫收缩，诱发或加速分娩。

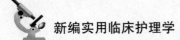

破膜后需用腹带包裹腹部，派专人守护患者，严密观察血压、脉搏、宫底高度、宫体压痛、阴道流血及胎心等，必要时可静脉滴注催产素以缩短产程。

3. 预防产后出血　胎盘早剥患者易发生产后出血，故分娩后应按摩子宫、及时给予子宫收缩剂如催产素、麦角新碱等。考虑凝血功能障碍时，配合内科有关处理及护理。

4. 防治并发症　在诊治及分娩全过程，详细记录尿量，如每小时尿量少于 30 ml，表示血容量不足，应及时予以补充；如少于 17 ml 或无尿时，则考虑肾功能衰竭，可用20%甘露醇 200 ml 快速滴注，或速尿 40 mg 静脉推注，必要时可重复应用。经治无效，需及时施行人工肾以抢救产妇生命。术后及产后需继续观察、记录产妇的生命体征、阴道流血、出入量等，注意判断治疗效果，直至病情稳定，促使恢复，为患者提供相应护理指导。

（段素梅　王夕霞）

第五章 妊娠期合并症的护理

一、妊娠合并心脏病

妊娠合并心脏病，是产科领域内重要问题之一。妊娠和分娩常可加重心脏的负担，促使着，已受累的心脏功能进一步减退，导致心力衰竭等严重后果。目前该病仍是产妇主要死亡原因之一。

【妊娠、分娩及产褥期与心脏病的相互关系】

1. 妊娠期　妊娠后血容量逐渐增加，至 32～34 周达高峰。比未妊娠时增加 30～45%。心脏每分钟搏出量增加 20～30%，心率增快 10 次/分左右。特别在妊娠晚期，子宫增大，膈肌上升，心脏向左向上移位，大血管扭曲等改变也机械性地增加了心脏负担。心脏病孕妇很可能因劳累、感染或其他合并症的影响，发生心力衰竭。

2. 分娩期　在第一产程中，每次子宫收缩约有 500 ml 血液被挤入周围循环，回心血量增加。心排出量也阵发性增加 20% 左右。每次子宫收缩使右心房压力增高，致使平均动脉压增高 10%；使原来已经加重负担的左心室进一步增加。第二产程时，除子宫收缩外，腹肌和骨骼肌也参加活动，使周围阻力更为加重。分娩时的屏气，肺循环压力增高，同时腹压加大，使内脏血液涌向心脏，故第二产程时心脏负担最重。第三产程胎儿娩出后，子宫迅速缩小，腹腔内压力骤减，血液郁滞于内脏，引起回心血量急剧减少。同时，产后胎盘循环停止，排空的子宫收缩，大量血液从子宫突然进入血循环中，可使回心血量增多。两者所引起的血液动力学改变，致心脏负担增加，容易引起心力衰竭。

3. 产褥期　产后 24～48 小时内，除子宫缩复，多量血液进入体循环外，同时，组织内原来潴留的大量液体也开始回到血循环，故血容量显著增加，心脏负担仍未减轻，到产后 4～6 周才恢复到非孕时的水平。

总之，妊娠 32～34 周、分娩期及产褥期的最初 3 天内，是心脏病孕妇最危险的时期，务必引起重视，警惕心力衰竭的发生。再加上产后乳房肿胀疼痛，影响产妇休息，护理中应倍加注意。

【心脏病对妊娠的影响】

心脏病不影响受孕，其对母儿的影响取决于心脏病的病变程度及心脏代偿功能、医疗、护理技术等。病情轻者，心脏功能代偿较好，加上良好的产前保健，对母儿影响不大。如果发生心力衰竭，则给母儿带来不同程度的影响。胎儿因为长期宫内缺氧，造成宫内发育迟缓、死胎、死产、早产等严重后果。孕妇除心脏病本身危害以外，妊娠期出现生理性贫血，可以造成心率快，再加上心脏本身器质性病变更加重了心脏负担。妊娠期患上呼吸道感染机会多，均可引起细菌性心内膜炎，感染本身就可以诱发心衰，这是致死原因。

【心脏代偿功能的分级】

心脏代偿功能直接影响孕妇及母儿的预后，掌握分级有助于指导临床护理和医疗。因为心功能 Ⅰ～Ⅱ 级的孕妇，在妊娠、分娩中很少发生心衰。心功能 Ⅲ 级的患者心衰发

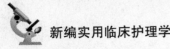

生率明显增加，Ⅳ级者几乎全部发生心衰。按心脏所能负担的劳动程度，心功能分为四级。

Ⅰ级：孕妇对一般体力活动不受限制。

Ⅱ级：一般体力活动略受限制，休息时舒适如常，但在日常体力活动或操作时即感疲劳、心跳和气急。

Ⅲ级：一般体力活动显著受限制，休息时虽无不适，但活动量少于一般日常体力活动时，即感疲劳、心跳、气急或有轻度心力衰竭的现象，或既往曾有心力衰竭史者。

Ⅳ级：孕妇作任何轻微活动时即感不适，休息时仍有心悸、气急等明显心力衰竭现象。

【妊娠合并心脏病的种类】

1. 风湿性心脏病　最为多见，约占 65～80%。一般以二尖瓣病变最常见。多数患者在严密监视下能安全度过妊娠、分娩及产褥期。但如合并心房颤动、心力衰竭、血栓栓塞及亚急性细菌性心内膜炎时，则危险较大。

2. 先天性心脏病　约占 20～35%。无紫绀型较多见，病情较轻。大部分孕妇都能度过妊娠，分娩及产褥期。但紫绀型患者，对妊娠期血容量及血液动力学改变的耐受力差，故不宜妊娠。

3. 妊娠高血压综合征心脏病　是一种与妊娠有关的特殊类型心脏病。由于全身小动脉痉挛，冠状动脉也不例外，致心肌供血不足，出现间质水肿，严重者可有点状出血及坏死。同时，全身组织水钠潴留，周围血管阻力及血液粘稠度增高，都将加重心脏负担，严重时发生心力衰竭。

【诊断】

妊娠期的生理变化，可导致孕妇出现心悸、气短、脉搏加速、收缩期杂音等体征，增加了诊断的难度。孕妇初诊时，需详细询问病史，通过全面的体检，如发现下列体征则提示心脏病：

1. 有舒张期杂音。

2. Ⅲ级或Ⅲ级以上性质粗糙而时限较长的收缩期杂音。

3. 严重的心律失常，如心房纤颤或扑动等。

4. X 线显示心界扩大，个别心室或个别心房扩大。

5. 心电图提示心律失常或心肌损害等。

【治疗与护理】

1. 孕前

（1）根据心脏病的类型、病变程度、心功能的级别以及医疗护理条件等具体情况进行全面分析，结合内科会诊意见，再作出能否怀孕的估计。

（2）病情不允许者，应于妊娠 12 周以前作人工流产，并严格避孕。

（3）做好宣传教育工作，使患者及家属了解妊娠与心脏病之间的关系，主动接受保健指导。

2. 妊娠期

（1）加强产前检查，接受孕期指导：有条件者应在预产期前 1～2 周住院待产，心功能Ⅲ级或以上者，均应住院治疗。

（2）饮食指导：提供高蛋白、含铁量高的饮食，妊娠 4 个月起限制钠盐摄入量，一天不超过 4~5 g。

（3）保证充足睡眠：每天至少 10 小时睡眠时间外，有条件者白天安排 2 次休息机会。避免情绪过度激动，强调保证休息的重要性。

（4）药物治疗：除补充铁和维生素以外，按病情需要给予强心剂及抗生素，必要时与内科共同监护用药剂量。用药期间，严密观察病情及用药反应，发现情况及时与医师联系。

（5）限制活动量：卧床休息，减少用力机会，预防发生疲劳，以免诱发心力衰竭。

（6）加强监护措施：定期产前检查，评估心脏功能，尤其注意识别早期心力衰竭症状，以便及时处理。诱发心力衰竭发生的因素有心房颤动、上呼吸道感染、妊娠高血压综合征、重度贫血、产后发热或过度劳累等。心脏病孕妇如有气急、紫绀、端坐呼吸、咳嗽或痰中带血、肺底部持续性啰音、颈静脉过度充盈、肝脏肿大及压痛等症状和体征时，均为心力衰竭的表现。轻微活动后即有胸闷、气急及心悸、休息时心率每分钟超过 110 次、呼吸每分钟超过 20 次、半夜常有胸闷而需起床到窗口呼吸新鲜空气等现象应予警惕，并考虑是否有早期心力衰竭。

（7）心理护理：为患者及家属提供有关心脏病的资料，促进他们对疾病的理解，减少焦虑心理。同时为其提供有关分娩准备的指导，增强自信心。

3. 分娩期　第二产程心脏负担重，极容易发生心力衰竭，因此，以保证孕妇保持安静，尽量减少体力消耗，积极防治心力衰竭为处理原则。

（1）专人守护，严密观察产程进展，监测胎心和产妇一般情况，尤其须注意有无呼吸困难，咳嗽及肺底啰音等，完善各项记录。护士遇有心力衰竭可疑征候应及时与医师联系。

（2）采取半卧位及侧卧位，垫高头、肩部，供氧气吸入。

（3）产程开始即予抗生素预防感染，适当使用镇静剂，配合止痛护理措施，使产妇保持安静。出现心力衰竭症状时，立即配合使用强心甙，及急诊手术准备。

（4）宫口开全后，应行会阴侧切术，选用胎头吸引术、产钳术等助产，缩短第二产程，及早结束分娩。

（5）胎儿娩出后，产妇腹部放置砂袋，以防腹压突然下降而发生心力衰竭。

（6）产后立即皮下注射吗啡 0.01 g 或苯巴比妥钠 0.2 g，必要时加催产素（禁用麦角）。需要输血、补液时，应控制输注速度。

4. 产褥期　产后由于生理性的重新适应过程，心脏负担重，再加上产后乳房肿胀疼痛等仍然容易发生心力衰竭，对于有心脏病的产妇，产后是个关键时刻。

（1）产妇宜采用半坐卧位或侧卧位，同时垫高头和肩部。

（2）加强巡视：严密观察生命体征及体温等变化。按病情需要记录出、入量，加强会阴伤口护理，完善各项记录，发现异常情况及时与医师联系。

（3）必要时按医嘱使用小剂量镇静剂，保证产妇充分休息。继续使用抗生素预防感染。产前、产时曾有心力衰竭的孕妇，继续使用强心剂。

（4）心功能Ⅲ级以上者不宜母乳喂养，按心脏功能情况，安排渐进式活动计划（由护士提供全面生活护理，逐渐转为本人自理生活项目）。

（5）指导选择有效的避孕措施，一般产后一周左右进行输卵管结扎术，如果有心力衰竭者，须充分控制心力衰竭后，再择期手术。

（6）鼓励母子亲密关系的进展，并为母亲提供育儿技能。

（7）做好出院指导。

二、妊娠合并糖尿病

妊娠合并糖尿病对母儿都有很大危害，围产儿死亡率达 3%，由于孕妇糖尿病的临床过程比较复杂，母婴死亡率至今仍高，故必须加以重视。

【妊娠对糖尿病的影响】

妊娠使糖尿病变得难以控制。

1. 妊娠早期　由于胎儿不断从母血中摄取葡萄糖，使孕妇血糖水平略低于非孕时期。早孕时的呕吐、食欲不振等，使原有糖尿病的患者容易出现低血糖，严重者可发生酮症酸中毒。

2. 妊娠中、后期　随妊娠进展，体内各种内分泌激素如性激素，生长激素，肾上腺皮质激素和甲状腺素的分泌量均有所增加，胎盘还分泌胎盘生乳素，这些激素均有升高血糖的作用。因此，妊娠后期胰岛素的需要量较非孕期增加 1 倍左右。而且胎盘生乳素可以直接进入母体．在周围组织中有解脂作用，使身体周围的脂肪分解成甘油与脂肪酸，后者大量氧化分解，产生酮体，故糖尿病孕妇较易发生酮症酸中毒。

3. 分娩期　由于子宫肌肉的收缩活动，消耗大量糖原。产妇临产后进食少，脂肪酸的氧化分解增强，也容易发展为酮症酸中毒。

4. 产褥期　胎盘排出以及全身内分泌逐渐恢复到非孕时水平，所以胰岛素的需要量相应减少，若不及时调整用量。易产生低血糖症。

【糖尿病对孕妇、胎儿及新生儿的影响】

1. 对孕妇的影响

（1）多数患者有小血管内皮细胞增厚及管腔窄狭的变化，很容易并发妊娠高血压综合征，其发生率比普通孕妇高 4～8 倍。因此，子痫、胎盘早剥、脑血管意外的发生率增高。

（2）患者白细胞有多种功能缺陷，趋化性、吞噬作用、杀菌作用明显下降，糖尿病的孕妇容易感染，甚至发生败血病。

（3）患病产妇因糖利用障碍，能量不够，常有产程进展缓慢或子宫收缩乏力性产后出血。

（4）羊水过多发生率高，可达 8～30%。羊水骤增时，可引起孕妇心、肺功能失常。

（5）手术产机会多，手术所引起的并发症也随之增加。

2. 对胎儿及新生儿的影响

（1）巨大儿发生率高。

（2）畸形儿发生率高。

（3）胎儿及新生儿死亡率高。

【诊断】

孕妇糖尿病的诊断方法与内科相同。除了妊娠前已确诊外，初次检查时常规测尿糖。

1. 根据病史、临床表现及实验室检查资料，特别需注意产科病史的特点。

2. 有以下情况提示糖尿病的可能

（1）既往分娩史中有不明原因的死胎、死产、巨大儿、畸形儿或本次妊娠胎儿巨大。

（2）孕妇在妊娠期体重骤增、明显肥胖或出现多饮、多食、多尿症状，或有反复发作外阴、阴道的念珠菌感染者。

（3）有糖尿病家族史。

3. 测定尿糖，阳性者需与生理性糖尿鉴别，必要时作空腹血糖及糖耐量试验以助确诊。

【治疗与护理】

1. 孕前　需请内科医师全面检查，根据病情决定能否怀孕。病情不允许怀孕者应该采取可靠的避孕措施。已经怀孕者，宜尽早终止。

2. 孕期　经常与内科医师联系，协同处理。严密监测血糖、尿糖，指导胰岛素用量，调整饮食是治疗关键因素。

（1）定期接受产前高危门诊检查，预约内科会诊时间，积极控制糖尿病．使血糖控制在 6.11 ~ 7.77 mmol/L（110 ~ 140 mg/dl）之间。

（2）严格控制饮食：每日热卡以 125 kJ/kg（30 kcal/kg）体重计算，并提供维生素、钙及铁剂，适当限制食盐摄入量。如经饮食限制。能控制血糖在上述水平，孕妇又无饥饿感则为理想。

（3）住院患者按医嘱给予糖尿病饮食，使患者理解饮食治疗的重要性，每日除吃规定食物外，不得再进其他食物。每次发膳食时应该核对供给量，并督促全部吃完，如有剩余应退回营养室，以便计算热量。

（4）做好胰岛素治疗的护理：孕妇对胰岛素的需要量约为非孕期的一倍，而且有很大个体差异；按时测定尿糖及血糖以监测病情，保证用药剂量和用药途径准确无误。注射前再次核对；注射后严密观察，如有出汗、头晕、饥饿、手抖等症状，应立即测血糖判定是否低血糖，同时通知医师，必要时可予口服糖水或静脉推注 50% 葡萄糖40 ~ 60 ml。

（5）预防感染：加强口腔及皮肤护理，发现疖肿或其他感染灶及时与医师联系，并给予足量抗生素。

（6）加强监护：监测胎心、胎动变化情况，评估胎儿宫内情况，评定胎儿成熟度。孕妇应于妊娠 35 周住院，在严密监护下待产，根据具体条件综合分析选择分娩时间及分娩方式。

3. 分娩期　一般认为孕 37 周左右，以阴道分娩方式为首选。

（1）不论引产或剖宫产术，术前静脉给地塞米松 5 mg，每 8 小时 1 次，共 2 天，以减少新生儿呼吸窘迫综合征的发生。

（2）血糖应控制在正常水平，代谢紊乱基本纠正，无低血钾等情况，以最佳状况进入产程。

（3）加强产程及胎心监护，做好新生儿抢救准备。

（4）有产科指征者，采用剖宫产手术，按手术前、后常规护理，一切操作严格无菌程序。

（5）第三产程使用宫缩剂，减少产后出血。

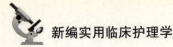

（6）在分娩或剖宫产过程中，血糖波动较大，为了能比较准确地调节血糖，可按 4 g 葡萄糖加 1 u 胰岛素的比例给予补液。并定时测定尿糖、尿酮、血糖，使血糖不低于 5.5 mmol/L（100 mg/dl）。

4. 产褥期

（1）分娩后，应按血糖及尿糖情况重新调节饮食及胰岛素用量，一般产后 24 小时内，胰岛素的用量约为原来用量的一半，第二天以后约为原用量的 2/3 左右。

（2）加强巡视，注意产后出血情况，加强会阴部或腹部创口护理，必要时可延长拆线时间。

（3）继续使用抗生素。

（4）维持水、电解质平衡。

（5）病情严重者不宜母乳喂养，提供人工喂养知识及退乳措施。

（6）糖尿病患者的婴儿，抵抗力弱，很容易发生反应性低血糖，故产后 20 分钟开始定期滴服 50% 葡萄糖液。必要时静脉滴注 20% 葡萄糖，无论胎儿大小，一律按早产儿处理。

（7）做好出院指导及产褥期保健，使产妇具备育儿知识和自我护理能力，采取有效的避孕措施。

三、妊娠合并缺铁性贫血

缺铁性贫血是妊娠期最常见的一种并发症。正常非孕妇女。铁的微量排泄和代偿摄取量保持着动态平衡。妊娠 4 个月以后，铁的需要量逐渐增加，所以，在妊娠后半期约有 25% 的孕妇可因吸收不良，或因来源缺乏致使铁的摄入量不足，产生缺铁性贫血。

【孕期缺铁的机理】

妊娠后，血容量逐渐增加。妊娠晚期血容量增加总量约 1 300 ml，额外需铁 500 ~ 600 mg。胎儿生长约需铁 200 ~ 300 mg，胎盘发育约需铁 70 ~ 75 mg。分娩时失血、产后哺乳等需铁量尚未计算在内，仅孕期需铁约 100 mg。每日饮食中含铁 10 ~ 15 mg，吸收率 10% 左右，妊娠后半期，虽然铁的吸收率可达 40%，仍不能满足机体的需要，故孕妇易患缺铁性贫血。

【贫血对妊娠的影响】

妊娠期，铁的主要分布是母体的骨髓和胎儿两部分。二者共同竞争摄取母体血清中的铁，一般总是胎儿组织占优势。因此在轻度贫血时，对胎儿影响不大。而且，铁通过胎盘的转运是单向性的，不论母体是否缺铁，胎儿总按需要摄取，即使在母体极度缺铁时，也不能逆转运输，所以胎儿缺铁的程度也不会太严重。但在过度缺铁时，母体骨髓的造血功能过度降低，致重度贫血，当红细胞 150 万/mm^3、血红蛋白 3.1 mmol/L（5 g%）、红细胞压积在 13% 以下时，则胎儿发育迟缓，甚至引起早产、死胎。孕妇重度贫血时，常有心肌缺氧，导致贫血性心脏病。贫血者机体抵抗力降低，孕期、产时及产褥期并发症发生率增高，孕妇死亡率增加。

【临床表现】

轻者皮肤粘膜略苍白，无明显症状。重者面色黄白，全身倦怠、乏力、头晕、耳鸣、眼花，活动时心慌，气急、易晕厥，伴有低蛋白血症、浮肿、严重者合并腹水。

【诊断】

1. 病史中常有慢性失血性疾病的病史，例如月经过多、寄生虫病等，营养不良也是常见因素。

2. 实验室检查 血红蛋白低于 6.2 mmol/L（10 g%）；红细胞计数 < 350 万/mm³；红细胞压积在 30% 以下。需与生理性贫血相鉴别。近年采用血清铁测定能更灵敏反应缺铁情况，亦可诊断缺铁性贫血。

3. 结合临床表现，以及患者常有口腔炎、舌炎、口角浅裂、皮肤毛发干燥、脱发、指甲脆薄等体征。

【治疗与护理】

以纠正贫血，防止出血、感染以及并发症为处理原则。

1. 孕期 加强孕期保健。

（1）定期产前检查，加强母儿监护措施，包括血色素及全血化验。

（2）指导孕妇调整饮食结构，注意食物多样化。选择高蛋白、高维生素、含铁剂多的食物，例如瘦肉、家禽、动物肝脏、海带、紫菜、绿叶蔬菜及豆制品。设法增进食欲，必要时按患者口味及嗜好调整饮食。向患者讲明饮食治疗的重要作用，取得合作。

（3）按病情安排患者活动量：轻度贫血者可下床活动；重者需卧床休息，并有专人提供整体护理。

（4）加强口腔护理：轻度口腔炎患者可于饭前、餐后、睡前、晨起用漱口液漱口；重者每日做口腔护理 1～2 次，有溃疡者使用喉症散等调涂局部。

（5）根据贫血程度，选用铁剂治疗。血色素 3.7 mmol/L（6 g%）以上贫血患者，采用口服补铁方法，常选用硫酸亚铁、琥珀酸亚铁、葡萄糖酸亚铁等。目前主张每日服用二价铁 200～600 mg。为促进铁剂吸收，同时服用维生素 c 或稀盐酸，忌饮茶。饭后服用，可减少消化道反应。如果口服疗效差或病重者须迅速纠正时。可用注射方法补充。常用右旋糖酐铁及山梨醇铁注射液，注射给药的优点是铁的利用率高，可达 90～100%。用药过程要使患者了解铁剂的作用、副反应及用药途径，取得配合。

（6）重度贫血者应提前入院，纠正贫血并选择分娩方式。血红蛋白 3.7 mmol/L（6 g%）以下，且近预产期或短期内需进行手术者，采用输血（全血或红细胞的混悬液）方法可迅速纠正贫血，但应遵循少量多次的原则。每次不超过 200 mg 为宜，以免增加心脏负担。

2. 分娩期

（1）严密观察产程进展及胎心情况，预防早产。

（2）临产时注射维生素 K、抗生素，配血备用。

（3）缩短第二产程，及时使用宫缩剂减少产后出血。

3. 产褥期

（1）卧床休息，提供生活护理，待贫血情况纠正后，逐渐增加活动量。

（2）加强巡视，注意子宫复位情况及阴道流血量，做好会阴护理，预防产后感染。

（3）重度贫血患者停止母乳喂养。提供人工喂养及育儿知识。

（4）做好出院指导，落实避孕措施。

（段素梅 叶美欣 周亚丽）

第六章 分娩期并发症的护理

第一节 胎膜早破

胎膜早破是指在临产前胎膜自然破裂。是常见的分娩期并发症，妊娠满37周后的胎膜早破发生率为10%；妊娠不满37周的胎膜早破发生率为2.0%～3.5%。

【临床表现】

1. 症状 孕妇突感有较多液体自阴道流出，继而少量间断性排出。当咳嗽、打喷嚏、负重等腹压增加时，羊水即流出。

2. 体征 行肛诊检查，触不到羊膜囊，上推胎儿先露部可见到流液量增多。

3. 并发症 可引起早产、感染和脐带脱垂。

【诊断】

1. 阴道液酸碱度检查 正常阴道液呈酸性，pH值为4.5～5.5；羊水的pH值为7.0～7.5。用pH试纸检查，若流出液pH值≥6.5时，视为阳性，胎膜早破的可能性极大。

2. 阴道液涂片检查 阴道液干燥片检查有羊齿状结晶出现为羊水。

3. 羊膜镜检查 可直视胎先露部，看不到前羊膜囊，即可确诊为胎膜早破。

【治疗与护理】

（一）治疗

1. 住院待产，严密注意胎心音变化。胎先露部未衔接者应绝对卧床休息，抬高臀部，避免不必要的肛诊与阴道检查。

2. 严密观察产妇的生命体征，白细胞计数，了解感染的征象。

3. 一般于胎膜破裂后12小时即给抗生素预防感染发生。

4. 妊娠<35周时，给予地塞米松10mg，静脉滴注，每日1次共2次，以促胎肺成熟。若羊水池深度≤2cm，可经腹羊膜腔输液，减轻脐带受压。

5. 监测胎心NST、阴道检查以确定有无隐性脐带脱垂，若有脐带先露或脐带脱垂应在数分钟内结束分娩；孕期达35周以上并有分娩发动，可自然分娩；若孕龄<37周，已临产，或孕龄达37周，在破膜12～18小时后尚未临产者，均可采取措施，尽快结束分娩。

（二）护理

1. 住院待产 胎先露部未衔接者绝对卧床休息，侧卧位，抬高臀部，以防脐带脱垂。

2. 密切观察 定时观察并记录羊水性状、颜色、气味等；注意胎心率的变化，监测胎动及胎儿宫内安危；严密观察产妇的生命体征，白细胞计数，了解感染的征象。

3. 外阴护理 保持外阴清洁，放置吸水性好的消毒会阴垫于外阴，勤换会阴垫，保持清洁干燥；每日用1‰苯扎溴铵（新洁尔灭）棉球擦洗会阴部两次。

4. 遵医嘱用药 遵医嘱给予抗生素预防感染，给予地塞米松促胎肺成熟。

5. 心理护理 帮助孕妇分析目前状况，讲解胎膜早破的影响，使孕妇积极参与护理。

6. 健康教育　使孕妇重视妊娠期卫生保健，积极预防和治疗下生殖道感染；妊娠后期禁止性交，避免负重及腹部受压；宫颈内口松弛者，应卧床休息，并于妊娠14~16周行宫颈环扎术，环扎部位应尽量靠近宫颈内口水平。

（叶美欣）

第二节　产后出血

胎儿娩出后24小时内出血量超过500ml者为产后出血。产后出血是分娩期的严重并发症，是产妇死亡的重要原因之一，在我国居产妇死亡原因的首位，其发生率约占分娩总数的2%~3%。

【病因】

1. 子宫收缩乏力　是产后出血的最主要原因，占产后出血总数的70%~80%。子宫收缩乏力可由产妇的全身因素，也可由子宫局部因素所致。

2. 胎盘因素　根据胎盘剥离情况，胎盘因素所致产后出血类型有：胎盘剥离不全、胎盘剥离后滞留、胎盘嵌顿、胎盘粘连、胎盘植入、胎盘和（或）胎膜残留。以上各种原因均可影响子宫正常收缩而致产后出血。

3. 软产道裂伤　常因急产、子宫收缩过强、产程进展过快、软产道未经充分的扩张、胎儿过大、保护会阴不当、助产手术操作不当、未做会阴侧切或因会阴侧切过小胎儿娩出时致软产道撕裂。软产道裂伤常见会阴、阴道、宫颈裂伤，严重者裂伤可达阴道穹窿、子宫下段，甚至盆壁形成腹膜后血肿，阔韧带内血肿而致大量出血。

4. 凝血机能障碍　包括两种情况：其一为妊娠合并凝血功能障碍性疾病；其二为妊娠并发症导致凝血功能障碍，凝血功能障碍所致的产后出血常为难以控制的大量出血。

【临床表现】

1. 症状　产后出血的主要临床表现为阴道流血量过多。产妇面色苍白、出冷汗、主诉口渴、心慌、头晕，及阴道内时，产妇表现为怕冷，寒战，打哈欠，懒言或表情淡漠，呼吸急促，甚至烦躁不安，很快转入昏迷状态。软产道损伤造成阴道壁血肿的产妇会有尿频或肛门坠胀感，且有排尿疼痛。

2. 体征　血压下降，脉搏细数，子宫收缩乏力性出血及胎盘因素所致出血者，子宫轮廓不清，触不到宫底，按摩后子宫收缩变硬，停止按摩又变软，按摩子宫时阴道有大量出血。血液积存或胎盘已剥离而滞留于子宫腔内者，宫底可升高，按摩子宫并挤压宫底部刺激宫缩，可促使胎盘和淤血排出。因软产道裂伤或凝血功能障碍所致的出血，腹部检查宫缩较好，轮廓较清晰。

3. 并发症　发病急，短时间内阴道大量出血可导致休克而危及生命；持续少量出血或隐性出血，易被忽视而带来严重后果，可并发贫血、产褥感染。如失血严重，休克时间长，可能导致垂体功能减退，引起席汉综合征。

【治疗与护理】

（一）治疗

1. 产后子宫收缩乏力造成的大出血

（1）按摩子宫：①第一种方法：用一手置于产妇腹部，触摸子宫底部，拇指在子宫前壁，其余4指在子宫后壁，均匀而有节律地按摩子宫，促使子宫收缩，是最常用的方法；②第二种方法：一手在产妇耻骨联合上缘按压下腹中部，将子宫向上托起，另一手握住宫体，使其高出盆腔，在子宫底部进行有节律地按摩子宫，同时间断地用力挤压子宫，使积存在子宫腔内的血块及时排出；③第三种方法：一手在子宫体部按摩子宫体后壁，另一手握拳置于阴道前穹窿挤压子宫前壁，两手相对紧压子宫并做按摩，不仅可刺激子宫收缩，还可压迫子宫内血窦，减少出血。

（2）应用宫缩剂：可根据产妇情况采用肌内注射缩宫素10U或麦角新碱0.2~0.4mg，或静脉滴注宫缩剂。也可宫体直接注射麦角新碱0.2mg，以促进宫缩，减少出血（心脏病、高血压患者慎用麦角新碱）。

（3）填塞宫腔：应用无菌纱布条填塞宫腔，有明显局部止血作用。适用于子宫全部松弛无力，虽经按摩及宫缩剂等治疗仍无效者。由于宫腔内填塞纱布条可增加感染的机会，只有在缺乏输血条件，病情危急时考虑使用。

（4）结扎盆腔血管止血：主要用于子宫收缩乏力、前置胎盘等所致的严重产后出血的产妇。

2. 软产道撕裂伤造成的大出血　止血的有效措施是及时准确地修复缝合。若为阴道血肿所致要首先切开血肿，清除血块，缝合止血，同时注意补充血容量。

3. 胎盘因素导致的大出血　要及时将胎盘取出，并作好必要的刮宫准备。胎盘已剥离尚未娩出者，可协助产妇排空膀胱，然后牵拉脐带，按压宫底协助胎盘娩出；胎盘部分剥离者，可以徒手伸入宫腔，协助胎盘剥离完全后，取出胎盘；胎盘部分残留者，徒手不能取出时，可用大刮匙刮取残留组织；胎盘植入者，应及时作好子宫切除的准备；若子宫狭窄环所致胎盘嵌顿，要配合麻醉师，使用麻醉，待环松解后用手取出胎盘。

4. 凝血功能障碍者所致出血　应针对不同病因、疾病种类进行治疗，如血小板减少症、再生障碍性贫血等患者应输新鲜血或成分输血，如发生弥散性血管内凝血应进行抗凝与抗纤溶治疗，全力抢救。

（二）护理

1. 协助医生针对原因执行止血措施

（1）宫缩乏力性出血：立即按摩子宫，同时注射宫缩剂。若按摩止血效果不理想，及时配合医师作好结扎髂内动脉、子宫动脉，必要时作好子宫次全切除术的术前准备。

（2）软产道裂伤造成的出血：及时准确地修补缝合，若为阴道血肿，在补充血容量的同时，切开血肿，清除血块，缝合止血。

（3）胎盘因素导致的大出血：根据不同情况处理，如胎盘剥离不全、滞留、粘连，可徒手剥离取出；胎盘部分残留，则需刮取胎盘组织，导尿后按摩宫底促使嵌顿的胎盘排出。

（4）凝血功能障碍者所致出血：若发现出血不凝，立即通知医生，同时取血做凝血试验及配血备用。并针对不同病因、疾病种类进行护理，如血小板减少症、再生障碍性贫血等患者应输新鲜血或成分输血，如发生弥散性血管内凝血应配合医师全力抢救。

2. 失血性休克的护理　对失血过多尚未有休克征象者，应及早补充血容量；对失血多，甚至休克者应输血，以补充同等血量为原则；为患者提供安静的环境，保持平卧、吸氧、保暖；严密观察并详细记录患者的意识状态、皮肤颜色、血压、脉搏、呼吸及尿量；观察子宫收缩情况，有无压痛，恶露量、色、气味；观察会阴伤口情况及严格会阴护理；遵医嘱给予抗生素防治感染。

3. 作好产妇及家属的心理护理和健康教育 大量失血后，产妇抵抗力低下，体质虚弱，活动无耐力，生活自理有困难，医护人员应主动给予产妇关爱与关心，使其增加安全感，教会产妇一些放松的方法，鼓励产妇说出内心的感受，针对产妇的具体情况，有效地纠正贫血，增加体力，逐步增加活动量，以促进身体的康复过程。

出院时指导产妇怎样注意加强营养和活动，继续观察子宫复旧及恶露情况，明确产后复查的时间、目的和意义，使产妇能按时接受检查，以了解产妇的恢复情况，及时发现问题，调整产后指导方案，使产妇尽快恢复健康。告知产妇产褥期应禁止盆浴，禁止性生活。

（于利萍　齐宁宁）

第三节　子宫破裂

子宫破裂是指子宫体部或子宫下段于妊娠期或分娩期发生的破裂。是产科最严重的并发症，若未及时诊治可导致胎儿及产妇死亡。此病多发生于经产妇，特别是多产妇。

【临床表现】

1. 先兆子宫破裂

（1）症状：在临产过程中，当胎儿下降受阻时，子宫收缩加强，产妇烦躁不安疼痛难忍，下腹部拒按，表情极其痛苦，呼吸急促，脉搏加快。由于胎先露部紧压膀胱使之充血，出现排尿困难，甚至形成血尿。由于子宫收缩过频，胎儿供血受阻，表现为胎动频繁，胎心加快或减慢等胎儿宫内窘迫症状。

（2）体征：先兆子宫破裂阶段，子宫呈强直性收缩，子宫下段压痛明显。胎心表现先加快后减慢或听不清。强有力的宫缩使子宫下段拉长变薄，而宫体更加增厚变短，两者间形成明显的环状凹陷，此凹陷逐渐上升达脐部或脐部以上，称为病理性缩复环。这种情况若不及时排除，子宫将很快在病理性缩复环处及其下方发生破裂。

2. 子宫破裂

（1）症状：产妇突然感觉到下腹部发生一阵撕裂样的剧痛之后腹部疼痛缓解，子宫收缩停止。稍感舒适后即出现面色苍白，出冷汗，脉搏细数，呼吸急促，血压下降等休克征象。

（2）体征：进入子宫破裂阶段，患者全腹压痛，反跳痛，可叩及移动性浊音；腹壁下可清楚扪及胎体，子宫缩小位于胎儿侧边，胎心、胎动消失。阴道可能有鲜血流出，量可多可少。阴道检查发现宫颈口较前缩小，先露部上升，可扪及宫壁裂口。

【诊断】

（一）治疗

1. 先兆子宫破裂 立即采取有效措施抑制子宫收缩，如乙醚全麻或肌注哌替啶。尽快行剖宫产术，迅速结束分娩。

2. 子宫破裂　在抢救休克的同时，无论胎儿是否存活，均应尽快作好剖宫产术前准备。手术原则力求简单、迅速，能达到止血目的。手术方式应根据产妇的全身情况、破裂的部位及程度、发生破裂时间以及有无严重感染而决定。术中、术后应给大剂量抗生素控制感染。

（二）护理

1. 预防子宫破裂　子宫破裂的预后与其是否能得到及时发现、正确处理有很大关系。预防工作包括：

（1）建立健全三级保健网，认真作好计划生育及围生期保健工作，减少多产、多次人工流产等高危因素。

（2）密切观察产程，及时识别异常，出现病理性缩复环或其他先兆子宫破裂征象时，及时报告医师，作好剖宫产准备。

（3）严格掌握缩宫素、前列腺素等子宫收缩剂的使用指征和方法，避免滥用。

（4）严格各种阴道手术指征，遵守操作规程。

（5）严格剖宫产指征。第一次剖宫产时，必须严格掌握适应证。凡属下列情况应行选择性剖宫手术。

1）前次剖宫产适应证仍存在。

2）前次剖宫产术式为子宫体部者，或虽在子宫下段，有严重撕裂或术后有感染、切口愈合不良者。

3）已有2次剖宫产史者。

2. 先兆子宫破裂

（1）密切观察产程进展，及时发现导致难产的诱因。注意胎儿心率的变化。

（2）在待产时出现宫缩过强产妇下腹部压痛，或腹部出现病理性缩复环，应立即报告医师或停止缩宫素引产，同时测量产妇的生命体征，给予抑制宫缩、吸氧处理，作好剖宫产的术前准备，输液、输血准备。

（3）协助医师向家属交待病情，并获得家属签字同意手术的协议书。

3. 子宫破裂　严格执行医嘱，医护密切配合。在抢救休克的同时，迅速作好术前准备。

（1）迅速给予输液、输血，短时间内补足血容量。

（2）补充电解质及碱性药物，纠正酸中毒。

（3）保暖、面罩给氧作好术前准备，并于术中、术后应用大剂量抗生素以防感染。

（4）严密观察并记录生命体征、出入量；急查血红蛋白，评估失血量指导治疗护理方案。

4. 提供心理支持

（1）向产妇及家属解释子宫破裂的治疗计划和对再次妊娠的影响。

（2）对胎儿已死亡的产妇，要帮助其度过悲伤阶段，允许其表现悲伤情绪，甚至哭泣，倾听产妇诉说内心的感受。

（3）为产妇及其家属提供舒适的环境，给予生活上的护理，更多的陪伴，鼓励其进食，以更好地恢复体力。

（4）为产妇提供产褥期的休养计划，帮助产妇尽快调整情绪，接受现实，以适应现实生活。

（王美　周亚丽）

第七章　产后并发症的护理

第一节　产褥感染

产褥感染是指分娩时及产褥期生殖道受病原体感染引起局部和全身的炎性变化。发病率约为 1% ~7.2%，是产妇死亡的原因之一。产褥病率是指分娩 24 小时以后至 10 天内，用口表每日测量 4 次，体温有 2 次达到或超过 38℃，造成产褥病率的原因以产褥感染为主，但也包括生殖道以外的其他感染，如急性乳腺炎、上呼吸道感染、泌尿系统感染、血栓性静脉炎等。

【临床表现】

1. 急性外阴、阴道、宫颈炎　表现为局部的灼热、疼痛、下坠感、伤口边缘红肿、脓性分泌物流出，压痛明显。阴道、宫颈感染表现为黏膜充血、溃疡、分泌物增多并呈脓性。产妇可有轻度发热、畏寒、脉速等全身症状。

2. 急性子宫内膜炎、子宫肌炎　病原体经胎盘剥离面侵入，扩散到子宫蜕膜层称子宫内膜炎，侵入子宫肌层称子宫肌炎，两者常伴发。轻型者表现为恶露量多，混浊有臭味；下腹疼痛、宫底压痛、质软伴低热。重型者表现高热、头痛、寒战、心率增快、白细胞增多，下腹压痛，恶露增多有臭味。有些产妇全身症状重，而局部症状和体征不明显。

3. 急性盆腔结缔组织炎、急性输卵管炎　局部感染经淋巴或血液扩散到子宫周围组织而引起盆腔结缔组织炎，累及输卵管时可引起输卵管炎。产妇表现为寒战、高热、腹胀、下腹痛，严重者侵及整个盆腔形成"冰冻骨盆"。

4. 急性盆腔腹膜炎及弥漫性腹膜炎　炎症进一步扩散至腹膜，可引起盆腔腹膜炎甚至弥漫性腹膜炎。患者出现严重全身症状及腹膜炎症状和体征，如高热、恶心、呕吐、腹胀，下腹部明显压痛、反跳痛，因产妇腹壁松弛，腹肌紧张多不明显。急性期治疗不彻底可发展成慢性盆腔炎而导致不孕。

5. 血栓性静脉炎　来自胎盘剥离处的感染性栓子，经血行播散引起盆腔血栓性静脉炎，常侵及子宫静脉、卵巢静脉、髂内静脉、髂总静脉及阴道静脉，厌氧性细菌为常见病原体，病变常为单侧性。患者多于产后 1~2 周，继子宫内膜炎后出现反复发作寒战、高热，持续数周。临床表现随静脉血栓形成的部位不同而有所不同。髂总静脉或股静脉栓塞时影响下肢静脉回流，出现下肢水肿、皮肤发白和疼痛（称股白肿）。小腿深静脉栓塞时可出现腓肠肌及足底部疼痛和压痛。

6. 脓毒血症及败血症　当感染血栓脱落进入血液循环可引起脓毒血症，出现肺、脑、肾脓肿或肺栓塞。当侵入血液循环的细菌大量繁殖引起败血症时，可出现严重全身症状及感染性休克症状，如寒战、高热、脉细数、血压下降、呼吸急促、尿量减少等，可危及生命。

【治疗与护理】

（一）治疗

1. 纠正贫血和水、电解质紊乱，加强营养和休息，增加蛋白质、维生素的摄入，增强机体抵抗力。

2. 抗生素的选择要依据细菌培养和药敏试验结果，注意需氧菌与厌氧菌及耐药菌株的问题。感染严重者，首选广谱高效抗生素等综合治疗，必要时短期加用肾上腺糖皮质激素，以提高机体应激能力。

3. 清除宫腔残留物，对盆腔脓肿要切开排脓或穿刺引流。

4. 对血栓性静脉炎患者，在应用大剂量抗生素的同时，可加用肝素，并口服双香豆素，也可用活血化瘀中药及溶栓类药物。

5. 严重病例有感染性休克或肾衰竭者应积极进行抢救。

（二）护理

1. 采取半卧位或抬高床头，促进恶露引流，炎症局限，防止感染扩散。

2. 作好病情观察与记录，包括生命体征、恶露的颜色、性状与气味，子宫复旧情况，腹部体征及会阴伤口情况。

3. 保证产妇获得充足休息和睡眠；给予高蛋白、高热量、高维生素饮食；保证足够的液体摄入。

4. 鼓励和帮助产妇作好会阴部护理，及时更换会阴垫，保持床单位及衣物清洁，促进舒适。

5. 正确执行医嘱，注意抗生素使用间隔时间，维持血液有效浓度。配合作好脓肿引流术、清宫术、后穹隆穿刺术的准备及护理。

6. 对产妇出现高热、疼痛、呕吐时按症状进行护理，解除或减轻产妇的不适。

7. 操作时严格执行消毒隔离措施及无菌技术原则，避免院内感染。

8. 作好心理护理，解答产妇及家属的疑问，让其了解产褥感染的症状、诊断和治疗的一般知识，减轻其焦虑。为婴儿提供良好的照顾，提供母婴接触的机会，减轻产妇的焦虑。鼓励产妇家属为产妇提供良好的社会支持。

9. 作好健康教育与出院指导

（1）建立良好的个人卫生习惯，大小便后及时清洗会阴；勤换会阴垫，并注意由前向后的原则；指导产妇正确进行乳房护理；产妇使用的清洗会阴用物应及时清洁和消毒，作好隔离预防工作。

（2）教会产妇识别产褥感染复发征象如恶露异常、腹痛、发热等，如有异常情况及时就诊检查。

（3）提供有关产后休息、饮食、活动、服药、产后复查的指导。

（宋宁　高迎香）

第二节 晚期产后出血

晚期产后出血是指分娩 24 小时后，在产褥期内发生的子宫大量出血。以产后 1~2 周发病最常见，亦有迟至产后 6 周发病者。

【病因】

1. 胎盘、胎膜残留　这是最常见的原因，多发生于产后 10 天左右。黏附在子宫腔内的小块胎盘组织发生变性、坏死、机化，可形成胎盘息肉。当组织脱落时，基底部血管受损，引起大量出血。

2. 蜕膜残留　正常蜕膜多在产后 1 周内脱落，并随恶露排出。若蜕膜剥离不全长时间残留，也可影响子宫复旧，继发子宫内膜炎症，可引起晚期产后出血。

3. 子宫胎盘附着部位复旧不全　子宫胎盘附着面血管在分娩后即有血栓形成，随着血栓机化：出现玻璃样变，血管上皮增厚，管腔变窄、堵塞。胎盘附着部边缘有内膜向内生长，底蜕膜深层的残留腺体和内膜亦重新生长，使子宫内膜得以修复，此过程需 6~8 周。如果胎盘附着面感染、复旧不全可使血栓脱落，血窦重新开放，导致子宫大量出血。

4. 剖宫产术后子宫伤口裂开　多见于子宫下段剖宫产横切口两侧端。引起切口愈合不良造成出血的原因主要有：

（1）子宫切口感染：原因包括：①子宫下段与阴道口较近，增加感染机会，细菌易感染宫腔；②手术操作过多，尤其是阴道检查频繁，增加感染机会；③产程过长；④无菌操作不严格。

（2）横切口选择过低或过高：①过低，宫颈侧以结缔组织为主，血供较差，组织愈合能力差，且靠近阴道，增加感染机会；②过高，切口上缘宫体肌组织与切口下缘子宫下段肌组织厚薄相差大，缝合时不易对齐，影响愈合。

（3）缝合技术不当：①组织对位不佳；②手术操作粗暴；③出血血管缝扎不紧；④切口两侧角部未将回缩血管缝扎形成血肿；⑤缝扎组织过多过密，切口血循环供应不良等，均影响切口愈合。

5. 感染　以子宫内膜炎为多见，炎症可引起胎盘附着面复旧不全及子宫收缩不佳，导致子宫大量出血。

6. 肿瘤　产后滋养细胞肿瘤，子宫黏膜下肌瘤等均可引起晚期产后出血。

【临床表现】

1. 胎盘、胎膜残留　临床表现为血性恶露持续时间延长，以后反复出血或突然大量流血。检查发现子宫复旧不全，宫口松弛，有时可触及残留组织。

2. 蜕膜残留　临床表现与胎盘残留不易鉴别，宫腔刮出物病理检查可见坏死蜕膜，混以纤维素、玻璃样变的蜕膜细胞和红细胞，但不见绒毛。

3. 子宫胎盘附着面感染或复旧不全　表现为突然大量阴道流血，检查发现子宫大而软，宫口松弛，阴道及宫口有血块堵塞。

4. 剖宫产术后子宫伤口裂开　各种因素均可致在肠线溶解脱落后，血窦重新开放。

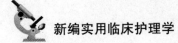

多发生在术后 2~3 周，出现大量阴道流血，甚至引起休克。

【治疗与护理】

（一）治疗

1. 药物治疗 少量或中等量阴道流血，应给予足量广谱抗生素、子宫收缩剂以及支持疗法及中药治疗。

2. 手术治疗 疑有胎盘、胎膜、蜕膜残留或胎盘附着部位复旧不全者，应行刮宫术。刮出物送病理检查，以明确诊断。剖宫产术后阴道流血，少量或中等量应住院给予抗生素并严密观察。阴道入量流血需积极抢救，此时刮宫手术应慎重，因剖宫产组织残留机会甚少，刮宫可造成原切口再损伤导致更多量流血。必要时应开腹探查，若组织坏死范围小，炎性反应轻，产妇又无子女，可选择清创缝合以及髂内动脉、子宫动脉结扎法止血而保留子宫。否则，宜切除子宫，由于病灶在子宫下段，切除子宫必须包括子宫体及部分宫颈，故宜行低位子宫次全切除术，或行子宫全切术。

（二）护理

1. 失血性休克患者的护理 为产妇提供安静的环境，保证舒适和休息。严密观察出血征象，观察皮肤颜色、血压、脉搏；观察子宫复旧情况，有无压痛等。遵医嘱使用抗生素防治感染，遵医嘱进行输血。

2. 心理护理 护士应耐心向产妇及家属讲解晚期产后出血的有关知识及抢救治疗计划，取得家属支持。安慰产妇，取得产妇配合，解除恐惧心理。

（王夕霞）

第八章　妊娠期的护理

第一节　妊娠生理

一、受精与着床

（一）受精

已获能的精子和成熟的卵子相结合的过程称为受精。

1. 精子获能　精子进入阴道后，与子宫内膜白细胞产生的 α、β 淀粉酶作用有获得受精能力的过程，称精子获能。获能的主要部位是子宫和输卵管。

2. 受精过程　当精子与卵子相遇后，精子溶解卵子外围的放射冠和透明带，精子头部与卵子表面接触，开始受精。逐渐精原核与卵原核融合，受精完成，新的生命诞生。

3. 受精卵的输送与发育　受精卵进行有丝分裂的同时，借助输卵管内纤毛推动和输卵管平滑肌蠕动的影响，逐渐向子宫腔方向移动，约受精后 3 天，分裂为由 16 个细胞组成的实心细胞团，称桑椹胚，又称早期囊胚。约在受精后 4 天，进入宫腔，在子宫腔内继续发育成晚期囊胚。约在受精后 6~7 天，晚期囊胚的透明带消失，开始着床。

（二）着床

晚期囊胚侵入到子宫内膜的过程，称受精卵着床。

二、胎儿附属物的形成与功能

胎儿附属物是指胎儿以外的组织，包括胎盘、胎膜、脐带和羊水。

（一）胎盘的形成、结构与功能

1. 胎盘的形成　胎盘由羊膜、叶状绒毛膜和底蜕膜组成。是母体与胎儿间进行物质交换的重要器官。

（1）羊膜：是胎盘的最内层，构成胎盘的胎儿部分。有活跃的物质转运功能。

（2）叶状绒毛膜：构成胎盘的胎儿部分，是胎盘的主要部分。胚胎发育至 13~21 天时，是绒毛膜分化发育最旺盛的时期，此时绒毛逐渐形成。约在受精后 3 周，当绒毛内血管形成时，建立起胎儿胎盘循环。

（3）底蜕膜：构成胎盘的母体部分。

2. 胎盘的结构　胎盘约在妊娠 12 周末形成，妊娠足月胎盘呈圆形或椭圆形盘状，重 450~650g，约为足月新生儿体重的 1/6，直径 16~20cm，厚约 2.5cm，中间厚，边缘薄，胎盘分为子面与母面，子面光滑，呈灰白色，表面为羊膜，脐带附着于子面中央或稍偏，脐动脉、脐静脉从脐带附着点向四周呈放射状分布，分支深入胎盘各小叶，直达边缘。母面粗糙，呈暗红色，有 18~20 个胎盘小叶组成。

3. 胎盘的功能

（1）气体交换：氧气是维持胎儿生命的最重要的物质。在母体与胎儿之间，氧气及二氧化碳以简单扩散方式进行交换，替代胎儿呼吸系统的功能。

（2）营养物质供应：替代胎儿的消化系统的功能。

（3）排出胎儿代谢产物：替代胎儿的泌尿系统功能。胎儿代谢产物如尿酸、尿素、肌酐、肌酸等，经胎盘进入母血，由母体排出体外。

（4）防御功能：母血中的免疫物质如 IgG 可以通过胎盘，使胎儿得到抗体，对胎儿起保护作用。但各种病毒、细菌、弓形虫、衣原体、支原体、螺旋体等可在胎盘形成病灶，破坏绒毛结构，从而感染胎儿。

（5）合成功能：胎盘能合成数种激素和酶。激素有蛋白激素（如绒毛膜促性腺激素和胎盘生乳素等）和甾体激素（如雌激素、孕激素）两类。酶有缩宫素酶和耐热性碱性磷酸酶等。

1）绒毛膜促性腺激素（HCG）：胚泡一经着床，合体滋养细胞即开始分泌 HCG，在受精后 10 天左右即可用放射免疫法自母体血清中测出，成为诊断早孕的敏感方法之一。至妊娠 8～10 周时分泌达高峰，持续 1～2 周后逐渐下降。正常情况下，产后 2 周内消失。其作用是维持妊娠、营养黄体，使子宫内膜变为蜕膜，维持孕卵生长发育。

2）胎盘生乳素（HPL）：由合体滋养细胞分泌。HPL 的主要功能为：①与胰岛素、肾上腺皮质激素协同作用，促进乳腺腺泡发育，刺激其合成功能，为产后泌乳做准备；②促胰岛素生成作用，使母血中胰岛素浓度增高，促进蛋白质合成；③通过脂解作用，提高游离脂肪酸、甘油的浓度，抑制母体对葡萄糖的摄取和利用，使多余葡萄糖运转给胎儿，成为胎儿的主要能源，也是蛋白质合成的能源。

3）雌激素和孕激素：为甾体激素。妊娠早期由卵巢妊娠黄体产生，自妊娠第 8～10 周起，由胎盘合成。雌、孕激素的主要生理作用为共同参与妊娠期母体各系统的生理变化。

4）酶：胎盘能合成多种酶，包括缩宫素酶和耐热性碱性磷酸酶。

（二）胎膜

胎膜是由绒毛膜和羊膜组成。胎膜外层为绒毛膜，在发育过程中因缺乏营养供应而逐渐退化萎缩成为平滑绒毛膜，妊娠晚期与羊膜紧密相贴，但能与羊膜完全分开。胎膜内层为羊膜，为半透明的薄膜，与覆盖胎盘、脐带的羊膜层相连接。

（三）脐带

脐带是连接胎儿与胎盘的带状器官。妊娠足月胎儿的脐带长约 30～70cm，平均约50cm，直径 1.0～2.5cm，表面被羊膜覆盖呈灰白色，内有一条管腔较大、管壁较薄的脐静脉和两条管腔较小、管壁较厚的脐动脉。血管周围有保护脐血管的胚胎结缔组织，称华通胶。若脐带受压致使血流受阻时，缺氧可致胎儿窘迫，甚至危及胎儿生命。胎儿通过脐带血液循环与母体进行营养和代谢物质的交换。

（四）羊水

羊水为充满于羊膜腔内的液体。

1. 羊水的来源　妊娠早期的羊水，主要由母体血清经胎膜进入羊膜腔的透析液。妊娠中期以后，胎儿尿液是羊水的重要来源。

2. 羊水的吸收　约 50% 由胎膜完成。

3. 羊水量、性状及成分

（1）羊水量：正常足月妊娠羊水量约为 1 000ml。在妊娠的任何时期，如羊水量超过2 000ml，可诊断为羊水过多；如在妊娠晚期羊水量少于 300ml，可诊断为羊水过少。

（2）羊水性状及成分：妊娠足月时羊水比重为 1.007~1.025，呈中性或弱碱性，pH 约为 7.20，妊娠足月羊水略混浊，不透明，羊水内常悬浮有小片状物，包括胎脂。

4. 羊水的功能

（1）保护胎儿：在羊水中自由活动，不致受到挤压，防止胎体畸形及胎肢黏连；保持羊膜腔内恒温；适量羊水避免子宫肌壁或胎儿对脐带直接压迫所致的胎儿窘迫；有利于胎儿体液平衡；临产宫缩时，避免胎儿局部受压。

（2）保护母体：妊娠期羊水可减少因胎动给母亲带来的不适感；临产后，前羊水囊扩张子宫颈口及阴道；破膜后羊水冲洗阴道可减少感染发生的机会。

三、胎儿发育及生理特点

（一）胎儿发育

在妊娠 8 周（即受精后 6 周）前称胚胎，为主要器官分化发育的时期；从妊娠第 9 周起称胎儿，为各器官进一步发育成熟的时期。胎儿发育的特征大致为：

妊娠 8 周末：胚胎初具人形，头的大小约占整个胎体一半。可分辨出眼、耳、鼻、口，四肢已具雏形。超声显像可见早期心脏形成并有搏动。

妊娠 12 周末：胎儿身长约 9cm，体重约 20g，外生殖器已发育，部分可分辨性别。

妊娠 16 周末：胎儿身长约 16cm，体重约 100g，从外生殖器可确定胎儿性别。头皮已长出毛发。除胎儿血红蛋白外，开始形成成人血红蛋白。部分孕妇自觉有胎动，X 线检查可见到脊柱阴影。

妊娠 20 周末：胎儿身长约 25cm，体重约 300g。临床可听到胎心音，全身覆有胎脂并有毳毛，出生后已有心跳、呼吸、排尿及吞咽运动。自 20 周至满 28 周前娩出的胎儿，称为有生机儿。

妊娠 24 周末：胎儿身长约 30cm，体重约 700g，各脏器均已发育，皮下脂肪开始沉积，但皮肤仍呈皱缩状，出现眉毛及睫毛。

妊娠 28 周末：胎儿身长约 35cm，体重约 1000g，皮下脂肪沉积不多，皮肤粉红色。可以有呼吸运动，但肺泡 II 型细胞产生的表面活性物质含量较少。此期出生者易患特发性呼吸窘迫综合征。若能加强护理，可以存活。

妊娠 32 周末：胎儿身长约 40cm，体重约 1700g，面部毳毛已脱落。

妊娠 36 周末：胎儿身长约 45cm，体重约 2500g，皮下脂肪发育良好，毳毛明显减少，指（趾）甲已达指（趾）尖。出生后能啼哭及吸吮，生活力良好。此期出生基本可以存活。

妊娠 40 周末：胎儿已成熟，身长约 50cm，体重约 3 000g 或以上。体形外观丰满，皮肤粉红色，男性胎儿睾丸已降至阴囊内，女性胎儿大小阴唇发育良好。出生后哭声响亮，吸吮能力强，能很好存活。

（二）胎儿的生理特点

1. 循环系统　胎儿循环、营养供给和代谢产物排出均需由脐血管经过胎盘、母体来完成。

（1）解剖学特点：①脐静脉 1 条：带有来自胎盘氧含量较高、营养较丰富的血液进入胎体；②脐动脉 2 条：带有来自胎儿氧含量较低的混合血，注入胎盘与母血进行物质交换；③动脉导管：位于肺动脉及主动脉弓之间，生后肺循环建立后，肺动脉血液不再流入动脉导管，动脉导管闭锁成动脉韧带；④卵圆孔：位于左右心房之间。

（2）血液循环特点：①来自胎盘的血液沿胎儿腹前壁进入体内分为 3 支；一支直接入肝，一支与门静脉汇合入肝，此两支的血液最后由肝静脉入下腔静脉；另一支为静脉导管，直接入下腔静脉；②卵圆孔位于左右心房之间，由于卵圆孔开口处正对着下腔静脉入口，从下腔静脉进入右心房的血液，绝大部分经卵圆孔进入左心房。而从上腔静脉进入右心房的血液，很少或不通过卵圆孔而是直接流向右心室进入肺动脉；③由于肺循环阻力较高，肺动脉血液大部分经动脉导管流入主动脉，只有约 1/3 的血液通过肺静脉入左心房。左心房含氧量较高的血液迅速进入左心室，继而入升主动脉，先直接供应心、脑及上肢，小部分左心室的血液进入降主动脉至全身，后经腹下动脉，再经脐动脉进入胎盘，与母血进行交换。

胎儿出生后开始自主呼吸，肺循环建立，胎盘循环停止，循环系统血流动力学发生显著变化。左心房压力增高，右心房压力下降，卵圆孔在胎儿出生后数分钟开始闭合，大多数在生后 6~8 周完全闭锁。肺循环建立，肺动脉血流不再流入动脉导管，动脉导管闭锁为动脉韧带。脐静脉闭锁为静脉韧带，脐动脉闭锁，与之相连的闭锁之腹下动脉形成腹下韧带。

2. 血液

（1）红细胞：妊娠早期红细胞生成主要来自卵黄囊。妊娠 10 周时在肝脏，以后在骨髓、脾。妊娠足月时至少 90% 的红细胞由骨髓产生。红细胞总数无论是早产儿或足月儿均较高，约为 6.0×10^{12}/L。胎儿期红细胞体积较大，红细胞的生命周期短，仅为成人的 2/3，故需不断生成红细胞。

（2）血红蛋白：胎儿血红蛋白从其结构和生理功能上可分为三种，即原始血红蛋白、胎儿血红蛋白和成人血红蛋白。随妊娠进展，血红蛋白的合成不仅数量的增多，且其种类也从原始类型向成人类型过渡。

（3）白细胞：妊娠 8 周以后，胎儿血循环出现白细胞，形成防止细菌感染的第一道防线，妊娠足月时白细胞计数可高达 $1.5 \sim 2 \times 10^{10}$/L。白细胞出现不久，胸腺、脾发育产生淋巴细胞，成为体内抗体的主要来源，构成了对抗外来抗原的第二道防线。

3. 呼吸系统　胎儿的呼吸功能是由母儿血液在胎盘进行气体交换完成的。

4. 消化系统　妊娠 11 周时小肠有蠕动，至妊娠 16 周胃肠功能基本建立，胎儿吞咽羊水、吸收水分，同时能排出尿液控制羊水量。胎儿肝功能尚不健全，特别是酶的缺乏，如葡萄糖醛酸转移酶、尿苷二磷酸葡萄糖脱氢酶等，以致不能结合因红细胞破坏后产生的大量游离胆红素。

5. 泌尿系统　胎儿肾脏在妊娠 11~14 周时有排泄功能，妊娠 14 周胎儿膀胱内已有尿液，妊娠后半期胎尿成为羊水的重要来源之一。

6. 内分泌系统　胎儿甲状腺是胎儿期发育的第一个内分泌腺。约在受精后第 4 周甲状腺即能合成甲状腺激素。胎儿肾上腺的发育最为突出，且胎儿肾上腺皮质主要由胎儿带组成，约占肾上腺的 85% 以上，能产生大量甾体激素。

（郭坤芳　史成菊）

第二节 妊娠期母体变化

一、生理变化

妊娠期在胎盘产生的激素作用下，母体各系统发生了一系列适应性的解剖和生理变化，并调整其功能以满足胎儿生长发育和分娩的需要，同时为产后的哺乳做好准备。

（一）生殖系统

1. 子宫

（1）子宫体：明显增大变软，早期子宫呈球形且不对称，妊娠 12 周时，子宫增大均匀并超出盆腔。妊娠晚期子宫多呈不同程度的右旋，与盆腔左侧有乙状结肠占据有关。宫腔容积由非妊娠时的 5ml 增至足月妊娠时的 5 000ml，子宫大小由非妊娠时的 7cm×5cm×3cm 增大至妊娠足月时的 35cm×22cm×25cm。子宫壁厚度非妊娠时约 1cm，妊娠中期逐渐增厚，妊娠末期又渐薄，妊娠足月时约 0.5～1.0cm。子宫增大主要由于肌细胞的增生和肥大，细胞质内充满的肌球蛋白和肌动蛋白，为临产后子宫收缩提供物质基础。

孕 14 周起，子宫开始有不规则无痛性收缩，随着孕周的增加宫缩的频率和幅度亦逐渐增加，但这种宫缩的宫内压力＜15mmHg，常不引起痛感，亦不使子宫颈扩张，故称 Braxton Hicks 收缩。

（2）子宫峡部：是子宫体与子宫颈之间最狭窄的部分，非孕时长约 1cm，孕 12 周起逐步伸展拉长变薄，成为子宫腔的一部分，形成子宫下段，临产时其长度可达 7～10cm。

（3）子宫颈：孕期子宫颈血管增多伴水肿，外观肥大呈紫蓝色。颈管腺体因受孕激素影响分泌增多，形成黏稠的黏液塞，有防止细菌侵入的作用。

2. 阴道 妊娠时阴道黏膜着色、增厚、皱襞增多，结缔组织变松软，伸展性增加。阴道脱落细胞增多，分泌物增多成糊状。阴道上皮在大量雌、孕激素影响下，细胞内糖原积聚，经阴道杆菌分解成乳酸，使阴道内酸度增高，对防止细菌感染起重要作用。

3. 外阴 妊娠期外阴部充血，皮肤增厚，大小阴唇色素沉着，大阴唇内血管增多及结缔组织变松软，故伸展性增加。

4. 卵巢 妊娠期略增大，停止排卵。一侧卵巢可见妊娠黄体。妊娠黄体于妊娠 10 周前产生雌激素及孕激素，以维持妊娠。黄体功能于妊娠 10 周后由胎盘取代。

5. 输卵管 妊娠期输卵管伸长，但肌层无明显增厚。黏膜上皮细胞变扁平，在基质中可见蜕膜细胞。有时黏膜呈蜕膜样改变。

（二）乳房

妊娠早期开始增大，充血明显。孕妇自觉乳房发胀，乳头增大变黑，易勃起。乳晕变黑，乳晕上的皮脂腺肥大形成散在的结节状小隆起，称蒙氏结节。垂体生乳素、胎盘生乳素等多种激素，参与乳腺发育完善，为泌乳做准备，但妊娠期间并无乳汁分泌，与大量雌、孕激素抑制乳汁生成有关。妊娠末期，尤其在接近分娩期挤压乳房时，可有数滴稀薄黄色液体溢出称初乳。正式分泌乳汁需在分娩后。

（三）循环系统及血液系统

1. 心脏 妊娠期由于膈肌升高，心脏向左、向上、向前移位，更贴近胸壁，心尖搏动左移约 1cm，心浊音界稍扩大。心脏容量从妊娠早期至妊娠末期约增加 10%，心率于妊娠晚期每分钟增加 10~15 次。由于血流量增加、血流加速及心脏移位使大血管轻度扭曲，多数孕妇的心尖区及肺动脉区可听及 Ⅰ~Ⅱ级柔和吹风样收缩期杂音，产后逐渐消失。

2. 心排出量和血容量　心排出量约自妊娠 10 周开始增加，至妊娠 32~34 周达高峰，维持此水平直至分娩。临产后，特别在第二产程期间，心排出量显著增加。循环血容量于妊娠 6 周起开始增加，至妊娠 32~34 周达高峰，约增加 30%~45%，平均约增加 1500ml，维持此水平直至分娩。血浆增加多于红细胞增加，血浆约增加 1 000ml，红细胞约增加 500ml，使血液稀释，出现生理性贫血。

3. 静脉压　妊娠期盆腔血液回流至下腔静脉的血量增加，右旋增大的子宫压迫下腔静脉使血液回流受阻，使孕妇下肢、外阴及直肠的静脉压增高，加之妊娠期静脉壁扩张，孕妇容易发生下肢、外阴静脉曲张和痔。孕妇若长时间处于仰卧位姿势，可引起回心血量减少，心排出量降低，血压下降，称仰卧位低血压综合征。

4. 血液成分

（1）红细胞：妊娠期骨髓不断产生红细胞，网织红细胞轻度增多。由于血液稀释，红细胞计数约为 $3.6 \times 10^{12}/L$（非孕妇女约为 $4.2 \times 10^{12}/L$），血红蛋白值约为 110g/L（非孕妇女约为 130g/L），红细胞比容从未孕时 0.38~0.47 降至 0.31~0.34，孕妇储备铁约 0.5g，为适应红细胞增加和胎儿生长及孕妇各器官生理变化的需要，容易缺铁，应在妊娠中、晚期开始补充铁剂，以防缺铁性贫血。

（2）白细胞：妊娠期白细胞稍增加，约为 $10 \times 10^9/L$，有时可达 $15 \times 10^9/L$，主要为中性粒细胞增多，淋巴细胞增加不多，而单核细胞和嗜酸粒细胞几乎无改变。

（3）凝血因子：妊娠期血液处于高凝状态，凝血因子 Ⅱ、Ⅴ、Ⅶ、Ⅷ、Ⅸ、Ⅹ 均增加，对预防产后出血有利，血小板数无明显改变。

（4）血浆蛋白：由于血液稀释，从妊娠早期开始降低，至妊娠中期血浆蛋白约为 60~65g/L，主要是白蛋白减少，以后持续此水平直至分娩。

（四）泌尿系统

由于孕妇及胎儿代谢产物增多，肾脏负担过重。肾血浆流量（RPF）及肾小球滤过率（GFR）。RPF 与 GFR 均受体位影响，孕妇仰卧位尿量增加，故夜尿量多于日尿量。妊娠早期，由于增大的子宫压迫膀胱，引起尿频，妊娠 12 周以后子宫体高出盆腔，压迫膀胱的症状消失。妊娠末期，由于胎先露进入盆腔，孕妇再次出现尿频，甚至腹压稍增加即出现尿液外溢现象。此现象产后可逐渐消失，孕妇无需减少液体摄入来缓解症状。由于 GFR 增加，肾小管对葡萄糖再吸收能力不能相应增加，约 15% 孕妇饭后可出现糖尿，应注意与真性糖尿病相鉴别。受孕激素影响，泌尿系统平滑肌张力降低。自妊娠中期肾盂及输尿管轻度扩张，输尿管有尿液逆流现象，孕妇易患急性肾盂肾炎，以右侧多见。

（五）呼吸系统

妊娠早期孕妇的胸廓即发生改变，主要表现为胸廓横径加宽，周径加大，横膈上升，呼吸时膈肌活动幅度增加。孕妇妊娠中期肺通气量增加大于耗氧量，孕妇有过度通气现象，有利于提供孕妇和胎儿所需的氧气。妊娠后期子宫增大，膈肌活动幅度减少，使孕妇以胸式呼吸为主，气体交换保持不减。呼吸次数在妊娠期变化不大，每分钟不超过 20

次，但呼吸较深。呼吸道黏膜充血、水肿，易发生上呼吸道感染；妊娠后期因横膈上升，平卧后有呼吸困难感，睡眠时稍垫高头部可减轻症状。

（六）消化系统

妊娠早期（停经 6 周左右），约 50% 的妇女出现不同程度的早孕反应，一般于妊娠 12 周左右自行消失。受雌激素影响，牙龈充血、水肿、增生，刷牙时易出血。牙齿易松动及出现龋齿。孕妇常有唾液增多，有时流涎。受雌激素影响，胃肠道平滑肌张力降低，使蠕动减少、减弱，胃排空时间延长，易出现上腹部饱胀感。妊娠中晚期，由于胃部受压及幽门括约肌松弛，胃内酸性内容物可反流至食管下部，产生"烧心"感。肠蠕动减弱，易便秘。

（七）内分泌系统

妊娠期腺垂体增大 1~2 倍。嗜酸细胞肥大、增多，形成"妊娠细胞"。约于产后 10 天左右恢复。产后有出血性休克者，可使增大的垂体缺血、坏死，导致席汉综合征。

由于妊娠黄体以及胎盘分泌大量雌、孕激素，对下丘脑及垂体的负反馈作用，使促性腺激素分泌减少，故妊娠期间卵巢内的卵泡不再发育成熟，也无排卵。垂体催乳激素随妊娠进展逐渐增量，分娩前达高峰，为非妊娠期的 20 倍，与其他激素协同作用，促进乳腺发育的作用，为产后泌乳做准备。促甲状腺激素、促肾上腺皮质激素分泌增多，但因游离的甲状腺素及皮质醇不多，孕妇没有甲状腺、肾上腺皮质功能亢进的表现。

（八）其他

1. 皮肤　妊娠期垂体分泌促黑色素细胞激素增加，加之雌、孕激素大量增多，使黑色素增加，导致孕妇面颊、乳头、乳晕、腹白线、外阴等处出现色素沉着。随妊娠子宫增大，孕妇腹壁皮肤弹力纤维过度伸展而断裂，使腹壁皮肤出现紫色或淡红色不规则平行的裂纹，称妊娠纹。

2. 体重　于妊娠 13 周前体重无明显变化。以后平均每周增加 350g，直至妊娠足月时体重平均增加 12.5kg，包括胎儿、胎盘、羊水、子宫、乳房、血液、组织间液及脂肪沉积等。

3. 矿物质　胎儿生长发育需要大量的钙、磷、铁。近足月妊娠的胎儿体内含钙约 25g，磷 24g，绝大部分是在妊娠末期 2 个月内积累的，故至少应于妊娠后 3 个月补充维生素及钙，以提高钙含量。

二、心理变化

（一）孕妇常见的心理反应

1. 惊讶和震惊　在怀孕初期，不管是否计划中妊娠，几乎所有的孕妇都会产生惊讶和震惊的反应。

2. 矛盾心理　在惊讶和震惊的同时，孕妇可能会出现爱恨交加的矛盾心理，尤其是原先未计划怀孕的孕妇。当孕妇自觉胎儿在腹中活动时，多数孕妇会改变当初对怀孕的态度。

3. 接受　随着妊娠进展，出现了"筑巢反应"，计划为孩子购买衣服、睡床等，关心孩子的喂养和生活护理等方面的知识，给未出生的孩子起名字、猜测性别等。妊娠晚期，孕妇常因婴儿将要出生而感到愉快，又因可能产生的分娩痛苦而焦虑，担心能否顺利分娩、分娩过程中母儿安危、胎儿有无畸形，也有的孕妇担心婴儿的性别能否为家人接受等。

4. 情绪不稳定　孕妇情绪波动起伏较大，可能是由于体内激素的作用。往往表现为易激动，为一些极小的事情而生气、哭泣。

5. 内省　孕妇表现出以自我为中心，变得专注于自己及身体，注重穿着、体重和一日三餐，同时也较关心自己的休息，喜欢独处，这种专注使孕妇能计划、调节、适应，以迎接新生儿的来临。

（二）孕妇的心理调节

美国心理学家鲁宾提出妊娠期孕妇为接受新生命的诞生，维持个人及家庭的功能完整，必须完成4项孕期母性心理发展任务：

1. 确保自己及胎儿能安全顺利地度过妊娠期、分娩期。

2. 促使家庭重要成员接受新生儿。

3. 学习为孩子贡献自己。

4. 情绪上与胎儿连成一体。

（王美　齐宁宁）

第三节　妊娠诊断

根据妊娠不同时期的特点，临床将妊娠全过程共40周分为3个时期：妊娠12周末以前称早期妊娠，第13~27周末称中期妊娠；第28周及其后称晚期妊娠。

一、早期妊娠诊断

【临床表现】

1. 停经　月经周期正常的生育年龄妇女，一旦月经过期10天或以上，应首先考虑早期妊娠的可能。停经是妊娠最早、最重要的症状。

2. 早孕反应　约半数妇女于停经6周左右出现早孕反应。早孕反应多于妊娠12周左右自行消失。

3. 尿频　妊娠早期因增大的子宫压迫膀胱而引起，至妊娠12周左右，增大的子宫进入腹腔，尿频症状自然消失。

4. 乳房　自妊娠8周起，在雌、孕激素的影响下，乳房逐渐增大。孕妇自觉乳房轻度胀痛及乳头刺痛，乳头及乳晕着色加深，乳晕周围有深褐色蒙氏结节出现。

5. 妇科检查　子宫增大变软，妊娠6~8周，阴道黏膜及宫颈充血，呈紫蓝色。阴道检查子宫随停经月份而逐渐增大，子宫峡部极软，感觉宫颈与宫体似不相连称黑加征。随妊娠进展至8周，子宫约为非妊娠子宫的2倍，妊娠12周时约非妊娠子宫的3倍，在耻骨联合上方触及。

【诊断】

1. 妊娠试验　利用孕卵着床后滋养细胞分泌HCG，并经孕妇尿中排出的原理，用免疫学方法测定受检者血或尿中HCG含量，协助诊断早期妊娠。

2. 超声检查　是检查早期妊娠快速准确的方法。B超检查可见增大的子宫轮廓，有圆形妊娠环。用超声多普勒仪能听到有节律，单一高调的主音，胎心率多在150~160次/分，可确诊为早期妊娠且为活胎，最早出现在妊娠7周时。

3. 黄体酮试验 利用孕激素在体内突然撤退能引起子宫出血的原理，对月经过期可疑早孕妇女，每日肌注黄体酮20mg，连用3~5天，若停药后超过7天仍未出现阴道流血，则早期妊娠的可能性很大。停药后3~7天内出现阴道流血，排除早孕可能。

4. 宫颈黏液检查 宫颈黏液量少、质稠，拉丝度差，涂片干燥后光镜下见到排列成行的椭圆体，不见羊齿植物叶状结晶，则早期妊娠的可能性大。

5. 基础体温测定 双相型体温的妇女，停经后高温相持续18天不见下降者，早期妊娠的可能性大。高温相持续3周以上，早孕的可能性更大。如就诊时停经时间尚短，根据病史、体征和辅助检查难以确定早孕时，可嘱1周后复诊。

二、中晚期妊娠诊断

【临床表现】

1. 一般表现 有早期妊娠经过，且子宫明显增大，可感觉胎动，触及胎体，听诊有胎心音，容易确诊。

2. 子宫增大 子宫随妊娠进展逐渐增大。手测子宫底高度或尺测耻上子宫高度，可以判断子宫大小与妊娠周数是否相符。增长过速或过缓均可能为异常（表3-8-1）。

表3-8-1 不同妊娠周数的子宫底高度及子宫长度

妊娠周数	妊娠月份	手测子宫底高度	尺测耻上子宫底高度
满12周	3个月末	耻骨联合上2~3横指	
满16周	4个月末	脐耻之间	
满20周	5个月末	脐下1横指	18（15.3~21.4）cm
满24周	6个月末	脐上1横指	24（22.0~25.1）cm
满28周	7个月末	脐上3横指	26（22.4~29.0）cm
满32周	8个月末	脐与剑突之间	29（25.3~32.0）cm
满36周	9个月末	剑突下2横指	31（29.8~34.5）cm
满40周	10个月末	脐与剑突之间或略高	33（30.0~35.5）cm

3. 胎动 胎儿在子宫内冲击子宫壁的活动称胎动，孕妇于妊娠18~20周时开始自觉胎动，胎动每小时约3~5次。

4. 胎心音 妊娠18~20周用听筒在孕妇腹壁上可听到胎心音，呈双音，第一音和第二音相接近，似钟表"滴答"声，速度较快，每分钟120~160次。

5. 胎体 妊娠20周以后，经腹壁可触到子宫内的胎体，妊娠24周以后，运用四部触诊法可区分胎头、胎背、胎臀和胎儿肢体。从而判断胎产式、胎先露和胎方位。胎头圆而硬，用手经阴道轻触胎头并轻推，得到胎儿浮动又回弹的感觉，称之为浮球感。

【诊断】

1. 超声检查 B型超声显像法不仅能显示胎儿数目、胎方位、胎心搏动和胎盘位置，且能测量胎头双顶径，观察胎儿有无体表畸形。超声多普勒法能探出胎心音，胎动音，脐带血流音及胎盘血流音。

2. 胎儿心电图　目前国内常用间接法检测胎儿心电图，通常于妊娠 12 周以后显示较规律的图形，于妊娠 20 周后的成功率更高。

（于利萍　杜轩）

第四节　胎产式、胎先露、胎方位

由于胎儿在子宫内的位置和姿势不同，因此有不同的胎产式、胎先露和胎方位。

一、胎产式

胎儿身体纵轴与母体身体纵轴之间的关系称胎产式。两轴平行者称纵产式。两轴垂直者称横产式。两轴交叉者称斜产式，属暂时的，在分娩过程中多数转为纵产式，偶尔转成横产式。

二、胎先露

最先进入骨盆入口的胎儿部分称胎先露，纵产式有头先露、臀先露，横产式有肩先露。偶见头先露或臀先露与胎手或胎臀同时入盆，称复合先露。

三、胎方位

胎儿先露部的指示点与母体骨盆的关系称胎方位，简称胎位。枕先露以枕骨，面先露以颏骨，臀先露以骶骨，肩先露以肩胛骨为指示点，根据指示点与母体骨盆左、右、前、后、横的关系而有不同的胎位。

（杜轩）

第五节　妊娠期常见症状及其护理

【临床表现】

1. 恶心、呕吐　约 50% 孕妇在妊娠 6 周左右出现恶心、晨起呕吐等早孕反应，12 周左右消失。

2. 尿频、尿急、白带增多　于妊娠初 3 个月及末 3 个月明显，是妊娠期正常的生理变化。但应排除真菌、滴虫、淋菌、衣原体等感染。

3. 下肢水肿及下肢、外阴静脉曲张　孕妇在妊娠后期常有踝部及小腿下半部轻度浮肿，经休息后消退，属正常现象。若下肢明显凹陷性水肿或经休息后不消退者，应警惕妊娠高血压综合征的发生。

4. 便秘　由于妊娠期间肠蠕动及肠张力减弱，巨大子宫及胎先露部的压迫，加之孕妇运动量减少，容易发生便秘。

5. 腰背痛　妊娠期间由于关节韧带松弛，增大的子宫向前突使躯体重心后移，腰椎向前突使背肌处于持续紧张状态，常出现轻微腰背痛。

6. 下肢肌肉痉挛　是孕妇缺钙的表现，发生于小腿腓肠肌，于妊娠后期多见，常在

· 320 ·

夜间发作。

7. 仰卧位低血压综合征　于妊娠末期，孕妇若较长时间取仰卧姿势，由于增大的妊娠子宫压迫下腔静脉，使回心血量及心排出量骤然减少，出现低血压。

8. 贫血　血容量增加导致血液稀释，出现生理性贫血。

9. 失眠

【治疗与护理】

1. 常见症状的护理

（1）恶心、呕吐：应避免空腹，起床时宜缓慢，避免突然起身；每天进食 5 ~ 6 餐，少量多餐；两餐之间进食液体；食用清淡食物；给予精神鼓励和支持。

（2）尿频、尿急：应排除真菌、滴虫、淋菌、衣原体等感染。此现象产后可逐渐消失。

（3）白带增多：嘱孕妇保持外阴部清洁，每日清洁外阴或经常洗澡，以避免分泌物刺激外阴部，但严禁阴道冲洗。穿透气性好的棉质内裤，经常更换。分泌物过多的孕妇，可用卫生巾并经常更换，增加舒适感。

（4）水肿：嘱孕妇左侧卧位，解除右旋增大的子宫对下腔静脉的压迫，下肢垫高 15°，避免长时间地站或坐；以免加重水肿的发生。适当限制孕妇对盐的摄入，但不必限制水分。

（5）下肢及外阴静脉曲张：孕妇应避免两腿交叉或长时间站立、行走，并注意时常抬高下肢；指导孕妇穿弹力裤或弹力袜，避免穿妨碍血液回流的紧身衣裤，以促进血液回流；会阴部有静脉曲张者，可于臀下垫枕，抬高髋部休息。

（6）便秘：应养成每日定时排便的良好习惯，并多吃含纤维素多的新鲜蔬菜和水果，同时增加每日饮水量，注意适当的活动。未经医生允许不可随便使用大便软化剂或轻泻剂。

（7）腰背痛：指导孕妇穿低跟鞋，在俯拾或抬举物品时，保持上身直立，弯曲膝部，用两下肢的力量抬起。疼痛严重者，必须卧床休息（硬床垫），局部热敷。

（8）下肢肌肉痉挛：发生下肢肌肉痉挛时，嘱孕妇背屈肢体或站直前倾以伸展痉挛的肌肉，或局部热敷按摩，直至痉挛消失。指导孕妇避免腿部疲劳、受凉，伸腿时避免脚趾尖伸向前，走路时脚跟先着地。必要时遵医嘱口服钙剂。

（9）仰卧位低血压综合征：此时若改为左侧卧位，使下腔静脉血流通畅，血压迅即恢复正常。

（10）失眠：每日坚持户外活动，如散步。睡前用梳子梳头，温水洗脚，或喝热牛奶等方式均有助于入眠。

（11）贫血：应适当增加含铁食物的摄入，如病情需要补充铁剂时，可用温水或水果汁送服，以促进铁的吸收，且应在餐后 20 分钟服用，以减轻对胃肠道的刺激。

2. 心理护理　了解孕妇对妊娠的心理适应程度，可在每一次产前检查接触孕妇时进行。

（周亚丽）

第九章　分娩期的护理

一、分娩先兆

临近分娩的孕妇，一般会出现一系列症状和体征。

1. 宫底下降　多数初产妇于分娩前 2~4 周，胎先露入盆，自觉上腹部轻松，同时由于胎头压迫盆腔引起尿频。

2. 不规律宫缩　临产前数日常有不规则宫缩（又称假阵缩），特点是持续时间短、弱、间歇时间长、且不规律，多限于下腹部，不致使宫口开张。

3. 阴道血性分泌物　临产前 1~2 日阴道流出血性粘稠分泌物，称 "见红"，是因宫颈内口附近的胎膜与宫壁分离，毛细血管破裂而流出少量血液与宫颈管内粘液混合所致。上述征象只能做为分娩开始的推测．而不能作为肯定临产诊断的依据。

二、经阴道分娩

分娩是一种自然的生理过程。因此，对于正常的分娩应避免不必要的干预，并为孕妇提供最佳的条件和机会，促进自然分娩的进程。分娩全过程，从规律性子宫收缩开始至胎儿胎盘娩出为止，一般在 24 小时内完成，临床分为三个产程。判断分娩开始的重要标志是规律性子宫收缩，持续 30 秒或以上，间歇 5~6 分钟左右，同时伴有进行性子宫颈管展平、子宫颈口扩张及胎先露下降的征象。

（一）第一产程

从规律性子宫收缩开始到子宫颈口开全，初产妇约需 11~12 小时，经产妇约需 6~8 小时，又称宫颈扩张期。

1. 临床表现　此阶段子宫规律性阵缩，持续时间由短到长，间歇时间由长到短，子宫收缩力由弱到强，宫口逐渐扩张至开全（10 cm），胎先露部随之下降。由于胎先露压迫直肠．引起排便感，孕妇想屏气用力。同时，羊膜腔内压力明显增加，形成前羊水囊，有助于扩张宫颈口。当宫颈口近开全时，胎膜破裂。

2. 入院护理　正常孕妇被确定为临产后入院，异常者（胎膜早破、阴道流血等）随时入院。对入院待产者，需认真完成有关检查、处理及记录。

（1）热情接诊，主动向孕妇介绍住院环境、作息制度、探视时间等；耐心解释临产的各种生理过程，帮助消除疑惧，使其减少臆想，在整个分娩过程中接受指导，密切配合，促进产程顺利进展。

（2）详细问诊，了解或复习产科病史和内科病史，完善入院病历，核对预产期；临产情况；复习妊娠经过及产前检查、处理过程等情况。

（3）完成一般体格检查和产科检查，除重点了解呼吸系统和循环系统的功能状况外，需测体重、体温、血压、脉搏、呼吸；血、尿化验；必要时联系 B 型超声波等辅助检查。

3. 一般处理

（1）清洁外阴，剃去阴毛。

（2）灌肠：初产妇临产后，宫口扩张不足 4 cm（经产妇不足 2 cm），无灌肠禁忌证者，给予肥皂水灌肠，禁用生理盐水。

（3）一般观察：重视孕妇主诉，如有头痛、眼花、不正常的宫缩、呼吸困难等异常表现．及时与医生联系，配合处理。

4. 产程观察　应密切注意宫缩强弱、产程进展情况、胎儿及孕妇的一般情况。及时发现异常予以纠正，并充分调动产妇的积极因素，促使其具备良好产力，以推动分娩正常进行，适时准备接生。

（1）观察并记录子宫收缩强度、持续时间及间歇时间，使用分娩监护仪描记宫缩曲线，可以较为准确反映宫缩的客观指标。

（2）定时听胎心：产程开始，每 1~2 小时听胎心一次。宫缩紧时，每 30 分钟一次，每次听 1 分钟。使用分娩监护仪描记胎心曲线，可以发现胎心率及其与子宫收缩的关系。如果宫缩后胎心率不恢复正常，或低于 120 次/分，或高于 160 次/分，均提示胎儿窘迫（配合胎儿头皮血 pH 值测定，能提高胎儿宫内缺氧的诊断率）。需积极寻找原因，同时与医师联系，及时予以处理，如改变体位、给氧、用药等。

（3）肛门检查（有禁忌证除外）：通过定时肛门检查配合腹部检查，确定胎先露下降及宫颈口扩张情况；同时了解宫颈条件、头盆是否相称、胎膜等情况。检查前需向孕妇说明检查目的，可能出现的不适以及减轻不适的方法，取得配合。肛门检查宜在宫缩时进行，次数不宜过多。

（4）描记产程图：此图是根据宫口扩张、胎先露下降的二条曲线来观察产程，以监护产程各阶段的进展并指导处理。正常情况下潜伏期（从规律宫缩开始至宫口开大 3 cm），约需 8 小时，超过 16 小时称为潜伏期延长；活跃期（从宫口开大 3 cm 至宫口开全）平均需要 4 小时，超过 8 小时称为活跃期延长。应怀疑存在难产因素。活跃期又分为三个阶段：加速阶段（宫颈扩张 3~4 cm）约需 1.5~2 小时；继为最大倾斜阶段（指宫口开大 4~9 cm），约需 2 小时；最后为减缓阶段（指宫口扩张 9~10 cm），约需 30 分钟。胎头于潜伏期下降不明显，于活跃期平均每小时下降 0.86 cm，此可作为估计分娩难易指标之一。

（5）阴道检查：遇有肛门检查不明确胎先露、进展及宫颈扩张程度或怀疑前置胎盘等异常情况，或试产 6~8 小时产程进展缓慢时进行阴道检查。阴道检查要求严格消毒、无菌操作，若非必要，应尽量避免。

（6）记录破膜时间：多见第一产程末，宫口近开全时胎膜自然破裂，羊水流出。立即听胎心；观察羊水性质、量和颜色；记录破膜时间；先露浮动者应抬高臀部卧床；头先露时，羊水粪染呈黄绿色，及时寻找原因，警惕脐带脱垂，及时与医师联系给予紧急处理。破膜时间超过 12 小时未分娩者，给予抗生素。

（7）孕妇一般情况观察。每 4~6 小时（按病情需要调整时间间隔）观察记录体温、血压、脉搏、呼吸。第一产程中，宫缩时血压常升高 0.65~1.3 kPa（5~10 mmHg），间歇期恢复正常。如果出现血压升高、体温 37.5℃ 以上、脉搏超过 100 次/分，应该报告医师，并给以处理。

5. 一般护理

（1）待产室保持环境清洁、安静，室内空气新鲜、温度湿度适宜，避免一切不良刺激因素。

（2）活动与休息：临产后宫缩不强，未破膜的孕妇，可在室内适量活动。初产妇宫口近开全；经产妇宫口开大 4 cm 时，应卧床待产，并行左侧卧位。阵缩加强后，尤其对精神紧张产妇尽可能陪伴身旁多加照料；子宫收缩时指导产妇深呼吸，上、下肢放松，按摩腹壁等；间歇期嘱其抓紧时间放松全身肌肉。

（3）饮食：鼓励并照顾孕妇少量多次进食，宜摄取易消化、高热量、少脂肪的流质或半流饮食。注意补足水分，保持水、电解质平衡，必要时酌情输液。

（4）大、小便及外阴清洁：临产后鼓励产妇每 2～4 小时排尿一次；入院未灌肠未解大便者应鼓励产妇大便一次。灌肠后（禁忌证者除外）加强产程观察，第一产程末期禁止产妇单独上厕所，宜卧床大、小便。每次大便后，应擦洗外阴，保持清洁。

（5）提供需要、促进舒适：临产阶段，孕妇全身出汗、阴道分泌物、羊水外溢及正常宫缩等可引起不同程度腰酸、腹痛、小腿肌肉痉挛疼痛等不适，加重了孕妇疲乏及体力消耗。护士随时陪伴孕妇，提供有效的指导，如变换体位、改变呼吸型态、分散或集中注意力等方法以减少不适的程度。随时报告产程进展信息，增强其信心。给以全面的生活护理，满足身心需要。减少体力消耗，促进产程进展。

（二）第二产程

从子宫颈口开全到胎儿娩出阶段，又称胎儿娩出期。初产妇约需 1～2 小时，经产妇一般在数分钟内即可完成，也有长达 1 小时者。初产妇超过 2 小时；经产妇超过 1 小时，称第二产程延长。

1. 临床表现　宫缩进一步增强，持续时间延长，每次持续 1 分钟以上，间歇 1～2 分钟。宫口开全，胎膜多已破裂，胎先露下降压迫盆底组织时，产妇有排便感，并不由自主地往下屏气用力。随着产程进展，会阴膨隆变薄，胎头拨露，继而着冠、仰伸娩出，经外旋转、胎儿前肩、后肩、躯干相继娩出，后羊水涌出。

2. 产妇护理　第二产程需要的时间短。发生异常情况可能性相对增多，精心的护理直接关系到产妇和胎儿的预后。

（1）初产妇宫口开全，经产妇宫口开大 4 cm 时送产房，准备接产。

（2）严密观察产妇一般情况，定时测生命体征，每次宫缩后听胎心，发现异常及时与医师联系。

（3）指导孕妇在宫缩时屏气，正确使用腹压；宫缩间歇期全身放松，安静休息。帮助擦汗、喂以饮料，减少体力消耗。

（4）出现第二产程延长征象，立即寻找原因，及时与医师联系。尽快采取措施、结束分娩。

3. 接产护理

（1）常规消毒外阴，铺消毒巾、单及腿套。

（2）接生人员常规洗刷双手、消毒液浸泡后穿消毒衣、带无菌橡皮手套。

（3）正确保护会阴。协助胎头俯屈，使其以最小径线（枕下前囟径）在宫缩间歇期缓慢通过产道，以防会阴撕裂伤。

（4）适时会阴切开。遇到会阴过紧、会阴水肿、缺乏弹性、胎儿过大等情况，估计会阴撕裂不可避免者，或母儿病情危急需急速结束分娩时，应该作会阴切开术。必要时采用产钳、胎头吸引器等助产。

（5）记录新生儿出生时间和性别。

4. 新生儿的处理

（1）清理呼吸道：新生儿娩出后，及时用手自鼻向下颏挤除或用新生儿吸痰管清除口腔及鼻腔羊水、粘液等。必要时用手轻拍新生儿足底促其啼哭。

（2）处理脐带：用75%酒精消毒脐带根部周围后，可选用粗丝线、气门蕊、脐带夹或血管钳等处理脐带。断面以20%高锰酸钾或2.5%碘酒及75%酒精消毒。处理脐带时注意婴儿保温并保护局部皮肤，以免灼伤。

（3）评分：采用新生儿Apgar评分方法，评估新生儿状况。以出生后1分钟时的心率、呼吸、肌张力、喉反射及皮肤颜色5项体征为依据，每项0~2分，满分为10分，属于正常新生儿；7分以上只需一般处理；4~7分者缺氧严重，需清理呼吸道、人工呼吸、吸氧、用药等才能恢复；4分以下者缺氧严重，需紧急抢救，在抢救过程中，应在不同时间（一般在出生后1分钟、5分钟及10分钟）进行评分。

（4）新生儿体格检查：经初步体格检查，系好母亲姓名标志条、称体重，保温，完成出生记录后送婴儿室。有条件医院提倡母婴同室，尤其产后数分钟或数小时之内，是建立母婴情感的关键阶段，为之创造条件有助增长母婴情感交流。

（三）第三产程

为胎盘娩出期。指从胎儿娩出到胎盘娩出时期，约需5~15分钟，不超过30分钟。

1. 临床表现 胎儿娩出后，产妇感到轻松，子宫底降至脐平，几分钟后宫缩再度出现，胎盘与子宫壁发生错位而剥离，排出体外。判断胎盘剥离有四个征象：

（1）子宫体变硬呈球形，子宫底升高达脐上。

（2）阴道口外露的一段脐带自行延长。

（3）阴道少量流血。

（4）用手掌尺侧在产妇耻骨联合上方轻压子宫下段时，子宫体上升而外露的脐带不再回缩。

2. 处理与护理

（1）协助胎盘娩出。出现胎盘剥离征象后令产妇向下屏气，接生者一手握住脐带缓慢向外牵拉，另一手轻压宫底促使胎盘随宫缩下降，当胎盘露于阴道口时，接生者手握胎盘向一个方向旋转，使胎盘完整剥离娩出。

（2）检查胎盘胎膜完整性，如发现有残留部分，应更换手套，在无菌操作下进行宫腔探查，寻找残缺部分，并加用宫缩剂及抗生素。

（3）检查软产道，发现损伤按解剖层次及时正确缝合。

（4）预防产后出血。胎儿娩出后即开始收集出血量，如超过500 ml即定为产后出血。对容易引起产后出血的病例，及时加用宫缩剂；胎盘无剥离征象时，切忌按摩子宫、强拉脐带；胎盘完全剥离之前，禁用手按柔、下压子宫底以防因胎盘剥离不全引起出血，拉断脐带或子宫翻出等。出血多、胎盘未剥离或部分剥离时，及时寻找原因，必要时行徒手剥离胎盘术。

（四）产后观察

产后2小时容易发生产后出血及其他异常，又称第四产程。产妇需要留在产房继续观察、重点护理。

1. 观察记录血压、脉搏、呼吸：正常情况下血压正常，脉搏缓慢而有力，呼吸平稳。

2. 注意阴道流血和子宫收缩情况：产妇臀部放置弯盘收集流血量，尤其注意持续性少量阴道流血的个案，警惕宫腔积血引起的严重后果。

3. 重视产妇主诉，及时发现会阴血肿等异常情况，并与医师联系予以处理。

4. 满足需要，促进舒适：产后及时清洁会阴部，垫以无菌产科垫，更换干燥清洁衣服，盖以毛毯（按季节而定），预防感冒。按需要及条件及时提供高热量饮食，补充热量及水分。

5. 完成产时及产后即刻观察记录，情况稳定后送产妇回产后休养室。详细交接班，继续加强巡视观察 6～8 小时。产后 6 小时不能自解小便的产妇，帮助寻找原因并积极处理。

（五）分娩疼痛及护理

疼痛是一种身心的经验，有许多因素会影响个人对疼痛的感受。产妇入院时，医护人员对她的态度就会影响到产妇对分娩疼痛及生产的情绪反应。多数产妇经过助产人员的精心守护、安慰和鼓励，能克服分娩时所引起的阵痛。只有少数精神极度紧张的产妇在分娩过程中，需要镇痛剂或麻醉处理。护士需要识别产妇对疼痛的行为表现，才能提供有效的护理措施，缓解产妇不适，促进产程进展。

1. 产妇对分娩疼痛的行为反应：

（1）生理症状：表现为脉搏和呼吸的增快，血压升高，瞳孔散大，肌肉紧张度增强等。在分娩时，阵痛是间歇性的，所以这些表现为暂时性的，但疼痛引起的肌肉紧张度增强会妨碍产程的进展。

（2）身体动作：表现为宫缩期间，产妇常缩紧骨骼肌，且不敢移动。

（3）脸部表情：常呈现痛苦的表情。

（4）语言陈述：产妇陈述疼痛时，往往表明疼痛已经达到产妇本身可承受的程度。

（5）有声的行为：在第一产程会出现各种声音或语调；第二产程，产妇往下用力时也会发出哼哼声。

（6）身体的接触：有些产妇在宫缩时盼望有身体的接触，所以会伸手去抓住身旁的支持者。

（7）对周围环境的反应：随着产程进展，宫缩强度的增加，产妇对外环境的注意力减少，很难接受（听进）别人的语言性指导。

（8）对疼痛的反应：个体差异很大，有的宫缩时运用规律的呼吸技巧或大声喊叫。在第二产程中对不适的反应，通常表现为激动不安，拒绝别人触摸或失去控制力。

2. 分娩疼痛的护理　减少不适的强度是分娩期护理目标之一，选择性局部使用麻醉剂，可以完全解除疼痛。用以减轻疼痛的主要措施有：

（1）促进全身性的舒适：协助产妇采取最令她舒适的体位，如侧卧位配合支托身体所有部位，关节处稍屈曲；需要平卧时，帮助抬高床头；背部按摩及经常翻身有助松弛，促进舒适感；及时更换污染的床垫，保持干净、平坦的床单；定时督促排尿，随时喂以饮料或用湿纱布湿润口腔均能增进产妇舒适感。

（2）减轻焦虑：与分娩疼痛有关的中度焦虑，有助于产妇寻求缓解疼痛的方法。要减轻与分娩疼痛无关的焦虑，指导产妇认识分娩的生理过程，耐心倾听产妇的诉说，陪伴身旁，不断给以鼓励，及时肯定其正确使用呼吸及松弛技巧，减少产妇对自己处理能力的焦虑。

（3）指导产妇，取得配合：向产妇提供有关分娩期间不适的资料，有助于临产时控制自己反应；在第二产程指导产妇正确使用腹压，使其学会克制自己，接受指导主动配合；在进行各种检查或护理前，将目的、程序告诉产妇，可以减轻焦虑，降低疼痛的强度。

（4）应用护理技巧：肌肉过度紧张有碍产程进展，疲劳又会增加疼痛的感受，正确而熟练地实施上述措施均有助于全身放松。促进产程顺利进展。配合适当的休息及睡眠（宫缩间歇期）减少体力消耗，往往会减少疼痛的感受。分散注意力是处理产妇不适的一种特殊方法，在分娩早期，可与产妇交谈、阅读等以分散注意力。处理中度疼痛的一种技巧是让产妇集中注意力于既往生活中令人快乐的事件，闭上眼睛，应用想象力，可以帮助恢复精神沉醉于愉快的回忆中。还可以应用触摸或腹部按摩的技巧去缓解疼痛。

（5）止痛剂的应用：病情需要或者精神极度紧张者，可按医嘱使用少量止痛剂。注意选择对母体最有效，对胎儿伤害最小的药物。用药期间加强巡视，提供整体护理。

三、剖宫产术的护理

剖宫产术是妊娠晚期经腹切开了宫，取出胎儿及其附属物以完成分娩的手术。应用恰当往往能起到挽救母儿的作用。但是，若不加强产程监护，过于放宽指征，轻率施行，可能造成远期影响。常用的术式有：①子宫下段式；②子宫体式；③腹膜外式；④剖宫产子宫切除术等。临床上以子宫下段式最为常用。

（一）适应证

1. 产道异常　如骨盆狭窄、畸形，软产道阻塞（肿瘤、疤痕、畸形）或宫颈水肿等。

2. 产力异常　宫缩乏力经处理无效致产程延长者。

3. 胎儿异常　巨大胎儿，不能经阴道分娩的异常胎位，或胎儿畸形致先兆子宫破裂征象等。

4. 胎儿窘迫　短时间内不能经阴道分娩者。

5. 其他情况　如严重产科并发症或内科合并症，疤痕子宫等。

（二）麻醉方式

针麻、局麻或硬膜外麻醉。

（三）术前准备

1. 与一般腹部手术前准备内容相同，仅手术器械包的内容不同而已。术前准备包括精神、心理上的准备，签署手术协议书、配血、备皮、药物皮肤试验等，术前需要安置导尿管。

2. 试产失败者应及时手术，择期剖宫产术宜在破膜之前施行。手术前晚进流质，手术日晨禁食。术前准备好宫缩剂、胎心听筒、产钳等。落实节育措施，完善术前准备。

3. 术前禁用吗啡、杜冷丁等呼吸中枢抑制剂。

4. 术前尽量避免阴道检查。早期破膜者宜及时使用抗生素。

5. 勤听胎心，监测产兆并注意产妇主诉。

6. 做好母婴抢救用药及用物准备，例如婴儿气管插管、氧气、暖箱等。

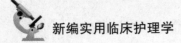

（四）术中配合

1. 体位　孕妇取仰卧位。常规消毒后铺消毒巾、单，严密观察血压。必要时协助倾斜手术台或改侧卧位。

2. 术中配合麻醉师观察病情，加强巡视，随时提供手术条件，保证手术顺利进行。尽可能为孕妇及其家属沟通手术进展的有关信息，增强母亲自豪感、减轻家属焦虑。

3. 记录新生儿出生时间、性别，协助处理新生儿（内容同阴道分娩），完成出生记录。

4. 督促手术台器械护士清点敷料、器械无误后，并闭腹腔。

5. 术后为产妇擦净血污，必要时更换清洁内衣。腹部加用多头带，盖以复单或毛毯。

6. 检查输液管、尿管是否通畅，麻醉管是否拔除。病情稳定后协同麻醉师护送患者到病房或术后恢复室继续监护。

（五）术后护理

1. 一般内容与腹部手术后护理相同。

2. 术后取平卧位，6 小时后改为自由体位，第 2 天改半坐位，勤翻身。根据病情，在护理人员协助下，尽早下地活动，逐渐增加活动量。

3. 按医嘱补液，维持水电平衡；术后第 2 天流质饮食，第三天半流。未排气者忌糖、奶等产气食物。

4. 术后 12 小时内加强巡视，密切观察阴道流血量及宫底高度．每 2~4 小时测血压、脉搏、呼吸一次，术后 24 小时内记出、入量。

5. 加强会阴护理，每天擦洗会阴 2 次，协助更换会阴垫（患者自理能力完全恢复之前），保持外阴清洁。做好产后护理，完成产后记录。存留导尿管 24 小时后拔除，督促排尿。

6. 注意患者主诉症状，发现异常及时与医师联系。

7. 乳房护理同一般产妇。由于术后伤口影响活动，哺乳时护士给以协助。

8. 酌情使用抗生素。

（段素梅　张林静　高迎香）

第十章 产褥期的护理

产褥期是指从胎盘娩出至产妇除乳腺外全身各器官恢复或接近正常未孕状态的一段时间，一般为 6 周。

【产褥期的母体变化】

（一）生殖器官的变化

产褥期变化最大的是子宫，胎盘娩出后的子宫逐渐恢复至未孕状态的过程，称为子宫复旧。

1. 子宫体的复旧　胎盘娩出后，子宫体肌肉立即收缩，成为坚实质硬的器官，宫底位于脐下一横指左右。产后最初 2 天子宫复旧变化不大，继后复旧较快，产后 10 天子宫降入骨盆腔。但需产后 5～6 周方能恢复到未孕前之大小。产后子宫重约 1 000～1 200 g；一周后降至 500 g；2 周后降至 300 g，直至产褥期结束时降至 50 g 左右。子宫复旧是每一肌细胞明显缩小的结果，而非肌细胞数目的减少。

2. 子宫内膜再生　胎盘排出后，子宫胎盘附着面立即缩小至手掌大，面积仅为原来一半，致使开放的螺旋小动脉和静脉窦压缩变窄和栓塞，出血逐渐减少直至停止；产后第 2 周末，子宫胎盘附着面已缩小至直径 3～4 cm 大。产后，胎盘附着部位血管迅速栓塞、组织坏死脱落．从阴道排出，子宫内膜修复。大约于产后第 3 周，除胎盘附着部位外，子宫腔表面均由新生内膜修复。胎盘附着部位全部修复需在产后 6 周时。

3. 子宫颈的变化　分娩后子宫颈相对呈松弛状态，宫颈局部充血水肿呈环状。子宫颈肌纤维收缩缓慢，产后 2～3 天宫口仍可容 2 指。一周后宫颈基本恢复正常外形，宫口仅容指尖，10 天后完全闭合，可以坐浴，不致受感染。产后 4 周子宫颈完全恢复正常形态，仅因分娩损伤，子宫颈外口由未产圆形变为"一"字形横裂口。

4. 阴道、外阴及盆底组织　阴道腔于产后逐渐缩小，阴道壁肌张力逐渐恢复，产后 3 周阴道粘膜皱襞重现，但于产褥期结束时并不能完全恢复至未孕时的状态。处女膜在分娩时撕裂成为残缺不全的处女膜痕，阴道后联合多有愈合的伤痕，致使会阴呈不同程度缩短，大阴唇不再覆盖阴道口。分娩后，外阴轻度水肿，产后 2～3 天自行消退，会阴部伤口在 3～5 天内愈合。盆底肌肉及筋膜在分娩时过度扩张，常有肌纤维部分断裂，约需 2～3 周逐渐恢复，但难以恢复到妊娠前的原状。如果产妇的肛提肌、会阴深部肌肉层及筋膜受损严重，以后则可能导致阴道前壁膨出，甚至于子宫脱垂。因此，正确处理第二产程、适时进行会阴切开，以及产后及时准确缝合修补，显得十分重要。

（二）全身各系统的变化

1. 心血管系统及血液　妊娠期血容量增加，于产后 2～3 周恢复正常；但在产后最初 72 脚寸内，由于子宫收缩、胎盘循环停止，大量血液从子宫进入体循环，加上妊娠期间过多的组织间液回吸收，总循环量增加 15～25%，特别产后 24 小时内，使心脏负担加重，心脏病患者极易发生心力衰竭。产褥期血液处高凝状态，红细胞沉降率、纤维蛋白原和凝血激酶因子于产后 2～3 周内降至正常，白细胞总数于产褥早期仍高达 2.0×10^{10}/L，中性增多，淋巴及嗜伊红细胞相对减少。

2. 泌尿系统 正常分娩后第 2~5 天为产褥利尿期。于孕期发生的肾盂、输尿管生理性扩张，约需 4~6 周开始恢复正常。由于分娩过程膀胱受压、粘膜水肿充血，肌张力减弱以及会阴伤口疼痛，不习惯于卧床姿势排尿等原因，容易发生不能完全排净尿液或尿潴留，并增加泌尿系感染的机率。

3. 呼吸、消化系统 分娩后腹腔压力消失，横膈恢复正常运动，妊娠期以胸式呼吸为主的型态转变为腹—胸式呼吸。胃肠张力及蠕动约于产后 2 周内恢复正常；胃液中盐酸分泌减少的情况，约需 1~2 周恢复正常。产褥期由于缺少运动、盆底肌肉松弛加上会阴部伤口、痔疮等原因，易发生便秘。

4. 内分泌系统 孕期脑垂体前叶、甲状腺及肾上腺增大并发生一系列内分泌改变，于产褥期逐渐恢复正常。雌激素及孕激素水平急剧下降，至产后 1 周时降至未孕时水平；胎盘生乳素于产后 3~6 小时已不能测出；垂体生乳素于哺乳的产妇产后数日降至 60 ng/ml（吸吮乳汁时此值增高），非哺乳产妇则降至 20 ng/ml。非哺乳产妇一般于产后 6~8 周月经复潮，平均产后 10 周左右恢复排卵。哺乳产妇，月经推延复潮，甚至在哺乳期间月经不来潮，平均产后 4~6 个月左右恢复排卵。

5. 腹壁皮肤 由于妊娠期扩展及弹力纤维的断裂，腹壁皮肤松弛，紧张度的恢复约需 6~8 周。腹壁除留下永久性妊娠纹外，腹直肌常呈不同程度的分离。

（三）乳房

孕期雌激素刺激乳腺腺管发育，孕激素刺激乳腺腺泡发育，垂体生乳素（PRL）、胎盘生乳素、甲状腺素、皮质醇和胰岛素等均参与并促进乳腺生长发育及泌乳功能。但孕期并不泌乳。分娩后，雌、孕激素水平急剧下降，解除了对垂体生乳素功能的抑制，开始泌乳。乳汁的分泌在很大程度上还依赖于哺乳时的吸吮刺激。每次吸吮刺激经传入神经纤维抵达丘脑下部。通过抑制多巴胺及其他生乳激素抑制因子。垂体生乳素呈脉冲式释放。促使乳汁分泌。吸吮动作还能反射性引起脑垂体后叶释放催产素，促使乳腺腺泡周围的上皮细胞收缩排出乳汁。冷的刺激、孕妇情绪波动、紧张和恐惧都可抑制泌乳。产后最初 2~3 日，乳房充血形成硬结，胀痛明显，有时腋下淋巴结肿大。初产妇于产后第 3 日、经产妇于产后第 2 日开始分泌初乳。初乳中含较多蛋白质（以球蛋白为主）及矿物质；脂肪及糖类较少，极易消化，为新生儿早期理想的天然食物。初乳持续 5 日左右，逐渐变为成熟乳汁，其中含蛋白质 1~2%；脂肪 3~5%；糖类 6.5~8%；无机盐 0.1~0.2%，还有维生素等。初乳及成熟乳汁中含有大量免疫球蛋白 IgA，经婴儿吸入停留于胃肠道后，可对抗大肠杆菌，所以母乳喂养的新生儿患肠道感染者少。

【产褥期的临床表现】

（一）产后寒战

于第三产程后，有的产妇可能发生寒战，多半因产程中屏气用力、出汗过多、皮肤血管扩张，分娩结束后机体产热骤减、表皮散热太快而造成。及时给予保温、饮用热牛奶或糖水、安静休息后，症状逐渐减轻至恢复正常。

（二）体温、血压、脉搏

产褥期体温多在正常范围内，遇有产程延长、体力消耗及过度疲劳者，产后 24 小时内体温可轻度升高，但不超过 38℃。产后 3~4 天因乳胀可发热。不超过 38.5℃。多在 24

小时内降至正常。如果产后体温升高，持续 24 小时不降者，应结合病史、体征确定有无产褥感染。

产后血压变化不大。如是妊娠高血压综合征的产妇，产后血压可见大幅度降低。产后脉搏变慢，约 50～60 次/分钟，产后 1 周恢复正常。如脉搏加快，应注意有无出血、感染等可能。

（三）产后宫缩痛

产后 1～2 天内，由于子宫阵发性收缩引起疼痛。哺乳时反射性催产素分泌增加引起宫缩频繁，疼痛显著，一般持续 2～3 天后自然消失，多见于经产妇。宫缩痛轻者不需处理，疼痛难忍者，可针灸三阴交、足三里、合谷穴等，亦可使用止痛剂。

（四）恶露

随着子宫内膜和胎盘剥离面的脱落和修复，产后有含有血液、坏死蜕膜组织及宫颈粘液等自阴道排出，称为恶露。一般持续 4～6 周，总量约 500 g，大部分在产后头一周内排出。产后最初 2～3 天以红色血性恶露，量也较多；以后颜色逐渐变淡，成为浆液性恶露；产后 2 周左右，恶露呈白色粘稠状。正常恶露有血腥味、但不臭。产后子宫复旧不佳，或子宫腔内残留胎盘、胎膜，或合并感染时，恶露量增多，持续时间长并有臭味。

（五）褥汗

产褥初期，皮肤排泄功能旺盛，出汗多，尤其睡眠和初醒时更明显，产后一周左右自行好转。此时注意勤换内衣，保持室内空气清新，预防感冒。

（六）心理状态

分娩后，由于体内激素水平的变动，身体各系统的生理性复原、产妇角色的变化及伴随而来的职责增加，产后期对初为人母者是个富有压力的时刻。产后最初数日，产妇情绪波动大，即使最小的刺激也会引起伤心流泪。产褥初期，表现为不断重述分娩的经历，如果遇有挫折或不顺心（例如胎儿不是切盼中的性别），产妇的心理调整适应过程将遇到困难。产妇主要通过二个阶段的心理调适过程，促使原先在分娩期将精力过于集中于关注个人的倾向，开始转向孩子、丈夫、家庭其他成员及周围环境，逐渐恢复自己的正常角色及功能，同时接受新生儿参与后新家庭所发生的变化。

1. 第一阶段发生于产后最初 2～3 天内，特点是产妇显得被动，依赖性显著增加，能听从别人的建议，但难以下决定；注意力集中于个人的需要上。表现为此时期，话多善谈，内容集中于食物及睡眠。

2. 第二阶段，经过充分的休息、恢复后，开始适应新的生活。表现为开始控制身体功能（例如大、小便），如是哺乳的产妇，则关心乳汁的质量及喂养能否成功的问题，渴望获得有关照顾婴儿的知识和技能，因此最容易接受护士的指导。

少数产妇，于产褥期将经历短暂的忧郁期。表现为无食欲、泪汪汪、难以入眠及失望感，此为"产后忧郁症"，常发生于住院期间。发病原因除了过度疲累、不舒适、过多或过少的刺激，自我调适外，内分泌变化是主要原因。护士有责任让产妇了解。她的感受属于正常现象，并安排治疗性环境，鼓励产妇倾吐心绪，耐心倾听，允许哭泣，随时给以安慰、鼓励、满足需要。促进舒适。

【产褥期的护理及保健】

分娩过程的消耗、子宫内存在的创面、生殖道自然防御能力下降以及乳腺分泌功能旺盛等因素，致使产褥期容易发生感染及其他病理情况。加强产褥期护理及卫生指导，是促使产妇顺利复原，促进健康的关键措施。

（一）环境管理

为产妇提供舒适、安静的休养环境。

1. 室内空气流通。

2. 避免过堂风。

3. 定期消毒。

4. 保持室内整洁。

（二）产褥早期

指住院期间或产后 10 天内。

1. 一般护理　注意产妇的一般情况，发现异常及时寻找原因并与医师联系给予处理。

（1）血压、脉搏、呼吸、体温，每日测二次，体温升高者每 4 小时测一次。产后即刻处理同第四产程。

（2）观察阴道流血量。加强巡视；留会阴垫计流血量；测宫底高度及硬度；观察阴道流血量、色及性质；填写产后观察记录。

2. 会阴清洁

（1）每日 2 次及大便后用 1∶5 000 高锰酸钾液或 0.2‰ 新洁尔灭液冲洗会阴。

（2）产后第一次：应用肥皂水将臀部、大腿内侧血迹洗净复以消毒会阴垫，以丁字带固定；以后按情况嘱产妇及时更换，保持局部清洁。

（3）会阴伤口于产后 3～5 天拆线，如有感染情况，酌情提前拆线引流或扩创处理。

（4）会阴水肿可作热敷或 5% 硫酸镁湿热敷。

（5）烤灯干热法，有助会阴损伤组织愈合。

3. 饮食　如无全身麻醉，产后 2 小时即可进食。产褥初期提供易消化、高营养、高热量食物，逐渐增加食量。食物中应含维生素，多给饮料、汤类食物，以少量多餐为宜，每日可增加 1～2 餐。哺乳产妇应适当增加营养的摄取。

4. 大、小便　产后 4～6 小时应嘱产妇排尿 1 次，如有困难，应帮助寻找原因。采取相应措施。

（1）解除产妇对排尿疼痛的顾虑。

（2）鼓励坐位排尿，用热水熏洗外阴或温开水冲洗尿道口周围，诱导排尿。

（3）床边加屏风，扶产妇下床或去厕所排尿。

（4）热水袋放置于下腹部，刺激膀胱肌内收缩。

（5）强刺激手法，针刺关元、气海、三阴交及阴陵泉穴。

（6）肌注新斯的明。

（7）导尿，上述处理无效时，予以导尿，必要时留置导尿管 1～2 天，并给抗生素。

5. 产妇容易发生便秘，预防的措施是：

（1）养成定时排便的习惯。

（2）多吃蔬菜、水果。

（3）鼓励早期下床活动。产后 2～3 天未解大便者，宜给缓泻剂或肥皂水灌肠。

6. 清洁卫生　产妇出汗多，可用温水擦浴，勤换内衣和床垫，便后、饭前及哺乳前应清洗双手。

7. 活动 产后24小时内应卧床休息，24小时后酌情下床活动（剖宫产及会阴切开术的产妇，只要可能亦宜于24小时后起床），逐日增加活动范围及活动量。有内科合并症或产褥期并发症，及体力衰弱的产妇则应强调休息。产褥期应该避免过久站立、蹲位过久或提抬重物等增加腹压的活动。并指导产妇：

（1）做产后体操。

（2）教会产妇做肛门收缩及憋尿动作，每天做3~4次，每次15~20次收缩。通过盆底肌肉及阴道周围肌肉的收缩，促进盆底肌肉张力并加强膀胱和尿道支持组织的力量，可以防止尿失禁，膀胱、直肠膨出及子宫脱垂。

8. 出院指导 正常产妇，经过住院期间精心护理和治疗。如无异常，2~3天后即可出院回家休养。会阴有伤口者，则拆线后检查伤口愈合良好即可出院。出院前护士协助安排出院后休养计划。包括休息、饮食、活动、婴儿照顾等内容。

（三）产褥晚期

产妇出院后，仍应按住院要求，注意休息，逐渐增加活动量，无论体力或精神方面均不应过度负担。

1. 保持外阴清洁。

2. 温热水擦浴，勤换内衣，产后1个月内不宜盆浴。

3. 产后复查前。不宜性交。

4. 产后1个月内不参加体力劳动，尽可能不攀登楼梯。

5. 加强乳房护理。

6. 坚持产褥期体操。

7. 发现异常及时联系就诊。

（四）产后复查

包括产后访视和产后健康检查。产后访视至少3次，第一次在产妇出院后3天内；第二次在产后14天；第三次在产后28天，主要了解产妇及婴儿的健康状况及哺乳情况，及时提供指导。产妇于产后42天应去医院接受产后健康检查，包括：

1. 血压、体重、血及尿常规化验检查。

2. 妇科检查 观察了解盆腔内生殖器官的复原状况，同时了解月经的复潮情况。

3. 计划生育指导 原则是非哺乳产妇选用药物避孕，哺乳产妇选用工具避孕。

4. 针对需要，提供信息及指导。产后复查时，最好携带婴儿同时前往，为新生儿进行一次全面的体格检查，有助于了解哺乳情况。同时提供育婴知识。

（五）产后体操

产褥期体操可以弥补早期起床活动的不足，又能促使腹壁和骨盆底肌肉的张力尽快得到恢复，增加骨盆的血液循环以促进子宫的复原，同时有助于解除产妇的疲乏，所以提倡产妇做产褥期体操。

1. 产后第1天 仰卧位，身体和下肢伸直。双足靠拢，上肢伸直放于身体两侧。缓慢吸气，致胸部扩张、腹壁下陷。背部紧贴床面，屏住气，然后呼气放松。重复5~10次。

2. 产后第2天 平卧位，抬起头尽可能使下颏接近胸部，不要移动身体其他部位。重复5~10次。

3. 产后第 3 天　平卧位，双上肢伸直放置身体两侧，然后抬手越过头部直至两手掌侧相遇。保持手臂固定后，再放下置身体两侧，放松。重复 10 ~ 15 次。

4. 产后第 7 天　平卧位，身体和下肢伸直，双上肢放置于身体两侧。将一侧下肢之股部及小腿部屈曲、抬起超过髋关节，并使屈曲的股与小腿相互接触、脚接触自己臀部后，继而伸直、放下。换对侧肢体重复上述练习。每日早、晚两次，双腿交替，各做 5 次。

5. 产后第 7 ~ 10 天　平卧位，双上肢放置身体两侧，抬起一侧下肢与身体垂直，保持背部不离开床面，换另一侧下肢重复这种练习 5 ~ 10 次。

6. 产后第 10 ~ 14 天　仰卧，双手托在枕部，利用腹肌收缩的力量，使身体慢慢坐起，保持身体直立，双下肢紧贴床面，然后躺下。重复一次以上。

7. 产后第 14 天以后　仰卧，双臂放置身体两侧，屈双腿近乎于直角，以头部、躯干部及双足着床。有规律地抬起身体，使臀部离开床面，以双肩及双足支持身体。双膝靠拢但保持双足分开，同时收缩臀肌，然后放下。每天重复一次以上。

8. 身体情况允许时，做改良式膝胸卧位，有助于纠正后位子宫　膝胸贴近俯卧位，胸部离开床面，双腿分开一脚距离，保持姿势 2 分钟。重复数次。

（六）乳房的护理

继续妊娠期的乳房护理措施（见前），非哺乳产妇只需保持局部清洁卫生；母乳喂养的产妇，在第一次哺乳前。将双手、乳头、乳房周围用软肥皂及清水洗干净，以后每次哺乳前均用温开水擦洗乳头及乳房。

1. 哺乳时间及姿势　目前提倡母乳喂养，指导喂养方法已成为产褥期护理的主要内容之一。正常分娩者，哺乳可于产后 1 小时开始，通过吸吮刺激乳汁分泌。每 3 天哺乳一次为宜，最初哺乳时间为 3 ~ 5 分钟，以后逐渐增加到 15 ~ 20 分钟，双侧乳房轮流哺乳。哺乳时，母婴均应选择舒适的位置（坐位或卧位），乳头必须放在婴儿舌头上方，用一手扶托并挤压乳房，协助乳汁外溢，注意使婴儿鼻孔离开乳房。每次哺乳后，应将婴儿抱起轻轻拍背 1 ~ 2 分钟。哺乳期以 1 年为宜。

2. 对症护理

（1）乳房胀痛，多系乳腺管不通致使乳房形成硬结。早期可以按摩（用手从乳房基底部向乳头方向按摩）、热敷、发面引子贴敷乳房、服用中药散结通乳，或肌注催产素 10 u，20 分钟后吸奶。

（2）乳头皲裂，轻者可继续哺乳，每次哺乳后小破口处涂敷 10% 复方安息香酸酊或蓖麻油糊剂，于下次哺乳前洗净。哺乳间歇，采用 40W 电灯泡，光照双侧乳头 15 ~ 20 分钟；或用冷茶水（含鞣酸）敷乳头破口部分，可促进裂口愈合。皲裂严重者应停止哺乳，除采用上述方法外，应挤出乳汁。加用抗生素。

（3）乳汁不足，需指导产妇按时哺乳并将乳汁吸净；注意休息、睡眠；避免过度紧张和劳累造成的压力；调节饮食，多吃营养丰富的汤类食物；服用催乳中药或配合针刺方法。

（4）退奶，因病或其他原因不宜哺乳者。应尽早退奶。常用炒麦芽 60 g，水煎当茶饮；芒硝 120 g，敷两侧乳房并行包扎；也可服用大剂量雌激素。如用己烯雌酚 5 mg，一日 3 次，连服 3 天后，改每日一次，每日 5 mg。连服 3 天，其后每日 2 mg，再服 3 天，同时紧束双乳，少进汤类，用药期间不可挤乳。配合针刺穴位效果更佳。近年有用溴稳定，对已有大量乳汁分泌而需停止哺乳者效果满意。

（王美　叶美欣　齐宁宁）

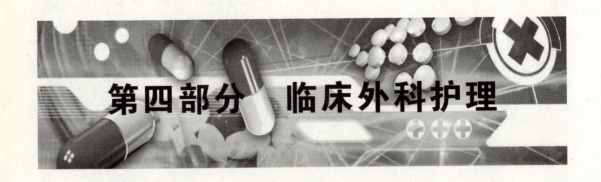

第四部分 临床外科护理

第一章 普外科疾病的护理

第一节 外科感染

外科感染一般是指需要手术治疗的感染性疾病和发生在创伤或手术后的感染。

【分类】

它可分为特异性感染与非特异性感染二类:

1. 特异性感染 如破伤风、气性坏疽,分别由特种厌氧菌破伤风杆菌或气性坏疽杆菌引起,致病菌存在于人畜粪便和泥土中,一旦人体有开放性创伤,且伤口深而血运欠佳或形成死腔时。为厌氧菌的入侵和生长繁殖创造了良好条件,气性坏疽发病时,伤口周围红肿。胀痛,有组织腐烂的分泌物流出,奇臭。

2. 非特异性感染 如疖、痈、蜂窝组织炎、丹毒等均为化脓性感染,致病菌为葡萄球菌、链球菌、大肠杆菌和绿脓杆菌等引起。

【病因及发病机制】

葡萄球菌大多在人体皮肤表面;链球菌在口、鼻、咽部寄居;大肠杆菌与绿脓杆菌则以肠道为宿主,当机体表皮破损和抵抗力下降免疫功能减退时,细菌易入侵致病,多数为混合感染。感染后局部出现红、肿、热、痛等症状。

【临床表现】

1. 疖 是单个毛囊及皮脂腺内细菌感染所致,为急性化脓性感染,可扩散至邻近的皮下组织;致病菌为金黄色葡萄球菌,好发于皮脂腺丰富和受摩擦的部位,如头面部、颈部、腋下、腹股沟和臀部。感染后,最初局部皮肤只呈红色小点,以后逐渐肿大,有疼痛感觉,数日后肿块中央出现黄色脓头,经排脓及消炎处理后,炎症能及时控制且很快痊愈。

2. 痈 是多个毛囊、皮脂腺或汗腺的急性化脓性感染,亦可由多个疖集合而成,致病菌多数亦为金黄色葡萄球菌,好发于皮层较厚的项、背部,细菌入侵后沿皮下脂肪柱。蔓延至皮下组织,沿深筋膜向四处扩散,侵及许多脂肪柱,再向上入毛囊群,故具有多个脓头。局部皮肤出现暗红色隆起,质硬,有灼热刺痛感,随之患者有畏寒、发烧及头痛等全身症状。患糖尿病者极易生痈,因白细胞功能不良,抵抗病菌能力较差之故。痈形成后需手术切开引流及去除坏死组织。一般切口为"＋"或"＋＋"形，以利引流。

3. 蜂窝组织炎　病菌侵入皮下、筋膜下肌间隙或深部疏松结缔组织的急性弥漫性化脓性感染，致病菌多为溶血性链球菌和金黄色葡萄球菌，致病力强，侵润范围广，能使局部组织坏死，有出现败血症的可能。病变部位皮肤红肿剧痛，亦有明显的压痛。全身表现为精神萎靡、乏力、寒战、高烧。应及时作多处切开引流和清除坏死组织，抗菌输液及补充营养。

4. 丹毒　由溶血性链球菌引起的皮肤及其网状淋巴内管的急性感染，多见于小腿、面部，发病部位红痛、肿胀，呈片状红斑，边缘清楚，若以手指按压，红色消退，解除压力即复原状，同时，可引起全身不适.有畏寒高烧、纳差和精神疲乏。一般应用抗生素治疗或用50%硫酸镁湿敷并注意抬高患肢。

5. 败血症和脓毒血症　这是全身化脓性感染的二种类型。局部化脓性感染处理不当、严重创伤、大面积烧伤、胆遭感染等，在机体抵抗力低下时，都可引起败血症或脓毒血症。败血症是致病菌在血液中持续存在并擎长，产生大量毒素，临床表现急骤，患者呈稽留热型高烧，全身呈严重中毒表现，可能发生休克。脓毒血症是局部化脓性病灶间歇性地向血流中散布细菌及毒素，并在身体其他部位引起转移性化脓病灶，患者在慢性感染的基础上，间歇性地寒战高热、呈弛张热型。败血症与浓毒血症多为混合型，不可截然分开。治疗需用大剂量广谱抗生素静脉滴注，以及对症治疗。

6. 破伤风　破伤风杆菌由机体破损处入侵，分泌毒素使局部或全身肌肉发生阵发性痉挛和抽搐，抽搐时呼吸急促，牙关紧闭，出现"角弓反张"症。患者体温上升。对任何外界刺激如声音、光线、触动等均会引起抽搐。患者可因喉肌痉挛造成窒息、心跳骤停或并发其他感染而造成死亡。治疗首先应清创、镇静止痉，并用破伤风抗毒素及其它抗感染药物，配合中药。如五虎追风散等。

7. 气性坏疽　气性坏疽杆菌包括产气夹膜杆菌、腐败杆菌及水肿杆菌等，自伤口侵入机体，通常为广泛性肌肉损伤后，细菌在缺氧的伤口内迅速生长、繁殖，使肌糖原发酵而产生气体。伤口周围有水肿，坏死组织液化后呈脓性分泌或暗红色液体并杂有许多气体小泡，以手按压局部肿胀软组织有捻发感。全身有高烧、脉速、呼吸急促、精神萎靡，严重者出现谵妄、昏迷休克等。应及时手术清创，大量广谱抗生素静脉滴注。高压氧疗，伤口内用氧化剂药液冲洗等。

【治疗与护理】

外科感染病种分类较多，在施行护理工作中既有共性又有特性。因此，我们在护理各种疾病时，必须因症施护，这样才能获得理想的康复效果。

1. 共性护理

（1）保护皮肤：防止皮肤破损，遇虫叮蚊咬后切忌以指甲抓痒，避免抓破皮肤而引起感染，可使用清凉油或止痛痒喷雾剂，以解痛痒。保持皮肤清洁干燥，每日以优质肥皂擦洗干净，暑天大量分泌汗液时。不宜在脸面部搽油抹粉，以免阻塞毛孔引起炎症，但某些部位，如臀部、腋下、腹股沟等易摩擦处，可施以少量滑石粉，使之滑润干燥，避免擦破。

（2）热敷与抬高患肢：一般感染初期均会出现红肿硬块，热敷可使炎症消散或局限促其成熟，湿热敷温度约50~60℃.用二块纱布垫，交替使用，热敷之前，局部皮肤搽以凡士林，上面再覆盖纱布以保护皮肤。干热敷即用热水袋，温度约 60~70℃，热水袋加套，防止烫伤。感染肢体要抬高，上肢以绷带从颈项悬下吊起肢体，高于或平心脏位，承重受压部位以棉垫衬垫；下肢用枕头或海绵块，垫高 30°左右．以利血液和淋巴液回流，减少肿胀。

（3）伤口引流护理：一旦脓肿形成，即应切开排脓，若是较小疖子，可用消毒针头刺破排出脓液，外敷消炎药膏即可。但脸面、上唇周围、鼻部俗称危险三角区生疖，不宜挤压，以防细菌沿内眦静脉和眼静脉进入颅内的海绵窦，而引起颅内感染，颇为危险。较大的疖则需切开排脓痈和蜂窝组织炎．病变范围较广，一般作多处切开，病变较深者，应放引流条。每日以生理盐水或 1∶1 000 雷佛奴尔清洗伤口及更换敷料，必要时每日 2 次，严格执行无菌操作。

（4）支持护理：即全身性支持疗法的护理。

1）思想引导：使患者对疾病的康复有充分信心，积极配合医疗与护理，有乐观的情绪。

2）营养补充：患者表现食欲不振或厌食，在保证营养供给的情况下，经常调换品种、烹调色、香、味美的食物以诱增食欲。病情严重不能口服者，应从静脉输液输血，保证每天有 2 000 千卡热量供给。保持输液管道通畅．根据病情需要维持应有的滴速是至关重要的。

3）高热护理：严重感染者，均会出现高烧，要劝说患者多饮开水或饮料，给机体补充水分和冲淡毒素。体温高至 39℃ 以上时，给以物理降温。大汗淋漓时。以温水揩洗皮肤，及时更换汗湿的衣裤与床单。

4）病情观察：注意局部伤口的转归，以及全身生命体征的变化，认真填写护理记录单，提供可靠的诊疗根据。危重患者呼吸困难者，要及时供氧，有呼吸道阻塞现象时，应即用吸痰等措施排除阻塞，同时报告医生并准备好气管切开用物。

5）重视口腔与皮肤清洁：防止褥疮。

2. 特殊护理

（1）隔离消毒措施

1）丹毒及绿脓杆菌感染者，其病菌扩展十分迅速，蔓延甚广，应做好床边隔离；与邻床要有 1 m 以上的间距；个人用物隔离，特别是换药器械，用后需单独浸泡消毒，浸泡时间要比一般消毒延长．经清洗后才能送供应室消毒；贴近伤口之敷料要焚毁，其余敷料亦应单独处理；护理患者后要浸泡双手于碘伏（200 ppm 含量）2 分钟。

2）破伤风及气性坏疽患者，应严格隔离：患者住单人病室，专人护理，控制出入人员；护理患者要穿隔离衣、戴帽子、口罩．手部有伤口者不宜参加护理，必要时戴橡皮手套以保护自己；室内紫外线照射每日 2 次．地面用 2% 次氯酸钠拖洗。每日 1~2 次；患者用过的敷料应一律焚毁；器械先用碘伏（300 ppm 含量）浸泡 20 分钟，清洗后再行高压灭菌并采间隙消毒灭菌法，即按正常高压灭菌。每日 1 次。连续 3 日。进行 3 次消毒。可杀死所有芽孢。

（2）破伤风特殊护理

1）环境要安静，避免噪音，室内无强光照射，工作人员走路、说话、开关门窗等动作要轻，因任何刺激均会引起患者剧烈的肌肉痉挛，所以护理工作要有计划性，治疗与护理能在一次接触患者时完成为好。这样可减少翻动和刺激患者。如能在解痉、镇静药的配合下进行更好。

2）抽搐痉挛时，防止坠床。口内置牙垫或垫纱布，防止舌唇咬破。记录抽搐时间和程度。呼吸肌痉挛有窒息情况时，及时准备气管切开用物。

3）破伤风抗毒素（TAT）：是从动物血清中提炼的异性蛋白，可导致过敏。因此，注射前要做皮试，方法：取 0.1 ml 抗毒素以生理盐水稀释至 1 ml，在前臂内侧腕关节上 5～8 cm 处，注入 0.1 ml 稀释液于皮内作一皮丘。观察 20 分钟，局部无反应为阴性，创伤后预防破伤风时，可将 TAT1 500u 一次性肌注。如皮试局部出现红晕大于皮丘或皮丘周围有红色伪足，均为阳性，应采取脱敏注射。脱敏注射方法：将 TAT1 500 u，稀释成 5 ml，首次肌注 1 ml，观察 20 分钟。无任何不适者，第二次肌注 2 ml，观察同上，仍无不适，第三次最后剂量注入，再观察 30 分钟后，才能让患者离去。在脱敏注射时应备有 1∶1 000 盐酸肾上腺素 1 ml，以便发生过敏反应时，紧急注射。破伤风发病时的治疗剂量较大，每日用量在 1 万 u 以上。

（3）高压氧治疗气性坏疽护理

1）严格执行隔离制度，创面以消毒巾遮盖。各种用物备齐。

2）入舱前排空大小便。

3）患者忌穿尼龙类化纤织物衣裤进舱。

4）加压时，鼓膜内陷胀痛，嘱患者扭鼻鼓气、咀嚼或作吞咽动作。同时舱温上升。给患者适当宽衣。有引流管者要夹紧，防止高压返流。

5）减压时，温度下降注意保暖。及开放引流管。

（4）厌氧菌感染的伤口护理：要彻底清除创内坏死组织，暴露死腔，用3%过氧化氢或 0.5‰～1‰高锰酸钾溶液冲洗伤口，亦可湿敷创面，以对抗厌氧菌的生长。沾污敷料一律以废纸包裹送去焚烧，器械浸泡于指定消毒桶内。工作人员要严格消毒双手，防止交叉感染。

（宋宁　王夕霞）

第二节　损伤

人体受外界各种伤害因素造成组织、器官破坏、功能障碍者称之为损伤。它分为闭合性损伤与开放性损伤二类。前者皮肤完整，后者有创口暴露。

【分类】

1. 机械性损伤　如切割、枪弹、牵拉、挤压、殴打致伤者等。

2. 物理性损伤　如电击、射线、异常温度（冷和热）引起。

3. 化学性损伤　如强酸、强碱、毒气。

4. 生物性损伤　如蛇、虫、兽叮咬。

【临床表现】

1. 损伤后的演变修复分为三期：

（1）损伤期表现为神经、内分泌和代谢的变化，它是肾上腺素和肾上腺皮质激素的应激反应。白细胞自血管内逸出，巨噬细胞、网状内皮细胞出现和增加。伤口或组织裂隙内为血凝块填充，周围组织发生急性炎症。全身性表现为内分泌紊乱，出现负氮平衡，或垂体后叶大量释放抗利尿激素。使尿量减少。此期持续 2～3 日。

（2）转变期：合成代谢开始，逐渐纠正负氮平衡，尿量增加，成纤维细胞、内皮细胞、新生血管等构成肉芽组织。此期为伤后 5～10 日不等，与原来机体状况有关。

（3）恢复期：是蛋白质合成阶段，内分泌和代谢趋向正常，创口修复，全身情况好转。此期为伤后 10～20 日。临床症状，根据损伤部位、程度表现各异，较轻者未伤及器官，则局部感觉肿胀、疼痛，有皮下出血，活动受到限制。

2. 损伤面积大或涉及重要器官，就会出现各系统的症状　如颅脑伤出现神经系统症状，胸部伤出现呼吸循环系统症状，腹部伤出现消化道及泌尿系统症状等。在大面积损伤时，因失血、内分泌与代谢的失调，可导致：

（1）失血性休克，见于肝脾破裂、胃十二指肠损伤出血，在短时间内失血占循环量的 20% 以上时，使主要器官、组织灌注不足，即可发生休克。患者表现由兴奋性烦躁后进入昏迷。脉搏细速，血压从舒张压提高到收缩压急剧下降，患者皮肤从冷湿到厥冷，出现少尿或无尿。

（2）急性肾功能衰竭，即少尿或无尿，尿毒素存积体内，电解质平衡失调，出现代谢性酸中毒，多数为急性肾小管坏死。

（3）呼吸窘迫综合征，又称休克肺，由于肺内动静脉短路，虽有通气而没有灌流，使呼吸运动无效；同时肺间质及肺泡水肿、肺不张、肺实变，阻碍了气体交换，导致急性呼吸衰竭。

【治疗与护理】

对损伤患者要详细询问病因，仔细检查和观察，以便对损伤部位及轻重程度，作出初步估计，然后按照不同病情给以护理。

1. 软组织损伤护理　经详细检查，确认无器官损伤及骨折，局限于软组织闭合性损伤者，先用热水清洗局部。再外敷、镇痛、消炎、消肿药膏如三磺膏、铁砸散等，将药膏摊于纱布上，厚薄均匀，大小面积应超过伤肿范围。纱布背面以塑料薄膜衬附（避免占污衣裤），贴于伤处。以胶布或绷带固定，每天或隔天更换。局部应制动、抬高。

2. 伤口护理　软组织开放性损伤如伤口不大，以生理盐水或 3% 过氧化氢溶液先作清洗处理，然后清创缝合包扎。伤口清洁者。不需换药。直至痊愈拆线；有感染可疑者，隔天应检查更换敷料。一般伤后应注射破伤风抗毒素 1 500 u，预防破伤风杆菌感染。较大面积的软组织开放性损伤，应按正规清创术处理，准备特制冲洗架，以支撑肢体，下接受水桶，患者在神经阻滞麻醉下，用消毒刷子醮消毒皂液刷洗伤口周围皮肤，再用大量无菌水冲净。最后以 3% 过氧化氢冲洗伤口，然后按无菌操作处理伤口，腐败组织或异物必须清除干净，争取一期缝合，口小而深者，宜扩创引流；污染严重的创面较大而不能缝合者，可用 1:1 000 雷佛奴尔湿敷。每日更换敷料 1～2 次。

3. 内脏损伤护理　严重损伤者往往多脏器受累，因此，要严密观察心、脑、肺、肾的情况，祈能早期发现病变，及时抢救。

（1）尽早开放静脉通道，以 9 号粗针穿刺静脉，便于输血。

（2）保持呼吸道通畅，尤以胸部损伤患者，注意有无反常呼吸，要及时清除呼吸道分泌物。根据缺氧程度给氧气吸入，轻度缺氧为 1~2 L/分，中度缺氧为 3~4 L/分，重度缺氧为 5~6 L/分。

（3）观察尿量必要时留置导尿，若少于 30 ml/小时应引起重视，每小时记录尿量。注意色泽。

（4）生命体征观察受伤初期体温正常。以后逐渐升高，因为，受伤组织的代谢吸收感染，均可引起高热。体温超过 39℃时。要给冰袋和酒精擦浴降温。每 4 小时测体温 1 次，每 30 分钟测量脉搏、血压 1 次，若遇病情变化，立即通知医生，并做好输液输血等一切急救准备。

（5）胸、脑、腹部损伤都应注意有无内出血现象，见有关章节。

（6）防止褥疮、注意口腔、皮肤护理：复合损伤者，病情严重。搬动困难，如有气垫床使用，可有效地防止褥疮。口腔及皮肤护理 1 日 2 次，不影响损伤部位的四肢关节，协助活动 1 日 3 次。

（7）喂食注意颅脑、脏器复合伤者，有时自己进食有困难，在能进流汁或半流质时，必需喂食，喂食时患者头部抬高，量少要有耐心，待咽下后再喂第二口，喂食完毕不宜立即变更体位，有时口内尚留有食物，一旦移动体位，会使食物误入气管。导致窒息。有死亡危险。

（8）书写护理记录认真写好护理记录，将观察所得情况，系统地详细描述，正确记录出入液量，提供可靠的治疗依据。

（叶美欣）

第三节　甲状腺腺瘤

甲状腺腺瘤多见于 40 岁以下的中青年妇女。肿瘤一般为良性肿瘤，为单发，圆形或椭圆形，表面光滑，边界清楚，无压痛，生长缓慢，可随着吞咽动作上下移动。

【病因】

与缺碘、机体的自身免疫有关。

【临床表现】

1. 一般症状不明显，常在无意中发现颈部包块。

2. 乳头状囊性腺瘤发生出血时肿瘤迅速增大，并伴有局部胀痛。

3. 少数病例可出现甲亢症状。

4. 核素^{131}碘甲状腺扫描为温结节。

5. 超声波检查可明确位置及大小。

【治疗与护理】

（一）治疗

甲状腺腺瘤最有效的治疗方法是手术切除，一般行甲状腺部分切除术，并在术中取病理，行冷冻切片检查，以防甲状腺腺瘤恶变。

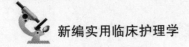

（二）护理

1. 术前护理

（1）测基础代谢率：于清晨起床前准确测量脉搏，收缩期与舒张期血压，并用简便公式计算出基础代谢率的数值。

其公式为：BMR =（脉率 + 脉压差）− 111

（2）消除紧张情绪，保持镇静，若睡眠不好可口服地西泮（夸定）。

（3）术前口服碘剂可减轻甲状腺充血，使其缩小变硬，利于寻术。服用方法：每日3次，每次5滴至手术时。服碘剂时要稀释滴在馒头、饼干或蛋糕等食物上食用，碘溶液不要直接接触口腔黏膜。碘剂刺激胃黏膜，引起胃肠反应，如：呕吐、食欲不振，因此要在饭后服用。

（4）宜进高热量、高蛋白、高维生素的饮食，增加手术的耐受性。

（5）术前1周戒烟，预防受凉感冒，以减少呼吸道分泌物，防止术后咳嗽，诱发伤口出血。

（6）肿瘤较大者床旁备氧气、气管切开包、电动吸引器、负压吸引袋，以利急救。

2. 术后护理

（1）观察生命体征，随时根据病情测量血压、脉搏、体温、呼吸。

（2）取平卧位，术后血压、脉搏平稳后，给予半卧位。

（3）随时观察出血情况。

1）敷料有渗出者应及时更换。

2）观察引流管引出血性液体的量，引流管应以负压吸引。

（4）观察有无喉返神经损伤引起的声音嘶哑，因喉上神经损伤所致的误咽，因甲状旁腺损伤所致的手足抽搐。

（5）术后6小时可进流质，如冷豆奶、藕粉等，以使颈部血管收缩，减少出血机会。术后2天内进流质，以减轻吞咽和咽部不爽。

（于利萍）

第四节　急性乳腺炎

急性乳腺炎为乳房的急性化脓性感染，是哺乳期妇女的常见疾病，多见于产后3～4周。

【病因】

1. 产后全身抗感染力下降。

2. 乳头发育不良，妨碍哺乳；哺乳方法不正确；乳汁过多，乳管不畅，影响排乳，导致乳汁淤积。

3. 细菌侵入，在淤积的乳汁内繁殖引起感染。

【临床表现】

1. 乳房胀痛、精神不振、疲乏无力、食欲减退，感染严重者出现寒战、高热。

2. 乳房局部有压痛性肿块，可形成局部脓肿。当脓肿位置表浅时可出现波动性压痛，皮肤充血、发热，腋窝淋巴结肿大。

3. 白细胞计数明显增高。

4. 超声波检查可发现炎性肿块或脓腔，脓腔穿刺可抽出脓汁。

5. 乳房脓肿可单发或多发，处理不当或感染严重时可出现败血症。

【治疗与护理】

（一）治疗

1. 保持乳头清洁，以防止细菌的再次侵入，用吸乳器吸出乳汁解除淤积。

2. 局部理疗，促进血液循环，以利炎症的消退。

3. 应用抗生素，一般以青霉素为主的广谱抗生素为宜。

4. 可予中药治疗。

5. 脓肿形成后行切开引流术

（1）切口的选择：乳房下缘弧形切口，经乳房后间隙引流。乳晕下脓肿则应沿乳晕边缘弧形切口。其他部位的脓肿以乳头为中心做放射状切口。

（2）切口要足够大、低位，便于脓腔引流的通畅。

（3）在脓肿的深部放置引流，必要时做对口引流。

6. 感染严重或出现乳瘘者，应终止乳汁分泌，常采用的方法为口服己烯雌酚或肌注苯酸雌二醇等。

（二）护理

哺乳期急性乳腺炎先采取非手术治疗。早期要设法使乳汁排空，保持乳腺导管通畅，及早使用大剂量抗生素。症状轻、感染局限的脓肿可治愈且不留痕迹。要用三角巾或乳罩托起乳房，以减轻疼痛。皮肤水肿明显者可用30%硫酸镁湿热敷。

1. 术前护理

（1）增强患者自身的抵抗力，增加营养，适当休息。

（2）遵医嘱，给予抗生素治疗，并随时观察体温变化。

（3）乳房的护理

1）随时用吸乳器吸净积乳。

2）观察红肿部位有无波动感。

3）指导患者用合适的胸罩将乳房托起，以减少疼痛。

（4）高热时及时给予降温。

2. 术后护理

（1）及时给予止痛。

（2）观察创口渗出情况，如有渗出，应及时更换敷料。

（3）当有乳汁出现于切口处时，即为乳瘘形成，要终止授乳，改人工喂养。用回乳药物促进乳瘘闭合。

乳腺脓肿切开引流术是治疗乳腺炎脓肿形成后的重要手段。切开引流是使脓液及早排出。以后通过伤口换药至伤口愈合。中止乳汁分泌的方法为炒麦芽水煎服2~3天或口服或肌注雌激素。

（王美）

第五节 腹外疝

腹腔脏器通过腹壁薄弱或缺损处向身体表面突出形成的包块称腹外疝。

【病因】

腹外疝形成的原因有先天、后天之分。先天性原因是某些器官在胚胎发育过程中形成了腹壁的缺损，如睾丸下降时，伴随精索通过腹股沟管至阴囊，若发育不全可构成腹股沟斜疝的因素；后天性如老年腹壁肌肉萎缩或腹壁手术切口愈合不良等因素造成。

【分类】

腹外疝一般都包括疝环、疝囊、疝内容物与疝外覆盖几个部分。疝环是腹壁筋膜、肌肉、韧带的缺损部位；疝囊是经疝环突出的腹膜囊袋；疝内容物可有小肠、网膜或大肠等；疝外覆盖是包盖在疝囊外表相应腹壁的各层组织。临床称疝内容物可以自由进出疝坏的为可复性疝；疝内容物不能完全回纳入腹腔的称为难复性疝；如果疝内容物突出腹腔以后，被疝环卡住而不能回纳入腹腔者为嵌顿性疝；如果嵌顿后疝内容物发生缺血坏死时就称为绞窄性疝。

【临床表现】

1. 腹股沟斜疝 腹股沟斜疝是腹腔内容物通过腹股沟管突出至腹壁外。进而可以坠入阴囊。腹股沟管位腹股沟韧带内上方约 2 cm 与韧带平行方向，腹股沟管的内口在腹股沟韧带中点内上方，是腹横筋膜的卵圆形裂孔，又称内环，是疝内容物离开腹腔的开始部分；腹股沟管的外口在耻骨结节的外上方，是腹外斜肌腱膜的三角形裂口，又称外环，斜疝内容由此而离开腹壁肌肉层，进而随精索的走向而坠入阴囊。

腹股沟斜疝的临床特征是当患者增加腹压时，患侧腹股沟管部有肿块突出，自外上方至内下方，并向下降至阴囊，呈半个梨状的肿物，透光试验阴性，触之柔软。令患者平卧加压肿物可自原突出处回纳入腹腔，回纳后用手指压迫内环部，患者起立增加腹压而肿物不复出现。经确诊以后应手术治疗修补缺损。

2. 腹股沟直疝 腹股沟直疝是腹腔内容物通过下腹壁的海氏三角（Hesselbach 三角）或称直疝三角而直接突出腹腔外。海氏三角是由股直肌外缘、腹壁下动脉及腹股沟韧带三个边界构成。年老体弱者往往这部分为腹壁的薄弱区，当腹内压不适当地增高时。使腹腔内容由此突出，在下腹部可见一半球形的肿物，直疝的发生过程与腹股沟管无关，直疝也不会坠入阴囊，如回纳疝内容入腹腔后，加压腹股沟内环，不能限止疝内容物继续突出。

3. 股疝 股疝是腹腔内容物通过股管而突出，股管在腹股沟韧带的下内侧，上口称股环，其前界是腹股沟韧带，下口为卵圆窝，是大隐静脉进入股静脉的入口。股疝好发于中年以上的妇女，因妇女骨盆较阔而股环较宽大。临床可见在腹股沟内侧部有可复性肿物，通常如手指端大小。加压可逐步回纳但往往不能全部消失，因疝囊局部有脂肪团块之故。股疝往往易嵌顿，并出现肠梗阻症状，明确诊断后都采用手术治疗。

4. 切口疝 腹部手术后由于切口感染或放置引流物时间过长，以致切口愈合不良。腹腔内脏器由切口疤痕处突出，外表仅有腹壁皮肤及腹膜遮盖，也应进行手术治疗。

【治疗与护理】

腹外疝的护理是减少和消除腹外疝复发的因素，对需手术治疗的患者必须做好手术前的准备、手术后护理和出院宣教，防止术后复发。

1. 心理护理　向患者解释造成腹外疝的原因和诱发因素、手术治疗的必要性。了解患者所存在的顾虑，尽可能地予以解除。使患者能安心配合治疗，对医护人员的措施有相当的信任。

2. 术前护理

（1）消除引起腹压增高的因素。如忌烟、镇咳，防止呼吸道感染；保持大便通畅，多饮水，多吃蔬菜等粗纤维食物；保持排尿通畅，对年老患者要了解其排尿情况，如有前列腺增生症等尿流不畅应先予解决。

（2）注意基础护理，注意保暖，防止着凉。

（3）对年老腹壁肌肉薄弱患者或切口疝、复发疝患者术前要作腹壁肌肉锻炼，如仰卧起坐等。

（4）练习卧床排便。

（5）备皮：术前备皮至关重要，既要剃净又要防止剃破，手术日晨并需再检查一遍有无毛囊炎等炎症表现，必要时应暂停手术。

3. 急诊术前护理　腹外疝发生嵌顿或绞窄时要进行急诊手术，除作好术前备皮及心理护理外，要加强输液、抗菌、及配血等工作，因腹外疝嵌顿后的病理、生理变化，与急性肠梗阻相同，对全身影响较大。

4. 术后护理

（1）观察切口、阴囊部有无出血、血肿。手术时仔细止血为主，术后伤口一般不需加沙袋压迫，但如有切口血肿，应予适当加压，阴囊渗血时应予抬高，可在二大腿间贴宽胶布条将阴囊托起或用丁字带兜起阴囊。

（2）注意保暖，防止着凉，避免咳嗽，如必须咳嗽时应用手掌扶持伤口，在增加腹压时（如咳嗽）稍稍加用手掌压于切口。

（3）术后平卧，不宜过早下床活动，术后 1 ~ 2 日卧床翻身及两上肢活动，术后 3 ~ 5 日才可坐起，逐步下床活动。

（4）保持大小便通畅，保持切口敷料不被污染。

（5）术后 6 ~ 12 小时，麻醉消失。根据患者食欲可进流食，逐步改为半流及普食。

（6）术后 7 日左右拆线。

5. 出院宣教

（1）继续避免增加腹腔压力的各种因素。

（2）术后 3 个月内避免重体力劳动。

（宋宁　张林静）

第六节 急性腹膜炎

急性腹膜炎是一种常见的外科急腹症。可分为继发性腹膜炎和原发性腹膜炎两大类。按累及的范围可分为弥漫性腹膜炎和局限性腹膜炎。

【病因】

1. 继发性腹膜炎 腹腔内脏器破裂、穿孔、炎症或手术污染所引起的腹膜炎。

2. 原发性腹膜炎 腹腔内无原发病灶，多因溶血性链球菌或肺炎双球菌经血行、淋巴、肠壁或女性生殖系进入腹腔而引起的腹膜炎。

【临床表现】

1. 腹痛 是最主要的症状，腹痛呈持续性，比较剧烈，常难以忍受，在深呼吸、咳嗽、转动体位时加重。

2. 恶心、呕吐 为最早出现的症状。

3. 体温与脉搏 因穿孔、破裂造成的突发性腹膜炎，早期体温正常，以后逐渐升高。

4. 感染中毒 常有高热、大汗、口干、脉快、呼吸浅快等全身中毒表现。腹膜炎后期可出现全身衰竭、严重脱水、代谢性酸中毒和休克。

5. 腹部体征 腹式呼吸减弱或消失，明显腹胀，腹胀加剧表示病情加重。腹肌紧张、压痛和反跳痛是腹膜炎的主要体征，称腹膜刺激征。

【诊断】

血常规检查白细胞计数及中性粒细胞升高，可出现中毒颗粒。腹部 X 线检查，胃肠道穿孔时多数可见膈下游离气体，肠麻痹时可见大小肠普遍胀气或多个液气平面。腹腔穿刺抽出脓液即可确诊，抽出的液体应观察其颜色、浑浊度和气味，作细菌培养、涂片及淀粉酶测定。

【治疗与护理】

（一）治疗

应采取积极措施，清除病灶，消除引起腹膜炎的病因，清理或引流腹腔，促进腹腔脓性渗出液尽快局限、吸收。治疗方法有手术疗法和非手术疗法，绝大多数采用手术治疗。

对原发性腹膜炎，盆腔器官感染引起的腹膜炎经治疗有效、炎症已有局限趋势、病因不明而病情不重、全身情况较好、腹腔积液不多，腹胀不明显，无休克者，可在严密观察并做好术前准备的情况下进行非手术治疗。

当腹膜炎病情严重或经非手术（一般不超过 12 小时）治疗无效，应选择手术治疗。手术治疗的主要目的是清除腹膜炎的病因，根据患者对手术的耐受程度，采用彻底切除病灶或行单纯腹腔引流。手术时应尽可能清除腹腔内脓液、食物残渣、粪便或异物等，可用大量温等渗盐水冲洗腹腔。常于腹腔原发病灶附近及膈下、盆腔底部等处放置烟卷引流、硅胶管或双套管引流，减少腹腔残余脓肿的发生。

（二）护理

1. 术前护理

（1）观察要点：①注意生命体征的变化，有无脱水、电解质和酸碱平衡紊乱及休克的表现；②定时询问腹痛和检查腹部体征，以判断病情的变化，若病情突然加重应报告医师；在病情观察或非手术治疗期间出现手术指征时，应考虑手术处理；③注意辅助检查结果提示的有关情况；④监测尿量，记录液体出入量；⑤注意腹腔脓肿或粘连性肠梗阻的发生。

（2）心理护理：做好患者及家属的解释工作，解除思想顾虑，使其配合治疗。

（3）体位：在无休克情况下，宜取半卧位，以利腹腔内渗出液、脓液等积聚在盆腔，使炎症局限。因为盆腔腹膜吸收能力较上腹部差，可减少毒素的吸收，并可防止膈下脓肿。半卧位时膈肌可免受压迫，有利呼吸和循环的改善。

（4）禁食：可减少胃肠道内容物继续流入腹腔，有利于控制感染的扩散。必须待肠功能恢复后，才可开始进食。

（5）胃肠减压：可减轻胃肠道内积气、积液，减少胃肠内容物继续漏入腹腔，有利于减轻腹胀、炎症局限、改善肠壁血液循环和促进胃肠道功能的恢复，是腹膜炎治疗的重要措施之一。

（6）输液：腹膜炎时，腹腔内有大量液体渗出，加之呕吐，不仅丧失水、电解质，也丧失了大量的血浆。应根据临床表现和血生化测定、中心静脉压等监测，输入适量的晶体液和胶体液，纠正水、电解质及酸碱平衡失调，必要时输血浆或全血，以维持血容量。注意静脉输液通道的通畅。

（7）应用抗生素：一般在腹膜炎确定后即给予抗生素。继发性腹膜炎，尤其是急性阑尾炎穿孔、胃肠穿孔引起的腹膜炎，由于需氧菌与厌氧菌感染混合存在，常以联合用药为主。用药时应注意给药的途径及配伍禁忌等。

（8）监测：除定时测量体温、脉搏、呼吸、血压、尿量及腹部体征变化外，对休克患者还应监测中心静脉压及血气分析。

（9）对诊断未明确者，严禁使用麻醉类止痛药，以免掩盖病情，延误诊断和治疗。

2. 术后护理

（1）掌握病情：详细了解手术经过、麻醉情况、腹腔内炎症情况、引流管放置的部位及引流状况。

（2）体位：全麻清醒前应去枕平卧，头偏向一侧，以免呕吐时误吸。全麻清醒后或硬膜外麻醉平卧6小时后，如血压、脉搏平稳，可改为半卧位，以利腹腔引流，减轻腹胀。鼓励及早翻身、活动，预防肠粘连。

（3）生命体征观察：注意观察体温、脉搏、呼吸、血压及尿量变化。

（4）禁食和胃肠减压：术后禁食2~3天后，肠蠕动功能恢复后，可拔除胃管，进流质饮食，如无腹胀、腹痛、呕吐等不适，过2~3天后再改半流质。对行胃肠道切除吻合术者，进食时间酌情推迟。

（5）维持水、电解质和酸碱平衡：术前因腹腔内大量液体丧失，常有水、电解质及酸碱平衡失调，术后应补充足够水、电解质、维生素及其他营养物质，必要时输血浆或全血，以补充机体高代谢和修复的需要。

（6）应用抗生素：术后继续使用广谱抗生素，以减轻和防止腹腔残余感染。

（7）腹腔引流护理：及时接通并妥善固定腹腔引流管，保持引流管通畅，不要受压、扭曲，定期挤捏引流管道以防血块或脓块堵塞。观察并记录引流液的量和性质。如色泽鲜红，说明有继发性出血，应及时处理。若引流液突然减少，患者感腹胀、伴发热，应及时检查引流管腔有无堵塞，若有堵塞可选用生理盐水冲洗。保护好引流管周围的皮肤，可用凡士林纱布或氧化锌软膏保护局部皮肤。定期更换引流瓶，严格遵循无菌操作。如一般情况好，腹部症状体征减轻，引流液明显减少，色清淡，即可考虑拔管。

（8）注意术后腹腔残余感染：应密切观察患者体温、白细胞计数、全身中毒症状及腹部的变化，观察有无大便次数增多、尿频或排尿困难、下腹坠胀、里急后重等表现。出现异常情况，应及时通知医师处理。

（王美　郭坤芳）

第七节　胃、十二指肠疾病

【解剖生理】

胃与十二指肠，是消化系统的重要组成部分，胃位于上腹部，为一弧形囊状器官。上有贲门与食管相连，下为幽门与十二指肠衔接。胃的 4/5 在中线左侧呈弧形凸出．为胃大弯；1/5 在中线右侧与大弯相应处，向内凹陷为胃小弯。胃分胃底、胃体和幽门窦三部。胃壁从外向里为浆膜层、肌层、粘膜下层和粘膜层。十二指肠续自胃幽门，下接空肠，长约 25 cm．呈"C"形紧紧围绕胰腺头，十二指肠分四部：第一部为球部，较短易活动，为十二指肠溃疡之好发部位；第二部称降部，呈锐角下降与胰头紧贴，胆总管与胰管开口于此；第三部称横部．自降部经椎体前向左横行于腹膜后；第四部为升部，先向上后向前下降与空肠连接。十二指肠除接受胆汁与胰液外，其粘膜腺体能分泌多种消化酶，以消化分解食物。食物进入胃内作短暂停留后。

依靠胃的蠕动将食物研磨成半液体状态，并与唾液及胃液搅拌混合，形成食糜．再逐渐排送至十二指肠和小肠内。进一步消化吸收。

【病因】

胃十二指肠溃疡病，发病主要原因有二：其一为胃酸分泌过多。主要因胃体体腺分泌过多酸性液体。其二。精神神经因素，工作高度紧张，精神受刺激，忧伤过度等引起。

【临床表现】

1. 节律性疼痛　于剑突下常有规律性疼痛。伴烧灼或刺痛感觉，十二指肠的疼部部位稍偏右。胃溃疡的疼痛规律为：进食—疼痛—缓解（食后 1～2 小时食物刺激使胃酸升高，即感疼痛。

直到胃排空，胃酸分泌减少，疼痛缓解）。十二指肠溃疡疼痛规律为：进食—舒适—疼痛（十二指肠溃疡病，胃酸分泌较高，进食后胃酸被中和，痛即缓解，食后 2～4 小时食物排空，酸度仍高，再出现疼痛，持续至下次进食）。

2. 消瘦乏力　进食后出现不同程度的疼痛，使患者限制了进食。同时消化与代谢功能相应紊乱，体重逐渐下降，精神疲乏，体力不支。

3. 呕吐　溃疡病急性发作时，幽门痉挛引起呕吐，如吐出隔宿食物为幽门梗阻之特点。此外，尚有反酸与暖气。

4. 出血　当溃疡侵及血管时。即有出血现象，少量出血时。混于粪便中。肉眼难以观察。常被忽视。直至黑便、柏油样便出现，才被注意。出血量大时有呕血，提示较大血管糜烂溃破，应迅速送医院治疗。胃十二指肠溃疡疾病。最初均由内科药物治疗．若正规系统的内科治疗后，效果不显著，或并发穿孔、出血、梗阻、恶变等情况应转外科手术治疗，一般施行胃大部切除术（BillrothI或 BillrothII式）。

【治疗与护理】

胃十二指肠溃疡病，根据不同病因与病情，施以对症护理，转至外科者均需施行手术。因此，要做好术前准备和术后护理。

1. 术前准备

（1）休息与宽慰：嘱患者休息疗养，给予精神支持，安慰患者，在解脱繁重工作的同时，要消除一切刺激因素。应尽量避免工作或家庭的不愉快。发病后一般休息4周左右再接受手术，术前做好仔细的解释工作，告知患者手术过程和必要的配合。让其在最佳心理状态下接受手术。

（2）解痛与保暖：缓解疼痛一般用制酸解痉药物、抗酸药物如氢氧化铝合剂、胃舒平；制酸分泌药物如普鲁苯辛及西米替定等；解痉药以阿托品类为主。在等待手术期间可常服用，以稳定病情，给手术创造良好条件。胃溃疡最怕上腹受冷，要穿保暖背心，或给暖炉、热水袋置胸前，患者会感到舒适。

（3）饮食调理：选择与供给质软高营养的佐餐食品、如蛋、鱼、乳等，并辅以富含维生素c之蔬菜、水果，主食以软饭、面条、面包等易消化食物，也要根据患者的饮食习惯，不刺激过多胃酸产生为宜，保持少量多餐。

（4）幽门梗阻护理：幽门梗阻患者术前应使用胃肠减压，术前3日每晚用生理盐水洗胃，每次300～400 ml，以改善胃壁水肿情况。

（5）做好术前一切常规准备，如备皮、皮试、配血等工作。

2. 术后护理

（1）胃管护理，是一切消化道手术的重要护理内容，首先将胃管接上胃肠减压器，固定妥当，一般胃肠减压负压为－1.17～－1.47 kPa（－12～－15 cmH$_2$O），保持胃管引流通畅，如遇堵塞，可以等渗盐水冲洗。注意胃液的色和量。术后24～48小时内，可恢复肠蠕动，在腹部听诊能闻及肠鸣音，即可拔除胃管。

（2）维持水、电解质平衡，禁食患者每日需要量为2 000～2 500 ml，手术当天要补充手术野蒸发的损失。中、小手术补充500～1 000 ml，大手术补充1 000～1 500 ml，全日补液量中葡萄糖与等渗盐水的比例为4～5:1。手术后最初2天，因机体失水贮钾，故不需补钾，第3日后在补液中应加入10%氯化钾30 ml/日。平均渗入输液瓶内，通常500 ml输液中加10 ml，不得超过15 ml。引流出之胃肠液，应以等量之复方氯化纳液补给，每1 000 ml胃液再追补氯化钾1 g。

（3）饮食护理：拔除胃管后。当日给少量饮水，每次4～5汤匙。1～2小时1次；如一切正常，第2日可给半量流汁，如藕粉、蛋汤、米汤之类，每2小时1次；第3日可进全量流汁。每3小时1次。每次150 ml左右。若无呕吐、饱胀等现象，拔管后第4日可进稀饭，两周后可进软饭。进食注意事项：要按时少量多餐，食品以柔软、少渣、易消化为宜，任何刺激性食物予以控制，如酸、辣、酒、浓茶、咖啡和冷饮等。

（4）活动锻炼、术后病情稳定即取半卧位，防止肺部感染和腹部胀气，以及术后肠粘连等并发症。同时，协助和鼓励患者早期活动。下肢的足背、踝、肘关节给作屈曲伸展和旋转动作，防止肿胀和栓塞。术后早期活动锻炼，能促进早日康复。

(5) 并发症的观察护理：胃十二指肠溃疡附近的，组织常有水肿糜烂，若手术时止血、缝合不当，易造成脱线出血，因此，最初 24 ~48 小时内，要仔细观察胃肠引流液，术后最初流出暗红色积血，以后渐渐转为淡黄色。若流出液为鲜红色，考虑有出血存在，应采取止血措施。另外，术后 3 ~5 日，疼痛应消失，体温渐趋正常。若 5 日后体温反而上升，或局部出现疼痛和压痛，提示有炎症存在，如切口感染或膈下脓肿，如发生吻合口瘘则有明显腹膜炎表现，应及时处理。其三，进食后出现消化障碍，有饱胀、反胃、呕吐等症状，说明有梗阻，若是吻合口水肿，采取胃肠减压，待水肿消退可自行缓解，否则根据病情考虑再次手术与否。

(6) 加强基础护理。

3. 康复指导

(1) 精神舒畅，避免情绪紧张和抑郁。

(2) 饮食有规律、严格掌握进餐时间。出院后 3、4 个月内，每日仍 5 ~6 餐，以后视具体情况，逐渐适应正常进餐。

(3) 活动与劳动：出院 1 个月内。可在室内活动及锻炼自理生活；2 个月内可去附近公园散步及轻微劳动；3 个月内锻炼适度劳动和适应上班的正常生活；3 个月后可上班工作，从轻工作过渡到正常上班，但应注意避免过分劳累或情绪紧张。

(4) 饮食仍需以软烂易消化为主，忌生硬及刺激过多胃酸产生的食品。

（宋宁　王夕霞　高迎香）

第八节　肠梗阻

肠梗阻是指由多种原因引起的肠内容物不能正常运行，不能顺利通过肠腔。

【病因】

1. 肠腔堵塞　寄生虫、粪便、胆石、异物等。

2. 肠管受压　粘连性肠压迫、肠管扭转、嵌顿疝或受肿瘤压迫。

3. 肠壁病变　先天性肠管闭锁、狭窄、炎症、肿瘤等引起。

4. 其他　腹膜炎；腹膜后血肿；手术创伤；肠系膜血栓。

【临床表现】

1. 腹痛　由于肠内容物受阻引起肠管膨胀，肠剧烈蠕动所致。

2. 呕吐　早期可出现反射性呕吐，呕吐物多为食物或胃液。

晚期因为梗阻部位不同，呕吐出现的时间和性质有所不同。

3. 腹胀　腹胀一般出现较晚。高位肠梗阻由于呕吐频繁，腹胀明显。

4. 停止排便、排气　完全性肠梗阻停止排便、排气；不完全性肠梗阻，可有多次少量排便、排气。

【治疗与护理】

（一）治疗

肠梗阻的治疗原则是纠正因肠梗阻引起的全身生理紊乱和解除梗阻。治疗方法要根据梗阻的类型、程度和患者的全身情况而定。

1. 非手术治疗　主要适用于单纯性粘连性不完全性肠梗阻。最重要的措施就是胃肠减压，吸出梗阻以上部位的液体和气体，可以减轻腹胀，降低肠腔内压力，改善肠壁血循环，减少肠腔内的细菌和毒素的吸收，有利于改善局部和全身情况。同时要纠正水、电解质紊乱和酸碱失衡，必要时可输血浆或全血，及时使用抗生素防治。还可用针灸、中药或其他方法治疗。

2. 手术治疗　适用于各种绞窄性肠梗阻，肿瘤及先天性肠道畸形引起的肠梗阻，经非手术疗法不能缓解的肠梗阻。手术方法主要有下列4种：

（1）去除梗阻原因的手术：如肠粘连松解术，肠套叠或肠扭转复位术。

（2）肠切除吻合术：对坏死肠管等应切除后再行肠吻合术。

（3）肠短路吻合术：无法解除梗阻时，可在梗阻的上、下段肠间，行侧侧吻合术或端侧吻合术。

（4）肠造口或肠外置术：如患者情况极为严重，或局部病变所限，不能耐受和进行复杂手术，可用这种术式暂时解除梗阻，待情况好转后再做二期手术。

（二）护理

1. 术前护理

（1）心理护理：多数肠梗阻为突然发病且病情严重，患者对诊断过程中的检查产生紧张。肠梗阻引起的腹痛、腹胀、呕吐等症状会使患者出现烦躁、焦虑和恐惧。护士应帮助患者表达自己的情绪，并帮助患者了解检查结果和治疗方法。

（2）生命体征的观察与护理：注意观察血压、脉搏等生命体征的变化，30～60分钟测量1次，血压平稳的可取半卧位。多数患者因腹胀、腹痛而反射性地引起呼吸急促、呼吸困难，半卧位可利于改善呼吸。

（3）疼痛的护理：因肠梗阻以腹痛为主要症状，可表现为阵发性绞痛和持续性阵发加剧。应慎用解热止痛药和麻醉药，以免因疼痛缓解而掩盖病情。

（4）禁食及胃肠减压：可减轻腹胀和防止呕吐。操作时应嘱患者积极配合，树立战胜疾病的信心。下胃管时咽部刺激反应比较严重，可向咽部滴入黏膜麻醉药。保持胃肠减压通畅，观察引出物的颜色、性状和量并做记录。

（5）维持水、电解质平衡：静脉输液，纠正水、电解质的紊乱及脱水和酸中毒。由于肠梗阻患者呕吐比较频繁，特别是高位梗阻更为明显，因此有不同程度的脱水。要及时开设安全、有效、通畅的输液通路，保证单位时间内的液体入量。同时严密观察病情变化，做好术前准备。

（6）胃肠减压注意事项

1）积极配合医护人员放置胃管，吸出胃肠内的气体和液体，减轻腹胀，减少肠内细菌和毒素吸收。

2）妥善固定胃管，防止脱出，保持有效的负压吸引，注意胃液的量及颜色的变化。

3）胃管内注药前，要先抽吸胃液再灌药，避免过量引起不适。灌完后需夹管1～2小时，防止药液反流，影响药效，勿随意松动开关。

2. 术后护理

(1) 麻醉护理：根据相应的麻醉方法进行护理，全麻者记录全麻清醒时间，严密观察血压、脉搏、呼吸的变化，30~60分钟测1次并做记录，平稳后可改1~4小时测1次。

(2) 体位：生命体征平稳者可取半卧位。半卧位可使腹肌松弛，减轻切口疼痛，同时膈肌下降，胸腹腔扩大，利于改善呼吸运动，有利于咳嗽、排痰。还有利于胃肠减压的引流，可使腹腔炎性渗液下移，通过腹腔引流流到体外。

(3) 术后补液护理：因术后禁食、水，加之胃肠减压吸出大量液体，应每日补给液体以纠正脱水、维持水、电解质的平衡。要保证在规定时间内输入。如出现酸中毒应给予碱性药物，同时应用大量抗生素预防和控制感染。补液的同时还应补钾，以防因禁食而发生低血钾致肠麻痹。补钾要根据液体丢失量、尿量及血清钾情况而定，护理上要注意氯化钾的滴入速度和浓度，以不超过0.3%为好，以每分钟60~80滴为宜。浓度过高、速度过快，除易引起静脉炎，注射部位刺痛等情况外，严重者可导致心跳骤停。

(4) 切口护理：术后24~48小时可拔除腹腔引流，并观察引流的量、性质、颜色，有无新鲜血液，如有较多的新鲜血液，应及时通知医师，以防发生切口血肿，同时更换切口敷料，保持切口干燥，以防感染。术后24~48小时内手术创口疼痛可注射止痛药，使患者充分休息；48~72小时后应慎用止痛药，以免影响肠蠕动和掩盖病情，不利于观察病情变化。

(5) 康复护理：术后24小时可嘱患者在床上做轻微活动，3天后可做床边活动，以利于机体和肠管功能的恢复，防止术后肠粘连和坠积性肺炎。

(6) 饮食护理：恢复肛门排气后，停止胃肠减压，可进流食，如蛋花汤、米汤等，但应少食。进食后，观察有无腹痛、腹胀、恶心、呕吐等情况。若3~4天无不适感，可改半流食，10天后可进软食，此时应注意加强营养，可食些鸡汤、鱼汤等含蛋白质较高的食物，以利于切口愈合，防止因蛋白低下影响切口愈合。

(7) 术后并发症的护理

1) 腹胀：术后2~3天仍未排便、排气并有腹胀者，应协助患者更换体位，在床上活动，促进肠管蠕动，腹部热敷，如仍不见好转应通知医师。

2) 尿潴留：术后6~8小时未排尿者，可膀胱区热敷和用引尿法刺激条件反射而排尿。如引尿法无效，可行导尿术，防止膀胱过度充盈，引起收缩乏力，或尿潴留以致尿路感染。

3) 咳嗽：如发现术后咳嗽，可给予止咳药，同时鼓励患者将痰排出，但要嘱患者用手按住切口以防切口裂开。

(王美 史成菊)

第九节 急性阑尾炎

急性阑尾炎是外科最常见的急腹症。临床上以转移性右下腹痛，右下腹固定的压痛点为主要特征。

【病因】

主要是细菌感染、阑尾腔梗阻等。诱因有：

1. 饭后剧烈运动，生活不规律。

2. 腹部受凉。

3. 胃肠功能紊乱。

【临床表现】

1. 腹痛　转移性右下腹痛。

2. 消化道症状　早期有反射性恶心、呕吐。部分患者因肠功能紊乱可有便秘或腹泻。若并发弥漫性腹膜炎，可出现腹胀等麻痹性肠梗阻症状。

3. 全身症状　早期体温正常或轻度增高，当阑尾化脓或坏疽后，体温明显增高，有脉搏、呼吸增快，精神萎靡等全身中毒症状。

【治疗与护理】

（一）治疗

1. 单纯性阑尾炎，行阑尾切除术或抗炎治疗。

2. 急性化脓性或坏疽性阑尾炎，行阑尾切除术。

3. 阑尾周围脓肿先行非手术治疗，禁食、输液、抗感染。如肿块缩小，体温正常，可待 3 个月后再行手术切除阑尾。非手术治疗过程中，若体温日渐升高，肿块增大，疼痛不减轻者，应行脓肿切开引流术，伤口愈合 3 个月后再行阑尾切除术。

（二）护理

1. 术前准备

（1）入院后即禁食禁水，绝对禁止灌肠。给予静脉输液，维持水、电解质平衡。

（2）在诊断未确定之前不能应用吗啡、哌替啶（度冷丁）等止痛剂，以免掩盖病情。

（3）按医嘱及时使用有效抗生素。

（4）观察病情变化

1）生命体征：体温升高，脉搏、呼吸增快者提示炎症较重，或炎症已有扩散。

2）观察腹痛和腹部体征：若腹痛加剧，范围扩大，腹膜刺激征更明显，说明病情加重；如腹痛突然减轻，但体征和全身中毒症状迅速加重，常为阑尾坏疽穿孔引起的弥漫性腹膜炎。

3）若右下腹肿块逐渐增大，体温持续升高，压痛范围扩大，应考虑有阑尾周围脓肿穿破的可能。

（5）减轻患者对手术的恐惧，适时地给予解释。

2. 术后护理

（1）监测体温、脉搏、呼吸、血压直到稳定。

（2）回病房后，采取去枕平卧位，如为全身麻醉，清醒后可取半卧位，硬膜外麻醉者，6 小时后方可半卧位。

（3）术后禁食，待肛门排气后，可进流质，但不要喝甜饮料或牛奶，以免引起腹胀。进流质后无不适反应，可改进半流质，如粥、米糊等，再逐渐过渡为普食。

（4）术后 10 小时即可起床活动，以促进肠蠕动恢复，防止肠粘连，减轻疼痛。手术后疼痛常限制患者活动，影响睡眠；引起血压升高，应遵医嘱适时给予止痛剂。

（5）观察术后并发症

1）腹腔内出血：阑尾系膜结扎线脱落，阑尾动脉出血引起，表现为手术后 24 小时内血压进行性下降，脉搏增快，面色苍白，腹部隆起。

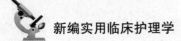

2) 切口感染：阑尾坏疽、穿孔并发腹膜炎者易发生切口感染，在手术3天以后，患者不活动时切口疼痛，切口局部红肿、压痛，按压有波动感，可确定为伤口感染。

3) 腹腔脓肿：常发生于年老体弱、阑尾坏疽、穿孔并发腹膜炎的患者，或者术中腹腔脓液清理不彻底者，表现为术后体温持续升高，腹痛、腹胀、大便次数增多。

4) 粪瘘：多因阑尾残端结扎脱落，盲肠损伤或并存盲肠结核、癌等引起，表现为发热、腹痛、粪便样物从切口流出。此时要加强皮肤护理，可涂氧化锌软膏，防止皮肤糜烂，避免感染，因粪瘘时炎症多已局限化，不致发生弥漫性腹膜炎，瘘的位置较低，也不致造成水、电解质平衡和营养障碍，经非手术治疗可闭合自愈。

（宋宁）

第十节　痔

痔为直肠下端黏膜和肛管的静脉丛扩大和曲张所形成的静脉团。

【病因】

除静脉因素外，长期从事体力劳动或久坐、习惯性便秘、前列腺肥大、尿路结石以及妊娠子宫的压迫均可造成腹压升高，阻碍直肠静脉血液的回流，促进痔的形成。

【临床表现】

1. 内痔　位于齿状线以上，由直肠上静脉丛纡曲扩张形成静脉团，表面覆盖直肠黏膜。主要表现为排便时无痛性出血和痔块脱出。

2. 外痔　位于齿状线以下，由直肠下静脉丛纡曲扩张形成，表面覆盖有肛管的皮肤。一般外痔在肛缘呈局限性隆起，常无明显症状。

3. 混合痔　由直肠上、下静脉丛均扩张纡曲、相互吻合沟通而成。这种痔在病理和表现上同时兼有内、外痔的特征。

【治疗与护理】

（一）治疗

1. 保守疗法

（1）保持大便通畅。

（2）每晚用温水坐浴，改善局部血液循环。

（3）若有内痔脱出，出现水肿，可用50%硫酸镁热敷，每日2~3次，每次30分钟，能使水肿较快消退。

2. 注射硬化剂　可用于单纯性内痔的治疗。

3. 冷冻疗法　对较小的痔，用液氮与痔块接触，造成痔组织冷冻坏死。

4. 手术疗法　适用于病程长，经常发作，症状明显者。

（二）护理

1. 术前护理

（1）心理护理：消除顾虑，使患者能积极配合治疗。

（2）观察病情及症状护理：内痔注意观察出血以及是否有贫血症状；外痔血栓形成时，常伴有剧烈疼痛，应给予止痛药（禁用阿片制剂以免引起便秘）和冷敷，待疼痛缓解后，温水坐浴或热敷，以促进血栓吸收；内痔痔核脱出可以发生嵌顿，应及时协助患者按摩和还纳，复位后患者应卧床休息，给予肛门热敷，若还纳困难应通知医师及时进行处理，并观察脱出的肠段有无黏膜坏死和感染。

（3）饮食护理：鼓励患者多食蔬菜、水果以及富含纤维素的食物，保证足够的水分摄入，以利排便，避免食用刺激性食物，如饮酒、辛辣食物等。

（4）保持大便通畅：养成每日定时排便的习惯，并避免排便时间过长。对于习惯性便秘者，可通过饮食调节，增加食物中的粗纤维，每日服适量的蜂蜜，多数症状可缓解。若症状不缓解，可服缓泻药帮助排便，或用肥皂水 500～1000ml 灌肠通便。

（5）坚持保健活动：年老体弱者要鼓励进行适当的运动，对于长期站立或久坐工作者，提倡做保健操，通过活动促进盆腔静脉回流，增强肠蠕动和肛门括约肌的舒缩功能。

（6）局部护理：保持肛门清洁，每日或便后清洁肛门。也可采用温水或 0.02% 高锰酸钾溶液坐浴（40～50℃）。肛门坐浴可以清洁肛门，改善血液循环，促进炎症吸收，同时还有缓解括约肌痉挛和减轻疼痛的作用。

2. 术后护理

（1）止痛：术后 1～2 天内应适当给予止痛剂，并在术后首次排便前再用 1 次。若发现肛管内敷料填塞过紧，应予以松解。若无出血危险，可用温水坐浴、局部热敷，以缓解肛门括约肌痉挛。

（2）尿潴留的护理：注意观察患者术后排尿的情况。可用止痛、热敷、按摩，诱导排尿等方法进行处理；若是肛管内敷料填塞刺激引起，应及时取出填塞的敷料。若上述方法不能奏效，应进行留置导尿。

（3）饮食和排便：术后第 1 天进流食，术后 2～3 天进半流食，以后逐渐过渡到普食。一般术后不控制排便，而应保持大便通畅，避免大便干结影响肛门部的血液循环。若术后 3 天仍未解大便，应口服液状石蜡帮助通便，必要时，可用细肛管进行甘油灌肠，以软化大便。

（4）伤口护理：术后采取仰卧位，以防止伤口受压。肛门部手术后，伤口敞开不缝合，每日换药。每次大便后用温水或 0.02% 高锰酸钾溶液坐浴，然后更换敷料。

（5）病情观察：术后出血是常见的并发症，应注意敷料染血情况以及血压、脉搏变化。由于肛门部小血管丰富，容易渗血，故术后 10 天内嘱患者不宜过多活动或蹲厕过久、大便过分用力，以防发生继发性大出血。

（于利萍）

第十一节 肝包虫病

肝包虫病是流行于我国西北和西南等畜牧地区的一种常见寄生虫病。

【病因】

1. 食入被虫卵污染的饮水、食物。

2. 有流行病区居住史及狗、羊等动物接触史。

【临床表现】

一般具有多年病史，就诊年龄为 20～40 岁，早期表现不明显，不易察觉。甚至当囊肿长大后也无明显症状或偶尔发现上腹部肿块才引起注意，发展至一定阶段时，可出现上腹部胀满感，轻微疼痛或压迫邻近器官所引起的相应症状。在病程中常伴有过敏反应史，如皮肤瘙痒、荨麻疹等。

【治疗与护理】

（一）治疗

以手术治疗为主。手术的要点是将囊肿内壁、生发层及囊内的子囊等，自囊肿外壁剥离摘除，然后用大网膜填塞或直接缝合等方法闭合残腔。术中应注意以纱布垫隔离囊肿周围，并向囊肿内注入适量3%过氧化氢或5%~10%福尔马林溶液（即2%~4%甲醛），目的在于杀死头节和子囊，并固定生发层，防止头节或子囊污染腹腔，形成腹腔内继发性包虫囊肿；同时，应避免囊液大量外漏而发生过敏性休克。

（二）护理

1. 心理护理

消除患者顾虑，解释该手术仅将包虫囊肿剥离摘除，而无须切除其他脏器。

2. 术前准备

（1）包虫囊液皮内试验、补体结合试验。

（2）戒烟。

（3）严密观察患者的体温变化。

（4）术前应进高热量、高蛋白、高维生素的饮食。热量可以由主食提供，饮食应均衡，不挑食。

（5）嘱患者在床上练习大小便以及掌握正确的咳嗽排痰方法。

（6）预防应用抗生素。

（7）术晨灌肠、留置胃管、留置尿管。

3. 术后护理

（1）麻醉清醒前取去枕平卧位，头偏向一侧。麻醉清醒后给予半卧位，有利于呼吸和引流。

（2）密切观察体温、脉搏、呼吸、血压变化，发现异常及时报告。

（3）术后2~3天后，肠蠕动功能恢复后，可拔除胃管，进流质饮食，如无腹胀、腹痛、呕吐等不适，过2~3天后再改半流质饮食。

（4）腹腔引流者及时接通并妥善固定腹腔引流管，保持引流通畅，不要受压、扭曲，定期挤捏引流管道以防血块堵塞。

（5）观察伤口敷料有无渗出，发现渗出及时换药。

（6）及时给予止痛。

（宋宁）

第十二节 门静脉高压症

门静脉高压症是由于门静脉血流受阻，血液淤滞而致门静脉压力增高的一组病理综合征。

【病因】

1. 肝炎后性肝硬化。

2. 血吸虫性肝硬化。

【临床表现】

1. 脾肿大、脾功能亢进。贫血，白细胞和血小板减少，也可有肝脏肿大。

2. 胃底、食管下段静脉曲张，腹壁静脉曲张。

3. 食管、胃底黏膜下静脉曲张，因呕吐、咳嗽、便秘用力使腹腔内压突然升高，导致曲张静脉的破裂出血。

4. 门静脉压力增高后，门静脉系统毛细血管的滤过压增加，加上肝硬化后，肝功能损害，使血浆蛋白减少和体内醛固酮、抗利尿激素增多而产生腹水。

5. 乏力、疲倦。部分患者有发热、黄疸、蜘蛛痣。

【治疗与护理】

（一）治疗

1. **紧急手术** 并发急性大出血时先快速输血、输液，应用止血药、垂体后叶素、保肝药，经内镜注射硬化剂于曲张静脉内和用三腔二囊管压迫止血。若出血量大，则应考虑立即进行断流术。手术方式有胃底曲张静脉缝扎术、胃底横断吻合术、胃底周围血管离断术、冠状静脉栓塞术等。

2. **择期手术** 常用的术式有脾切除术、分流术，经内科治疗无效的顽固性腹水，可作腹腔-颈静脉转流术。

分流手术方式有脾肾静脉分流术、腔静脉分流术、肠系膜上-下腔静脉分流术等。但是，由于分流手术后减少了肝门静脉向肝的血流量和其中含有的肝脏营养因子，将会加重肝脏的损害。此外，来自肠道血液中的蛋白质代谢产物直接分流到腔静脉，可诱发肝昏迷。

（二）护理

1. 术前护理

（1）心理护理：针对性做好解释和思想工作，无论手术与否均应帮助患者保持稳定的情绪，增加信心，积极配合医疗护理工作。工作中要胆大心细，操作熟练准确，消除患者的顾虑，以达到较好的治疗效果。

（2）卧床休息：避免劳累或使腹内压增高，过劳可使肝硬化加重，腹内压力增加，易引起食管胃底曲张静脉破裂出血。

（3）注意改善肝功能：除适当使用保肝药物外，还应给予高糖类、高维生素及低脂肪饮食。血浆蛋白明显低下者，可输入人血白蛋白。严重贫血或凝血机制障碍者，可输新鲜血和肌内注射维生素K。

（4）防血管破裂：对食管静脉曲张者，术前不可插放胃管，口服药物应研粉冲服。

（5）防感染：在白细胞减少和肝硬化的情况下，机体抗感染能力低下，故术前应使用抗生素，以防止感染。

（6）饮食调理：遵医嘱给予低盐饮食，限制液体和钠的摄入，必要时应用利尿药，最好使用保钾排钠的螺内酯（安体舒通），注意避免电解质紊乱、脱水和肝肾综合征等。

（7）加强皮肤护理：保持床铺清洁、平整、干燥，避免刺激。用温水清洁皮肤，及时翻身，定时按摩皮肤受压处，以促进局部血液循环；皮肤瘙痒时尽量不抓挠皮肤，以避免感染。

（8）术前一日准备：采集血样、配足新鲜血，备皮、做普鲁卡因过敏试验。

（9）术晨放置尿管和胃管：放置胃管时一定要让患者先喝点油后指导患者配合放置胃管，以免因放置胃管不当引发出血。

2. 术后护理

（1）分流术患者宜选半卧位，并固定各种引流管。

（2）手术后24小时内，要定时观察血压、脉搏、呼吸，并注意观察面色、末梢循环情况以及腹腔引流的性质、颜色及引流量等，密切观察有无内出血或休克等情况发生。

（3）术后观察患者的意识，若发现有嗜睡、烦躁或谵妄等情况应及时报告医师，以防发生肝性脑病。

（4）脾切除术后，血小板可迅速增高，当达到$600 \times 10/L$以上时，脾静脉、肠系膜静脉有发生血栓的可能（患者出现腹痛、腹胀、血便等症状）应适当使用抗凝药物。

（5）术后体温超过38.5℃，且持续时间较长者，应注意有无胸膜炎、肺部或腹腔感染等并发症。

（6）术后肠蠕动恢复后，可进流质。对分流术后的患者，应限制蛋白质，特别要限制肉类食物，以免肝性脑病的发生。腹水患者限制水和钠的摄入。

（7）预防感染，维持肝脏功能，常规使用广谱抗生素，防止病房内的交叉感染，做好皮肤护理，继续术前的保肝措施。

（王美　张林静）

第二章 胸外科疾病的护理

第一节 肋骨骨折

肋骨骨折在胸部损伤中最常见，分单根和多根肋骨骨折，一根肋骨可有一处或多处骨折。

【临床表现】

1. 症状 局部疼痛，咳嗽、深呼吸或转动体位时加剧，部分患者可有咯血。有多根多处肋骨骨折者可有气促、呼吸困难、发绀、休克等。

2. 体征 受伤的胸壁有压痛、肿胀，有时可触及骨折断端及骨摩擦感；多根多处肋骨骨折时，伤侧胸壁可有反常呼吸运动；有皮下气肿。

【诊断】

胸部 X 线检查显示肋骨骨折断裂线或断端错位，还可显示有无气胸、血胸的存在，但不能显现前胸肋软骨折断的征象。

【治疗与护理】

（一）闭合性单处肋骨骨折

1. 固定胸廓 用多头胸带或胶布固定胸部。胶布固定的方法：由下向上，后起健侧脊柱旁，前方越过胸骨，行叠瓦式固定。

2. 药物镇痛 需要时可遵医嘱口服吲哚美辛、布洛芬、地西泮、可待因、曲马朵、吗啡等镇痛、镇静药物或中药三七片、云南白药等；亦可用 1% 普鲁卡因溶液行肋间神经阻滞或封闭骨折处。

3. 防治并发症 鼓励患者咳嗽排痰，以减少呼吸系统的并发症。

（二）闭合性多根多处肋骨骨折

1. 止痛、局部固定或加压包扎。

2. 处理合并症 出现反常呼吸运动、呼吸道分泌物增多或血痰阻塞气道时，应首先处理。可采用牵引固定或厚棉垫加压包扎，以消除或减轻反常呼吸，促使伤侧肺复张。

3. 建立人工气道 对咳嗽无力、不能有效排痰或呼吸功能不全者，行气管插管或气管切开呼吸机辅助呼吸。

4. 预防感染 清除呼吸道分泌物，防止感染。

（三）开放性肋骨骨折

1. 清创与固定 骨折处彻底清创，分层缝合后包扎固定。多根多处肋骨骨折者，清创后用不锈钢丝做内固定术。

2. 胸膜穿破者，行胸膜腔闭式引流术。

3. 应用抗生素，以防感染。

（王美）

第二节 气胸

一、闭合性气胸

闭合性气胸多为肋骨骨折的并发症，系肋骨断端刺破肺表面，空气漏入胸膜腔造成。空气经肺或胸壁的伤道进入胸膜腔，伤道立即闭合，不再有气体进入胸膜腔，此类气胸抵消胸膜腔内负压，使伤侧肺部分萎陷。

【临床表现】

症状和体征：肺萎陷30%以下者，多无明显症状。肺萎陷30%以上者，可出现胸闷、胸痛和气促等，气管向健侧移位，伤侧胸部叩诊呈鼓音，听诊呼吸音减弱或消失。

【诊断】

胸部X线检查可显示不同程度的肺萎陷和胸膜腔积气，有时尚伴有少量积液。

【治疗】

小量气胸可于1~2周内自行吸收，无需治疗。大量气胸需行胸膜腔穿刺抽气，减轻肺萎陷。必要时行胸膜腔闭式引流术，以排除积气促进肺及早膨胀。适当应用抗生素预防感染。

二、开放性气胸

开放性气胸是由刀刃锐器或弹片、火器造成胸部穿透伤，胸膜腔经胸壁伤口与外界大气相通，以致空气可随呼吸自由出入胸膜腔。

【临床表现】

常有气促、发绀、呼吸困难、休克等症状和体征。胸部检查时可见伤侧胸壁伤道，呼吸时可听到空气进入胸膜腔伤口的响声。胸部及颈部皮下可触及捻发音，伤侧胸部叩诊呈鼓音，听诊呼吸音减弱或消失，气管、心脏向健侧移位。

【诊断】

胸部X线检查示伤侧肺明显萎缩，气胸、气管和心脏等纵隔明显移位。

【治疗】

1. 紧急封闭伤口 用无菌敷料如凡士林纱布加棉垫封盖伤口，再用胶布或绷带包扎固定，使开放性气胸变为闭合性气胸。

2. 抽气减压 行胸膜腔穿刺，减轻肺受压，暂时解除呼吸困难。

3. 剖胸探查 适用于疑有胸腔内脏器损伤或活动性出血者，予以止血、修复损伤或清除异物。

4. 预防及处理并发症 吸氧、纠正休克，应用抗生素预防感染。

三、张力性气胸

张力性气胸又称高压性气胸，常见于较大肺泡的破裂或较大较深的肺裂伤或支气管破裂，其裂口与胸膜腔相通，且形成活瓣，致吸气时空气从裂口进入胸膜腔内，呼气时活瓣关闭，空气只能进入而不能排出，使胸膜腔内积气不断增多，压力不断升高。胸膜腔内的高压迫使伤侧肺逐渐萎缩，并将纵隔推向健侧，挤压健侧肺，产生呼吸和循环功能严重障碍；有时胸膜腔处于高压下，积气被挤入纵隔并扩散至皮下组织，形成颈部、面部、胸部等处皮下气肿。

【临床表现】

1. 症状　患者主要表现为极度呼吸困难、大汗淋漓、发绀、烦躁不安、昏迷、休克，甚至窒息。

2. 体征　可见气管向健侧偏移；伤侧胸部饱胀，肋间隙增宽，呼吸幅度减小，可见明显皮下气肿。叩诊呈鼓音，听诊呼吸音消失。

【诊断】

胸部 X 线检查示胸膜腔大量积气、肺萎缩，气管和心影偏移至健侧。胸膜腔穿刺，有高压气体向外冲出，抽气后症状好转，但很快加重，如此反复有助诊断。

【治疗】

1. 立即排气减压　在危急状况下可用一粗针头在伤侧第 2 肋间锁骨中点连线处刺入胸膜腔排气，以降低胸膜腔内压力。

2. 胸膜腔闭式引流术　在积气最高部位放置胸腔引流管（通常在第 2 肋间锁骨中线处），连接水封瓶。一般肺裂口多在 3~7 日内闭合，待漏气停止 24 小时，经 X 线检查证实肺已膨胀后拔除引流管。

3. 剖胸探查　若胸腔闭式引流管内不断有大量气体溢出、患者呼吸困难未见好转，提示可能有肺及支气管严重损伤，应行剖胸探查并修补裂口。

4. 应用抗生素　预防感染。

（王美）

第三节　血胸

利器损伤胸部或肋骨断端均可刺破肺、心脏和大血管或胸壁血管而引起胸膜腔积血，称为血胸。血胸可与气胸同时存在。

【临床表现】

根据出血速度、出血量和患者体质的不同，而有不同的临床表现。

1. 小量血胸（成年人 0.5L 以下）　可无明显症状，胸部 X 线检查仅示肋膈角消失。

2. 中量（0.5~1L）和大量（1L 以上）出血　尤其急性失血，可出现脉搏快弱、四肢冰冷、血压下降、气促等低血容量性休克症状。同时可伴有胸膜腔积液征象，如肋间隙饱满，气管向健侧移位，伤侧胸部叩诊浊音，心界移向健侧，呼吸音减弱或消失。

3. 血胸并发感染　有高热、寒战、疲乏、出汗、血白细胞计数升高等表现。

【诊断】

胸部 X 线检查显示胸膜腔有大片积液阴影，纵隔可向健侧移位。如合并气胸则显示液平面。胸膜穿刺抽得血液即可确诊。

【治疗】

1. 非进行性血胸　小量积血可自行吸收，不必穿刺抽吸。积血量较多者，早期行胸膜腔穿刺，抽出积血，需要时置胸膜腔闭式引流，以促进肺膨胀，改善呼吸功能。

2. 进行性血胸　应立即剖胸止血，及时补充血容量，以防治低血容量性休克。

3. 凝固性血胸　在出血停止后数日内剖胸清除积血和血块，以防感染或机化。对机化血块可在伤情稳定后早期进行血块和纤维组织剥除术。对已感染的血胸按脓胸处理。

（宋宁）

第四节　护理

1. 严密观察病情　密切观察呼吸、血压、心率、意识等变化。

2. 保持呼吸道通畅　及时清除呼吸道血液、呕吐物、异物。对咳嗽无力，不能有效排痰或呼吸衰竭者，气管插管或气管切开给氧、吸痰或辅助呼吸。

3. 维持正常换气功能

（1）止痛：疼痛限制患者深呼吸及有效咳痰，影响气体交换，应遵医嘱给予止痛药物。

（2）对于胸带包扎胸廓的患者，注意调整胸带的松紧度。对于范围大的软化胸壁，采用体外牵引固定时，定时观察并保持有效牵引。

（3）血气胸患者定时观察胸腔内积气积血变化。张力性气胸需用粗针头立即胸膜腔穿刺排气减压。大口径的开放性气胸局部封闭严密，作好清创手术准备。闭式胸腔引流时，观察漏气程度，记录引流血量、引流液色泽变化等。

4. 维持心血管功能

（1）动态观察病情变化，发生低血容量性休克时，迅速建立静脉通路，补充血容量。进行性血胸的患者在补液输血同时，作好剖胸手术准备。

（2）疑有心脏压塞的患者，迅速配合医师进行剖胸探查术。

5. 咯血患者的护理　痰中带血丝为轻度肺、支气管损伤，安静休息数日后可自愈。咯血或咳大量泡沫样血痰，常提示肺、支气管严重损伤，应稳定情绪，鼓励咳出支气管内积血，以减少肺不张的发生。大量咯血时，行体位引流，防止窒息，并作好剖胸探查的准备。

6. 胸腹联合伤患者的护理　注意胸腹腔脏器有无损伤，诊断未明确前患者禁饮食、留置胃管行胃肠减压。观察胸腔引流管中有无胃肠液，作好术前各项准备。

7. 心理护理　胸部损伤患者易产生紧张、焦虑情绪，心肺损伤严重时患者常表现出极度窘迫感。要尽量使患者保持镇静，具备信心，积极配合治疗。

8. 闭式胸腔引流及护理

（1）闭式胸腔引流的目的：排除胸腔内液体、气体，恢复和保持胸膜腔负压，维持纵隔的正常位置，促使患侧肺迅速膨胀，防止感染。

（2）闭式胸腔引流的方法：闭式胸腔引流是胸腔内插入引流管，管的下方置于引流瓶水中，利用水的作用，维持引流单一方向，避免逆流，以重建胸膜腔负压。

引流气体一般选在锁骨中线第2肋间或腋中线第3肋间插管；引流液体选在腋中线和腋后线之间的第6~8肋间。

（3）胸腔引流的种类及其装置：

1）单瓶水封闭式引流：一个容量 2000～3000ml 的广口无菌引流瓶，内装无菌盐水，上面有两个空洞的紧密橡皮塞，两根中空的管由橡皮塞上插入，短管为空气通路，长管插至水平面下 3～4cm，另一端与患者的胸腔引流管连接。

2）双瓶水封闭式引流：一个空瓶收集引流液，而另一个是水封瓶。空引流瓶介于患者和水封瓶之间，引流瓶的橡皮塞上插入两根短管，一根管子与患者胸腔引流管连接，另一根管子用一短橡皮管连接到水封瓶的长管上。

（4）胸腔引流装置的固定：引流管的长度约100cm，它可垂直降到引流瓶，但不能垂下绕圈，以避免阻碍引流。可用橡皮筋或胶带条环绕引流管，以别针穿过橡皮筋或胶带条，再固定于床上。或将引流管两端的床单拉紧形成一凹槽，再用别针固定。引流瓶放置应低于胸腔引流出口 60cm 以上，并妥善安置，以免意外踢倒。搬运患者前，先用止血钳夹住引流管，将引流瓶放在病床上以利搬运。在松开止血钳前需先把引流瓶放到低于胸腔的位置。

（5）维持引流通畅：引流管通畅时有气体或液体排出，或引流瓶长管中的水柱随呼吸上下波动。应注意检查引流管是否受压、折曲、阻塞、漏气等。引流液黏稠、有块状物时，应定时挤压引流管。

（6）体位与活动：最常采用的体位是半坐卧位。

（7）胸腔引流的观察与记录：观察引流液量、性状。创伤后如出血已停止，引出胸液多呈暗红色。引流液呈鲜红色，伴有血块，考虑胸腔内有进行性出血，应当即通知医师，并准备剖胸手术。

（8）拔除指征、方法及注意事项

1）拔管指征：24 小时引流液少于 50ml，脓液小于 10ml，无气体溢出，患者无呼吸困难，听诊呼吸音恢复，X 线检查肺膨胀良好，可去除引流管。

2）拔管方法：患者坐在床边缘或躺向健侧，嘱患者深吸气后屏气拔管，并迅速用凡士林纱布覆盖，再盖上纱布，胶布固定。对于引流管放置时间长、放置粗引流管者，拔管前留置缝合线，去管后结扎，封闭引流管口。

3）注意事项：拔管后观察患者有无呼吸困难，引流管口处有无渗液、漏气，管口周围有无皮下气肿等。

9．健康教育

（1）胸部损伤患者需要作胸膜腔穿刺、闭式胸腔引流，操作前向患者或家属说明治疗的目的、意义，以取得配合。

（2）向患者说明深呼吸、有效咳嗽的意义，鼓励患者深呼吸、有效咳嗽。

（3）告知患者肋骨骨折愈合后，损伤恢复期间胸部仍有轻微疼痛，活动不适时疼痛可能会加重，但不影响患侧肩关节锻炼及活动。

（4）胸部损伤后出现肺容积显著减少或严重肺纤维化的患者，活动后可能出现气短症状，嘱患者戒烟并减少或避免刺激物的吸入。

（5）心肺损伤严重者，定期来院复诊。

（宋宁　段素梅）

第五节 食管癌

我国是世界上食管癌发病率和死亡率最高的国家之一。好发年龄 50～69 岁，男女之比为 2.0:1。中段食管癌较为多见，下段次之，上段较少。

【病因】

食管癌的病因尚未完全明了，其发病与亚硝类化合物、真菌污染、营养失调、遗传因素有密切的关系。

【临床表现】

早期可间歇出现胸骨后不适感、烧灼感、摩擦感或异物感，此后出现进行性吞咽困难，时有哽噎感或不能咽下，严重时可完全梗阻。吐泡沫状黏液，前胸及后背持续性隐痛，体重下降，脱水和营养不良。晚期呈恶液质，常出现远处转移或严重的并发症，如疼痛、出血、声音嘶哑、呛咳、发热等。

【治疗与护理】

（一）治疗

食管癌早期或较早期以手术治疗为主，中、晚期食管癌须行手术与化疗、放疗、免疫疗法等综合治疗，可提高疗效，减少肿瘤的复发和转移。

（二）护理

1. 术前护理

（1）术前了解患者思想情况，解除顾虑，并给予鼓励和安慰，告知患者术后由于治疗需要，身上带有各种引流管，可能带来一些不舒适，使患者心中有数，以取得合作。

（2）了解患者进食情况，能进食者应给予高蛋白、高热量饮食，口服维生素 B、C、K 等，同时注意食后有无反流和潴留等。

（3）纠正水、电解质和酸碱平衡紊乱，增加体内蛋白或改善贫血状态，对不能进食的患者可静脉补液，纠正电解质失调。

（4）注意口腔卫生，术前含漱、刷牙，有严重龋齿及牙龈感染者应予治疗，以减少细菌，有吸烟习惯者劝其戒烟，对预防术后肺部并发症和保证吻合口的愈合有一定作用。

（5）术前 1～2 天抽血送血库作血型交叉配血试验，应严格执行查对制度。

（6）术前日嘱患者洗澡、理发、剪趾（指）甲、更衣，剃除腋毛、阴毛等。

（7）手术前日晚灌肠 1 次，术日晨禁食禁水，留置胃管。插管前做好解释工作，说明其重要性，以取得患者合作，如插管不能通过肿瘤，可停留于梗阻上部固定好。

（8）详细说明手术后咳痰的重要性，训练合理的咳痰方法，鼓励患者于手术前 2～3 天开始练习床上排尿。

（9）术前应特别注意保暖，防止受凉感冒。

2. 术后护理

（1）麻醉未清醒前取平卧位，头偏向一侧，防止呕吐物吸入呼吸道，麻醉清醒后可改为半卧位。

（2）观察血压、脉搏及血氧饱和度的变化，每小时记录 1 次。

监测体温每日 4 次，体温达 37.5℃时，头部置冰袋冷敷，38℃以上时，头部、腹股沟、腋窝等处置冰袋冷敷。

（3）保持呼吸道通畅，翻身拍背，鼓励咳嗽、咳痰，痰不易咳出者，做雾化吸入，雾化液由灭菌注射用水 20ml、糜蛋白酶 1 支、地塞米松 5mg 组成，必要时进行气管内吸痰，但须注意无菌操作，每次吸痰时间不可过长，以免加重缺氧。

（4）保持胸腔引流管通畅，防止脱落、扭曲，注意观察引流液的颜色、性质和量，确保引流管连接到水封瓶内水面以下 2～3cm，注意水柱波动情况，患者下床或更换引流瓶时，防止气体进入和液体倒流。

（5）保持胃管通畅，每日用生理盐水 20ml 冲洗，防止扭曲、堵塞。将胃管固定好，防止患者拔出或自行脱出。同时注意观察胃液的性质和量。

（6）每日早晚口腔护理 1 次，并经常协助患者用复方硼砂液含漱，保持口腔清洁，禁食期间严禁患者经口进食及吞下唾液，以防吻合口瘘。

（7）准确记录出入量，对呼吸循环功能较差的患者应防止输液过快、过多，以免发生急性心力衰竭。

（8）术后每日输液 2500～3000ml，供给热量 6276～8368U（1500～2000kacl），必要时补充血浆及全血，根据液体量及患者心功能情况调节滴数，12～24 小时内输完。

（9）术后 3～5 天排气后，遵医嘱给予流质饮食，无腹胀、腹痛者，第 2 天可给予半流质食物。

（10）应严密观察有无吻合口渗漏、梗阻、狭窄以及腹膜炎表现，术后 3～5 天如有胸痛、胸闷、呼吸困难、体温上升、脉速、面色苍白等表现，可能有脓胸和吻合口瘘的发生。

（11）食管癌患者术后较虚弱，在卧床期间要经常注意翻身、拍背，防止发生褥疮。

（12）病愈出院时嘱患者进易消化、富有营养的食物，勿食刺激性食物，定期复查。出院后需用抗癌药物治疗者，应定期复查白细胞计数。

3. 化疗的护理

（1）一般护理：①了解患者的病情及心理状态，做好心理护理，使患者对治疗充满信心；②饮食以高热量、高蛋白、高维生素、低脂肪为佳。并给患者创造良好的饮食环境；③指导患者在化疗间歇期做力所能及的活动；④抗肿瘤药物静脉给药时要注意，选择静脉由小到大，由远端至近端，有计划的调换；⑤熟悉化疗药物的性能、特点。

（2）局部毒性反应及护理：①如有外渗或外漏，应立即停止注射，抽回血后拔出针头；②在外漏区域注射 50～200mg 氢化可的松，以减少局部组织反应，减轻疼痛；③也可用 0.25%～0.5%普鲁卡因环封；④局部用冰袋冷敷 24 小时，切忌热敷；⑤24 小时后用 50%硫酸镁湿热敷。

（3）全身毒性反应及护理：①化疗前做好解释工作，消除或减少患者紧张情绪，同时做好宣教工作；②化疗前给予止吐药或镇静药，在注射化疗药物的同时，可有意识的与患者谈话，以分散患者的注意力；③观察呕吐物的颜色、性质、量，并做好记录；④在化疗期间鼓励患者少食多餐，并向患者家属提出饮食要多样化，要用食品的色、香、味诱导患者进食；⑤凡白细胞计数低于 4×10^9/L，血小板低于 50×10^9/L 应停用化疗。如白细胞计数低于 1×10^9/L，容易发生严重感染。护理措施：保护性隔离措施，住单人间或者无菌层流房间，紫外线照射房间 30 分钟，每日 3～4 次；病室内每天用 84 消毒液拖地板、擦椅；保持床单、衣服清洁干燥，经常修剪患者指甲，保持清洁；患者如有严重的血小板减少，在拔针后要局部按压迫 3～5 分钟，静脉注射时止血带不宜过紧，时间不宜过长，如白细胞计数升至 $3 \times 10^9/L$ 可取消隔离。

4. 放疗护理

（1）多数患者对"放疗"缺乏正确的认识，治疗前应向患者及家属介绍有关放疗的知识，治疗中可能出现的不良反应及需要配合的事项。

（2）了解患者的身体情况及营养状况，给予高蛋白、高维生素饮食，以增强体质。放疗前应做肝、肾功能检查。

（3）食管癌照射 1～2 周后，出现食管黏膜充血、水肿，局部疼痛，吞咽困难加重、黏液增多等，应做好解释工作，说明照射后组织水肿，并非病情加重，以减轻患者的焦虑。给予细软的饮食，避免进食刺激性食物及烟酒，每次进食后可饮温开水冲洗食管，以减轻炎症和水肿，必要时给予抗生素控制感染，对严重咽下困难，食后呕吐或随吃随吐者，应按医嘱及时补液。经常观察患者疼痛的性质，有无咳嗽（呛咳），体温、脉搏、血压等变化，以便及时发现食管穿孔、出血。

（4）照射过程中可出现程度不同的皮肤反应。照射前应向患者说明保护照射野皮肤对预防皮肤反应的重要作用，如选用全棉柔软内衣，避免粗糙衣物摩擦，照射野可用温水和柔软毛巾轻轻沾洗，局部禁用肥皂擦洗或热水浸浴，局部皮肤禁用碘酒、乙醇等刺激性消毒剂，避免冷热敷等。局部皮肤不要搔抓，皮肤脱屑切忌用手撕剥；多汗区皮肤如腋窝、腹股沟、外阴等处应保持清洁干燥。

（5）在食品的调配上，注意色、香、味，少量多餐，加强营养知识宣教，鼓励患者进食可口的食物，提供丰富的营养，在放疗间歇期间，给予浓缩优质蛋白质及其他必需的营养素，如牛奶中可加些奶粉、鲜橘汁等，以迅速补足营养消耗，对放疗引起的腹泻，宜进少渣、低纤维饮食，避免吃易产气的食物如糖、豆类、碳酸类饮料。严重腹泻时，应停止放疗，给要素膳或完全胃肠外营养，放疗期间应鼓励患者多饮水，每日 3000ml 左右，以增加尿量，使因放疗所致肿瘤细胞大量破坏、死亡而释放出的毒素排出体外。

（6）放疗期间患者常有白细胞和血小板减少，并对机体免疫功能造成一定影响，应密切观察血象变化并注意有无发热现象，一般体温超过 38℃ 应暂停放疗，并给予相应处理，预防继发性感染的发生，常规每周检查血象 1～2 次。

（宋宁　齐宁宁）

第六节　肺癌

【病因】

肺癌的发病因素比较复杂，与吸烟和环境因素有密切关系，常见有吸烟、职业因素，如接触石棉、砷、铬、煤焦油以及放射性元素等。大气污染、遗传、免疫功能低下者，患肺癌危险性增高。

【临床表现】

咳嗽、咯血和血痰、发热、胸痛、气急等，癌肿在支气管内生长时形成刺激，咳嗽常为临床首发症状，典型的咳嗽多为阵发性刺激性呛咳，无痰或少量泡沫白痰。咯血常为间断性反复少量血痰，偶尔有大咯血，肿瘤侵犯壁层胸膜或胸腔时可引起胸痛，肿瘤压迫或阻塞支气管引起阻塞性肺炎、肺不张而常伴发热，一般在38℃左右，可用抗生素控制，但可反复发生，支气管阻塞及气道不通畅可引起胸闷、呼吸困难，肺癌还可转移到机体任何血管并导致该器官相应症状，一般易转移到骨、脑、肝等。

【治疗与护理】

（一）治疗

肺癌的治疗依据肺癌的不同类别、组织类型采用手术前或手术后化学药物治疗、放射治疗、免疫治疗和中医中药的综合治疗，例如小细胞肺癌应先行化学治疗或放射治疗，再行手术切除；非小细胞肺癌应先行手术，手术后再行化学治疗或放射治疗。

（二）护理

1. 术前护理

（1）心理护理：肺癌多为中老年人，他们一方面对诊断为癌症充满恐惧心理，一方面对手术缺乏信心，导致紧张和焦虑，应结合病情，耐心解释，增强战胜疾病的信心。术前指导患者练习深呼吸及有效咳痰，训练床上排尿。

（2）呼吸道准备：肺癌患者多有长期吸烟习惯，加上癌肿阻塞，常合并呼吸道感染，术前应做痰细菌培养和药物敏感试验，一般术前2天开始按医嘱给予祛痰药和抗生素治疗。术前训练深呼吸及有效咳嗽。

（3）卫生宣教：术前应向患者说明术后活动肢体、翻身、早期下床活动，对促进肺部的复张和机体恢复有着重要的意义，加强口腔卫生，指导患者每日早晚及餐后刷牙或漱口。

（4）营养补充：营养不良和体重下降直接影响患者对手术的耐受性，影响切口愈合与恢复。术前应给予高蛋白、高热量、易消化和富含维生素的饮食，如牛奶、蛋类、瘦肉、鱼类等。

2. 术后护理

（1）按全麻术后护理常规护理，术后检查并记录呼吸的变化，密切观察痰的性质、颜色及量，如有可疑应送标本做细菌培养和药敏试验。早期发现感染。

（2）协助患者拍背咳痰，手法为背隆掌空，由下向上、由外向内，注意避开刀口。

（3）取半卧位，利于呼吸及引流，遵医嘱持续吸氧，减轻呼吸的负担。

（4）鼓励患者多饮水，每日1500～2000ml。增加室内湿度，稀释分泌物以利排出。

（5）做好口腔护理，消除异味，预防口腔感染。

（6）指导患者练习放松和深呼吸，减轻因呼吸困难造成的痛苦和焦虑。控制疼痛，鼓励患者有效地咳痰。

（7）超声雾化吸入每日2～4次，可预防感染并利于咳痰。保持胸腔闭式引流通畅，促进肺膨胀。

（8）术前术后应根据病情进行全身化疗，应掌握化疗药物的毒性作用，对肺癌有效的药物如多柔比星有心脏毒性作用，应做心电图监测，并注意有无气短、胸闷等现象。

环磷酰胺和顺铂均有肾毒性，须水化并监测尿的变化。

（9）观察消化道不良反应及血象变化，白细胞低于 $2 \times 10^9/L$，应进无菌层流病房进行隔离消毒。

（10）胸腔闭式引流护理

1）及时清除影响引流通畅的因素，防止扭曲、折叠，经常鼓励做有效的深呼吸和咳嗽，排净积液、积血和积气，促使肺膨胀，经常听呼吸音，观察肺膨胀情况，经常挤压引流管，以免凝血块或纤维块堵塞管口。

2）保持引流装置的密闭性，检查及观察伤口周围及引流管接头处有无漏气现象，每日更换引流液时应用止血钳夹在引流管远端，以免空气进入，如引流管突然脱出应立即用油纱布或无菌敷料堵塞伤口，严禁重新插入，如引流管或引流瓶破裂，应立即在管的近端夹管。

3）观察玻璃管内液体平面与瓶内固定水平面之差，一般在 $3cmH_2O$，如低于 3cm 或低于液体平面表示胸内负压过小甚至形成正压；引流管水柱波动是指吸气时长玻璃管内水柱上升时，停留位置与液体平面之间的距离；波动幅度是指深、浅呼吸时玻璃管内水柱波动范围，手术及外伤后初期波幅可在 $10 \sim 15cmH_2O$，随着残腔内积气积液的排除、胸廓缩小、肺膨胀占据残腔则波动逐渐减弱至消失，24 ~ 72 小时可拔管。

4）观察引流液量、性质和颜色，正常情况下开胸术后排出的气体应逐渐减少，1 ~ 2天消失，术后引流液量 1 ~ 6 小时平均每小时不超过 50ml，6 ~ 12 小时平均每小时不超过 30ml；24 ~ 72 小时引流量达 300 ~ 500ml。如引流液量每小时超过 100ml，说明有出血倾向，应及时报告医师处理。

3. 胸腔引流管的观察

（1）肺粘连多、剥离面广泛则渗出液就比较多。

（2）心脏、大血管术后大出血随时可能发生。

（3）肺上叶手术及张力性气胸的患者除安置引流管引流胸液外，分别在该侧锁骨中线第 2、3 肋间放置排气引流管。

（4）全肺切除术后用双联瓶装置控制闭式引流，水柱波动控制在 $2 \sim 3cmH_2O$，经常检查气管是否居中，听呼吸音，心音是否移位，保持术侧和健侧胸负压基本相等。

（5）纵隔、食管、心肺手术均有损伤乳糜管而发生乳糜胸的可能，引流液为乳糜液。

4. 化疗护理。

5. 放疗护理

（1）心理护理：多数患者对"放疗"缺乏正确的认识，治疗前应向患者及家属介绍有关放疗的知识、治疗中可能出现的不良反应及需要配合的事项。

（2）化疗前加强营养：了解患者的身体情况及营养状况，给予向蛋白、高维生素饮食，以增强体质，放疗前应做肝、肾功能检查。

（3）放疗并发症护理：发热是肺癌的主要症状之一，应按发热患者护理，并注意保暖。对刺激性咳嗽，可给予镇咳药。夜间应加强巡视，及时给患者饮热水。如有咯血，要保持镇静，及时报告医师，按医嘱给止血药物，使头侧向一边，及时吸出口腔内积血，防止窒息，并注意有无张力性气胸的发生，如有急性胸痛、胸闷、发绀等表现，应及时报告医师。随时备齐胸腔闭式引流装置，以应急需。

（4）照射野皮肤的护理：照射过程中可出现程度不同的皮肤反噬，照射前应向患者说明保护照射野皮肤对预防皮肤反应的重要作用，如选用全棉柔软内衣，避免粗糙衣物摩擦，照射野可用温水和柔软毛巾轻轻蘸洗，局部禁用肥皂擦洗或热水浸浴；局部皮肤禁用碘酒、乙醇等刺激性消毒药，避免冷热敷等，防止损伤皮肤造成感染；局部皮肤不要搔抓，皮肤脱屑切忌用手撕剥；多汗区皮肤如腋窝、腹股沟、外阴等处保持清洁干燥。

（5）营养和饮食护理：在食品的调配上，注意色、香、味，少量多餐，加强对患者及家属营养知识宣教，鼓励患者进食可口的食物，提供丰富的营养。在放疗间歇期，给予浓缩优质蛋白质及其他必需的营养素，例如牛奶中可加些奶粉、鲜橘汁等，以迅速补足患者的营养消耗。放疗引起腹泻者，宜进少渣、低纤维饮食，避免吃易产气的食物如糖、豆类、碳酸类饮料，严重腹泻时，应停止放疗，给要素膳或完全胃肠外营养，放疗期间应鼓励患者多饮水，每日3000ml左右，以增加尿量，减轻全身放疗反应。

（6）密切观察：定期检查血象变化，放疗期间患者常有白细胞下降、血小板减少，并对机体免疫功能造成一定影响，应密切观察血象变化并注意有无发热现象，一般体温超过38℃，应暂停放疗，并给予相应处理，预防继发性感染的发生，常规每周检查血象1~2次。

（张林静　段素梅）

第三章　心外科疾病的护理

第一节　心血管常见疾病

（一）心血管系统简介

心脏位于胸腔纵隔偏左与左右二肺为邻，其表面由心包膜覆盖。心脏是一个中空的肌性器官，有四个心腔：左心房、左心室、右心房、右心室。房室之间由房室瓣相通，而左右心房与心室之间分别由房间隔和室间隔分隔。心脏是全身血液循环的动力中心，右心房接受上、下腔静脉和冠状静脉的回心血，经三尖瓣进入右心室，再经肺动脉注入肺，经肺氧合后由四根肺静脉将氧合后的血液注入左心房经二尖瓣注入左心室，经主动脉瓣注入主动脉，然后分布到全身动脉系统。

由于心脏肌肉有其特殊的生理功能即自律性、兴奋性、传道性、收缩性。它在神经、体液的调节下可产生连续而有节律的收缩，产生其动力泵的作用。但心脏可因胚胎发育的异常及受到免疫、遗传、外伤、风湿、感染等影响干涉发生多种疾病，临床上常分为先天性心脏病和后天性心脏病二大类，其中先天性心脏病详见小儿外科章。本文着重介绍后天性心脏疾病的常见病及护理。

（二）心血管系统的常见外科疾病

1. 心瓣膜病

心脏有4个瓣膜。房室之间称房室瓣即三尖瓣和二尖瓣。心室与相对应的动脉之间谓半月瓣即主动脉瓣和肺动脉瓣。心脏瓣膜的功能是维持心内血流的正确方向，当瓣膜发生病变可并发瓣口狭窄或关闭不全。初期心肌代偿性肥厚一般采用内科治疗，一旦丧失代偿，心功能减退可导致心衰。内科药物治疗不能控制者，必须掌握适当时机根据病情作外科手术治疗。

（1）二尖瓣病变：二尖瓣位于左房与左室之间，由前后二瓣叶构成，并由腱索与乳头肌与心肌相连。正常瓣口 3～3.5 cm 直径，瓣叶活动自由，关闭时血液无返流。多数二尖瓣病变系由风湿热引起，使瓣膜受累，发生增厚、粘连、纤维化、钙化甚至病变累及支架如腱索乳头肌等。以致瓣口狭窄甚至关闭不全。当瓣口直径 <1.5 cm 时，患者即出症状，这是由于左房排血受阻，造成左房压升高肺郁血及心排量不足。患者可出现一系列症状如乏力气急、心悸、呼吸困难、肺水肿等左心衰的表现；随着狭窄加重当瓣口面积在 1 cm² 时将会产生严重的机械性障碍，左房压不断增高导致肺动脉高压及右心肥厚最终导致右心衰竭。将有 50～80% 患者会并发房颤、心律失常，患者会并发左房血栓栓子脱落而引起严重的后果。目前外科手术有闭式扩张术、体外循环下二尖瓣交界直视切开术和瓣膜置换术等，如瓣膜叶钙化、瓣下装置病变严重合并关闭不全或再次手术者，采用瓣膜置换术尤为适应。

（2）主动脉病变：主动脉病变较少见，只占心瓣膜病的1/4，其中风湿性病变占80%，其次为动脉硬化、细菌性心内膜炎累及瓣膜，少数是先天性畸形而造成主动膜瓣的狭窄与关闭不全。主动脉瓣正常口径约 3 cm²，当瓣口小于正常 1/3 时，由于心排量下降，冠状动脉供血不足心肌缺血，临床上常可出现心绞痛。特别是活动后易气急，心绞痛发作后期可出现端坐呼吸、肺水肿等症状，严重时由于心搏量不足出现晕眩或晕厥，并易发生猝死。急性心绞痛发作时可以三硝酸甘油缓解。手术治疗应作主动脉瓣置换术。

2. 先心病

见相关章节。

3. 冠状动脉病的外科治疗

心脏自身的血液循环称为冠状循环。左右冠状动脉分别起始于主动脉根部，左右冠状窦上方。是心脏的营养动脉，随其伴行的左右冠状静脉将静脉血汇合于冠状静脉窦。回流到右心房。左冠状动脉可分成前降支和回旋支，二支分叉处又分出对角支，沿途又分出许多分支营养相应心肌。右冠状动脉行走在冠状沟内一段称右旋支，在后室间沟内成为后降支，沿途又分出若干分支供应相应心肌的血液。

冠心病是指冠状动脉粥样硬化病变引起冠状动脉狭窄，致心肌缺血。重度狭窄或并发冠状动脉血栓形成可完全中断血液供应。使心肌梗塞坏死。动脉粥样硬化的原因至今不十分明了，流行病学调查结果表明冠心病是一个多因素的疾病，其发病原因与高血压、高血糖、吸烟、高血脂、肥胖、超重、缺乏活动、糖尿病、精神因素、家属遗传等诸因素有关。冠心病主要症状是心绞痛，这是由于冠状动脉狭窄心肌缺血所致。如病情进一步恶化常可引起心律失常、心源性休克、猝死等严重并发症和后果。

冠心病治疗一般优先采用心内科抗心绞痛、扩血管药物治疗，以增加血液供应。同时使用心得安抑制心肌收缩，减慢心率，减少心肌耗氧量及对症处理的综合治疗原则。但当内科药物治疗无效，持续心绞痛影响正常工作和生活，经冠状动脉造影有多支血管病变符合手术适应证的患者需积极进行外科血管重建手术。

近 20 年来冠心外科迅速发展，冠状动脉旁路手术（简称搭桥）为缺血后心肌提供足够氧合血能缓解症状，改善心肌功能，挽救了众多重危患者，此外近年来随着冠状动脉介入性治疗的发展。如经皮冠状动脉腔内成形术（PTCA）即用经皮穿刺送入球囊导管，扩张狭窄的冠状动脉又如溶栓治疗，冠状动脉腔内激光成形术等。

4. 心包疾病

心包为一浆膜纤维性囊，包被整个心脏与进出心脏的大血管根部。心包有内外二层，内层称脏层心包，外层为壁层心包。两层心包间形成心包腔，腔内有少量淡黄色液具有保护和润滑心脏的作用。

心包常可因感染，代谢失调等而引起疾病。其中以急性心包炎与缩窄性心包炎为多见，由于心包炎症，久之使心包的脏层与壁层产生纤维素粘连，心包增厚，纤维化，钙化，则形成心包缩窄如病变累及整个心包。心脏被坚硬坛厚的心包所包裹，使心脏的舒缩受到限制造成静脉血回流受阻，心排量不足致使患者出现乏力易倦、胃纳减退、肝脾肿大、颈静脉怒张、腹水、下肢浮肿、肺郁血、肺水肿奇脉等一系列临床表现。

急性心包炎一般以抗生素治疗和心包穿刺或心包腔引流为主。而缩窄性心包炎则应及时采取外科心包剥离手术才是根本治疗手段。

5. 胸主动脉瘤

胸主动脉瘤是因主动脉管壁由于先天性或后天获得的原因而发生，如先天性动脉中层坏死、创伤、梅毒、感染、动脉硬化等原因致使动脉壁失去正常的结构和弹性在高压血流持续性冲击下，部分动脉壁逐渐变薄扩张成瘤状。瘤体压迫可引起疼痛，这是胸主动脉瘤最早的症状，此外还有呼吸困难、声音嘶哑、上腔静脉压迫综合症、下咽困难等，最严重为瘤体腐蚀破裂，引起大咯血、呕血及胸内出血而死亡，由于预后恶劣，故一旦诊断需及早作瘤体切除术及修补或人造血管移值。

（叶美欣　周亚丽）

第二节　心血管手术的围手术期护理

众所周知心血管手术难度高，风险大且并发症严重，故对复杂困难的手术应予充分的重视。人们将手术前后人为地划分了一个时期称围术期。围术期包括手术前诊断、患者选择、手术前检查、护理、麻醉、体外循环、术后监护、并发症的防治及术后的康复等环节。围术期的时间因手术及病情而各异。较难作出统一的规定，但通常为 5~6 周左右。

（一）手术前的检查及护理

1. 术前检查

患者入院应全面了解其全身情况及各主要脏器的功能，特别对心肺功能需作一个全面的评估，入院后常规查检血、尿、粪、血小板、凝血酶原的时间、血球压积、血沉、抗 "O"、血浆蛋白、钾钠氯、酸碱度及肝肾功能，同时还须作胸片、EKG、心脏三位片、超声心动，必要时还须作肺功能及核医学检查。对一些复杂的先心病和冠心病患者还须作心导管检查及心血管造影或冠状动脉造影，以确定诊断，拟订手术方案。

心导管检查及冠状动脉造形是一种诊断先天性或后天获得性心脏病的有效手段。

（1）器械和设备：导管室和 X 线设备，心导管及导引钢丝，测压器及心电监护急救装置，血氧测定仪，急救药物与急救设备，手术器械及各类敷料。

（2）患者及病室准备：根据手术部位常规备皮，做青霉素、普鲁卡因及碘试验并作好记录，测身长体重，为配合摄片，患者应穿全棉上衣。手术晨禁食，体弱者给予静脉补液，米前 30 分钟按术前给药，成人局部麻醉，12 岁以下全身麻醉，术前排空大小便。

（3）右心导管检查及造影：适应于法罗氏四联症及大血管错位患者。一般选用左右股静脉穿刺将导管送入右心房、右心室、肺动脉末端，分别测压及取得各部位血氧、肺动脉、右室流入道及流出道，右心房（上中下）、腔静脉及股动脉血氧标本，用换算方法可以估计房缺、室缺的位置及大小，这称为右心导管检查。如患者合并其它血管畸形，在右心室或肺动脉注射适量造影剂，用电影或快速摄片将全过程记录下来，经放射科医生读片及内外科共同讨论作出结论。

（4）左心导管检查及造影：动脉逆行性主动脉及左心室导管造影适用于左侧心腔及其瓣膜病变，主动脉及其分支和周围动脉病变。对二尖瓣狭窄及关闭不全，主动脉瓣狭窄及关闭不全，主动脉缩窄，主动脉瘤等疾病诊断价值较大。

（5）冠状动脉造影术：冠状动脉造影术是近几年在全国推广使用的造影方法。

1）为冠状动脉旁路搭桥术及冠状动脉腔内球形扩张成形术挑选合适病例。

2）准备施行人工瓣膜替换术而需要了解冠状动脉情况者。

3）冠状动脉畸形需要手术者。

4）对怀疑冠心病患者需明确诊断者。冠状动脉造影对患者有一定危险性，故需严格掌握指针。

冠状动脉造影步骤：①先为预防患者术中发生严重心律失常而安装临时起搏器；②进行左心室造影了解患者左心室功能；③做左冠状动脉造影；④做右冠状动脉造影；⑤心导管检查术是创伤性检查，术中、术后均有一定危险性，故要求导管室护士在术中要严密观察患者的血压、心律、心率、神志及各种反应情况，术中伤口出血多少，患者如有异常应及时提醒医生，及时开通静脉输液通路以便立即注射抢救药物，电击颤器应随时处在使用状态。术后注意穿刺部位压迫止血，导管拔出后压迫止血15~30分钟，沙袋压迫24小时，患者术后1~2日才可下地活动。回病室后，注意伤口渗血及肢体颜色，预防血栓形成。

2. 术前护理

（1）一般护理：心血管疾病往往病程长，且具有多变性与特变性的特点，其发病常有诸多诱发因素如情绪激动、精神紧张，环境刺激、气候寒冷，饮食不当等应劝慰患者尽量避免，护理人员需切实做好晨、晚间护理，为患者创造一个清洁、安静、舒适、安全的休养环境，照料其饮食起居一切生活护理，观察各生命体征的变化，劝其戒烟，避免劳累，注意保暖。

（2）患者准备：术前须进行正规的内科治疗，卧床休息，限制活动，增加营养。合理选用洋地黄、利尿剂、抗菌素及激素、以控制感染、心衰、风湿活动；维持良好的心肺功能，水、电解质及酸碱度的平衡；良好的术前准备使患者全身情况获得最佳状态是手术安全的重要保证。注意术前停用潘生丁、阿司匹林，消炎痛等药物以免术后加重出血。

（3）心理护理：患者由于长期受疾病折磨，且受到家庭、社会、经济等因素的干扰，不同的病程将会产生不同的心理反应，特别是面临重大的手术，风险大，并发症多更给患者及家属带来极大的恐惧不安、顾虑重重，所以术前要指派专门护士进行耐心、仔细的心理护理，以简单的图片模型、幻灯向患者解释其病变的性质，手术的必要性，讲解手术的步骤，术后可能出现的一些问题如胸导管、导尿管、胃管、气管插管、静脉补液以及各种监护仪的目的作用及配合方法，训练有效的咳嗽及在床上大小便的习惯，必要时带领患者参观术后监护室，但须避免重危患者抢救的恶性刺激。良好的术前指导与心理护理会增加患者手术信心，为术后护理打好基础。

（4）术前准备：按拟定的切口作皮肤准备，体外循环手术须同时预备双侧腹股沟及会阴部的皮肤，让患者沐浴更衣作好备血、青霉素及普鲁卡因皮肤过敏试验，测量身长体重、检查术前化验是否齐全，备妥术前一切用物，手术夜根据病情作清洁灌肠，给予适当安眠药，保证充足的睡眠，手术晨按医嘱给术前用药，为患者创造一个平静良好的精神状态。

（二）手术后的监护

由于手术创伤、体外循环和麻醉的影响，对人体的生理功能扰乱较大。术后，心、脑、肺、肾等各主要脏器均会产生一系列功能障碍和器质性的变化，故心血管手术患者术后须住监护室进行重点监护，以最大限度避免术后早期各种并发症，确保手术的安全。其监护内容如下：

1. 心血管监护

是术后监护的重点，其任务是维持良好的循环及平稳生命体征，术后一般置动脉插管或漂浮导管连接心电监护、血压监护等仪器。对患者的心律、心率、血压、左房压、肺动脉压力以及毛嵌压，心输出量等血液动力学进行全面的监测，作为鉴别术后低血排、心衰、心律失常、心包填塞等并发症的重要依据。

（1）心率和心律的监测：术后 48 小时中。每 15 分钟测 1 次，平稳后改 1 小时测记 1 次，如发现心动过速心率（成人 > 130 次/分，儿童 > 150 次/分），心动过缓心率（< 50 次/分）或出现各种类型的传导阻滞，心律失常，特别是室性心律失常、频发室早、多源性多形性室早等，必须及时描记心电图，分析原因及时处理，冠心搭桥患者须特别重视 sT 段和 T 波的变化，判断有无心肌缺血。

（2）血压监测：血压的波动主要受血容量、心脏功能、外围阻力三个因素的调节，因此心血管手术后常有心功能不全、心肌缺血、心肌收缩无力和外周阻力的改变，特别是血容量的不足而引起血压异常，严重者可出现心源性休克，如不及时发现和纠正低血压，则会导到病情急骤恶化甚至发生心跳骤停的严重后果。术后以血压监护仪连续监测患者血液动力学的变化，每隔 15 分钟测记 1 次，直到平稳改每 1 分钟测记 1 次，如发现血压异常，应结合其他临床表现如心率、心律、中心静脉压、尿量、引流量、末梢循环等因素综合分析作出判断及时给以处理。

目前临床上大多采用桡动脉、股动脉进行动脉穿刺插管，通过换能器连接血压监护装置，测压前必须正确调试零点，固定导管及三路开关，防止牵拉、脱落，造成血栓或气栓。抽取血标本后应立即冲洗保持导管通畅以 500 ml 生理盐水加入 20 mg 的肝素定时滴注，避免阻塞以影响压力参数。按时更换敷料可用 75% 酒精纱布保护伤口，如用血管活性药物、抗心律失常药物均须用输液泵控制用量及滴速，使血压、心率维持在一个相对稳定的水平。

（3）中心静脉压：可反映右房压力、心脏前负荷，提示血容量和静脉张力三方面的状况，是观察血液动力学的重要指标之一，导管尖端应置于上腔静脉入右房处，正确定位，零点位置应在腋中线与第四肋交界处，正常值为 0.59 ~ 1.18 kPa（6 ~ 12 cmH$_2$O），临床上常根据中心静脉压的参数来调节输血补液的用量及进度，以维持适当的血容量。每小时测记 1 次。须保持导管通畅，避免用中心静脉测压导管输血或其他药物如升压药、抗心律失常药物的滴注。按时更换敷料，生命体征平稳后及早拔除导管以免引起感染。

（4）体温的监察：低温麻醉，体外循环后由于体温调节中枢的失调或因致热变性蛋白及多肽物质的影响，术后常可出现高热或体温过低的表现而影响心功能，高热可使心率加快，心耗氧量增加，低温可造成微循环灌注不足，故术后必须立即测量患者体温并定时作监察记录，一般以肛温或体温监护仪连续观察体温的变化，如体温高于 38℃，立即采取预防性降温措施，在头部或大动脉处置冰袋，体温高于 39℃ 时应加用药物降温，冰盐水加甘露醇灌肠,体温低于35℃时需加电热毯等升温保暖,但慎防烫伤。

（5）末梢循环的观察：心血管手术后可因低心排、血容量不足、缺氧、呼吸衰竭等诸原因使机体微循环灌注不足,故必须仔细观察患者的肢体皮肤温度、湿度、颜色,动脉搏动情况以及口唇指甲的毛细血管和静脉床的充盈情况,如发现面色苍白、肢体湿冷、口唇紫绀、毛细血管床充盈不足、患者表情淡漠,结合血压下降,中心静脉压下降,心率增快脉细速等,应立即予以纠正,术后须加强皮肤护理保持皮肤清洁干燥,勤更衣,注意保暖,定时更换体位,促进血液循环,预防褥疮的发生。

2. 呼吸系统的监护

胸部手术创伤特别是体外循环、不适当的氧合灌注、过度稀释等因素,均会造成肺部超微结构的改变,手术后出现呼吸机能不全如缺氧、紫绀、呼吸困难以及呼吸衰竭等一系列临床表现。术后一般作辅助呼吸 4～24 小时,以氧管插管同步呼吸机作指令性通氧,呼吸平稳可改用间隙性吸氧,待 pH 血氧分析正常时拔除插管,停用呼吸机改用鼻导管吸氧。术后须严密观察患者呼吸频率、幅度、深浅,有否缺氧表现如紫绀、鼻扇、点头呼吸、张口呼吸等异常表现。仔细听诊二肺呼吸音是否清晰,有无干湿啰音、哮喘音、痰鸣音,术后每 15 分钟测记 1 次,平稳后改 1 测记 1 次,并定期测量 pH,血氧分析,根据 pH 及 PaO_2、$PaCO_2$、HCO_3^- 的指数随时调节吸氧浓度及呼吸机的工作参数,心血管术后患者必须强调呼吸道的护理,定时反身、拍背,鼓励患者咳嗽排痰,深呼吸,定期雾化,保持气道的通畅。生命体征平稳后即以半卧位,有利呼吸,鼓励早期活动促进肺泡膨胀,特别对年老及婴幼儿更须加强呼吸道护理。

3. 神经系统的监护

体外循环过程中由于不适当的稀释与灌注,长时间的低血压、低氧血症、输血补液不当,也可因转流过程中发生血栓、气栓,术后常会发生神经系统的异常表现如头痛、呕吐、烦躁不安、谵妄、嗜睡甚至昏迷,故术后必须密切观察患者的神志意识、表情、瞳孔大小、对光反射及肢体活动情况,了解大脑皮层的功能状态,判断有否脑水肿、脑缺氧、脑栓塞等并发症,同时患者术后进入监护室,身上有众多的导管、仪器,频频的检查操作,切口的疼痛,活动受限,特别是气管切开,气管插管的患者,精神极度紧张,恐惧不安,护理人员必须耐心解释,做好心理护理,主要措施:

（1）保持周围环境的舒适安全。

（2）良好的服务态度。

（3）避免情绪波动。

（4）及时有效的对症处理。解除病痛。

（5）耐心细致的精神安慰。认真做好基础护理,给予充分的安慰和鼓励,帮助患者建立坚强乐观的信念。创造良好的心理环境,促进机体早日康复。

4. 尿量的监护

尿量是反映组织灌注、液体平衡的重要标志,观察单位时间的尿量及尿比重、尿 pH 值,以此作为了解心肾功能的重要依据。术后应常规留置导尿,每小时测记尿量及有关指标,24 小时累计总量并观察有无血尿和血红蛋白尿的发生。组织灌注正常时,每小时成人可有 35～40 ml 尿量,但体外循环由于不适当灌注、过度稀释或血容量不足,低心排、心功能不全、利尿剂应用不当等因素,造成肾血流灌注不足,术后出现多尿、少尿甚至无尿。少尿为尿量＜25 ml/小时，每天尿量500 ml以下，多尿＞100 ml/小时，每天尿量＞2 000 ml以上。无尿＜10 ml/小时，每天总量200 ml以下。如发现尿量异常，首先要检查导尿管是否通畅，有否扭曲或部分滑出，膀胱内有无尿液潴留，必要时可用生理盐水冲洗导尿管或调换导尿管，当确信导尿管无异常时。结合患者的心率、血压、中心静脉压、皮肤弹性等情况，作出正确判断及时给予补充血容量，增加心肌收缩或利尿药的合理选用等综合措施，维持正常尿量，多尿时还须严格控制进液量。

5. 血容量及电解质的监测

心血管疾患的患者术前由于慢性心衰造成肺部及肠胃道瘀血、食欲不振，摄水较少加上长期服用利尿剂、术前禁食、失液较多、术后病变纠正体液重新分配、不适当的体外灌注、大量利尿、手术出血、辅助呼吸以及输血补液不当，均可造成血容量的不足以及电解质的紊乱。

（1）输血与补液：术后需常规监测患者动脉压、中心静脉压、左房压、必要时应用漂浮导管，监测肺小动脉嵌入压、心输出量、结合尿量，引流量、心率、综合分析作出判断，指导输血和补液的容量及速度，术后1～2日输液量为每小时1～1.5 ml/kg，24小时总量为1 500～2 000 ml左右。使血压维持压15/12 kPa，中心静脉压0.59～1.18 kPa（6～12 cmH$_2$O），左房压0.67～1.6 kPa（5～12mmHg），肺毛嵌压0.67～2 kPa（5～15 mmHg），补液原则为先补足血容量再补晶体。避免液体快速输入，以免发生心脏负压突然加重而导致心衰肺水呻，尽可能应用输液泵控制液体用量及滴速。

（2）电解质的监测：电解质的平衡对于维持心脏正常工作，有至关重要的作用，特别是钾、钠、钙等离子对于心脏心肌电生理影响更大，高钾能使心肌舒张，低钾能增加心肌应激性，正常血钾为3.5～5.6 mmol/L，血钙正常为2.1～2.55 mmol/L。体外循环后，由于麻醉的影响，血液稀释，血温下降引起胰岛分泌增加、过渡换气、大量利尿、手术创伤、醛固酮的增加、大量激素及碱性药物的应用，均能导到低血钾。又因体外转流时间过长，红细胞破坏较多，复温后钾离子内源性释放，术后体内蛋白糖原过多分解，大量库血输入、术后少尿等原因而造成血钾升高，钾、钙等离子的紊乱将会造成严重的心律失常，甚至心跳停搏，故术前术后必须严密监测电解质的变化，及时予以纠正有利于循环稳定减少心律失常的发生。

6. 引流管护理

心血管手术后常规置心包引流、纵隔胸腔引流排出积液，防止胸腔积液，心包填塞影响心肺功能，通过观察引流量、引流性质、引流速度来判断有无胸腔、心包和纵隔的出血及渗血。术后第1个5小时内每小时引流量不超过100 ml。术后第1日应每15～30分钟挤压引流管，记录引流量、色泽性质及有无血块，避免引流管过长而扭曲，确保引流通畅，病情稳定后采取半卧位以利引流，在术后清醒3～4小时后鼓励咳嗽、深呼吸、促使肺早日膨胀。如每小时引流量达100 ml以上。并呈进行性增多。经严密观察，应积极采取药物止血，补充血容量等相应措施，如无转机须当机立断作开胸止血。如突然引流量减少。立即检查导管是否通畅，有无脱落滑出。患者如有烦躁不安、血压下降、脉压差窄、中心静脉压高、心排量减低、尿量减少时特别警惕有无心包填塞，可能须紧急处理。应迅速吸引出血块。必要时拆除缝线，伸进手指扩开伤口及心包缝线，排出心包积血，抢救患者生命。

7. 卧位与活动

患者术毕回监护室，取平卧位头偏向一侧，待生命体征平稳即可取30°半卧位，以利呼吸和引流，鼓励患者早期活动，对心肺功能，肠胃道功能、关节活动的恢复均有积极的意义，且早期活动能激励患者对恢复健康产生信心，术后第 1 天可鼓励咳嗽、深呼吸、床上作肢体活动，视病情可鼓励坐起少许活动。术后第 2 ~ 3 天鼓励下床活动，绕床行走一段，拔管后可增加下床活动次数，以促进血液循环增进食欲，有利心肺功能的恢复。

8. 术后营养的支持

术后除合理输血补液外，应尽力鼓励早期进食，给予营养的支持，以提高血浆蛋白、促进机体抗病抗毒能力、加速创伤修复、减少并发症。术后当患者清醒气管插管拔除后即可饮水，如无不良反应而肠蠕动恢复良好，可逐渐过度到进半流质直至普通饮食。尽量鼓励患者进高蛋白、高热量、高维生素饮食。但根据病情须限制钠盐摄入量，对不能进食如昏迷患者、气管切开患者可考虑鼻饲饮食，灌喂高热量要素给予营养支持。必要时给予静脉高营养。

9. 合理选用抗菌素和止痛剂

心血管手术后。常因术中污染，包括人工心肺装置，氧合器、动静脉插管以及管道，预充液和血液、手术器械、缝线、人造代用品、手术室、空气、手术者的污染及各种导管的逆行感染等引起术后切口感染，胸骨移开、纵隔炎、肺炎、尿路感染等加上术后患者免疫功能低下尤易并发术后感染。故术前需常规使用抗菌素，预防术后感染。术后青霉素 240 万 u 每 6 小时 1 次，庆大霉素 8 万 u。每日 2 次肌注或先锋 I 号 4 ~ 6 g 静脉滴注，共使用 5 ~ 7 日。一旦发生感染须根据药敏试验合理应用抗菌素，避免造成二重感染。术后须及时解除患者疼痛，以免引起烦躁不安。心率呼吸增快。心耗氧量增加。除有气管插管辅助呼吸患者可静注吗啡镇痛外，一般以肌注杜冷丁 50 mg 为宜，慎用抑制呼吸镇痛药。

（三）心瓣膜置换术后的抗凝护理

为确保人工瓣膜的正常运转，术后须给抗凝治疗，生物瓣约 3 ~ 6 个月，机械瓣则需终身抗凝，术后第 1 天起用潘生丁 20 mg，每 6 小时 1 次，同时口服胶溶阿司匹林 0.3 g，术后第 3 天如无出血倾向可开始新抗凝片口服，首次剂量 0.2 mg，每周化验凝血酶原时间，要求维持在 20 ~ 40% 之间，服药期间如出现牙周出血、皮下出血、柏油样大便、血尿、月经增多或凝血时间小于 20% 时需停服抗凝片，待凝血酶原时间及活动度正常后方可继续服用，抗凝过程需定期化验调正服药，以免造成出血的不良后果。

（于利萍　史成菊　齐宁宁）

第三节　心外科术后常见并发症的护理

一、心力衰竭

心力衰竭是指心脏或心外科疾病使心脏负荷加重、心肌收缩无力、心排量减少、心输出量不能满足机体代谢的需要，而且不能再通过增加心率、心脏扩大、心肌肥厚等代偿机能来维持足够的心排量，使动脉系统供血不足，静脉系统瘀血，而产生的一系列临床表现。

【病因】

其发病原因除心脏本身的病变，如原发性心肌病变、心瓣膜病变、先天性畸形等造成心脏负荷加重外，又可因严重心律失常、血容量急骤增加、体外循环术后心肌收缩无力、过度劳累、情绪激动、感染、贫血、药物等因素诱发心力衰竭。

【临床表现】

临床上常分为左心衰与右心衰，急性左心衰竭临床表现为呼吸困难、不能平卧、端坐呼吸，肺布满哮鸣音、湿性啰音，严重时可出现肺水肿、心率增快、咳嗽、粉红色泡沫痰或咯血、烦躁不安、大汗淋漓等。右心衰主要表现为体循环回流受阻、浮肿、静脉怒张、各脏器瘀血、紫绀等症状。

【治疗与护理】

心衰的防治，主要是减轻心脏工作负荷，去除发病因素、增加心肌收缩、减慢心率。急性心衰肺水肿时，须及时采取紧急措施：

1. 镇静　安慰患者，解除其紧张恐惧心理，同时选用安定、鲁米那等镇静药物，如合并支气管痉挛，可应用吗啡、氨茶碱等药物，但对老年和儿童、呼吸功能较差的患者，吗啡的使用应谨慎或减量，肺心病患者禁用。

2. 吸氧　合理氧疗是治疗心衰，纠正呼吸困难的重要手段，一般以鼻导管吸氧，流量为 3~5 L/分，如严重肺水肿，二肺广泛湿性啰音，哮鸣音者可给 30~50% 酒精过滤吸氧，或应用祛泡剂以利肺泡表面张力吸收，改善肺水肿。

3. 强心药物的应用，洋地黄是治疗、抢救心力衰竭的首选药物，地戈辛 0.125 mg，每日 2 次或西地兰以葡萄糖液稀释后静注，首次剂量 0.2~0.4 mg。以后每次 0.2 mg，每日成人剂量。不超过 1.2 mg。由于洋地黄的治疗剂量与中毒量十分接近，容易引起毒性反应，特别是老年患者，其心脏较大、肾功能不佳、电解质紊乱、反复心衰、酸中毒患者更易引起洋地黄中毒，故必须根据病情，慎重选用洋地黄的制剂、剂量、给药方法和途径，加强护理观察，服药反应，如伴有低血钾及 Ⅱ度~Ⅲ度房室传导阻滞者不宜用，每次服药前须听心率，低于 60 次/分停用，静注西地兰时须注意心率与心律的变化。用药过程中如出现恶心、呕吐、腹泻、视觉障碍、黄视、绿视、晕眩、头痛、失眠，特别是出现各种心律失常，如室早"二联律、三联律、传导阻滞、ST 段呈鱼钩状压低、心率缓慢等均须警惕洋地黄中毒的发生，可用放射免疫法测血清地戈辛浓度，有助于诊断。正常成人为 1.3±0.6 mg/ml，如 >2 mg/ml 时，视为洋地黄中毒，需要立即停药，迅速排除诱发因素，补充钾盐，因钾能与洋地黄竞争 Na^+-K^+-ATP 酶受体，降低强心甙与酶的结合常数。钾本身又能降低心肌自律性，又可使已经结合的强心甙从 Na^+-K^+-ATP 酶中解离出来，减轻中毒。地戈辛与特异抗体抗原结合，对治疗洋地黄中毒引起的传导阻滞效果甚好。

4. 利尿剂的正确使用，临床上常用速尿 20 mg 静注，以快速排尿、减轻心脏负荷、消除水肿，并须严格控制水钠的摄入量，利尿过程须注意尿量、血压、中心静脉压的变化与电解质的平衡，慎防引起钾的紊乱而致心律失常。

5. 近年来临床上常用扩血管药物 α-受体阻滞剂、利其丁、硝普钠、多巴酚酊等药物，以减轻心脏负荷。经各种措施尚不能改善和控制的心衰时，称顽固性心衰或难治性心衰，须进行全面分析，重新考虑治疗方案，给予正确的治疗和护理，可能时争取早日手术，根治病因。

二、心律失常

【病因】

心血管手术后可因多种原因引起心律失常，如麻醉插管刺激、缺氧、低钾、创伤、代谢紊乱、高热、高血压等，加上原有心脏器质性病变，术后常可诱发各种类型的心律失常。

【临床表现】

临床常见有快速型的心律失常如房性、结性、室上性心动过速、室性心动过速、室性异位节律、房扑、房颤等。缓慢型心律失常，如心动过缓、各种类型的传导阻滞及快慢型心律失常三大类。

【治疗与护理】

严重的心律失常，如未及时发现或处理不当均可诱发室颤和心搏骤停、危及生命，故术后须借助心电监护仪，连续监测心率与心律的动态变化，发现异常，随时描记。结合血液动力学的变化。电解质、血气分析及患者本身特点综合分析。作出判断，为制订切实有效的治疗方案提供可靠的依据。缓慢型心律失常，常选用异丙基肾上腺素、阿托品等药物来加快心率，如系手术损伤传导系统引起各类传导阻滞，则需按装起搏器来助搏，目前体外手术常规安放临时起搏导线以备用。快速型心律失常，常选用西地兰、奎尼丁：利多卡因、心得安、异搏定、乙胺碘呋酮、慢心律、普鲁卡因酰胺等药物来抑制心率，消除心脏异位节律。目前抗心律失常药物众多，必须根据病情合理选择，及时治疗，护理人员要严密观察心率与心律的变化、严格掌握药物剂量、用药途径及方法，特别是掌握静脉用药时的推注速度、滴注浓度，有条件需置输液泵来控制滴速，使心率维持在平衡与适当的水平上，同时要监察血压、意识等变化，观察有无药物副反应及毒性反应，详细纪录药物的总剂量，以免过量引起中毒。

三、低心排综合征

足够的心排量，才能维持有效的循环，保证组织灌注。心排量＝心率×每搏输出量，成人的心排量通常以心指数来衡量，正常为每平方米 $3 \sim 4$ L/分，如心指数 <3 L/分而有周围血管收缩，组织灌注不足，末梢循环不良的现象，称为低心排综合症。

【病因】

其发病原因诸多，就手术后常见有以下因素：

1. 术前因素　心泵功能异常，影响心排量。

2. 手术因素　手术创伤直接损害心肌。阻断时间过长，心内畸形纠正不满意，心肌保护不良、手术误伤造成传导阻滞。

3. 术后因素　心脏切口水肿、容量不足、心律失常、心衰、心包填塞、酸中毒、电解质紊乱等。

上述诸多因素均能使心肌缺血、缺氧、心肌损伤、收缩无力等，最终导致术后低心排综合征的发生，使有效循环减少，微循环障碍、组织灌注不足。

【临床表现】

主要临床表现为烦躁不安或表情淡漠，严重者可神志不清甚至谵妄，患者面色苍白、四肢厥冷、皮肤湿冷末梢循环差、心率增快、脉搏细速、血压下降、脉压 < 2.67 kPa（20 mmHg）、中心静脉压升高、尿量明显减少、呼吸急促、紫绀、动脉氧分压下降、pH下降，结合血液动力学的监测指标综合分析。有助于早期诊断低心排综合症。

【治疗与护理】

1. 生命体征与血液动力学的监测　术后严密监测患者的神志、意识、心率、心律、呼吸、尿量、引流量及末梢循环，特别要注意血压、动脉压、平均压、毛细血管嵌入压、左房压、中心静脉压、心指数等血液动力学的监测，结合血气分析、电解质指标，早期判断有无低血容量、心衰、心律失常、呼吸功能不全、心包填塞、电解质紊乱、酸中毒待诱发因素．积极的病因治疗将是防治术后低心排综合征的根本措施。

2. 迅速纠正急性循环衰竭

（1）首先要补充血容量，早期积极处理，不但能使血压迅速回升。而且可使因血管收缩而缺血的器官，血流灌注迅速得到改善。一般情况使中心静脉压维持在 $0.59 \sim 1.18$ kPa（$6 \sim 12$ cmH$_2$O），但术前已有心肌肥厚、心肌顺应性下降的患者，中心静脉压可维持在 1.96 kPa（20 cmH$_2$O）；瓣膜置换术，左房压需维持在 $2 \sim 2.67$ kPa（$15 \sim 20$ mmHg），甚至更高水平才能有满意的舒张容量。对年老体弱、婴幼儿，特别是心、肺功能较差者，补液时需注意单位时间内的容量及滴速，尽可能以输液泵来控制容量与滴速。

（2）血管活性药物的应用，容量补足后，休克仍不能控制，应考虑血管活性药物的应用，多巴胺是目前被公认为最宜选用的血管活性药物，常与阿拉明、异丙基肾上腺素，以及少量扩血管药如利及丁。硝普钠等药物联合使用提升血压效果甚好。使用升压药时，血压波动不宜过大，应用输液泵来维持滴速以保证血压平稳。

（3）增加心肌收缩加快心率，扩容后低心排纠正仍不满意，特别是对心率缓慢者，须用阿托品、异丙基肾上腺素来加快心率，增加心排量，对心肌收缩不力者，可选用增加心肌收缩的药物，西地兰常为首选药物。

3. 加强基础护理　低心排患者精神处于紧张、焦虑不安，须加强心理护理，鼓励患者树立信心，安定情绪，做好解释工作。抢救过程中避免不适当语言刺激患者，认真做好基础护理，及时更换床单、衣服，良好的护理将是促进恢复的基本保证。

四、急性呼吸衰竭

呼吸衰竭是指呼吸功能严重损害，不能有效的进行气体交换，导致缺氧和二氧化碳潴留而引起的一系列临床综合症。

【病因】

心血管手术后常因各种原因造成通气障碍、肺泡弥散功能障碍，肺通气与血流比例失调，以及体外灌注不当而引起肺超微结构的改变而造成呼吸衰竭。

【临床表现】

急性呼吸衰竭病情变化急骤，患者可出现不同程度的意识改变，神志模糊、嗜睡、头痛、烦躁，甚至抽搐、昏迷、心率增快、心律失常、血压升高、面色潮红等情况。呼吸系统症状更为明显，有不同程度的呼吸困难、鼻翼扇动、点头呼吸、张口呼吸、缺氧，紫绀，二肺闻及哮鸣音、干湿啰音、呼吸音减弱，有时还有肝肾功能的损害。

【诊断】

重症呼吸衰竭临床诊断并不困难，但早期无典型的临床症状，只能依赖血气分析和胸片作为诊断依据，动脉氧分压 $< 8 \text{ kPa} (60 \text{ mmHg})$，二氧化碳分压 $> 6.67 \text{ kPa} (50 \text{ mmHg})$，结合病因与临床表现即可作出早期诊断。

【治疗与护理】

1. 严密监测心率，心律及血液动力学的指标。特别要加强患者呼吸功能的观察，定时测记呼吸频率、幅度及二肺呼吸音，有无紫绀、鼻扇、出汗等呼吸困难表现，同时观察患者的神志、意识、表情、定时监测血氧分析，早期诊断、早期防治急性呼吸衰竭。

2. 合理氧疗 是纠治缺氧最有效的针对性措施，一般以鼻导管、鼻塞法供氧，对较严重的呼吸衰竭应立即行气管插管或气管切开，用呼吸器作辅助呼吸，目前使用的呼吸器种类繁多，有定压型、容量型、混合型，又可分同步或控制型呼吸机，必须根据病情合理选用，以保证合理氧疗。

3. 加强呼吸道管理 这是防治急性呼吸衰竭的关键，严格做好呼吸道护理，按时协助患者翻身、拍背、深呼吸，帮助患者进行有效的咳嗽咳痰，配合超声雾化、祛痰剂的应用，确保气道通畅和合理供氧。严格无菌技术，按规程做好气管插管。对气管切开的护理应及时吸清痰液，吸痰前，可加大氧浓度，气道内逐步滴入 $1 \sim 2 \text{ ml}$ 生理盐水，以刺激咳嗽，有利深部痰液吸出。

4. 定时血气分析 及时调整呼吸机工作参数。常用潮气量为 $600 \sim 1\,000 \text{ ml}$，呼吸频率为 $16 \sim 18$ 次/分，呼吸比值为 $1 : 1.5 \sim 2$，使 pH 维持在 $7.35 \sim 7.45$，$PaO_2 8 \sim 10.67 \text{ kPa}$ $(60 \sim 80 \text{ mmHg})$，$4.67 \sim 6 \text{ kPa}$ $(PaCO_2 35 \sim 45 \text{ mmHg})$。摄床边胸片，了解有无肺不张，胸腔积液，气胸或肺部炎症情况。

5. 控制感染，维持酸碱度及电解质平衡，去除病因，预防心衰，心律失常等并发症的发生。给予全身支持疗法，提高机体自身抗病能力，加强身心二方面的整体护理，为患者提供优良的基础护理，生活护理，增加患者对治疗信心，都是纠治急性呼吸衰竭的必要措施。

五、急性肾功能衰竭

急性肾功能衰竭是指各种原因如肾中毒，肾缺血而引起的肾实质损害，肾小管急性环死，使肾功能突然衰竭，临床上出现少尿、无尿、代谢紊乱和尿毒症等一系列临床表现。

【病因】

除肾脏本身病变造成肾功能不全外，心血管手术后常因较长时间的低心排，低血压，尤其是脉压较小，使肾血流减少、肾缺血，又因体外循环过程中，由于血流与氧气及其他异物的直接接触，使红细胞破坏、溶血，增加了肾毒性反应。体外循环过程中可能形成各种微栓，使肾小管阻塞，此外水与电解质失衡，高血钾、高氮血症、缺氧等因素，均能诱发急性肾功能衰竭。

【诊断】

临床上常以尿量减少来提示，并以血清尿素氮和肌酐的升高作为诊断依据。如尿量每小时 $< 0.5 \text{ ml/kg}$ 或每天 $< 400 \text{ ml}$，尿素氮 $> 18.75 \text{ mmol/L}$，血清肌酐 $> 176.8 \mu\text{mol/L}$，

尿比重<1.016，结合尿素氮与血清肌酐之比<10，并伴有电解质紊乱，高血钾、高镁、高磷、低血氧、钙等变化，以及其他临床表现即可作出诊断。

【治疗与护理】

急性肾功能衰竭病程一般可分三期，少尿期尿量<400 ml/日，多尿期尿量在2 500～10 000 ml/d，以后进入恢复期。不同时期患者可出现不同程度的尿毒症表现，如恶心、呕吐、腹胀及神经系统症状，并伴有代谢性酸中毒、电解质紊乱、水钠失衡、感染等症群。

1. 积极病因治疗补足血容量，维持有效的循环，解除肾血管痉挛，合理应用利尿剂与扩血管药物，维持水与电解质平衡，正确掌握透析治疗指针等均是纠正肾功能衰竭的基本原则。

2. 严格记录出入量是正确制订治疗方案的基本保证，尿量达1 000 ml左右者，以饮食疗法为主，如患者进入少尿期，严密观察24～48小时，结合血液生化检测，最好尽早使用透析疗法维持生命，故护理人员必须精确记录每小时尿量及24小时总量，观察尿液颜色、比重、pH值等指标。严格限制水与电解质的摄入，补液原则量出为入，宁少勿多，每日水入量前1天液体排出量＋500 ml，合理掌握补液原则和顺序，以输液泵控制容量及滴速，避免在短时间内输入较多液体，加重肾功能衰竭。防止高血钾，反复监测血钾指标及心电图变化。多尿期开始仍需进行透析，大量排尿后，要补充水和电解质，加强营养，防治感染。

3. 饮食护理 饮食对肾病的治疗有着很大的意义，根据不同的病程和给予不同的饮食，尿毒症症状明显时应因考虑高热量、高维生素、低蛋白饮食，水肿明显者给少盐或无盐饮食，临床上有采用麦淀粉饮食可减轻肾脏负担。

4. 加强基础护理 患者肾功能低下，应卧床休息。使机体新陈代谢维持在最低水平，认真做好口腔护理，皮肤护理，. 积极鼓励患者树立信心，配合治疗。

5. 严密观察毒性反应 急性肾功能衰竭常有水，电解质和酸碱平衡失调，易发生酸中毒、高血钾、低钠等中毒症状，故必须密切观察临床表现，监测心电变化、血气分析、电解质、pH等动态变化，在使用碱性药物和补充电解质时，不能操之过急，一般先给计算全日量的1/3～2/3，应考虑体内其他缓冲系统的自我调节作用，随时参照血气分析和电解质参数加以纠正。

六、脑损害

脑损害是指心脏手术后并发大脑器质性损害所致的神经系统症状，病变轻重不一，可以发生在术后即刻。也可以在数小时或数日后，轻者短时间内即可恢复，重则可导致死亡。术后各种原因引起脑缺血缺氧、脑栓塞、颅内出血虽较少见，但均是脑损害的发病因素。

1. 脑缺血缺氧 脑血流主要由二氧化碳张力和脑血管压力来调节，心外手术后因低温，长时间非搏动性的体外流注，过渡换气所致二氧化碳张力下降，术中氧合不良等原因均可造成术后脑缺血、缺氧。脑细胞缺氧后，代谢发生紊乱、渗透性改变，脑细胞发生变性、肿胀而导致不同程度的脑水肿、颅内压升高使脑功能受损，患者可出现头痛、恶心、呕吐、视神经乳头水肿，随着病情加重而脉搏由慢变快、呼吸由慢浅而发展到不规则，血压升高，意识迟钝，嗜睡，甚至出现脑疝。

2. 脑栓塞 这是由于进入血液循环的栓子将脑动脉填塞而发生突然偏瘫意识障碍，常见的栓子有血栓、气栓、脂肪栓等。其病变程度往往根据栓子大小，阻塞部位而不同，患者可出现不同程度的短暂意识模糊、偏瘫、失语抽搐、气栓，常表现为头痛、恶心、呕吐、视力障碍，甚至惊厥昏迷。脑功能一旦发生严重障碍，治疗效果是很有限的，即使恢复，仍可遗留高级皮层功能的损害，因此关键在于预防。

【治疗与护理】

术后并发脑功能损害，同时伴有心肺功能不稳定时，要优先处理。应维持足够的灌注压。正常的血气指标，待心肺功能较平稳后，根据脑损害的性质与程度。给以积极处理。轻度损害无神志不清者，除加强观察病情变化和应用适度的镇静剂外不用其他特别处理。中度损害伴有意识障碍者，由于病情复杂多变，需密切监测病变发展趋势，及时采取有效防治措施及精心的护理。

1. 严密监测患者的神志、意识、表情、瞳孔、反射、有无失语及肢体活动有限，定时测记血压、心率、脉搏、呼吸、体温等生命体征的动态变化。

2. 准确记录出入量，限制水分的摄入。配合脱水疗法、激素应用、冬眠疗法、高压氧等综合治疗措施，合理的氧疗、保持呼吸道的通畅。深昏迷者须及早作气管切开、机械呼吸，以维持一定的氧分压和二氧化碳分压。

3. 控制抽搐，脑功能损害的患者，常可出现躁动，抽搐。惊厥，或有癫痫样大发作，须及时应用止痉剂如安定、鲁米那、氯丙嗪、苯妥因钠等，护理人员应守护床边，安置护床栏，以免坠床意外，口内放牙垫，防止咬伤舌头。四肢加棉垫约束，头侧向一边，以免窒息，详细记录发作时间，持续时间，发作次数。

4. 纠正水与电解质平衡，定期监测血气分析、电解质，随时调接吸氧浓度和呼吸器工作参数，正确使用脱水剂，合理补液，维持酸碱平衡。

5. 促进脑细胞代谢 临床上常用谷氨酸钾、谷氨酸钠、α 氨络酸、细胞色素 C、辅酶 A 等药物，补充一定量的高热量饮食，昏迷患者应置胃管鼻饲，以增加营养促进恢复。

6. 瘫痪患者应加强基础护理及生活护理，给予精神安慰，预防肺病并发症，定时反身、拍背，鼓励咳嗽咳痰，肢体锻炼，及时更换床单、衣裤、保持床单位干燥，预防褥疮的发生，防止尿路感染。

7. 脑栓塞患者应采用低分子右旋糖酐稀释血液，减少血粘度和血细胞积聚，增加血流速度，有利于微循环疏通，同时给予扩血管药物及中草药的治疗，对气栓患者应采取头低左侧卧位，以免气栓进入脑部和左心室，形成严重后果。

（王美 郭坤芳 段素梅）

第四章 泌尿外科疾病的护理

第一节 肾损伤

肾脏的解剖位置较深，前面有腹壁和腹腔器官，后面有脊柱，肋骨及腰大肌，所以肾脏很少受伤，一旦肾脏受伤则应注意有无合并其他内脏器官损伤，临床上必须全面检查，避免漏诊误诊。

【病因】

1. 直接暴力，如肾区受到直接打击。
2. 间接暴力，如高处坠落，暴力通过传导作用于肾脏引起损伤。
3. 锐器损伤或火器伤如刺刀、子弹击中等。

【临床表现】

症状取决于损伤的程度和有无其他合并伤，轻者仅有镜下血尿及腰部酸痛，较严重者出现以下症状：

1. 休克　由于创伤及出血所致，其程度与伤势及失血量有关。
2. 血尿　多为肉眼血尿，一般血尿的程度与肾脏损伤程度一致，但在肾蒂伤时，血尿可不明显。
3. 腰痛及肿块　出血或尿外渗，引起肾区肿胀、疼痛，在腰部可触及不规则包块。

【治疗与护理】

（一）治疗

1. 紧急治疗　伴休克时应及早治疗，迅速输液，复苏并确定是否合并其他脏器损伤。
2. 非手术治疗　肾挫伤、轻型肾裂伤及未合并胸、腹器官损伤的病例，应行非手术治疗，包括补充血容量、预防感染、止血止痛等。
3. 手术治疗

（1）开放性肾损伤。

（2）粉碎伤。

（3）肾盂破裂。

（4）肾蒂伤。

（5）合并腹腔器官损伤等均应手术治疗。

（二）护理

1. 一般护理

（1）定时测量体温、血压、脉搏，了解有无休克及其他合并症。

（2）绝对卧床2~4周，防止继发性出血。

（3）观察血尿的变化，即注意尿量，尿的颜色，有无血块、血条。

（4）依次留取尿标本，进行比色，观察有无继发性出血。

（5）观察腰腹部压痛情况及包块大小的变化。

（6）鼓励多饮水以利排尿，尿量增多也可达到冲洗目的。

（7）留置气囊导尿管的护理内容为①保持尿管引流通畅，防止受压、扭曲、打折；②观察引流液的颜色、性质和量；③引流管的位置应低于膀胱水平，防止尿液反流；④保持尿道口清洁、干燥，每日用0.1%苯扎溴铵（新洁尔灭）擦洗2次。

（8）消除恐惧，给患者讲解治疗方法及注意事项，使患者能积极配合，争取早日康复。

2. 术前护理

（1）手术前12小时开始禁食，术前4~6小时禁水。

（2）术晨给予0.1%肥皂水灌肠1次，以减轻术后腹胀不适。

（3）手术前一天行手术区域备皮，并督促患者清洁全身，更换病号服。

3. 术后护理

（1）术后观察血压、脉搏的变化，如发现血压下降，脉搏细速，面色苍白应考虑有进行性活动性出血，并及时汇报，做好再次手术的准备。

（2）观察伤口敷料有无渗出，如有浸湿及时更换敷料。

（3）准确记录尿量，并观察尿液的颜色、性质。

（4）保持留置导尿管引流通畅，防止扭曲，受压。

（5）行肾部分切除术或肾固定术者，绝对卧床休息10~14天，肾切除术者3天后即可下床活动。

（6）术后1~2天禁食，待肠蠕动恢复后给予流食、半流食至普食。

（7）保持大便通畅，如便秘，遵医嘱给予缓泻药或开塞露。

（叶美欣）

第二节 前列腺增生症

前列腺增生症（BPH）是男性老年人常见疾病之一，由于前列腺的位置特殊，增生的腺体可引起膀胱颈部梗阻，并继发感染、结石等。

【临床表现】

前列腺肥大患者的主要临床表现为尿频，尤其是夜尿增多、尿急、排尿不畅，合并感染时出现尿痛，当梗阻达到一定程度时可出现尿潴留，甚至尿失禁，如不及时治疗，晚期可出现肾积水和肾功能不全的症状。

【治疗与护理】

（一）治疗

1. 无明显临床症状，无残余尿者，可观察随诊。

2. 药物治疗可缩小前列腺和缓解梗阻，如特拉唑嗪、保列治等。

3. 常用于手术方法有开放手术，电切前列腺等。

4. 急性尿潴留，应导尿并保留导尿管，若失败，可行耻骨上膀胱造口术。

（二）护理

1. 术前护理

（1）主动倾听患者或家属提出的问题，介绍检查、治疗的目的及可能出现的问题，解除其紧张的心理，说明充分术前准备的重要性，以消除患者的疑虑。

（2）对合并心血管，肺部疾病者，应积极治疗，戒烟、忌酒、避免便秘，以免诱发急性尿潴留。

（3）对排尿困难程度重，残余尿量多或尿潴留者，宜用导尿术或行膀胱造口术，持续引流膀胱以改善肾功能。

（4）留置导尿管应长短适宜，用别针固定于床单上，引流袋固定于床旁，隔日更换1次；保持引流管通畅，防止受压折曲；保持尿道口清洁，每天用消毒棉球擦拭；长期保留导尿管者，应每2~3小时定时开放1次，以免膀胱挛缩，尿管1~2周更换1次，以减少感染。

（5）膀胱造口管要保持引流通畅，避免折曲或阻塞；保持造口周围皮肤和切口敷料干燥，如有浸湿及时更换；暂时性膀胱造口管一般留置1~2周，拔管前须夹管，观察能否自行排尿，排尿通畅方可拔除，永久性造口管则每月在无菌条件下更换1次。

（6）注意保暖，预防感冒，适当活动，增加手术耐受性。

（7）训练床上大小便，术前洗澡，备皮，术晨灌肠并备Foley导尿管。

2. 术后护理

（1）术后严密观察意识状态及生命体征变化，如有异常及时通知医师并给予相应处理。

（2）膀胱造口管与留置导尿管对位冲洗的护理方法为①严格无菌操作，引流管的位置应低于膀胱水平；②用生理盐水或呋喃西林液持续冲洗，速度开始宜快，一般每分钟80~100滴，以防膀胱内形成血块阻塞导尿管，以后根据冲洗液颜色调整冲洗速度；③进水接气囊导尿管，出水接膀胱造口管，保持注入冲洗液的速度与引出速度平衡，以防引起耻骨间隙感染；④将冲洗液预热，温度接近体温保持在36℃左右以减轻膀胱痉挛的发生；⑤观察气囊导尿管固定及通畅情况，术后取平卧位，气囊导尿管牵拉固定在大腿内侧，肢体外展15°，保持一定牵引力，直到解除牵引为止；⑥严密观察膀胱冲洗液的性状，如有大量新鲜血液流出时说明有活动性出血，应立即加快冲洗速度；⑦翻身时动作应轻稳，切勿用力，以免引起前列腺窝出血；⑧膀胱冲洗引流管应长短适宜，勿折叠、扭曲、受压。

（3）术后肛门排气后方可进食，先进流食，避免牛奶、豆浆等食物，然后改为半流食、普食，避免辛辣刺激性食物。

（4）保持大便通畅，如有便秘给予开塞露或缓泻药。

（5）鼓励患者咳嗽咳痰，按时翻身、拍背，防止肺部并发症。

（6）拔管后可出现暂时性尿失禁，嘱患者定时排尿，保持衣裤干燥。

（王美）

第三节　泌尿系统结石

泌尿系统结石是由尿路感染、尿路梗阻、长期卧床、异物吸收钙、磷代谢异常等因素造成的，结石发生后可导致平滑肌痉挛，引起肾绞痛、肾积水、肾感染甚至肾实质损害，肾功能减退等。

【临床表现】

1. 肾和输尿管结石

（1）疼痛：有钝痛和绞痛，典型绞痛常突然发生，如刀割样放射至下腹部、外阴部和大腿内侧。

（2）血尿：一般先有疼痛后有血尿，多为镜下血尿。

（3）并发感染可出现脓尿，双侧结石导致无尿，肾功能障碍。

2. 膀胱结石　多见于 10 岁以下男孩及老年男性。

（1）排尿困难伴疼痛。

（2）尿流中断，继发感染可伴尿频、尿急、尿痛等。

3. 尿道结石　排尿困难、尿线分叉、尿痛，并有血尿，感染嵌顿者可致尿潴留。

【治疗与护理】

（一）治疗

1. 非手术治疗　主要用于结石小于 10mm，无尿路梗阻或感染，肾功能正常者。

（1）大量饮水。

（2）使用止痛解痉药物，如山莨菪碱（654-2）、黄体酮注射液等。

（3）体外冲击波碎石。

（4）多数膀胱结石可行机械、液电、超声碎石，对于前尿道结石可向尿道内注入液状石蜡，然后用力排尿或用手轻轻挤出。

2. 手术治疗　结石直径大于 1cm，合并梗阻、感染、肾功能损害者一般采用手术取石。

（二）护理

1. 行体外震波碎石术的护理（ESWL）

（1）手术前给患者讲解 ESWL 的作用、原理、效果，可组织患者参观治疗过程，使其适应环境，消除紧张情绪。

（2）做好肠道准备，如禁食、服蓄泻叶、灌肠，使肠道空虚，无气体积存，有利于透视时结石显示清晰。

（3）体外震波碎石术后协助指导患者根据碎石粒散布区域采取体位排石，肾下盏结石取倒立位，并叩击肾区促进结石排除。结石过大，被击碎后防止"石街"形成，应让患者侧卧，以延缓碎石进入输尿管的时间。

（4）观察首次排尿情况，并注意有无血尿。

（5）监测体温变化，体温超过 38.5℃ 可能有石街形成伴感染。

（6）遵医嘱给予补液并嘱患者多饮水，同时辅以适度的运动（如跳绳、蹦楼梯，帮助碎石排除）。

（7）观察结石排出情况，留取尿液筛出结石。

2．手术取石治疗的护理

（1）术前观察患者排尿形态，促使排尿功能正常，注意患者尿量、尿色的改变，血尿加重和尿液浑浊时应及时送检，同时注意了解患者有无其他不适。

（2）鼓励患者多饮水，增加尿量，无剧烈疼痛时多运动。

（3）感染的观察及护理，注意患者生命体征的观察，如体温升高应及时给予降温处理并通知医师。

（4）防止肾功能不全的发生，严密观察尿量，特别对双侧尿路结石，孤肾患者尤为重要，并严格记录 24 小时出入量，如患者突然出现无尿，应立即报告医师并积极做好急诊取石的术前准备。

（5）术前应协助手术医师做好必要的术前检查。

（6）术前 1 小时摄泌尿系 X 线平片，然后嘱患者平卧。

（7）术后观察患者生命体征，特别是血压和体温的变化。

（8）保持尿管引流通畅，注意尿液的颜色、性状及量，及时发现出血征象。

（9）术后取平卧位，生命体征平稳后给予半卧位，肾实质取石切开者，绝对卧床 2 周，减轻肾的损伤，防止继发性出血。

（10）密切观察肾区及腹部有无触痛、肿胀，若有漏尿迹象及时通知医师，更换敷料，保持伤口干燥。

（11）用 0.1% 苯扎溴铵（新洁尔灭）清洁尿道口，每日 2 次，预防逆行感染。

（12）肾盂长期置管者，引流欠通畅时用生理盐水 5~10ml 缓慢低压冲洗，冲洗时切勿用力过猛。

（13）术后 12 天可拔除肾造口管，拔管前夹管 2~3 天，注意有无漏尿，肾区酸痛现象，拔管后健侧卧位，防止尿液继续自瘘口流出。

（14）保持大便通畅，必要时给予灌肠，避免咳嗽及剧烈活动以防腹压增加。

（王美）

第五章　骨外科疾病的护理

第一节　股骨颈骨折

股骨颈是指股骨头与股骨粗隆间线之间的一段骨，因这段主要是松质骨，老年人大多疏松，所以老年人的股骨颈骨折较多见。骨折多为间接外力引起。如平地滑倒，大粗隆部着地，或下肢未固定情况下，躯体猛烈扭转，或由高处坠下足跟着地，沿股骨纵轴的冲击应力，均可引起股骨颈骨折。而青壮年的股骨颈骨折，多由严重损伤引起，如工、农业和交通事故，或由高处跌坠等引起，偶有因过量负重行走过久而引起的疲劳性骨折。

【临床表现】

表现为屈髋、屈膝、外旋畸形，髋部疼痛，肢体功能障碍，肿胀，畸形，腹股沟中点部的压痛，大粗隆部叩击痛，沿肢体纵轴的推、顶、叩击、扭旋疼痛和大腿滚动试验阳性。

【治疗与护理】

（一）治疗

新鲜骨折无移位或外展嵌插型骨折无须整复，卧床休息和限制活动，或采用皮牵引，以对抗肌肉收缩，预防骨折移位。内收型股骨颈骨折，应尽早手术整复固定。陈旧性股骨颈骨折则根据不同情况，采用不同手术方法。

股骨颈骨折，特别是头下型和颈中型骨折，易损伤动脉，造成血液供应障碍，骨折不易愈合，甚至发生股骨头缺血坏死。同时，股骨颈骨折后，多造成骨折畸形错位，故一般须手术处理损伤血管，置换股骨头或内固定等。

（二）护理

1. 术前护理

（1）讲解疾病的有关知识，使患者能够正确对待，积极配合治疗与护理。

（2）行胫骨结节牵引约需要1周左右，以利于手术复位。注意按牵引护理进行配合：保持牵引绳平直，勿随意加减重锤，护士每日用75%乙醇滴针眼2次；足跟部垫一糜子垫，每小时更换部位一次，避免一个部位持续受压超过2小时，定时自行抬足跟，活动踝关节，抬臀，做股四头肌的静力收缩练习等。

（3）注意预防感冒；保持皮肤清洁；情绪稳定，做好手术的准备工作。

（4）做好生活护理，鼓励患者自行进行抬臀运动，防止发生骶尾部褥疮。

2. 术后护理

（1）必要时行功能位皮肤牵引，维持2周，以免因肌肉痉挛及关节活动引起疼痛和内固定松动，也可防止人工股骨头脱位。注意观察有无胶布过敏，定时自行抬足跟，活动踝关节，做股四头肌的静力收缩练习等。

（2）患者大多是老年人，伤后恢复较慢，长期卧床易发生褥疮。而且老年患者常有慢性支气管炎、肺气肿，有的还有慢性尿路感染或前列腺肥大以及心血管疾病，故术后容易并发肺部感染、尿潴留或尿路感染等。要加强基础护理，特别要注意预防呼吸道、泌尿系感染。高血压动脉硬化者，要警惕心肌梗死或脑血管意外的发生。鼓励患者上肢扩胸运动、咳嗽、咳痰；多饮水；观察呼吸频率，有无心慌、气短等症状，发现异常及时报告医师处理。

（3）应用鹅头钉或克氏针行内固定者应观察体位是否正确，保持患肢外展中立位，穿抗外旋鞋，严禁侧卧、患肢内收、外旋、盘腿坐，以防移位或畸形愈合。

（4）陈旧性股骨颈骨折行带血管骨瓣移植术后，4 周内禁止坐起，以防骨瓣、血管蒂脱落。伤口放置负压引流管者，注意观察引流的量、颜色、性质，及时观察出血的速度及量，为治疗提供依据。

（齐宁宁）

第二节　骨盆骨折

【病因】

骨盆骨折多由强大的外力所致，也可通过骨盆环传导暴力而发生他处骨折。由于暴力的性质、大小和方向不同，常可引起各种形式的骨折或骨折脱位。骨盆骨折的严重性，取决于骨盆环的破坏程度是否伴有盆腔内脏、血管、神经损伤。临床上将骨盆骨折分为两大类：即稳定型和不稳定型。稳定型骨折是指骨折线走向不影响负重，骨盆整个环形结构未遭破坏；不稳定型骨折与脱位是指骨盆环的连接性遭到破坏，至少有前后两处骨折或骶髂关节松弛、脱位、骨折错位，骨盆变形。

【临床表现】

有明显的外伤史，伤后局部疼痛、肿胀、瘀斑。骨盆骨折多由强大暴力造成，可合并有膀胱、尿道、直肠及血管神经损伤而造成大出血。因此，常有不同程度的休克。单处骨折骨盆环保持完整者，除局部有压痛外，多无明显症状，其他较重的骨折，如骨盆环的完整性被破坏，患者多不能翻身、坐起或站立，下肢移动时疼痛加重。局部肿胀、皮下瘀斑及压痛明显。

【治疗与护理】

（一）治疗

稳定型骨盆骨折以卧硬板床休息，保守治疗为主；不稳定型骨折的治疗，关键在于整复骶髂关节脱位和骨盆的移位，最大限度地恢复骨盆环的原状。治疗方法应根据骨折脱位的不同类型，采取相应手法，配合单相或双相牵引等综合措施来保证复位后的稳定和愈合。

骨盆骨折常见合并损伤和并发症如下：

1. 常见的合并损伤

（1）尿道损伤：耻骨及坐骨骨折移位时，会阴部的三角韧带可能撕裂或移位，造成尿道完全或部分撕裂。骨折片亦可直接刺伤尿道。

（2）膀胱破裂：当膀胱充盈时较易发生，常因损伤裂口较大，骨折片直接刺伤膀胱，

· 390 ·

这种损伤多形成腹膜外膀胱损伤，尿液溢至耻骨上部。

（3）血管损伤及大出血：骨盆腔内血管丰富，骨折时除可引起骨盆内大量出血，并可导致内脏出血。

（4）神经损伤：骨盆骨折可伤及骶丛神经和腰丛神经。神经损伤多因骨折牵拉或压迫所致，很少直接损伤。

（5）直肠损伤：见于严重骨盆骨折，且多合并休克。患者如伴有肛门流血、下腹痛或里急后重等时，应想到直肠损伤。指诊直肠有触痛，手指有血迹，有时可膜到直肠裂口。

（6）阴道损伤。

2. 常见并发症

（1）休克：创伤、大失血都可能造成休克。如合并膀胱、直肠等脏器损伤时可引起腹膜炎，继发中毒性休克。

（2）腹膜炎：膀胱或直肠损伤，污染腹腔可致腹膜炎。

（3）急性肾功能衰竭：严重挤压伤、大量出血、休克，都可能引起急性肾功能衰竭。

（二）护理

1. 密切观察病情变化

（1）监测体温、呼吸、脉搏、血压等，注意有无口渴、心慌、气短等休克征象。

（2）观察排尿情况，注意有无排尿困难，血尿、尿道口流血或尿潴留，膀胱胀满，耻骨上、会阴部、下腹部压痛等，必要时行留置导尿。每小时尿量应在50ml以上。

（3）观察皮下血肿范围，以了解是否有继续出血。

（4）观察有无腹胀、腹痛、肛门流血等，以了解直肠有无损伤。

2. 抢救休克　严重骨盆骨折常并有休克，主要原因是血容量不足，要迅速建立静脉通路，快速输液、输血，必要时动脉栓塞止血，治疗休克，以挽救伤员生命。

3. 处理膀胱、尿道损伤　如发现患者排尿困难，应及时留置导尿，导尿管要妥善固定。严重的尿道断裂或膀胱破裂，术后应留置导尿或膀胱造口。保持局部清洁，定期消毒尿道外口，嘱患者多饮水，必要时给予抗感染药物。

4. 处理直肠或乙状结肠等损伤　此类损伤多须手术处理，术后要按肠道手术后护理。轻度直肠损伤不手术时应控制饮食，使用必要的抗生素，防止并发感染。

5. 骨盆悬吊或牵引术等　严重的骨盆分离移位时，须行悬吊，一侧向上移位时行一侧股骨髁上骨牵引。卧床时间较长，要做好基础护理工作，嘱患者坚持上半身的锻炼和下肢的按摩和锻炼，并注意预防褥疮、肺炎等并发症。

（郭坤芳）

第三节　胫腓骨骨折

胫腓骨骨折是下肢常见的骨折，多发于青壮年和 10 岁以下儿童，其中以胫腓骨双骨折多见，其次为胫骨骨折，单纯的腓骨骨折较少见，胫腓骨开放性骨折，约占全部胫腓骨骨折的 1/4。直接暴力、间接暴力和持续积累应力均可引起骨折。

【临床表现】

局部肿胀、疼痛、功能障碍，患肢短缩或成角畸形，有异常活动、骨擦音、纵轴叩击痛，易触及骨折端，如伴有血管神经损伤，则可出现患肢远端供血不足、感觉运动障碍、足趾不能背屈、足下垂等。如合并小腿骨筋膜间室综合征，则出现患肢缺血性疼痛，呈进行性加重，皮肤肿胀明显，常起水疱，肌腹处明显压痛，肌肉运动牵拉痛，足背动脉、胫后动脉搏动减弱或触摸不清，肢体末端感觉减退甚至丧失，肌力减弱，如治疗不及时，则出现肢体挛缩畸形及神经干损伤之体征。

【治疗与护理】

（一）治疗

小腿的主要功能是负重，故胫腓骨骨折的治疗原则，应是首先恢复其长度和轴线。成角和旋转移位必须矫正，力争良好的复位。

应着重处理胫骨骨折，同时尽可能争取腓骨的良好复位，使之有利于支撑和稳定胫骨。

（二）护理

1. 严密观察患者生命体征，尤其是开放性骨折、骨折合并小腿皮肤撕脱伤和其他合并伤。有面色苍白、口唇发绀、血压下降等休克征象时，及时进行抢救，给予输血、输液、氧气吸入、心电监护等。

2. 密切观察患肢远端血液循环、感觉、运动、足背动脉及胫后动脉搏动情况，观察患肢皮肤颜色、温度、肿胀情况，警惕骨折合并腘动脉损伤、腓总神经损伤及小腿骨筋膜间区综合征，发现肢体远端动脉搏动触及不清、肢端发凉、感觉迟钝、肿胀严重、皮肤颜色改变，应立即通知医师，做出紧急处理。上述体征也称 5P 征：Pain 疼痛，Pale 苍白，Paresthesia 麻木，Paresis 肌肉麻痹，Pulseless 脉搏消失。

3. 筋膜间室综合征的护理

（1）由于解剖的特点，小腿骨折并发筋膜间室综合征者较常见。要向患者及家属讲明本征的危害性，使其提高警惕，护士加强巡视及观察，有异常时及时报告医师处理。

（2）患肢抬高，保持中立位，严禁外旋，为防止足跟压伤，可在踝部垫小软枕，以使足跟悬空。

（3）肿胀严重者，使用脱水剂治疗，20% 甘露醇 250ml，每日 2～3 次快速静脉滴注，定时测量患肢周径并与健侧相比较，禁止热敷或按摩，以免温度增高加快组织代谢，必要时冷敷。

（4）严密观察病情，注意 5P 征出现情况。本征多发生于闭合性小腿骨折患者，早期表现为持续性灼痛，进行性加重，与创伤程度不成比例；局部感觉异常、过敏或迟钝，两点分辨感觉消失，患侧足趾呈不自主的屈曲状态，被动牵拉引起疼痛，可出现大量水疱，触诊小腿软组织有明显内压增高感，如出现上述症状，应做好切开减压手术前护理准备。

（5）术前常规进行备皮，各种药物过敏试验，禁食水等处理。

（6）术后给予抬高患肢，观察伤口敷料包扎及渗出情况，由于伤口未进行缝合，渗出较多，应使用中单，并及时进行更换，始终保持伤肢周围敷料及环境清洁、干燥；观察足趾末梢循环情况。

4. 跟骨牵引护理 胫腓骨骨折急性期可行跟骨牵引术。

（1）牵引前做好患者及家属的心理护理，减轻焦虑。充分认识牵引对解除患者伤痛的意义，应该让家属或患者有机会谈论有关牵引问题，坦诚地说出内心的不安，给予有关牵引的正确指导，解除忧虑，积极配合。

（2）指导患者床上扩胸运动，深呼吸运动，以防止肺不张及肺炎，示范咳嗽动作，减轻疼痛，使痰容易咳出，注意保暖，防止受凉。

（3）防止牵引针眼处感染，保持牵引针眼处清洁，干燥，纱布每周更换 1 次，每日用 75% 乙醇滴针眼处 2 次，注意观察局部有无疼痛突然加剧，有无分泌物。

（4）保持有效牵引，每日观察牵引针有无松动，牵引绳有无偏斜，勿随意加减重锤。

（5）鼓励患者早期进行床上活动，如股四头肌的静力收缩练习，足趾的活动，膝、踝关节的活动，以预防肌肉萎缩和关节僵硬。

（6）预防骶尾部、腘窝、足跟部褥疮，定时抬臀，腘窝处与足跟部可垫一小糜子垫，每小时更换 1 次部位。

5. 患肢抬高，保持中立位，严禁外旋，为防止足跟压伤，可在踝部垫小软枕或糜子垫，以使足跟悬空。

6. 患肢功能锻炼应尽早开始，防止膝、踝关节强直和肌肉萎缩。同时，在外固定或内固定坚强牢固的情况下，早期下床，适当给骨折端以应力刺激，促进骨折愈合。

（王美）

第四节 骨肿瘤

骨肿瘤指肿瘤组织发生于骨结构包括骨膜、骨皮质及骨髓组织，统称为骨肿瘤。它包括由骨细胞形成的骨瘤及骨肉瘤；由软骨细胞形成的软骨瘤及软骨肉瘤；纤维细胞形成的纤维瘤及纤维肉瘤，都属原发性骨肿瘤。

如源于身体其它系统的肿瘤，通过血行、淋巴转移，局部扩散或浸润可在骨内形成转移性骨肿瘤。

骨肿瘤一般有良性与恶性肿瘤之分，良性肿瘤包括骨瘤、骨软骨瘤、骨囊肿、骨巨细胞瘤等；恶性肿瘤包括骨肉瘤、软骨肉瘤、纤维肉瘤等。良性肿瘤可发生于任何年龄，而恶性肿瘤于青少年为多见，经手术治疗仍易复发，但有些良性骨肿瘤具有恶性变化趋势，如骨巨细胞瘤，病程长可转为恶性。良性骨肿瘤常缺乏明显症状；恶性骨肿瘤常有疼痛、肿胀及功能障碍，随肿瘤增长逐渐出现食欲不振、乏力、消瘦、贫血，甚至于发热，晚期则出现恶病质。

1. 骨良性肿瘤

（1）骨软骨瘤：也称外生骨疣，是最常见的良性骨肿瘤，有单发性和多发性两种，单发性除局部肿块外，一般无症状，瘤体靠近血管、神经、肌腱、关节或瘤体较大时，可引起压迫症状和功能障碍。多发性骨软骨瘤，肢体出现大小不等骨性肿块，膝、踝、肩等关节附近尤为明显，瘤体较小时不引起症状，增大后可引起疼痛、邻近组织压迫症状和肢体功能障碍等。

（2）骨囊肿：多发于 20 岁以下的青少年，多为单发性，易发生于长骨的干骺端、肱骨近端和股骨近端是好发部位，但由于骨骺继续生长，囊肿部位可逐渐被移向骨干中部，多数呈不规则椭圆形，有一层纤维薄膜，内含稀薄棕色液体，薄膜周围为边缘整齐的骨壁。它可以变薄或膨胀，易产生病理性骨折。临床无症状，常因病理性骨折摄片而被发现。

（3）骨巨细胞瘤：是一种潜在性恶性肿瘤，也称破骨细胞瘤，女性较多。50% 发生在膝关节周围，但所有的骨骼均可发病，除骶骨外，较少发生在椎体。多数患者在病侧的关节有疼痛和功能障碍。常有复发，恶性变或转移的倾向，肿瘤无包膜，呈灰红色或暗红色的肉芽组织。易出血，患者多为壮年，早期局部疼痛、肿胀、压痛轻，因皮质骨薄，按之有乒乓球样感。

2. 原发性恶性骨肿瘤

（1）骨肉瘤：骨肉瘤发生在成骨组织，以往称成骨肉瘤。是原发性骨肿瘤中最常见和恶性程度最大的肿瘤，发展快、转移早、预后差。好发年龄在 10 ~ 15 岁的青少年，男性多于女性，肿瘤好发部位是长管骨的生长迅速的干骺端，尤其在股骨远端、胫骨近端、肱骨近端。早期出现的局部疼痛，发生于肿胀之前，日渐加重，夜间尤甚，应用一般止痛剂无效。不久出现肿胀，生长迅速，肿块表面皮肤紧张发亮，静脉充盈，有血管杂音，患者很快出现睡眠不佳，食欲不振，全身消瘦的恶病质现象，早期可转移到肺部。预后是差的，5 年生存率不超过 20%。

（2）软骨肉瘤：可分原发性和继发性两类，这取决于原来的病损是骨软骨瘤还是内生软骨瘤。肿瘤常发生在 30 ~ 60 岁的成年人。股骨、骨盆、胫、肱、肩胛骨和肋骨是最好发的部位，患者有长期的疼痛或生长缓慢的肿块，或两者同时存在。表现为局部疼痛和肿块，肿块坚硬如骨，可伴有不同程度的肢体功能障碍。

【治疗与护理】

良性骨肿瘤，若无症状，常不予治疗，但应随时密切观察。良性骨肿瘤有症状者，常做局部病灶刮除、切除、骨巨细胞瘤做局部节段或大块切除、植骨关节融合，如有条件可用假体替代，椎体肿瘤切除后可用人工椎体替代。恶性骨肿瘤的治疗以手术为主，辅之以化学疗法，放射疗法。手术或辅助治疗的护理如下。

1. 人工椎体置换术护理特点

（1）脊椎巨细胞瘤由于解剖特点及手术时出血多，术前要作充分的准备，配备大量血；注意必须有 1/3 ~ 1/4 的新鲜血。由于术中输血可多达 8 000 ~ 10 000 ml，前负荷剧增，常引起肺水肿及心衰，因此需在中心静脉压持续监测下进行，如出现肺水肿，按术后肺水肿防治处理。

（2）术中、术后若有出血倾向，应考虑是否已并发弥漫性血管内凝血。应立即准备肝素；一般首次剂量25～30 mg，以后每小时用5 mg，静脉维持点滴持续6～20小时，如纤维蛋白原及血小板计数下降，应输给浓集的血小板及纤维蛋白原。

（3）术后不要任意搬动患者，翻身时应该用术前已铺好一中单，置于患者身下，上至腋下，下至两髋。护士分站患者两侧，用手轻轻提起中单，将患者移向床边，然后翻转，防止脊柱扭曲。

2. 高位截肢术护理

（1）心理护理：高位截肢使患者肢体丧失，体型改变、精神创伤很大，护士应尽量关怀尊重患者，做患者的思想工作，使患者对截肢有所准备。

（2）为防止术后大出血，床边应备下肢止血带一根，护士要密切观察伤口渗血情况，敷料上的渗血是新鲜的还是陈旧性的．如果渗血过多，可给肢体残端局部加压包扎，若继续大量渗出，应及时打开敷料，检查伤口有无活动性出血，可指压股动脉观察出血是否减少，必要时送手术室打开伤口止血。

（3）防止截肢残端屈曲畸形，一般术后残端不要抬高，应平放在床上，亦可用长木板及绷带固定，避免髋前屈，医护人员可对患者阐明此举的目的是为了在今后安装假肢重新行走创造条件。

（4）截肢术后患者常有患肢幻觉病，主诉患肢仍然存在、足趾疼痛、麻木，夜间尤甚。护士应给予精神安慰，用确切的语言解释幻肢病存在的原因，除给安眠镇痛药外，耳针针刺神门穴，下肢穴也有较好的效果。

3. 髋关节解脱术及半骨盆切除术护理　髋关节解脱术及半骨盆切除术的手术创伤大，对患者的精神、身体造成严重的创伤。应充分做好患者的思想工作、宣传去局部保整体的概念，认真做好术前各项常规检查、备血等准备工作。

术后重点应严密观察患者生命体征的变化，直至稳定，观察伤口出血情况，防止大出血发生；正确记录引流血量、估计敷料渗血量，如果渗血过多，需及时补充补足血容量，给止血药物，伤口局部用纱袋压迫，多头带包扎止血。

4. 化疗毒性反应及护理　肿瘤化学药物对正常组织均有毒性，缺乏选择性抑制肿瘤的作用常伴有不同程度的毒性反应：

（1）组织坏死和栓塞性静脉炎：应告知患者注射或滴注药物时如有疼痛或异常感觉时应告诉护士，不可勉强忍受，如遇药液溢出皮下，可用1%普鲁卡因、1%利多卡因作周围组织封闭。

局部涂氢化可的松、冰敷24小时，减少药物的吸收。注意保护静脉，药液浓度不能太高，以免对血管壁的刺激，左右臂交替使用，如果出现静脉炎，局部可做硫酸镁泡热敷或理疗。

（2）胃肠道反应：由于药物毒性对肠胃道的刺激，和对治疗的恐惧心理．患者常有不同程度的恶心呕吐、食欲减退等胃肠道反应，抗代谢药物大剂量应用时可出现腹痛、腹泻，甚至于粘膜坏死，脱落穿孔。

患者应进清淡可以消化的食物。禁忌热性及鱼腥食物，适当应用止吐药及镇静剂，如胃复安，安定，氯丙嗪等，密切观察腹痛及排便情况。

（3）骨髓抑制：患者常有白血球下降、血小板减少，可给补血药物，必要时将患者置在无菌室或层流无菌室内。

（4）口腔炎、溃疡：患者常感疼痛难忍，进水进食均感困难，应注意及时补充大量叶酸，保持口腔清洁、霉菌感染时可用3%双氧水溶液漱口、制霉菌素、0.5%金毒素油膏等涂抹，0.05%甲硝唑液（灭滴灵）每次15～20 ml含漱亦有较好的疗效。

（5）肾脏毒性的护理：保持患者全身水化，维持一定量的液体摄入，例顺铂，是一种金属药物．可致不可逆性的肾破坏，使用前先补液2小时，使用后改用甘露醇，然后24小时内维持补液3 000～4 000 ml。尿液碱化；药物代谢产物在酸性环境中易形成沉淀物，填塞肾小管导致肾功能衰退，所以化疗前1～2日用 sB，别嘌呤醇，化疗日测尿 pH 值，pH≥6.5～7时，才可开始化疗。

如果患者入量已足，尿量仍少时，应按医嘱给利尿剂，并正确记录出入水量。

（6）其它毒性反应：如阿霉素可致荨麻疹，手掌足底麻刺感。低血压，20%患者出现心力衰竭，顺铂可致手足抽搐，颈项强直等反应。

（宋宁　于利萍）

第五节　腰椎间盘突出症

椎间盘位于两脊椎体之间，由软骨板、纤维环和髓核组成。髓核为胶状物质成为椎间盘的中心。髓核正常在椎间盘的中心偏后，主要作用是缓冲直立姿势时的各种震力，并且协助脊柱自由活动。椎间盘一般在20岁以后开始退行性变性，纤维环由于变性而失去弹性、产生裂隙，外力的作用又可使裂隙加重，髓核突出压迫神经，造成神经症状。

【临床表现】

腰椎间盘突出症是一种常见病，多发病，好发于青壮年，多数患者开始有腰痛，反复发作，不久腰痛减轻，下肢出现放射痛，至大腿外侧后面，直至小腿和踝关节外侧，有时至跟骨外侧，卧床后疼痛解除，任何活动。包括扭伤、弯腰、喷嚏、提物和咳嗽等可使症状加重。

【治疗与护理】

1. 非手术治疗的护理

（1）卧床休息和腰部热敷：卧硬板床、屈髋屈膝的侧卧位，能解除椎间盘和神经根压力。外用中药热敷、熏蒸，可解除腰部肌肉痉挛。

（2）骨盆牵引的护理：卧硬板床、腰部围绕牵引带，最好于硬板床上置放一个无阻力的床垫，（在腰部分开的两块软垫）床脚抬高，牵引重量7～10 kg，持续牵引3～4周，有利于髓核的回纳，当椎间盘碎片突出时，牵引可能增加患者症状，要注意观察。

（3）推拿：对治疗椎间盘突出有一定的疗效，不少患者推拿后症状消失，或明显改善。

（4）椎间盘化学溶解术的护理：用木瓜凝乳蛋白酶注入椎间盘治疗椎间盘脱出而引起的坐骨神经痛，此法称为化学溶解术。可能是髓核水解，使神经根减压，操作配合同脊髓造影，严格无菌操作，术后平卧 24 小时。少量患者有过敏性休克发生，症状是皮肤发痒，躯干红斑，呼吸困难或衰弱，垂死感。此时应立即拔除针头，让患者仰卧位，根据医嘱给氢化可的松 200 mg 或地塞米松 5 ~ 10 mg 加 50% 葡萄糖 40 ml 静脉注射或 5 ~ 10% 葡萄糖 500 ml 静脉点滴。

（5）脊髓造影术的护理：脊髓造影能显示多平面椎间盘和椎管内病变。临床上使用造影剂有油剂、水溶性造影剂及空气。Amipaque 是目前应用最多的造影剂，可以配成不同浓度注射，吸收很快因此头痛等副作用明显减轻。Iohexol 是最新造影剂，用于胸部脊髓造影，副作用很小。

造影检查前需先做碘和普鲁卡因过敏试验，口服复方碘溶液，观察对碘有无过敏现象。造影后卧床 24 小时，密切观察，注意反应。

2. 手术前后护理

（1）术前护理：平卧硬板床，帮助患者练习床上用便器大小便，训练床上排便的习惯。

（2）术后护理：术后患者平卧 6 小时不要翻身，压迫伤口止血。目前临床上对椎间盘髓核摘除术后的功能锻炼、倾向于采用增加腹肌力量及直腿高举操练。

1）术后一周可以进行一侧或双侧的直腿高举操练，以主动操练为宜，过早锻炼有增加神经根水肿的可能，反之就能达到松弛神经根疤痕粘连的目的。

2）术后 10 日到 2 周或 50 岁以上的患者，可进行屈髋屈膝的操练，因为腹肌松弛，腰椎负重增加。术后半年内不可弯腰不可提重物。

（史成菊）

第六章　神经外科疾病的护理

第一节　颅内血肿

颅内血肿是颅脑损伤中最常见的继发性脑损伤。

【分类】

颅内血肿可分为硬脑膜外血肿、硬脑膜下血肿、脑内血肿。

【病因】

车祸、暴力、坠落伤、工伤事故。

【临床表现】

无论哪种外伤性颅内血肿主要表现为头部外伤后，先出现原发性脑损伤的症状，当颅内血肿压迫脑组织，出现颅内压增高和脑疝的表现。

【诊断】

实验室 A 型超声探测显示中线移位，颅骨平片显示有颅骨骨折、CT 扫描呈现血肿部位和范围。

【治疗与护理】

（一）治疗

1. 一经确诊须紧急手术，开颅清除血肿或钻孔引流术，去骨瓣减压术。

2. 药物

（1）脱水药物：甘露醇、复方甘油、甘油果糖。

（2）抗炎：头孢菌素类。

（3）止血：止血敏、止血芳酸、洛赛克。

（4）护脑：活脑灵、脑活素、尼莫通。

（5）镇静止痛：安定、鲁米那。

（二）护理

1. 病情观察

（1）意识状态：分嗜睡（能叫醒）、浅昏迷（不能叫醒，但压迫眶神经有反应）和深昏迷（压迫眶伤神经无反应）。格拉斯哥评分法对伤者的睁眼、言语和运动三方面的反应进行记分，以总分表示意识障碍程度，分数越少表示意识障碍越重。15 分为满分，8 分以下为昏迷，最差为 3 分（表 4-6-1）。

（2）眼球和瞳孔观察：注意两侧瞳孔大小、形态及对光反应。伤后立即出现一侧瞳孔散大，可能为外伤性散瞳，系动眼神经或视神经损伤所致。伤后一段时间发生进行性一侧（病变侧）瞳孔散大，对侧肢体瘫痪，伴意识障碍，提示脑受压或脑疝。双侧瞳孔大小多变不等圆，对光反应差，多为脑干损伤表现。双侧眼球不能外展并有复视为外展神经损伤，瞳孔散大对光反应消失，眼球固定伴深昏迷，则提示临终状态。

（3）生命体征：警惕脑疝早期表现。

（4）锥体束征：观察肢体肌力、肌张力。要结合病理反射和有无感觉障碍来进行综合分析。

表 4 - 6 - 1　格拉斯哥评分表

睁眼	评分	言语	评分	运动	评分
正常睁眼	4	回答正确	5	遵命运动	6
呼唤睁眼	3	回答错误	4	定位动作	5
刺痛睁眼	2	词句不清	3	刺痛回缩	4
无反应	1	只能发音	2	刺痛屈曲	3
		无反应	1	刺痛过伸	2
				无反应	1

2. 心理护理

（1）应激适应能力：神志清楚者可能表现为担忧伤后并发症的发生，如智力下降、记忆力减退等，应给予安慰鼓励和必要的解释。患者由昏迷逐步转为清醒的过程中，可能有神经系统功能障碍应予以心理帮助和安慰，指导患者恢复记忆力、语言能力和肢体功能。

（2）经济承受能力：工伤事故、车祸、暴力可能涉及他方承担医疗费用、营养费用问题，作为医务人员应在患者利益的基础上客观地综合考虑帮助患者，但不参与纠纷。

（3）人际关系：脑外伤患者的人际关系较为复杂，医疗费用涉及肇事方，可能影响患者的情绪和治疗落实，医务人员不参与其纠纷，但应保证患者治疗的落实。

3. 生活自理能力补偿

（1）体位转变：偏瘫和昏迷患者 3～4h 更换体位 1 次。

（2）修饰：每周修剪指甲 1 次避免误伤自己，气管切开者经常刮须避免滋生细菌。

（3）沐浴：生活不能自理者每日床上擦浴 1 次，肛周会阴大小便后当时清洗干净。

（4）排泄：保持二便通畅，尿失禁尿潴留者可持续留置氟莱氏导尿管，便秘者给予开塞露，必要时用手掏大便。

（5）穿着：病服反穿，不扣扣子，下身仅以大单遮盖，以方便大小便的护理。

4. 社交能力　有神经系统功能障碍但神志清楚的患者应帮助患者建立自信心，在语言锻炼的基础上，逐渐学会基本社交，克服自卑心理，适应新的社交方式。

（张林静　段素梅）

<h1 style="text-align:center;">第二节　颅内压增高症</h1>

颅内压是指颅腔内容物对颅腔壁所产生的压力。由于脑脊液介于颅腔壁和脑组织之间，所以脑脊液的静水压就可代表颅内压力。正常人侧卧位时脑脊液的压力为 0.978～1.467 kPa（相当于 100～150 mmHg）。如大于 1.956 kPa（200 mmHg）为颅内压增高。颅腔是由颅骨组成的封闭空腔，是一个不能伸缩的容器，其总体积固定不变。颅

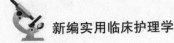

腔内容物包括脑组织、脑脊液及供应脑的血液，它们的总体积和颅腔容积是相适应的，通过生理调节来维持动态的平衡。

【病因】

当颅内占位性病变（肿瘤、血肿、脓肿、脑积水）或脑组织肿胀（脑性裂伤、脑炎、缺氧）引起颅腔容积与颅内容物体积之间平衡失调，超过生理调节的限度时可引起颅内压增高。临床可出现头痛、呕吐及视神经乳头水肿三大颅高压主症。由于颅内压力增高，部分脑组织被挤嵌入颅腔裂隙或孔道，形成脑疝。压迫邻近脑干，产生意识障碍、生命体征改变、瞳孔不对称、肢体运动及感觉障碍等脑疝综合症。

【临床表现】

临床根据脑疝发生的部位及移位组织的不同可分为：

1. 小脑幕裂孔疝（颞叶疝）   颞叶的内部结构经小脑幕裂孔疝入幕下，多见于幕上肿瘤。临床表现为头痛、呕吐、烦躁不安、意识障碍、瞳孔不对称（病侧逐渐扩大），对光反应迟钝或消失，病变对侧肢体运动障碍，病理反射出现等。

2. 枕骨大孔疝   颅压增高时，小脑扁桃体经枕骨大孔疝入到颈椎椎管内称枕骨大孔疝。临床表现为后枕部疼痛，颈项强直或强迫体位、频繁呕吐，肌张力减低，四肢呈迟缓性抽搐，呼吸和循环系统障碍，多见于幕下肿瘤。

【治疗与护理】

1. 颅内压增高的动态观察   避免各种刺激因素（情绪激动、紧张、大量饮水、过量快速补液等）。对有颅高压症状的患者（剧烈头痛、喷射性呕吐）要及时处理。

2. 观察生命体征及意识、瞳孔、肢体运动的变化   意识改变是颅脑疾患患者最常见的体征之一。它往往反映了大脑皮质和脑干网状结构的机能状态。幕上肿瘤患者出现烦躁不安、嗜睡、朦胧意识等是脑疝的先兆症状。颅脑损伤患者有昏迷——清醒——昏迷过程，即有中间清醒期再昏迷是硬膜外血肿的有力证据。瞳孔的调节、对光反应灵敏度与动眼神经有关。瞳孔的观察在神外科有着特殊的定位意义。幕上肿瘤患者出现病侧瞳孔先小后大、对光反应迟钝、消失，警惕颞叶疝的发生。颞叶疝首先出现意识、瞳孔、肢体运动的障碍，呼吸、循环系统的障碍在后期出现。枕骨大孔疝时突然出现呼吸、循环系统的障碍，后出现意识、瞳孔的改变。颅内压增高的患者宜在早期进行治疗，发生脑疝后再抢救则可留下不可弥补的后遗症。

3. 抢救的配合   脑疝的抢救需同心协力、争分夺秒。颞叶疝时静脉快速滴注 20% 甘露醇 250 ml + 地塞米松 5 mg，要求在 20 分钟内滴完（可迅速提高血浆晶体渗透压，降低颅内压作用快，维持时间长）。以后视病情可每 4～6 小时重复滴注。枕骨大孔疝呼吸突然停止者可立即进行经眶脑室穿刺术，挽救患者生命，同时行气管插管、人工呼吸器辅助呼吸及静脉滴注 20% 甘露醇 250 ml 及应用兴奋剂。有脑室引流管的患者可先剪开引流管再接脑室引流瓶。

4. 脑室引流护理

（1）引流瓶挂在高于患者头部 10～15 cm 部位（患者额骨至引流葫芦瓶滴管之间的距离），过高不能起到引流的目的。过低引流过快可使脑室塌陷引起皮层和脑室内出血。

（2）引流管要保持通畅，不能扭曲或皱折。

（3）观察滴出脑脊液的颜色及量。滴出血性脑脊液证明有活动性出血，滴出混浊脑脊液证明有感染。

（4）注意保持伤口敷料及各衔接处敷料干燥。发现敷料湿时要及时寻找原因。

（5）脑室外引流不宜放过长时间，1周内应给予处理。

（6）病情稳定考虑拔管前先将引流瓶挂高至20～25 cm处，观察2日。注意有无颅压增高症状出现，若无不适可夹管2日，2日后正常，无不适应反应可考虑拔管。

（7）若挂高后仍出现头痛、呕吐等颅高压症状可考虑做脑脊液分流手术（脑室—腹腔引流术或脑室—心房引流术）。

（宋宁　王夕霞）

第三节　胶质瘤

胶质瘤是起源于神经胶质的肿瘤，属于恶性。

【分类】

多形性胶质母细胞瘤、髓母细胞瘤、星形细胞瘤、少枝胶质细胞瘤、室管膜细胞瘤、松果体肿瘤等。

【并发症】

脑疝、颅内感染、偏瘫、失语、视力下降甚至失明。

【诊断】

头颅超声探测、脑电图、放射性核素扫描对大脑半球肿瘤有定位帮助，头颅X线平片有助于了解有无颅内压增高，CT、MRI可对肿瘤定位定性，脑血管造影了解肿瘤与血管关系。

【治疗与护理】

（一）治疗

肿瘤切除、放疗（X刀、γ刀）、化疗。

（二）护理

1. 病情观察

（1）头痛的部位和时间。

（2）呕吐的次数、时间与头痛的关系。

（3）生命体征的观察：观察颅内高压早期表现。

（4）意识瞳孔的观察：形成脑疝时有瞳孔意识的改变，瞳孔的改变在病变侧，有定位意义。

（5）脑疝的观察及处理：患者突然意识障碍，鼾声呼吸，血压增高，脉搏慢而宏大，一侧瞳孔散大，应高度警惕脑疝，及时脱水，利尿处理，通知医生做好脑减压手术准备。

2. 心理护理

（1）应激适应能力：颅内肿瘤患者大多有较强的恐惧心理，害怕手术后功能障碍甚至手术台上死亡，故术前的精神安慰和鼓励至关重要，告诉患者紧张的情绪可能导致手术中出血多，影响手术效果，再则现在医学发展，术前CT、核磁共振，准确定位及神经外科显微手术的应用，大大降低了病死率和并发症的发生，以安慰鼓励患者。

（2）经济承受能力：对于经济困难者应给予一定照顾，如提前手术，用价廉效果类似的药物等。

（3）人际关系：了解患者的家庭社会关系，对于家属的恐惧紧张情绪给予一定的疏导。

3. 生活自理能力补偿

（1）体位转变：偏瘫及意识障碍者 3~4h 翻身 1 次，肢体处功能位置。

（2）修饰：经鼻入颅手术者应术前剪鼻毛、刮胡须、鼻孔滴眼药水。剃光头并佩戴一次性手术帽。

（3）沐浴：长期卧床者每日床上擦洗 2 次。

（4）会阴清洁：便后清洗干净，保持局部干燥。

（5）排泄：保持大便通畅，预防因大便用力过大引起颅内高压。

（6）穿着：手术前更换病服，术后每日更换 1 次。

（张林静）

第四节　脊髓肿瘤

脊髓位于椎管内，呈圆柱形，全长约 42~45 cm。自上而下共分出 31 对脊神经根；颈段 8 对，胸段 12 对，腰段 5 对，骶段 5 对，尾神经 1 对。因此，脊髓也相应分成 31 个节段，其上端在枕大孔区与延髓相连，下端成圆锥。成人的圆锥终止于腰椎 1~2 交界处。在发育过程中脊髓的增长较脊椎慢，因此成人的脊髓较脊椎短，仅相当于椎管的 2/3，脊髓节段的位置比相应的脊椎高。颈髓节段比颈椎高 1 个椎骨。上、中胸髓节段较胸椎高 2 个椎骨。下胸髓节段较胸椎高 3 个椎骨，腰髓相当于胸 10~12，骶髓相当于胸椎 12 和腰椎 1 的水平。了解脊髓与脊椎的相应位置关系，对定位诊断和手术治疗脊髓疾病有着重要意义。脊髓由三层结缔组织被膜包围，由外至内为硬脊膜、蛛网膜和软脊膜。硬脊膜外面与脊椎的骨膜之间的间隙称硬脊膜外腔，其中有静脉丛和疏松的脂肪组织，此静脉丛在脊髓转移性肿瘤及栓塞的发生中有重要意义。硬脊膜内面为蛛网膜，其下面为充满脑脊液的间隙称蛛网膜下腔，与脑蛛网膜下腔相连，最内层为软脊膜，紧贴于脊髓表面，它有固定脊髓的作用。脊髓有灰质和白质组织组成。灰质居中央，呈 H 状，其中心为中央管，两翼均分前角、后角和侧角（全部胸髓、腰髓 1，2 节段、骶髓 2，4 节段有侧角）。前角内含运动神经元，其纤维经前根走出。后角内含感觉神经元发出后根神经，侧角主要为植物性神经元。脊神经是混合神经，含感觉神经和运动神经。白质主要有上行（感觉）和下行（运动）神经纤维组成，分前索、侧索和后索。前索位于前角，前根的内侧为下行纤维（锥体前束、脊髓束、前庭脊髓束）。侧索位于脊髓外侧前后根之间，上行束为脊髓丘脑束，下行束为皮质脊髓束。后索位于两后角与两后根之间为生行纤维（传导同侧深感觉和触觉）。脊髓是肌肉、腺体和内脏反射的初级中枢，将身体各部的活动与脑的各部分活动密切联系的中间单位。

【临床表现】

脊髓病变引起的主要临床表现为：运动障碍；感觉障碍和植物神经功能的障碍。根据脊髓各不同节段的横贯性损害，临床常见的有：

1. 高颈段损害（颈 1~4） 膈肌和肋间肌麻痹，出现呼吸困难。四肢瘫痪（上运动神经元瘫痪）。损害平面以下感觉障碍（顶耳线—颈线）、尿潴留。

2. 颈膨大处损害（颈 5~胸 1） 上肢放射性疼痛，损害平面以下感觉障碍（颈线—肩岬线），颈 8~胸 1 节段受损出现霍纳氏综合症，尿潴留。

3. 胸段损害（胸 2~12） 胸部有束带样放射性疼痛，两下肢呈上运动神经元瘫痪，损害平面以下感觉障碍（乳头线—脐线），尿潴留。

4. 腰膨大部损害（腰 2—骶 2） 损害水平可有下肢放射性疼痛，两下肢在相应损害节段呈下运动神经元瘫痪，损害水平以下感觉障碍（髂腹股沟线）．尿潴留。

5. 圆锥部损害（骶 3—尾） 大腿后部。肛周和会阴部有鞍形感觉障碍区（肛周线）。两下肢无瘫痪，但会阴部肌肉瘫痪。周围性排尿障碍，尿失禁。

6. 马尾部损害 下肢放射性瘫痪，两下肢下运动神经元瘫痪，下肢和会阴部感觉障碍．尿失禁。

脊髓肿瘤按病变部分为：脊髓硬脊膜外肿瘤：（以恶性肿瘤或转移性瘤多见）和脊髓硬脊膜内肿瘤。

脊髓硬脊膜内肿瘤。又可分为髓外肿瘤髓内肿瘤。

按病理组织学分类有髓内肿瘤以室管膜瘤、星形细胞瘤、神经胶质瘤多见。髓外肿瘤以神经纤维瘤、脊膜瘤为主。

【治疗与护理】

1. 高颈段

（1）体位按手术时的体位：坐位手术回病房仍取去枕半卧位，仰卧 2~4 小时可翻身。翻身时需两人同时操作，同一方向将颈部伸直与躯干水平而翻转，以免操作不当引起脊椎移动而导致症状加重。

（2）坐位手术患者裹腿的绷带于术后 2 小时血压平稳时可拆去。

（3）根据脊髓术后护理常规观察呼吸、血压、脉搏、肢体活动和肌力测定、感觉平面并记录于观察单上。肌力测定标准：0 度—肌肉完全不能收缩。1 度—可见肌肉收缩，但无肢体动。2 度—能沿床面移动，但不能抵抗地心吸力。3 度—在对抗地心吸力的方向能作随意运动。4 度—在一定外周阻力下能作随意运动，力弱。5 度—能抗拒外周阻力、正常肌力。

（4）高颈段手术后可出现两侧膈肌麻痹、咳嗽无力而引起呼吸困难，在观察时尤其要注意呼吸的变化、四肢末梢及口唇有无缺氧的症状，必要时可吸氧或人工呼吸器辅助呼吸。

（5）手术后由于膈肌麻痹，咳嗽无力加上麻醉剂的刺激，分泌物多而不易咳出。可以帮助吸痰。防止窒息和肺部并发症，保持呼吸道通畅，增加有效呼吸、减轻脑组织的缺氧。

（6）由于高颈段手术后植物神经功能紊乱，四肢及躯干无汗液分泌，高热时皮肤散热不佳，要做好降温措施，四肢感觉异常需不断更换体位。

（7）颈膨大节段手术后可出现霍纳氏综合征（瞳孔不等；但两侧光反应好，瞳孔小的一侧并有眼裂狭小、眼球内陷，同时面部无汗，但无明显意识障碍）．这是颈交感神经综合征。

（8）尿潴留及时保留导尿。

2. 胸段

（1）体位：胸段手术时采用俯卧位。回病房后取去枕仰卧位，约 2 ~ 4 小时后可翻身。翻身时两人同时操作保持脊髓水平位，将患者抬起，不在床上拖移。以影响伤口愈合。

（2）观察两下肢活动、肌力及感觉平面，上胸段注意呼吸变化，观察过程中发觉感觉障碍平面上升是不祥之兆，可能为脊髓内出血或脊髓水肿，要及时与医生联系。

（3）胸段手术患者两上肢尽量不做抱头、抱胸外展动作．以增加背部皮肤张力而使伤口错位，影响伤口愈合。

（4）尿潴留者给予保留导尿。

（5）胸段拆线一般为 12 ~ 14 日。伤口愈合不佳，要注意有无脑脊液漏。

3. 圆锥、尾骶部

（1）体位：手术时采用俯卧位，回病房取平卧位。

（2）由于手术切口近肛门、会阴部，尿失禁的女患者极易污染伤口，因此将敷料四周用火棉胶封口，上面用塑料薄膜盖住，另外小便时采用俯卧位不让尿液弄湿敷料。如敷料污染要及时更换。

（3）一般 2 周拆线，拆线后注意观察有无脑脊液漏。

4. 康复护理

（1）预防尿路感染：因为脊髓手术后排尿困难将有一个阶段，做好导管护理、防止并发症尤为重要。保持外阴及导尿管的清洁。定时夹、放导尿管，锻炼膀胱括约肌的收缩功能。鼓励患者多饮水以排除尿中尿酸盐类结晶物。自觉有排尿感觉要考虑拔管，但先要测量残余尿．若残余尿多于 50 ml 时，仍需插尿管。

（2）由于脊髓患者感觉减退，因此外用的热水水温不宜过高，以 20 ~ 30℃ 为宜，冬天不能有热水袋等直接取暖，以防烫伤。

（3）截瘫患者由于神经功能障碍，皮肤营养差，极易发生褥疮。因此瘫痪患者要定时变换体位，骨突部可垫以海绵、气圈等物以防压破皮肤，翻身时要将身体抬起，不要在床上拖拉以防擦伤皮肤。每次便后用温水洗净，保护皮肤。若发生皮肤破溃要及时换药，防止破溃加深发展。

（4）截瘫患者做好功能位的护理，瘫痪肢体要争取早期锻炼，以防废用性肌萎缩和骨、关节的强直，为防止足下垂可自制上形夹板，把足底垂直顶在夹上。

（于利萍　高迎香）

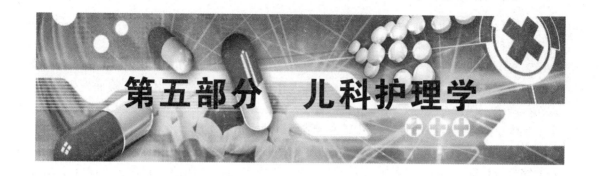

第五部分　儿科护理学

第一章　小儿正常生长发育

小儿机体尚未发育成熟，从胎儿到新生儿、婴幼儿、学龄前儿童和学龄儿童都处于不断生长发育的动态过程中。一般"生长"表示体形的增加，"发育"表示功能的演进。小儿的生长发育有一定的规律和速度，因而小儿的生理、解剖、病理、免疫、心理等诸方面都具有年龄特点。

一、小儿年龄阶段的划分

根据环境的改变、饮食的转换、体格的发育以及高级神经活动的发展，将小儿时期划分6个阶段。这6个阶段之间存在着有机的联系，没有严格的界限，小儿的生长发育是一个连续的过程。

1. 胎儿期　自卵子和精子结合到出生为胎儿期。此期胎儿在母体内生活，生长发育迅速。受孕母的健康状况、生活工作条件、营养、疾病以及用药等因素影响，因此，做好孕期保健及胎儿保健。对于先天性缺陷的预防及遗传病的早期诊断有关键作用。从孕期第28局到生后1周又称围产期。围产期保健是妇产科和儿科的共同责任。主要工作包括胎儿和新生儿的生长发育观察及疾病的防治、高危儿的护理等。只有做好围产期保健，才能减低胎儿期及新生儿期的死亡率。

2. 新生儿期　从胎儿娩出结扎脐带开始至生后28天，称为新生儿期。这个时期胎儿离开母体，从胎内转到胎外生活，小儿机体在短暂时间内经受了内外环境的突变，在解剖、生理等方面都发生了巨大变化，小儿全身各系统功能从不成熟到初建和巩固是此期的特点。因此，新生儿期发病率高，死亡率也高。在新生儿期必须做好保暖、喂养、细致的护理及预防感染，新生儿室应严格执行隔离消毒制度。

3. 婴儿期（又称乳儿期）　从生后28天至1周岁为婴儿期。此期小儿特点是生长发育快，所需热量及各种营养素相对较多，但消化功能差。婴儿期小儿如喂养不当易发生消化不良或营养缺乏症。此外，半岁以后从母体获得的先天免疫力逐渐消失，而后天获得的免疫力尚未健全，因此容易感染疾病。故婴儿期的保健重点在于合理喂养和预防感染性疾病。

4. 幼儿期　从1周岁至3周岁为幼儿期。此期小儿特点是体格生长速度较婴儿期缓慢，但中枢神经系统包括第二信号系统发育迅速。语言、动作行为、思维、表达能力明显发展。免疫力仍低下，传染病的发病率增高。此期应注意断奶后的营养供给，按时进行预防接种。并注意正确教育，培养良好的生活习惯。

5. 学龄前期　从3周岁至6或7周岁为学龄前期。此期小儿特点是体格发育速度减慢，智力发育快，理解能力及求知欲增强。但往往因好奇、好动，不知危险而发生坠床、烫伤、溺水、误食毒物等意外事故。因此，要加强知识教育，此期免疫能力增强，但易发生免疫反应性疾病，如肾炎、风湿热等结缔组织病。

6. 学龄期　从6或7周岁至12周岁为学龄期。此期小儿智能发育进展较快，具有较好的综合分析能力和自控能力。应在德、智、体诸方面加强保健和教育。应保证小儿有足够的营养与睡眠，合理安排作息时间，以适应学校紧张的学习安排，要督促小儿加强体格锻炼，防治龋齿，保护视力．要注意坐、立的姿势以防止脊柱侧弯。女生约11～12岁，男生约13岁左右进入青春期，此时体格发育又突然增快，伴有性及第二性征的发育，并经历复杂的生理、心理变化过程．要注意进行心理卫生和生理卫生教育，并应注意卫生保健工作。

二、体格发育

小儿体格发育的常用指标有体重、身长、头围、胸围、皮下脂肪等。为了对儿童的发育有一恰当的评价，应定期进行体格检查。新生儿测量应于出生时进行，在农村最晚不应超过3天，婴儿期每1～2个月1次，幼儿期每2～3个月1次，学龄前期每3～6个月1次，学龄期每年1次。

1. 体重　体重是测定体格发育的一项重要指标。我国新生儿出生体重平均为3 kg，正常范围最低为2.5 kg，最高为4.5 kg。出生后3～4天，可有暂时性体重下降（称生理性体重下降），大约减少原体重的3～9%，至生后10天左右恢复到出生时的体重。以后体重就不断增长。年龄愈小增长愈快，前半年平均每月增长600 g，后半年平均每月增长500 g，5个月时体重为出生时的2倍（6 kg），1周岁时体重为出生时的3倍（9 kg）。1岁以内小儿的体重可按下列公式估算：

1～6个月体重（kg）＝出生时体重（kg）＋月龄×0.6

7～12个月体重（kg）＝出生时体重（kg）＋月龄×0.5

2岁时体重为出生时的4倍（12 kg），2岁以后至10岁前。每年约增加2 kg，故2～10岁小儿的体重可按下列公式估算：

城区儿童体重（kg）＝年龄×2＋8

农村儿童体重（kg）＝年龄×2＋7

用以上公式计算的体重仅为大约平均数，实际上，同年龄小儿体重可有很大差别，其波动范围可达10%左右，因此，用公式计算出的体重只能供参考。

体重不但是评价小儿正常生长发育、营养状况的主要指标，而且是计算小儿营养需求、药物剂量、输液量以及疾病诊断的重要依据。所以，测量体重必须准确无误，住院患儿根据病情需要应定期测量体重。

2. 身长　身长是反映骨骼发育的重要指标。小儿身长的增加，也和体重一样，年龄愈小，增加速度愈快，但速度不如体重增加得快。小儿出生时平均为50 cm，6个月时约65 cm，1周岁时约75 cm，2周岁时约85 cm。2岁以后平均每年增长5 cm，2～10岁小儿的身长可按下列公式估算：身长（cm）＝年龄×5＋75

身长为身体的全长，包括头部、脊柱和下肢的长度。这三部分的发育速度并不相同，一般头部发育较早，下肢发育较晚。因此，临床把人体全部的长度分为上、下两部，以耻骨联合上缘为分界线，自头顶至耻骨联合上缘为上部，自耻骨联合上缘至足底为下部。上部量关系到脊柱的增长，下部量关系到下肢的生长。新生儿下部量较上部量短，中点在脐上。1 岁时中点正好在脐下。6 岁时中点在脐与耻骨联合之间。12 岁左右上下部量相等，中点在耻骨联合上。在评价小儿的体格发育时，不仅要注意全身长，而且还要注意到上部量与下部量的比例关系，在发生某些疾病时，这种比例关系就会发生变化，如甲状腺功能减退弓I起的呆小症患儿，下部量则较同年龄的正常儿为短。如身材矮小，但上下部量的比例关系正常，则应考虑为垂体性侏儒症。

3. 头围　新生儿头围平均为 34 cm，第一年内约增长 12 cm，前半年增长 8 cm，6 个月时约 42 cm，后半年增长 4 cm，因此 1 周岁约 46 cm；第二年增长 2 cm，故 2 岁时约 48 cm；3～6 岁每年约增长 1 cm，以后则增长得更慢。头围反映脑和颅骨的发育程度。头围过小，可能为脑发育不全，头围过大，可能为脑积水，佝偻病方颅时也可使头围略大。

4. 胸围　新生儿平均胸围为 32 cm，以后胸围增长逐步赶上头围，6 个月时头围与胸围相等，均为 42 cm。1 岁后胸围应超过头围，头胸围之差约等于年龄数。胸围反映胸廓、胸背肌肉、皮下脂肪及肺的发育程度。胸廓异常见于佝偻病、肺气肿、胸腔积液、心脏病等。另外，应注意胸部的发育与运动、营养、衣服松紧等因素有关。

5. 皮下脂肪　皮下脂肪的厚薄反映小儿营养状况的好坏，营养不良时皮下脂肪减少或消失，出现明显消瘦。皮下脂肪消减的顺序：首先是腹部，其次是躯干、臀部、四肢，最后是面部。皮下脂肪积聚过多，多见于营养过剩的小儿，其摄入的热量超过消耗量，故剩余的热能转化为脂肪而贮存在体内。另外，皮下脂肪贮存过多，还可见于柯兴氏综合征、甲状腺功能减退以及垂体及丘脑下部病变引起的肥胖现象。

三、小儿骨骼和牙齿的发育

1. 颅骨的发育　可以通过头围和囟门大小以及骨缝闭合的早晚来衡量颅骨的发育。小儿的囟门有两个，后囟在头顶后部，由顶骨和枕骨交接而构成，一般出生时就很小或已闭合，最晚于 2～4. 个月闭合。前囟在头顶前部，由两侧顶骨与额骨相接而构成，出生时斜径平均为 2.5 cm，一般在 1～1.5 岁闭合。颅骨缝一般在 6 个月以内闭合。囟门和骨缝闭合反映颅骨的骨化过程，闭合过早，常为脑发育不全的小脑畸形，闭合过晚多见于佝偻病、脑积水、呆小症等，但须结合其它体征，进行综合分析，才能作出最后诊断。前囟饱满反映颅内压增高。见于中枢神经系统感染、维生素 A 中毒和服用四环素药物时。

2. 脊柱的发育　小儿出生时脊柱为直的，3 个月会抬头时出现颈椎前弯，6 个月会坐时出现胸椎后弯，1 岁会走路时出现腰椎前弯，即所谓"生理性弯曲"。脊柱所形成的生理性弯曲可保持人的身体平衡。6～7 岁时上述弯曲由韧带装置固定。

3. 牙齿的发育　检查牙齿的情况可知骨骼发育的大概情况，骨骼发育好者出牙及时、牙质优良，否则出牙延迟，牙质欠佳。乳牙萌出的时间，早晚不同，早者 4 个月即可见，晚者 9～10 个月方才生出，但 4～10 个月萌出都属正常范围之内。2～2.5 岁出齐，乳牙共 20 个。乳牙萌出过晚多见于佝偻病、营养不良者。6 岁开始出恒牙，先出第一磨牙，即 6 岁智齿。以后乳牙相继脱落。由恒牙替换，12 岁左右全部换为恒牙。

四、儿童心理发育及其年龄特征

儿童心理发育也同其他事物发展一样，是一个又矛盾，又统一，由量变到质变的发展过程。儿童时期心理发展全部过程是从无知状态，转化成有一定思想观点、文化知识、个性特征和劳动能力的独立的社会成员的过程。但是，为了具体地理解和运用儿童心理发展的规律，还必须进一步了解在儿童心理发展过程中的典型的本质的特征。即称之为儿童心理发育的年龄特征。每个年龄阶段长短不一，各个阶段即互相区别又相互联系，我们必须根据儿童心理发育的各年龄阶段的特征，采取相应的心理护理。

1. 胎儿期　近年来我国十分重视优生与胎教。随着科学的发展和人类智力的发掘，把儿童的教育提前到胎儿期是很有意义的。胎儿在母体内不断的接受来自外界的某些感官的影响，其中触觉和听觉十分敏感。据研究证明，胎儿触觉等受体，自受孕 10 周后即已发生，并有其功能。而味觉、嗅觉、视觉等虽早已发生，但其功能开始是在受孕 30 周以后。胎儿听器官的发生及对音响的反应大约是在怀孕 20 周前后。大脑是调节和控制机体一切功能活动的中枢，人的心理现象和智能都是在客观事物刺激和影响下大脑活动的产物。怀孕第 23 周，胎儿大脑皮层结构形成，沟回逐渐增多，到出生前脑细胞分裂基本完成，脑发育基本定型。这些就是胎儿接受胎教的主要物质基础。

胎儿期母子间的信息相互作用是多方面的，有化学的、物理的、营养的、免疫的等等。这里着重探讨母亲的行为心理对胎儿的影响作用。孕妇的情绪状态对胎儿发育起很大影响作用。临床观察到情绪波动大的孕妇的胎儿，不但在胎内运动多，出生后也往往多动，容易激惹，好哭闹。甚至影响喂奶和睡觉。某些先天性缺陷，也与孕妇妊娠期情绪有关，如孕妇情绪经常处于紧张状态中。肾上腺皮质激素就会分泌过多。这可能阻碍胎儿上颌的发育而形成腭裂。而长期忧郁的孕妇，血中营养成分会不足，常会引起早产或胎儿瘦小体弱。孕妇心境不佳，过度焦虑恐惧等，会使胎儿血管收缩，减少脑的供血量，从而影响脑的发育，甚至造成胎儿大脑发育畸形。因此孕妇妊娠期间除注意营养，避免感染、勿滥用药物等外，还须注意保持乐观稳定的情绪，控制情感，保持良好的心理状态。

在胎儿期除了要使母亲具有良好的心理状态外，对胎儿应进行抚摸训练和音乐训练。抚摸训练可以刺激胎儿运动的积极性。孕妇平卧，腹部放松，用双手指对胎儿反复轻压、拍打、抚摸，使胎儿在腹中"散步"，进行"体操锻炼"。经过这种训练的婴儿肌肉活动力强，坐起或站立行走较早。一般自妊娠 4 个月开始进行抚摸训练，但有早期宫缩者禁用。音乐训练可使胎儿在腹内发出安详舒展的蠕动，据研究，发现胎儿愿接受低沉委婉的音乐，如经常听用巴松管、丝竹乐器演奏欢畅轻柔的音乐的胎儿，出生后再听到同类乐曲时就会兴高采烈，手足舞蹈。如果自妊娠第 5 个月开始给胎儿起乳名，父母亲经常的呼唤并与其对话，对胎儿心身健康会有很大好处，并能延及出生以后。

2. 婴儿期（乳儿期）　小儿出生时，大脑皮层结构和机能尚未成熟，只能依靠皮层下中枢进行非条件反射活动，保证机体与外部条件之间的最初平衡，如觅食、防御、吞咽、握持反射等。出生后 2 周左右，在外界条件刺激作用下，逐步形成条件反射。这标志着心理活动开始萌发。随着皮层结构发育的日趋成熟，外界刺激的不断增加，条件反射也日益增多并完善。在此期间，婴儿的动作、言语和各种心理活动过程也迅速发展起来。婴儿从出生后 2~3 个月开始"牙牙学语"，到 1 岁左右会叫"妈妈"、"爸爸"，并能站立起来，扶着墙、桌、椅迈步移动，逐渐产生与人交往的愿望，情绪开始分化。新生儿只有两种情绪反应，即生理需要得到满足则愉快，生理需要未得到满足就不愉快。3个月末分化为6种情绪反应——需求、喜悦、厌恶、愤怒、惊骇、烦闷。5~6个月时，情感上就有要求，要求有人作伴。

婴儿期阶段的心理卫生要注意以下几方面：吃奶是婴儿出生后的第一个行为，一个人良好的生活习惯，是从吃奶开始培养的，哺乳应定量、定时，切忌一哭就喂奶，防止建立哭与喂奶不良的条件反射。也不要养成吸吮手指及空奶头的坏习惯。喂奶不仅是满足小儿营养的需要，更重要的是能使孩子获得感情上的温暖。如果把孩子抱在怀里，孩子一边吃奶，妈妈一边微笑着、拍着、抚摸着，孩子不仅吸进了乳汁，而且感受到了母爱，有利于健康情绪的发展。婴儿期正是小儿感情急剧分化、丰富、发展的重要时期；迫切需要精神接触和爱抚等社会刺激。特别是母爱。7个月~2岁左右的孩子，经过同母亲或抚养者的交往，使他们产生依恋感，以此来保护自己，从而获得安全感。具有良好的依恋感和安全感的小儿能较好的适应新的环境。这种情感相依，是婴儿期阶段的心理一个十分重要的特征。掌握婴儿这一心理特征后，在护理婴儿患者时就应多给予抚摸，哭闹时顺着头发由头顶摸到前额，病情允许可搂抱婴儿以满足其情感需要，消除离开亲人的孤独不安感。

婴儿期还要注意培养良好的睡眠习惯，要使婴儿在任何情况下都能为入睡。抱着、晃着、叼着乳头才能入睡的习惯，均不适宜。新生儿每天睡眠应有20小时。3~6个月为16小时，7~10个月为14~16小时，1周岁每天睡眠12~14小时。睡眠是保证大脑发育和心理发展的重要条件。

儿童言语机能的获得一般经过发音期、理解期、表达期三个阶段。婴儿期即为发音期．这是语言的准备期，2~3个月便可发出"哦哦"、"啊啊"、"呀呀"学语声。4~5个月便能发出复合音，8~10个月，已能模仿成人发音，且能听懂简单的话，熟人离别便会挥手示意。为此，在此期应较多的给予言语刺激，促进言语准备期的发展，为进入理解期、表达期打好基础。

3. 幼儿期　幼儿期是小儿生长过程中的一个重要时期。这个时期的小儿．已能独立行走，双手开始能够学会使用工具。3岁时逐渐学会跳、跑、攀登阶梯等复杂动作。此期在小儿语言发展上是个跃进阶段。2~3岁小儿语言积极性极高，不但开始记事，而且能把发生的事情叙述给大人听。2岁左右可以出现尊敬、同情、好奇、羡慕、失望等20多种情绪反应。

根据幼儿期的心理特征，家长应该注意使幼儿养成良好的生活和行为习惯，2~3岁的小儿开始具有控制膀胱和直肠的能力，要注意排便自我控制的训练。在训练的过程中．要耐心和蔼，不要斥责或打骂。通过严厉斥责和打骂或羞辱训练小儿大小便自我控制，由于紧张、恐惧、自卑，不但训练时间长，学会控制慢，大都会留下心理创伤。排便自我控制训练的关键是生活规律，让小儿养成按时睡觉起床，睡前小便，早起大便的习惯。如果说婴儿期是语言的准备时期或语言开始发生时期，2~3岁则是孩子学习口头语言的关键时期。如果在关键时期语言得不到发展，将终生难以弥补。孩子的语言是在人与人之间交往过程中掌握和发展的。父母、保育人员是与孩子交际最多的人，在与孩子接触的过程中，应尽量地与孩子多说话，并耐心纠正发音或用词的缺点与错误，给以正确示范。另外，父母与孩子间的频频交往和对话，也有利于孩子智力的开发与发展．喜欢发问是幼儿好奇心、求知欲强的表现。对此父母应认真对待，要不厌其烦地予以解答，以促进其知识的积累。

4. 学龄前期　学龄前期是小儿智力发展最快的时期。由于动作的发展，扩大了小儿的生活范围．小儿对周围的事物产生强烈的兴趣，求知欲望增强，独立性开始表现出来。此时的孩子希望独自去做一些事情，成人干预，就往往会遭到拒绝和哭闹的反抗。这是一种自我意识的表现，可表现为不听话或执拗，在心理学上叫第一反抗期。幼儿以反抗的形成扩大占有生活范围，来表达自己的独立性，这是一种有积极意义的心理状态。

学龄前期的心理卫生，首先要注意个性的塑造。此时的小儿活动能力提高，知识增多。常喜欢独自活动。做父母的应该因势利导，谆谆善诱，勿过分包办代替，以培养其独立坚强的个性。独立性表现明显的幼儿成长后，遇事有主见，能独立分析和判断事物，敢于承担责任。当孩子遇到挫折或出现过失时，不要指责批评，不要打击讥讽，更不能打骂，否则易形成胆怯、自卑的心理。

此期的孩子还应注意感情和兴趣的培养。让他们感受到和睦家庭的温暖和充分的母爱，使幼儿明确认识到他是被爱的，从而在心理上得到满足。如果幼儿时期生活在一个不和睦的家庭，尤其是破裂家庭，对孩子的影响很大，将来可能成为胆小恐惧、呆板迟钝、孤独无伴和心情闷闷不乐的人，很难与他人建立亲密关系。不良的情绪还反映在躯体方面。如出现食欲不振、慢性腹泻和不明原因的消瘦等。游戏是促进幼儿认知、情感、意志和个人品质迅速发展的重要手段。在游戏中，他们通过模仿成人的活动，为将来参加社会实践做准备。所以应为这个时期的孩子创造做游戏的良好条件，让孩子在愉快的气氛中进行游戏。对他们的游戏只能鼓励，不能压制，不能限制过多。游戏是幼儿的基本活动，玩是孩子最根本需要之一，但是有的父母和幼儿园老师为了让孩子识字、学算术，常常要求幼儿像小学生那样，长时间坐着，这就违反了幼儿心理特征，会给孩子心理发展带来不良的后果。压抑了他们的独立性和求知欲的发展，使他们对以后的学习产生对抗、厌恶情绪等。幼儿学习识字、算算术，应该在有趣的游戏方式中进行。这个年龄组的患儿如住院治疗，护理人员不但需对他们讲清生病需要住院治疗的道理，还应介绍病房中的游艺场所，还可介绍年龄稍长的病友同其玩耍，使患儿感到病房同幼儿园一样，有"老师"和小朋友，消除其陌生感，这对疾病的恢复也是非常有利的。

5. 学龄初期　学龄初期是儿童心理发育上的一个重大的转折时期，儿童由学龄前期以游戏为主要活动方式转为学习。此期大脑活动兴奋性增高，睡眠时间减少，活动范围扩大，同时大脑的抑制能力也增强。能够较好地调节控制自己的行为。小儿认知能力迅速发展，由具体的形象思维逐渐地能进行初步的抽象的逻辑思维；情感比以前更为丰富。性格在逐渐形成。

在这个时期要注意培养儿童的适应能力。刚入学时。常会使一些儿童情绪紧张，这就需要老师与家长给予帮助，使他们能够正确认识和处理好与同学、老师和集体的关系。否则，就会给孩子造成心理上的压力。老师和家长要注意激发学生的学习兴趣。儿童有强烈的好奇心和求知欲，在一般情况下，他们都热爱学习，只要老师注意激发学生的正确学习动机、培养学习兴趣，教授科学的学习方法，就可使学生在比较轻松愉快的气氛中顺利的完成学习任务。但是如果小学老师不了解儿童心理特征，对学生要求偏高过急，使学生负担过重，甚至采取了一些不适当的做法，如进行体罚等，都会使学生产生苦闷、畏惧心理。如果让孩子把上学视为精神负担，势必有害于他们的心理健康，使有的学生形成"两面人格"，即在家在学校表现两个样，又使有的造成了"学校恐怖症"。再则，这个时期的儿童模仿力强，而辨别能力差，容易被新奇事物所吸引。可能会沾染社会上的一些不良行为。儿童不良行为的形成。主要应该从家庭、学校、和社会寻找原因。实践证明，家长和教师错误的教育方法，如溺爱、压制、歧视、虐待或放纵等就是一些主要原因。因此，要加强这方面的工作，杜绝不良行为的发生，保证儿童身心健康成长。

6. 少年期　少年期儿童正处于青春发育期的开始。此期儿童不但生理上生长发育迅速，而且在心理方面也有其鲜明的特点，这个时期的儿童个性基本形成，心理活动较为复杂，对人对事对自己有了较稳固的态度和主观见解。他们意识到自己已长大，开始表现出强烈的自立要求和好胜心，但由于经验不足，能力有限，常常表现很幼稚，个性特征表现出"半成人、半孩子"的特点，他们精力旺盛，积极向上，富有朝气和理想，但在行动上有时带有很大的盲目性，容易冒失从事，效果与动机往往不一致。

针对少年期的特点，成人应采取正确的态度，关心和教育他们，一方面不要把少年当作"小孩"看待，适当地尊重他们的意见，另一方面，也不能把少年当作成熟的青年看待，要给予必要而正确的指导、监督，既要采取措施充分发展他们的独立性和自觉性，也要积极地、恰当地克服他们的盲目性、冲动性和依赖性。

学龄期儿童住院治疗期间，应注意保持护理人员的连续性，密切护士与患儿的关系，增强患儿的信任感和安全感，建立必要的规章制度，保证患儿的休息与安全。制度也要有一些灵活性，以免患儿感到有压力。可组织患儿进行适当的娱乐活动；如看电视、开故事会、演唱会等。还可向他们介绍疾病的有关知识以及疾病检查、治疗方法，使之能配合治疗。这个年龄阶段的孩子在住院期间，常会担心因病耽误了学习，功课落后于同学，医护人员应鼓励患儿边治疗、边学习，制定专人辅导，以使患儿安心养病。进行体检与各种治疗护理时，需照顾患儿的自尊心。

（宋宁　段素梅　杜轩）

第二章　新生儿疾病的护理

第一节　新生儿颅内出血

颅内出血是围生期新生儿常见脑损伤。分为硬脑膜下出血、蛛网膜下腔出血、脑室周围—脑室内出血、脑实质出血。

【病因】

凝血功能不完善，血管壁脆弱及脑组织发育不成熟等，围生期缺氧和产伤。

【临床表现】

1. 症状体征　中枢神经系统兴奋和（或）抑制状态相继出现，抑制状态出现越早，病情越重。表现为烦躁不安、激惹、脑性尖叫、眼球震颤和抽搐等兴奋症状及嗜睡、昏迷、肌张力低下、原始反射消失等抑制症状，呼吸不规则甚至暂停，颅内压增高者有前囟紧张、隆起，瞳孔不等大，对光反射消失。

2. 并发症　脑积水、脑疝、肢体瘫痪。

【诊断】

颅脑超声检查、CT 检查、脑脊液检查。

【治疗与护理】

（一）治疗

1. 控制出血，必要时输新鲜血及血浆。

2. 控制惊厥。

3. 降低颅压，争取在生后 48～72h 内使颅内压下降。

4. 预防感染。

5. 硬脑膜下出血可作硬脑膜下穿刺，蛛网膜下腔出血且颅内压很高时可作腰椎穿刺放液减压，病情危重的脑室内大量出血，可作侧脑室穿刺减压。

（二）护理

1. 环境要求

（1）保持安静，减少刺激，抬高头肩部 15～30°。

（2）头部如有产伤、血肿，作必要处理，卧位以健侧卧位为宜。

（3）肢体瘫痪者，将肢体保持功能位，恢复期进行有计划功能锻炼。

（4）保暖：有条件置暖箱中。

（5）合理供氧。

2. 合理喂养　视病情轻重选择不同喂养方式，如病情危重可适当推迟喂奶时间，喂奶时不可抱起病儿，抽搐时禁插管。

3. 观察疗效

（1）遵医嘱用药，同时观察疗效及不良反应。

（2）严格控制入量，以输液泵控制滴速。

（3）准确记录24h尿量。

4. 指导家长　解除家长恐惧焦虑心理，指导协 助家长正确护理病儿及肢体锻炼。

（郭坤芳）

第二节　新生儿败血症

【临床表现】

1. 感染途径有宫内、产时和生后感染三种。

2. 缺乏特异性表现，常表现为"五不"症状即不吃、不哭、不动、体温不升（体壮儿可发热）和体重不增。病儿面色青灰，腹胀、呕吐，出现黄疸并迅速加重或退而复现，肝脾肿大，重者可有惊厥、昏迷、出血、休克、呼吸不整或暂停。常能检查到局部感染灶。如出现神经系统症状时应高度怀疑合并化脓性脑膜炎，尽快作腰椎穿刺。

【诊断】

血培养；血常规 WBC $< 5 \times 10^9$/L 或幼稚粒细胞与中性粒细胞总数比值 > 0.2 和 C 反应蛋白 > 15mg/L 均有助诊断。

【治疗与护理】

（一）治疗

抗生素；免疫疗法，如输新鲜血浆、新鲜血、粒细胞等和对症治疗。

（二）护理

1. 体温管理　体温高时可松包被，物理降温，切忌药物降温。反应差、体温不升者保暖。

2. 控制感染

（1）清除局部感染灶：如脐部，皮肤脓疱。

（2）争取在用抗生素前取血培养标本。

（3）注意保护血管。

（4）预防并发症，注意作好床边隔离。

3. 解除家长焦虑心理。

（段素梅）

第三节　新生儿黄疸

新生儿黄疸因血中未结合胆红素过高而引起，严重时在新生儿可引起胆红素脑病（核黄疸），常导致死亡和严重后遗症。

【病因】

1. 感染性

（1）新生儿肝炎：大多因病毒通过胎盘传给胎儿或通过产道时被感染，以巨细胞病毒、乙型肝炎病毒较多见。

（2）新生儿败血症：细菌由脐部侵入引起者多见，大肠杆菌多于金葡菌。

2. 非感染性

（1）新生儿溶血症：ABO 血型不合（母亲多为 O 型，婴儿是 A 型或 B 型）。Rh 血型不合（Rh_D、Rh_E 溶血症）。

（2）胆道闭锁。

（3）其他：母乳性黄疸，遗传型疾病。

【临床表现】

1. 生理性黄疸　生后 2~3 天出现黄疸，4~6 天达到高峰，10~14 天消退，早产儿延迟至 3~4 周，一般情况好。

2. 病理性黄疸

（1）黄疸出现过早（24 小时内）。

（2）发展过快，血清胆红素每日增加 $85\mu mol/L$（5mg/dl）。

（3）程度过重，血清胆红素 $>205\mu mol/L$（12mg/dl），血清结合胆红素 $>26\mu mol/L$（1.5mg/dl）。

（4）黄疸退而复现。

（5）黄疸持续过久，足月儿 >2 周，早产儿 >4 周。

【治疗与护理】

（一）治疗

1. 病因治疗

2. 一般治疗

（1）光疗：光源用蓝光或日光均可，波长 420~470mm 的蓝光最有效。

（2）酶诱导法：尼可刹米、苯巴比妥可激活葡萄糖醛酸转换酶，加速未结合胆红素转化。

（3）静脉滴入白蛋白：与未结合胆红素结合。

（4）中药。

（5）换血疗法。

（6）积极纠正酸中毒。

（二）护理

1. 病室保持安静、光线柔和。

2. 口服 10% 葡萄糖液或葡萄糖粉，多饮水，并保证输液量，利于胆色素从尿中排泄。

3. 密切观察患儿的颜面及皮肤黄疸程度，黄染程度重时患儿的舌头及巩膜均明显黄染，必须重视。还应注意患儿的精神、反应、饮食、大小便情况。

4. 静脉输液时应注意血管的保护，头皮针应由远及近有选择地使用，可根据血管条件选用静脉留置针，减少穿刺次数，拔针后按压 5~10 分钟。

5. 及时采血查肝功，根据间接胆红素高低制定治疗方案。

6. 蓝光箱治疗的护理

（1）暴露患儿皮肤放入暖箱，黑布遮挡外阴部，尿布尽量小以保证照射面积足够，并用黑眼罩遮挡眼部，以防损伤生殖器和视网膜。

（2）暖箱温度要保持恒定，一般为 30℃ 左右。患儿每 4 小时测体温 1 次，对体温变化及时处理，防箱温过高或过低影响患儿体温。早产儿要特别预防体温过低所致的硬肿症。

（3）因便携式蓝光箱置于暖箱顶部，单面照射不够充分，患儿应定时翻身，每小时变换体位1次，顺序是：仰卧-左侧卧-右侧卧-俯卧，俯卧时让患儿面部向外侧，防止压住口鼻引起窒息。

（4）喂药及喂水、奶的时候要耐心，防误吸造成窒息。

（5）观察有无呕吐、腹泻、皮疹等蓝光不良反应。

（6）蓝光灯应无灰尘，灯管全亮，调整光源与患儿的距离应为45cm，保持恒定。

7. 注意患儿有无出现反跳、精神萎靡、拥抱反射消失等高胆红素脑病的症状，以便及时采取措施。

（叶美欣　周亚丽）

第四节　新生儿硬肿症

新生儿硬肿症以皮肤和皮下脂肪硬化、水肿为特征，伴体温不升、反应低下、拒乳、全身各系统功能低下甚至受到损害的临床综合征。与寒冷、感染、窒息、早产等多种病理因素有关。

【临床表现】

表现皮肤发凉、变硬呈紫红色，受累皮肤紧贴皮下组织，不易捏起，按之似硬橡皮样，多伴有凹陷性水肿，病变发生部位依次为小腿、大腿外侧、整个下肢、臀部、面颊、上肢、躯干。病儿一般情况差，反应低下，体温常在35℃以下，重者低于30℃，吸吮困难，呼吸浅慢，心音低钝，心率减慢，危重者合并DIC、休克、肾功衰等。

【治疗与护理】

1. 复温　因地制宜采用各种复温方法，以期在12~24h内体温恢复正常。

（1）轻症：可用慢复温，先将病儿用预暖衣被包裹，置24~25℃室温中，同时加热水袋保暖，使体温升至35℃，移至27~28℃预热暖箱内，每小时提高箱温1℃，视情况调至30~32℃。

（2）重症：体温在30℃以下者，多主张快速复温，可将病儿送入预热至27℃以上暖箱中，每小时升箱温1℃直至体温恢复，亦可配合加热输液，加温供氧等措施。如远红外辐射暖床上复温，先将床温预热以高于体温1℃起，约30min升体温1℃，待体温升至35℃，再移至暖箱复温，控制在适中温度。快速复温同时做好呼吸管理，监测酸中毒等。

（3）复温过程中用低体温计测肛温，q 1~2h，待体温正常6h后改至q 4h。

2. 正确供氧　利于棕色脂肪分解。

3. 保证足够热量　早期消化功能未恢复可用静脉高营养，面颊硬肿吸吮力差者用滴管或鼻饲喂养；能吸吮者尽量母乳喂养，多次少量为宜，谨防窒息。

4. 严格控制液体入量和滴注速度　注意输液温度维持在35℃左右，以输液泵控制滴速。

5. 解除家长焦虑心情　指导家长正确护理喂养病儿。

6. 加强皮肤护理　预防皮肤破损继发感染，减少肌注。

（王夕霞）

第五节　新生儿呼吸窘迫综合征

新生儿呼吸窘迫征又称肺透明膜病，多发生于早产儿，胎龄愈小，发病率愈高。

目前认为肺泡表面活性物质缺乏是主要病因。

【临床表现】

为生后不久（6～12h 内）出现进行性呼吸困难、明显三凹征、青紫和呼吸衰竭。严重者多合并心力衰竭、颅内出血、肺出血等，可于 3 天内死亡，若能渡过 72h 病情渐趋缓解。

【诊断】

在生后 24h 内 X 线有较为特征表现，血气分析 $PaO_2\downarrow$、$PaCO_2\uparrow$、$CO_2CP\downarrow$、HCO_3^-。

【治疗与护理】

（一）治疗

早期诊断、细心护理、采用紧急措施纠正低氧血症和酸碱平衡失调以及肺泡表面活性物质替代疗法等。

（二）护理

1. 保暖　保持腹部皮肤温度 36.5℃ 或肛温 37℃，相对湿度 60%～65%。

2. 专业护理，呼吸管理。

3. 保证供给足够热量。生后最初 2～3 天禁食，第 3 天可鼻饲，热量不足时可用静脉高营养液。

4. 严格控制液体入量和输注速度，有条件时上输液泵。

5. 预防局部和全身感染。

6. 准确记录 24h 尿量。

7. 严密观察病情变化。病儿可短时间内出现气促加剧、烦躁不安、呻吟、明显三凹症和阵发性青紫，严重者危及生命。仔细观察疗效，使病儿度过 72h 危险阶段。

（宋宁）

第三章 小儿循环系统疾病的护理

第一节 先天性心脏病

先天性心脏病，以下简称先心病。是胚胎期心脏血管发育异常而造成的畸形疾病，为小儿最常见的心脏病。

【病因】

先心病的病因迄今还不十分清楚。一般认为胚胎发育第 3~8 周的过程中，任何内因（遗传）与外因（环境的变化）影响了心脏胚胎发育，使心脏某一部分发育停顿或发育异常即可造成各种先天性心脏畸形。

1. 内在因素　主要与遗传特别是染色体的异常或单一基因或多基因（21—三体综合征，13 及 15—三体综合征等）有关。故有同一家庭中数人同患先心病。

2. 外来因素　主要的是宫内感染，特别是母孕早期 3 个月内患病毒感染（如风疹、腮腺炎、流行性感冒、柯萨奇病毒感染等），容易发生动脉导管未闭、肺动脉狭窄、室间隔缺损等心脏畸形。

其它如放射线的接触，某些营养物质的缺乏（如叶酸），药物影响（抗癌药、甲糖宁、安眠药等），代谢紊乱性疾病（糖尿病、高钙血症、苯丙酮尿症）及引起子宫内缺氧的慢性疾病均可能与发病有关。另外高原地区动脉导管未闭发病较多，而房隔缺损则以女性患者较多。

【分类】

临床根据有无持续性紫绀分为无紫绀和紫绀型二大类。并根据病理解剖与血流动力等因素将先心病分类如下。

1. 无紫绀型

（1）左右心之间有异常通道及分流（左向右分流）。正常情况下，由于体循环压力高于肺循环，故平时血液从左心向右心分流而不出现紫绀。当剧哭、屏气或任何病理情况致使肺动脉或右心室压力增高，并超过左心压力时，则使血液自右向左分流而出现暂时性紫绀，又称潜在紫绀型。如室隔缺损、动脉导管未闭、房隔缺损。

（2）左右心之间无异常通道分流。可见有右心异常，如肺动脉瓣狭窄。左心异常，如主动脉缩窄。位置异常，如右位心。

2. 紫绀型　左右心之间有异常通道及分流（右向左分流）。某些原因如肺动脉高压或右心流出道梗阻使右心压力增高并超过左心，血流常从右心向左心分流。或因大血管起源异常使大量静脉血流入体循环，毛细血管内还原血红蛋白超过 5 g/dl。临床显示持续性紫绀。

（1）肺血流量减少，如法洛氏四联症，艾森门格氏综合征、三尖瓣下移畸形等。

（2）肺血流量增多，如完全性大血管错位等。

【临床表现】

病症取决于畸型的复杂程度、分流方向、分流量、以及年龄而不完全相同。

1. 无紫绀型　婴幼儿期为体循环血流量减少和肺充血。轻者无症状，部分生长迟缓，可出现苍白、肢冷，易得肺部感染。重者活动后气促、烦躁、声嘶、可发生心力衰竭。年长儿症状多较婴幼儿期减轻。但若并发器质性肺动脉高压则出现持续紫绀。

2. 青紫型　婴幼儿期以缺氧和肺血流减少为主。生长发育迟缓、紫绀、气促、结合膜充血、杵状指（趾）。重者阵发性呼吸困难使缺氧紫绀加重或昏厥。年长儿缺氧症状较婴幼儿期加重，部分可有蹲踞现象。若有明显左右心室肥大者，可出现心前区隆起。

【诊断】

1. 首先应考虑有无心脏疾患，如临床上出现紫绀、充血性心力衰竭及粗糙响亮噩级以上心脏杂音伴震颤等几种表现则高度提示心脏疾患存在。

2. 血液检查有红细胞增多、血红蛋白增高及红细胞比积增高均为缺氧的代偿现象，提示紫绀型先心病。

3. 心脏杂音以胸骨旁左缘最响，肺动脉第二音异常亢进，减弱或分裂。体检发现持续紫绀伴杵状指趾。

【治疗与护理】

1. 患儿应接受一切预防接种，经常户外活动，参加适量劳动。保证足够的休息。减少组织对氧的需要。

2. 早期诊断及彻底治疗感染及合并症。并发肺部感染和心力衰竭须积极处理，若缺氧易昏厥，发作时可让婴儿四肢蜷曲，年长儿采取蹲踞位，以暂时改善缺氧现象。同时给氧，给予镇静剂（吗啡 0.1～0.2 mg/kg 皮下注射）。这类小儿应防脱水，以免因红细胞过多发生栓塞。扁桃体摘除或拔牙时应用抗生素。

3. 药物控制动脉导管的开闭。消炎痛可使未成熟儿开放的动脉导管闭合。前列腺素 E（PGE）可扩张动脉导管使维持开放，增加肺的血流量减轻紫绀，可用于依赖动脉导管的紫绀型先心病。一般用前列腺素 E，每分钟 0.03～0.1 μg/kg 静脉滴注，在动脉血氧含量增高，紫绀改善后减至最小剂量维持。也可口服，20～25μg/kg，开始每小时 1 次，逐渐延长间隔时间，可用数小时至数天。此药副反应为发热，心动过缓，呼吸暂停、低血压及皮肤潮红等。

4. 介入性心导管治疗　此治疗法用于依赖动脉导管的紫绀型先天性心脏病。肺动脉狭窄、主动脉瓣狭窄、主动脉缩窄等可用球囊导管扩张治疗。

5. 保证病儿安静，使心脏得到休息，若哭闹引起病情加重，及时报告医生给予镇静治疗。

6. 医护人员对住院病儿要耐心做思想工作，使病儿得到安慰，充分休息，配合治疗。

7. 合理喂养，增加机体抵抗力。有呛奶现象的婴儿可喂糕干粉，以免奶呛入气管，造成窒息。呕吐或大量出汗的体弱小婴儿可用鼻饲法喂养。

8. 年长儿控制饮食量，一顿不要吃过饱，多食水果。有心衰病儿，饮食要限盐，不要吃放碱的馒头和苏打饼干。

9. 环境安静，室温 20～24℃左右，相对湿度 50～60% 为宜。保持空气新鲜，通风时避免穿堂风。根据季节变化随时给患儿增减衣服。

10. 防止便秘，保持大便通畅，大便干燥应与医生联系给以甘油栓或开塞露。大便时勿用力过猛，以防发生意外。

11. 注意随时观察病情。有无心衰症状，若有胸闷，喘憋、腿、脸部浮肿，尿少，心跳加快，呼吸急促。多汗，面色苍白，四肢冷应立即通知医生给急救治疗。

12. 有些先心病儿可给手术治疗。尤其婴幼儿期即频发心力衰竭或反复感染者，更宜提早手术。

（于利萍　齐宁宁）

第二节　病毒性心肌炎

因病毒感染侵犯心脏，产生局限性或弥漫性心肌病变，称为病毒性心肌炎。病毒性心肌炎发病率较前增高，多种病毒都可引起心肌炎，其中以柯萨奇 B 型病毒为最多见。

【病因】

目前已证实能引起心肌炎的病毒有多种，如柯萨奇病毒、埃可病毒、脊髓灰质炎病毒、流感病毒、副流感病毒、腮腺炎病毒、麻疹病毒、风疹病毒、疱疹病毒以及腺病毒、鼻病毒等。人体遭受病毒感染的机会很多，但多数并不发生心肌炎，即使病毒侵入心肌，亦可不发病，仅在某些条件（如细菌感染、营养不良、运动、精神创伤、药物、毒物等）存在时，病毒繁殖增速，心肌病变加重方才发病。有人强调细菌感染，尤其是链球菌感染是促使静止的病毒重新活动的重要因素。病毒侵入体内首先引起病毒血症，而后进入心肌细胞内繁殖，直接损害心肌，或由于免疫反应间接引起心肌病变。

小儿病毒性心肌炎多数预后良好，少数伴有慢性进行性心脏扩大及心功能不全，可发展为心肌病。

【临床表现】

病毒性心肌炎临床表现差别很大，轻型或疑似病例，病儿没有明显的自觉症状。实验室检查无特异性，早期常不易作出明确诊断，必须动态观察，才能诊断。

1. 在心脏症状出现前数日，有呼吸道及肠道感染，病儿可伴有中度发热、咽疼、腹痛、腹泻、出皮疹等，继而出现心脏症状。

2. 心脏症状轻重差别也很大，轻的只稍有疲乏无力或无自觉症状。症状重的，特别是年长儿，可诉心前区不适、心悸、头晕以及面色苍白、恶心、呕吐甚至出现呼吸困难。体检可听到心音低钝，心率过速或过慢，更严重的出现心律紊乱，心脏扩大，血压下降，出现心力衰竭或心源性休克，有极少数病儿于数小时或数日内死亡或猝死。

根据症状轻重，临床分轻、中、重 3 型。

【诊断】

1. 病史与临床症状。

2. 体征　全心扩大，搏动弥散，心率快，心音低钝，严重心功能不全时，多出现奔马律，血压偏低，脉细速，颈静脉怒张，肝大有压痛。部分小儿因心肌收缩力锐减，心搏出量降低而发生心源性休克，表现为面色灰白、冷汗、四肢厥冷、皮肤花斑、指（趾）

419

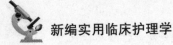

紫绀、脉细速、血压下降、尿少等。

3. 实验室检查　血白细胞计数增高，血沉快，在病程早期，血清肌酸激酶、谷草转氨酶、乳酸脱氢酶及其同功酶可增高。乳酸脱氢酶升高稍晚，但持续较久。心包渗液、鼻咽拭子、粪便可分离出病毒，同时该病毒相应的抗体滴度增高，若有免疫球蛋白 M 存在时，也有诊断价值。

4. X 线检查　心影正常或扩大。有不同程度的肺瘀血。

5. 心电图　急性期常出现早搏、窦性心动过速、窦性心动过缓、不同程度的房室传导阻滞及束支传导阻滞。少数慢性期病儿可有房室肥厚的改变。

【治疗与护理】

1. 激素能抑制炎症反应，对病毒性心肌炎急性期有一定疗效，对有心源性休克表现、房室传导阻滞及广泛 ST 段、T 波改变的可短期使用。一般采用强的松口服，严重者可静脉滴注氢化可的松或地塞米松。共用 4 ~ 6 周。

2. 心力衰竭应及时使用洋地黄，心肌炎时心肌对洋地黄敏感性高，因此要按常用剂量减少 1/3 ~ 1/2。

3. 使用能量合剂、高渗葡萄糖液、大剂量维生素 C，以保护心肌。

4. 心律失常、心源性休克均要采取适时、适宜的处理。

5. 中药活血化瘀，改善心肌循环促进炎症恢复。可用丹参液加 10% 葡萄糖液静脉滴注。

6. 对症处理，给氧、镇静剂、利尿剂及维生素 B 等。

7. 卧床休息，适当限制活动。待心电图恢复正常及其他化验检查正常；可逐步增加活动量。

8. 每日 4 次测脉搏，注意脉搏强度、频率和节律。

9. 饮食要富营养、易于消化，为减轻心脏负担，要适当减少一些盐量和限制入量。多吃新鲜蔬菜、水果，保证充足的维生素摄入。

10. 要保持环境安静、空气新鲜，通风时防止对流风，避免感冒。避免去公共场所。

本病预后的好坏，主要与发病急慢、病情的轻重有关。一般年龄小，预后差；病情复发者预后差；心肌炎后如很快出现心脏扩大，收缩无力，以至出现心功能不全者，预后差。

（王美）

第三节　心功能不全

心脏功能不全亦称心力衰竭，是小儿常见的急症之一。由于心肌收缩力减弱，心脏不能正常地排出静脉回流血液供应全身组织的需要，在动脉系统产生血液供应不足，静脉系统产生瘀血等一系列的病理症状。

【病因】

按病理生理基础，主要有两种原因：

1. 原发性心肌收缩力减弱 如心肌炎、充血性心肌病、心型糖原累积症、冠状动脉起源畸形、川畸病、缺氧、窒息等。

2. 心脏负荷加重

（1）前负荷加重，如左向右分流的先天性心脏病（室间隔缺损，房间隔缺损，动脉导管未闭等）、二尖瓣关闭不全、主动脉瓣关闭不全、输液过多过快等。

（2）后负荷加重，如左室流出道狭窄或梗阻、主动脉瓣瓣下狭窄、主动脉缩窄、肺动脉瓣狭窄、高血压等。

（3）心室舒张充盈受限，如肥厚性心肌病、限制性心肌病、二尖瓣狭窄等。

【分类】

心脏功能不全分为 4 类。

1. 按发病的急缓，分为：

（1）急性心功能不全，发病较急骤。主要表现为心输出量急骤减少。临床多见于急性左心功能不全，心源性休克为其最严重表现。

（2）慢性心功能不全，发病较缓慢。临床有慢性代偿的表现，充血性心功能不全多属此类。

2. 按心功能不全发生的部位分为：

（1）左心功能不全。

（2）右心功能不全。

（3）两心功能不全。

3. 根据血液动力学的改变分为：

（1）前向性心衰，在心脏收缩力减弱及后负荷过重时，心排出血量明显减低，导致心脏前方的脏器供血不足。

（2）后向性心功能不全，由于心肌收缩力减弱及前负荷增加，不能正常地排出静脉回心血量，造成静脉系统瘀血，脏器功能减低。

（3）双向性心功能不全，上述两种改变同时存在。

4. 按心排血量多少，分为：

（1）高排血量型。

（2）低排血量型。

（3）心室充盈不足，被动地使心排出血量减少。

【临床表现】

根据心功能不全的血液动力变化，在临床上可出现不同程度的心脏功能减退，肺循环瘀血及体循环瘀血等三方面的主要症状和体征。

1. 心脏功能减退的临床表现

（1）心动过速，安静时心率，婴儿大于 160 次/分，1~6 岁小儿大于 140 次/分，6 岁以上儿童大于 120 次/分的为心动过速。

（2）心脏扩大。但在某些情况下，心脏大小可以在正常范围内的，如急性心肌炎、缩窄性心肌炎等。

（3）奔马律。

（4）末梢循环障碍。脉无力，脉压差减低，血压偏低，唇发绀，肢端皮肤发凉，发

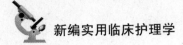

花等，多见于严重心功能不全者。

（5）多汗、植物神经紊乱的表现，尤其婴儿多见。

（6）喂养困难，易患支气管炎、肺炎，喂养呛咳重。

（7）生长发育障碍，慢性心功能不全的，使组织、器官长期血液灌注不足，发育迟缓，瘦小。

2. 肺循环瘀血的临床表现

（1）呼吸急促与表浅：由于肺瘀血使肺毛细血管气体交换受阻碍及肺弹性减退，肺静脉压力增高，通过迷走神经反射引起呼吸增快、表浅，婴儿可达 60～100 次/分。如心功能不全加重，换气功能明显受限则呼吸困难加剧。年长儿表现为端坐呼吸，婴幼儿在哺乳或平卧时加重。

（2）咳嗽及咯血：肺静脉压增高导致支气管粘膜充血、水肿而出现干咳，严重病例可咯出泡沫样血痰或鲜血。

（3）紫绀：严重病例由于肺瘀血影响肺循环血液氧合过程，而有不同程度的紫绀。

（4）哮鸣音：左心功能不全，如先天性心脏病病儿因肺动脉所致，当左房压迫呼吸道也可出现哮鸣。

（5）湿性啰音：年长儿左心功能不全晚期，后背及脊柱两侧常出现湿性啰音。

3. 体循环瘀血的临床表现　并发于左心功能不全的基础上，但亦可以单独存在。

（1）肝脏肿大：进行性肝肿大是最早、最常见、最重要的体征，肝在短期内增大 1.5 cm 以上时应考虑心功能不全。婴儿长期肝瘀血可出现轻度黄疸，年长儿可诉肝区痛或触痛。

（2）颈静脉怒张：患者在坐位时颈静脉怒张，用手压迫肝脏时则更明显（肝颈静脉反流征）。但婴儿颈短不易观察。

（3）水肿：由于体循环瘀血，静脉压增高，肾滤过率降低以及心功能不全引起的一系列神经内分泌调节（如醛固酮、抗利尿激素增加）导致水钠潴留，液体积聚于组织间质而出现水肿。最先见于下肢部位，如踝部、胫前部，严重者全身浮肿伴胸水、腹水、心包积液。

（4）紫绀：因血流瘀滞，组织自血液中吸取氧量增多使毛细血管内血液中还原血红蛋白增多而有不同程度的紫绀。指趾末端、鼻唇等部位呈青紫色。

（5）其它：有食欲不振，消化功能低下。尿少、轻微蛋白尿、少量红细胞及管型。体格检查除原有心脏病体征外，多有心脏增大，心音低钝、心动过速，易呈奔马律。并可有各类心律失常。

4. 婴幼儿心功能不全的四大特点

（1）突发烦躁，面色灰白，呻吟不息，不能安睡，阵阵吵闹，要竖着抱，伏在大人肩上稍能安静（这是婴幼儿端坐呼吸的表现）。

（2）心动过速，心率突然超过 160～180 次/分以上而不能用发烧、呼吸困难解释者。

（3）呼吸急促，呼吸常超过 60 次/分，吮乳，哭闹时更为明显。

（4）肝脏急剧增大，在短时间内肝脏较原来水平增大 1.5 cm 以上。

【诊断】

根据临床表现诊断是否存在左、右心功能不全。但要作出病因诊断则尚应从发病年龄、病史、心电图、X 线检查、实验室检查、超声心动图等进一步的分析判断。

1. **左心功能不全** 可出现呼吸困难，活动后更明显，严重者端坐呼吸，常于夜间阵发咳嗽，并有咯血及紫绀；心脏扩大。心动过速，奔马律、心前区可闻收缩期杂音，肺动脉瓣区第二心音亢进，肺部可闻喘鸣音及中小水泡音。

2. **右心功能不全** 可出现胃肠道瘀血引起食欲不振，腹痛、恶心、呕吐。尿少、浮肿。有轻度发绀，心脏扩大，可闻收缩期杂音。颈静脉怒张，肝肿大压痛，肝颈反流征阳性，长期严重肝瘀血可出现黄疸。下肢水肿，重则胸水、腹水、全身浮肿。

3. **全心功能不全** 兼有左、右心功能不全表现。

4. **新生儿及婴幼儿时期心功能不全** 常急剧发生气急、烦躁、面色苍白、多汗、呕吐、呼吸加快，达 60 次/分，心动过速，达 160~180 次/分。肝脏急剧增大，水肿，颈静脉怒张则不多见。

5. **心功能分级** 心功能一级，仅有心脏病体征，但活动不受限；心功能二级，剧烈活动后发生呼吸困难，心率加快、休息后症状可消失，肝轻度增大；心功能三级，轻度活动即出现呼吸困难，心率加快、肝增大、轻度浮肿。安静时稍有好转；心功能四级，体力活动能力完全丧失，安静时仍有呼吸困难，端坐呼吸，肝脏明显增大，全身浮肿。

【治疗与护理】

（一）治疗

1. **病因及诱因治疗** 去除产生心功能不全的原因是治疗的重要环节。如风湿性心脏炎应积极控制风湿活动期，心律失常者要积极转复心律，先天性心脏病应做根治手术。

2. **减轻心脏负担**

（1）卧床休息，心功能三、四级患者必须绝对卧床休息。对烦躁不安者可用镇静剂如苯巴比妥钠或安定等。

（2）减轻前负荷，加速水钠的排泄，减少回心血量，血溶量减少降低左心室充盈压而降低前负荷。常用的利尿剂为双氢克尿塞，每次 1~2 mg/kg。

（3）减轻后负荷，应用血管扩张剂，扩张静脉前负荷减轻，肺瘀血减轻，常用硝酸甘油；扩张动脉，后负荷减轻，阻抗降低，心脏射血完全，常用肼苯达嗪；动脉、静脉扩张剂为硝普钠，而酚妥拉明、酚苄明则以扩张动脉为主。

3. **饮食** 以少量多餐为宜。心功能不全严重者，水肿患者应限制钠盐摄入。婴儿不强调限钠，应注意热卡的供应。

4. **提高心肌收缩力增加心排出血量** 主要应用是洋地黄制剂。

应用毛地黄类药物注意事项：

（1）毛地黄在小儿作用的特点是年龄越小需洋地黄量相对较大，但新生儿和未成熟儿由于肾功能不完善故剂量宜小。

（2）用药前应详细询问以往服毛地黄药史，特别是近二周内用药情况以供选择药物及决定用量的参考。情况不清楚而必须立即用药者，应从小剂量开始，谨慎使用。

（3）用药过程中应密切观察心功能不全的症状、体征改善情况。特别要记录心率、心律、呼吸次数、肝脏大小、尿量、体重等，以确定疗效，反馈给医生，随时调整剂量。

（4）用药前要严格进行核对，准确无误才能给患者应用；每次用药前一定要数脉，若小于 1 岁的患者心率小于 100 次/分；小于 6 岁的患者心率小于 80 次/分；年长儿小于

60 次/分需停用 1 次，并立即报告医生处理。

（5）毛地黄类药物不能与钙剂同时用。因钙剂增加洋地黄毒性，如发生低钙抽搐则先给镇静剂，并在密切观察下静滴或口服适量钙剂。不可静脉推注。

（6）观察毛地黄毒性反应，如患者有厌食、恶心、呕吐、头痛、视力模糊或心律失常、窦性心动过缓、房室传导阻滞、异位心律等症状出现，应立即报告医生停药。

5. 心肌代谢酶活性剂

（1）能量合剂：ATP 20 mg、辅酶 A 50 u、细胞色素 C 30 mg 加入 10% 葡萄糖水 100 ~ 200 ml 静滴。

（2）极化液：10% 葡萄糖水 100 ml 加 10% 氯化钾 3 ml 加普通胰岛素 4 u。

（3）大剂量维生素 C、辅酶 Q_{10}。

（二）护理

1. 卧床休息，心功能三、四级患者必须绝对卧床休息。当患者呼吸、心率正常，浮肿消退、肝脏见小，可逐渐开始活动。婴儿避免剧烈哭闹，年长儿应加强心理护理解除紧张心情。

2. 环境要安静，最好住单间，空气要新鲜，室温为 22 ~ 24℃，湿度为 55 ~ 60%。一切检查、治疗、护理应集中。对烦躁不安者可用镇静剂。

3. 氧气吸入，当口周发青、鼻扇、呼吸节律明显增快，端坐呼吸或氧分压持续低于 8 kPa（160 mmHg）或氧饱和度低于 85%，应氧气吸入。轻度缺氧氧流量：0.5 ~ 2 L/分，中度缺氧氧流量：2 ~ 4 L/分，重度缺氧氧流量：4 ~ 6 L/分。

4. 体位，心衰时心界扩大，肺瘀血，胸腔血流量增加。而且肝脏大横膈抬高，使肺气体交换面积受限，平卧时尤其明显，因此要抬高床头 15 ~ 30° 角或半卧位。患者应 2 小时更换体位 1 次，防止压伤，褥疮的发生。

5. 饮食以少量、多餐、易消化的食物为宜，限制食盐，心功能三级者可用低盐饮食（每日 1 g 左右）。心功能四级者则用无盐饮食。对于心功能四级或浮肿尿少的病例，应控制水量，按每天 1 000 ml/m² 计算（包括口服和静点）。婴儿不强调限盐（母乳钠量是牛奶的 1/2），应注意热量的供给每天达 335 J/kg（80 cal/kg）。

6. 呼吸道的护理，注意吸痰，保持呼吸道通畅，必要时可超声雾化后吸痰，动作要轻，吸管要软，吸的时间不易过长，负压不要过大，否则粘膜损伤后易充血、水肿，造成气管狭窄。

7. 注意生命体征的观察，尤其是脉搏、呼吸的观察，对心功能不全的患者有重要意义。

8. 严格记录出入量。

9. 按时称体重，心功能一、二级患者每周 2 次，浮肿明显，心功能三、四级患者每天 1 次。

10. 保持大便通畅。经常用缓泻剂或多饮果汁。

11. 治疗合并症，防止交叉感染。患者应注意休息，注意营养，又要有适当的体力活动，应预防感冒，遵医嘱按时服药，定期复查。

（史成菊　高迎香）

第四章 小儿呼吸系统疾病的护理

第一节 小儿肺炎

肺炎是小儿的常见病之一。婴幼儿尤其易患此病。1岁以下婴儿免疫力差，故肺炎易于弥散融合并延及两肺。年龄较大及体质较好的幼儿机体防御反应逐渐成熟，局限感染能力增强，如病灶局限于肺的一叶则为大叶肺炎。

一、婴幼儿肺炎

多发生于晚冬及早春季节，为播散性（小叶性）分布。或大片融合。

【病因】

婴幼儿肺炎以细菌性占多数，其次为病毒性，吸入性、霉菌性等较少见。1岁以内（特别是一个月以内）常为葡萄球菌肺炎，少数为大肠杆菌。链球菌及流感杆菌肺炎常继发于病毒感染之后。肺炎的发生不但取决于病毒或细菌的侵入，也与机体的防御能力有密切关系。婴幼儿时期肺脏生理解剖有其特点，易发生气体交换障碍。婴幼儿时期免疫系统尚未发育成熟，易受感染：机体的免疫球蛋白产自蛋白质，故营养状况对机体免疫力有很大影响，如营养不良和佝偻病患儿易发生肺炎。此外，天气骤冷，可使呼吸道粘膜的屏障作用降低；室内空气污浊，小儿与吸烟者同居一室，烟雾使吞噬细胞的吞噬能力下降；呼吸道局部产生的免疫球蛋白减少；出汗后受凉，使机体免疫力降低，都可诱发肺炎。

【临床表现】

1. 症状　起病急，弛张热（营养不良者可体温不升），咳嗽，气急，烦躁不安，面色苍白，食欲减退，有时可有呕吐、腹泻等。继发于上呼吸道感染者，原有咳嗽加剧，体温突然升高，为发病征象。

2. 体征　早期体征可不明显，若小儿在上呼吸道感染后出现呼吸变化（次数增多，吸气特别短促），应考虑肺炎发生。唇周发青紫，鼻翼扇动，肺部有散在细湿啰音，背部较多，病情好转后出现粗湿啰音。

3. 治疗过程中应注意观察有无并发脓胸、中耳炎的症状体征。并发心力衰竭者其临床表现为突然烦躁不安；皮肤苍白；四肢冰凉，尤以指（趾）明显，可有冷汗；心率每分钟160~180次以上，而与体温升高不相称；心音低钝，或呈奔马律；肝脏短时间内明显增大；尿少，浮肿。

【诊断】

1. 根据发热、咳嗽、气喘，肺部可听到细湿啰音等临床特征。

2. X线检查　两肺见散在点状或小片状浸润阴影，余肺可有代偿性气肿。

3. 化验　细菌性肺炎血白细胞计数多在 10 000/mm^3 以上，中性粒细胞增高，尤以金黄色葡萄球菌肺炎为著。病毒性肺炎血白细胞计数多在 10 000/mm^3 以下，中性粒细胞不增高。

【治疗与护理】

以控制感染，改善呼吸道症状，预防并发症为原则，采取综合措施。

1. 抗生素治疗 一般肺炎在未肯定细菌前，首选青霉素，肌注或静脉滴注。根据病情及菌种药敏，再选用有效抗菌素。也可用中药。

2. 对症处理

（1）并发心力衰竭，宜用洋地黄制剂，护士要准确掌握用药的剂量和时间，按时测脉搏，观察洋地黄毒性反应。

（2）高热烦躁的，可用阿司匹林、苯巴比妥片等，高热时可用头部冰袋、酒精擦浴、温湿敷等措施。烦躁不安可用适量镇静剂，如复方冬眠灵肌肉注射。惊厥者可用适量安定肌内注射。

（3）咳喘者可用止咳、化痰、平喘药，如肺炎合剂、非那根、复方甘草合剂等。

（4）呼吸困难紫绀者可给氧气吸入。分泌物粘稠，室内温度较低，可用超声雾化吸入。

（5）临床症状经治疗后不见好转，有胸腔积液者应即时穿刺排出。同时要给足量有效抗生素。

（6）根据体质及病情，适量输血、血浆，增强机体抵抗力。

（7）室内空气要清新，保持适当湿度。减少不必要的检查和注射，避免小儿挣扎哭闹而增加心脏负担。要勤翻身，抱起拍背部。饮食宜富于营养易于消化，入量每天不足 60~80 ml/kg，要静脉输液补充，其速度要均匀，不要增加心脏负担。

在婴幼儿肺炎中，以金黄色葡萄球菌肺炎、腺病毒肺炎病情严重，易有并发症，病程长，治疗护理更需细致周密。

二、年长儿肺炎

年长儿肺炎球菌肺炎表现为大叶性分布。

【病因】

病原体为肺炎球菌。

【临床表现】

典型症状是起病急，高热、寒战、烦躁、谵忘，可有惊厥。早期气促，胸痛，咳嗽不明显，可见呼吸困难、口周苍白或轻度青紫、鼻翼扇动。早期肺部体征不明显，或仅呼吸音减低，随后叩诊浊音，闻及支气管呼吸音，语颤增强。炎症消散时（常在抗生素治疗 1 天后），实变征消失，出现啰音。若有唇周疱疹及铁锈色痰出现时，则是肺炎球菌感染的表现，但小儿常不吐痰，中毒型肺炎病儿，起病时高热并呈中毒性休克症状，肺部体征不明显，但可能稍有呼吸急促的表现。

【诊断】

1. 根据起病急，高热，咳嗽，胸痛，气急临床症状和肺部叩诊呼吸音低、叩诊浊音。

2. 化验可见血白细胞计数及中性粒细胞增高，常见有中毒性颗粒。

3. X 线检查可见整个肺大叶密度增深。有时可见胸膜反应。

4. 中毒型肺炎起病时即出现休克，如在夏季，可使人疑为中毒性痢疾。灌肠检查大便阴性者，宜注意呼吸道症状检查。呼吸道可发现呼吸较快，呼吸音减低。但确定诊断常有赖于 X 线检查。

【治疗与护理】

1. 首选青霉素肌注或静脉滴注，体温正常后 3 天可停药。对青霉素过敏者，可用红霉素等其它抗生素。

2. 中毒型肺炎宜按抗休克治疗，同时用抗生素。

3. 对症治疗　高热选用药物降温和物理降温。烦躁、惊厥给适当镇静剂。必要时吸氧和超声雾化吸入。

4. 室内要清洁舒适，空气新鲜。发热时要卧床休息。饮食要富于营养易于消化，供给足够的水分。每餐饭后清洁口腔，唇周疱疹可涂消炎油膏。保持大便通畅。

（张林静　王夕霞）

第二节　急性支气管炎

急性支气管炎是由上呼吸道感染蔓延至支气管黏膜的炎症，其病原体除与上呼吸道感染相同外，常有继发的细菌感染或为流感、百日咳、麻疹等急性传染病的常见合并症。

凡能引起上呼吸道感染的病原体皆可引起支气管炎。

【临床表现】

发热、咳嗽，婴幼儿可见呕吐、腹泻、消化道症状，肺部可闻及多变的干、湿啰音。患哮喘性支气管炎的病儿，可出现呼气性呼吸困难，呼气延长，烦躁不安，听诊双肺可闻哮鸣音，叩诊呈鼓音。

【诊断】

1. 细胞数正常或稍高，合并细菌感染时，可明显增高。

2. 胸部 X 线正常或有肺纹理增强。

【治疗与护理】

（一）治疗

1. 控制感染　控制细菌感染。

2. 对症治疗　祛痰、止咳、平喘、镇静。

（二）护理

1. 对症护理

（1）观察呼吸次数、类型及精神状态。

（2）痰液粘稠的病儿，遵医嘱使用雾化吸入，促进排痰。

（3）咳嗽剧烈时取半卧位或舒适体位，安慰病儿，解除紧张心态。

（4）缺氧病儿给予氧气吸入，纠正缺氧。

2. 支持护理

（1）指导并鼓励病儿进行有效地咳嗽，并更换体位，及拍背排痰。

（2）鼓励病儿多饮水维持足够的液体入量。

（3）增加房间湿度，相对湿度约为70%，防痰液粘稠不易咳出。

（4）应少食多餐，以免一次吃得太饱，影响呼吸。

（叶美欣）

第五章 小儿消化系统疾病的护理

第一节 小儿肠炎

肠炎是以腹泻为主要表现的综合征，发病年龄多在 1.5 岁以下。发病后均有不同程度的发热、腹泻、呕吐，因吐泻大量体液丢失，加之摄入不足，导致水和电解质紊乱，造成脱水和酸中毒。这是小儿肠炎治疗护理中的一个关键。

【病因】

主要由于肠道内感染，如致病性大肠杆菌感染，肠道病毒感染（以轮状病毒多见），也可由于肠道外感染，如肺炎、中耳炎等，及喂养不当所致。致病性大肠杆菌引起的腹泻以夏季多见，轮状病毒引起的腹泻多见于秋季，此外，肠道外感染及喂养不当所致腹泻，一年四季均可发生。

【临床表现】

1. 轻型腹泻　多数由于饮食不当或肠道外感染引起，少数亦可因致病性大肠杆菌或肠道病毒感染所致。

（1）临床症状较轻，每天腹泻次数多在 10 次以下，大便黄色或带绿色，水分不多，偶有呕吐。

（2）病儿精神较好，无明显脱水及电解质紊乱症状。

（3）大便镜检仪有少量白细胞及脂肪球。

（4）注意观察检查肠道外感染灶，如中耳炎等。

2. 重型腹泻　为致病性大肠杆菌或病毒感染引起，也可由轻型腹泻转变而来，部分病儿与其营养状况有关。

（1）腹泻、呕吐较严重，每天腹泻次数在 20 次左右，亦有次数更多的，大便呈水样或蛋花汤样。每次大便含水分可达数十毫升，排便时无里急后重，呕吐较频，每天在 10 次以上。

（2）脱水的临床表现与脱水程度有关，详见下表。脱水的性质，按同时丧失的钠和水的比例而定，分为等张脱水、高张脱水、低张脱水，临床最多见为等张性脱水。酸中毒时病儿唇周鲜红，呼吸深快（6 个月以下的婴儿呼吸改变可不明显）。如并发低钾血症，病儿肌张力低，心音低钝、腹胀、肠鸣音减弱或消失，膝反射迟钝或消失，心电图可见 U 波。此症多见于营养不良的慢性腹泻病儿，或急性腹泻脱水纠正后。水和电解质紊乱处理不当会危及病儿生命。

（3）长期腹泻可导致营养不良及多种维生素缺乏，且易患尿路感染、鹅口疮等并发症。

表 5 - 5 - 1　脱水的程度与临床表现

程度	失水占体重%	口干	眼球凹陷	前囟凹陷	眼泪	尿	皮肤弹性
轻	5	稍干	不明显	稍有	有	有	正常
中	<10	明显	较明显	明显	少	少	较差
重	>10	明显	明显	明显	无	极少或无	极差

【诊断】

1. 根据临床症状，呕吐、腹泻、大便稀水样。

2. 大便镜检有少量白细胞及脂肪球。

【治疗与护理】

（一）治疗

1. 轻型腹泻

（1）治疗肠道外感染灶。

（2）调节饮食：一般不禁食。呕吐频繁者可禁食数小时，然后喂稀释奶（两份牛奶＋1 份米汤或水＋5% 糖），根据大便情况逐渐恢复正常喂养。如有母乳喂养最好。

（3）对症处理。选用助消化及收敛等药物，如胃蛋白酶、多酶片、鞣酸蛋白、乳酶生等。

（4）用口服补液，世界卫生组织推荐的口服补液盐配方为，氯化钠 3.5 g，碳酸氢钠 2.5 g、氯化钾 1.5 g、葡萄糖 20 g 加水至 1 000 ml，服时要少量多次，不禁食、不禁水，以防发生高钠血症。

2. 重型腹泻

（1）饮食疗法，吐泻严重者禁食 6～12 小时，待脱水基本纠正，吐泻好转开始喂奶，其方法同轻型腹泻调节饮食的方法。

（2）控制感染对致病性大肠杆菌肠炎，首选新霉素，此外，庆大霉素、多粘菌素 B、吡哌酸等均可选用。

（3）液体疗法，根据脱水的程度及性质，选择不同张力的液体及合适的用量治疗。其原则为先盐后糖、先浓后淡、先快后慢，见尿给钾。累积损失选用静脉补液治疗，脱水基本纠正后补充继续丢失的输液，也可选用稀释的口服补液盐（氯化钠 3.5 g、碳酸氢钠 2.5 g、氯化钾 1.5 g、葡萄糖 20 g 加水至 1 500 ml）继续治疗。

（4）腹胀严重者。除适量补钾外，可用肛管排气或用适量新斯的明，还可用新鲜葱姜捣成泥，装在纱布袋中，敷于脐部。

（5）脱水纠正后静脉补充钙剂。

3. 营养不良或腹泻较久者　应补充维生素 A、B、C、D，以及少量输血等支持疗法。此类病儿喂养很困难，可选用新鲜小米粥汤，胡萝卜泥，再渐添加稀释牛奶，继而过渡到正常饮食。

（二）护理

良好的护理，有利于病情恢复。仔细观察病情，有无与诊断不符合的症状。准确记录呕吐、大小便次数、量及性质。勤换尿布，每次大便后用温水洗臀部，涂油，保护肛门周围皮肤，预防尿布皮炎。已发生尿布皮炎可照神灯，涂 5% 鞣酸软膏或金霉素鱼肝油。病儿用的奶瓶、奶头要每次用后煮沸消毒，喂奶前要洗手。定时测体重。整洁的居室环境，舒适的衣着，这些使病儿精神愉快，有利于病儿康复。

（叶美欣　齐宁宁）

第二节　肠套叠

肠套叠是指某部分肠管及其肠系膜套入邻近肠腔内造成的一种绞窄性肠梗阻，为婴幼儿时期常见的急腹症，以 4~10 个月婴儿最为多见，2 岁以后逐减，男女婴之比约为 4:1。健康肥胖儿多见，以春秋季节多见。常伴发于中耳炎、胃肠炎和上呼吸道感染。

【病因及发病机制】

95% 为原发性，病因尚未完全明了，有人认为与婴儿回盲部活动度大有关。5% 为继发性，多为年长儿，与肠息肉、肠肿瘤等牵拉有关。此外，饮食改变、腹泻、病毒感染等促发肠蠕动紊乱，也可诱发肠套叠。

【临床表现】

1. 腹痛　患儿突然发生剧烈的阵发性肠绞痛，哭闹不安，面色苍白，出汗、拒食。持续数分钟后腹痛消失，间歇 10~20 分钟又反复发作。间歇期如健康小儿。随着病程进展，发作间隙缩短。

2. 呕吐　腹痛后数小时发生，早期为反射性呕吐，是由肠系膜受牵拉所致，呕吐物为胃内容物，有时伴有胆汁；晚期为梗阻性呕吐，可呕吐粪样物。

3. 便血　多发生在发病后 6~12 小时，呈黏液果酱样血便。

4. 腹部肿块　早期腹部平软，无压痛。多数上腹部或右上腹部触及腊肠样肿块，表面光滑，中度硬，略有弹性，稍可移动，晚期发生肠坏死或腹膜炎时，腹胀明显，有腹肌紧张及压痛，不易触及肿块。

5. 全身情况　早期病儿一般状况尚好，体温正常，但有面色苍白、食欲减退或拒乳。随病程延长，病情渐重，精神萎靡或嗜睡，阵发性哭闹等腹痛症状反而不明显。发病 2~3 天后的晚期病儿，由于肠坏死或伴腹膜炎，全身情况恶化，常有严重脱水和高热、昏迷及休克等中毒症状。

【治疗与护理】

（一）治疗

1. 非手术治疗　灌肠疗法：

（1）首选空气灌肠，即通过肛门注入空气，以空气压力将肠管复位。适用于病程在 48 小时以内，全身情况好，无腹胀、中毒症状者。

（2）钡剂灌肠复位。

（3）B 超监视下水压灌肠。

2. 手术疗法　用于灌肠不能复位病例、肠套叠超过 48~72 小时以及疑有肠坏死、腹膜炎的晚期病例。包括单纯手法复位、肠切除吻合、肠造瘘等。

（二）护理

1. 密切观察患儿腹痛、呕吐、腹部包块情况。灌肠复位治疗后缓解，常表现为：

（1）安静入睡，不再哭闹，停止呕吐。

（2）腹部肿块消失。

（3）拔出肛管后排出大量臭味的黏液血便，继而变为黄色粪水。

（4）口服药用炭 0.5～1g，6～8 小时后大便内可见炭末排出；如患儿仍然烦躁不安，阵发性哭闹，腹部包块仍存，应怀疑套叠还未复位或又重新发生套叠，应通知医师作进一步处理。

2. 密切观察生命体征、意识状态，有无水、电解质紊乱、出血及腹膜炎等征象，做好手术前准备。

3. 向家长说明选择治疗方法的目的，解除家长心理负担，对治疗和护理的支持与配合。

4. 对于手术后患儿，注意维持胃肠减压功能，保持胃肠道通畅，预防感染及吻合口瘘。

（宋宁）

第六章 小儿泌尿系统疾病的护理

第一节 急性肾炎

急性肾小球肾炎系不同病因所致的感染后免疫反应引起的弥漫性肾小球炎性病变，是一组急性起病。发病前1~4周有感染史，如上呼吸道感染、皮肤病等。由于致肾炎链球菌作为抗原刺激机体产生相应抗体，并形成抗原抗体复合物，沉积于肾小球基膜并激活补体，引起一系列免疫损伤和炎症。使肾小球毛细血管腔变窄，甚至阻塞，导致肾小球血流量减少，滤过率下降，体内水、钠潴留。出现少尿、水肿，高血压，急性循环充血。另一方面，肾小球基底膜因免疫损伤而断裂，血浆蛋白，红细胞，白细胞通过肾小球毛细血管壁渗出到肾小球囊内，临床上出现血尿、蛋白尿、管型尿。

【临床表现】

1. 尿色改变　1/3患者肉眼可见红茶样、酱油样或洗肉水血样尿。

2. 尿量减少　多数病儿起病初期即有尿量减少，个别病儿可有短时间（1~2天）无尿，少数严重病儿无尿3天以上。

3. 水肿　90%病儿有程度不等的水肿，严重者可出现胸、腹水及心包积液。

4. 高血压　约2/3病儿有短时间的高血压，少数严重病儿可并发高血压脑病及心力衰竭。

5. 中枢神经症状　轻中度头痛、头晕、恶心、呕吐，重者有视力障碍、烦躁不安，高血压脑病时出现昏迷、抽搐。

6. 其他症状　发热、腰痛、腰酸、鼻衄。

【并发症】

严重循环充血及心力衰竭、高血压脑病、急性肾功能不全。

【诊断】

1. 尿液检查　尿沉渣中有大量的红细胞和数量不等的白细胞、小圆形上皮细胞、透明管型、颗粒管型和红细胞管型，尿蛋白多在 + ~ + + + 之间。一般镜下蛋白尿比血尿先恢复。

2. 肾功能　少尿时间超过1周或无尿超过3天，可出现肾功能不全，有氮质潴留及代谢性酸中毒。尿量增多后可逐渐改善。

3. 其他　血沉多数加速，抗链球菌溶血素"O"滴度增高，开始时血总补体活力和C3多下降，数周后恢复正常。

【治疗与护理】

（一）治疗

卧床休息；给低盐或无盐、适量蛋白、高糖等维生素饮食；控制感染；对症治疗；重症病例治疗。

（二）护理

1. 病情观察

（1）观察病儿有无严重循环充血及心力衰竭，有无烦躁不安，胸闷，呼吸频率有无增快等。

（2）观察血压变化，每日测血压 1 ~ 2 次。注意有无头痛、恶心、呕吐、眼花或一过性眼失明、惊厥，昏迷等。

（3）观察有无高钾血症、氮质血症、酸中毒等。

（4）每周测体重 2 次，患急性肾功能不全时每日测体重，准确记录 24h 出入量，了解水肿增减情况。

（5）每周取清晨尿 2 次送检，了解病情变化。

2. 对症护理

（1）卧床休息 1 ~ 2 周，待症状消失，可逐渐增加活动量，血沉恢复正常可以上学，但不能剧烈活动，待阿迪氏计数正常后，可恢复正常生活。

（2）水肿、少尿应限制水、钠盐的摄入，食物中氯化钠每日 1 ~ 2g，水肿消退的每日给 3 ~ 5g，有氮质血症时，每日蛋白质摄入量应少于 0.5g/kg。

（高迎香）

第二节 肾病综合征

肾病综合征是以肾小球基膜通透性增高为主要病变的一组临床综合征。

【分类】

肾病综合征分为原发性肾病和继发性肾病两大类。原发性肾病又分为单纯性肾病、肾炎性肾病、先天性肾病三型，以原发性肾病多见。

【病因】

原发性肾病的病因不十分清楚，可能与机体免疫功能紊乱有关。

【临床表现】

1. 大量蛋白尿　24h 尿蛋白≥3.0g（正常 24h 尿蛋白 < 100mg），使尿液胶粒，尿液面出现大量泡沫。

2. 低蛋白血症　血浆总蛋白常 < 50g/L、白蛋白 < 30g/L（正常总蛋白 60 ~ 80g/L、白蛋白 34 ~ 54g/L）。

3. 高脂血症　血浆胆固醇明显升高。

4. 高度水肿　全身高度水肿，水肿以面部、下肢、外阴部最明显，严重水肿可伴有胸腹水。

【诊断】

1. 尿　尿蛋白定性常在 + + ~ + + + +，定量每日≥0.1g/kg，单纯性肾病尿内常无红细胞，或只有少量。肾炎性肾病尿内常持续大量红细胞。

2. 血液　血浆蛋白明显降低，以白蛋白下降为主，白、球蛋白比例倒置。血胆固醇增高，有时超出正常值的 2 ~ 4 倍。血沉明显增快，多在 100mm/h 以上。肾炎性肾病，补体 C3 下降，尿素氮 > 10.7mol/L。

3. 肾功能 肾炎性肾病可有轻重不等的肾功能障碍及氮质血症。单纯性肾病可有一过性的氮质血症，随尿量增多，水肿消退，肾功能可恢复正常。

【治疗与护理】

（一）治疗

利尿消肿；激素治疗；免疫抑制剂的应用；控制感染。

（二）护理

1. 病情观察

（1）观察体温、血压情况，防止感染。

（2）观察药物的不良反应：

1）强的松：注意出现柯兴氏综合征、高血压、骨质疏松。

2）环磷酰胺：注意尿色、鼓励病儿多饮水以防出血性膀胱炎。

（3）每日测量体重，腹围 1 次，了解水肿增减情况。

2. 支持护理

（1）阴囊水肿：可用丁字带将阴囊托起，局部保持干燥、防止感染。

（2）严格无菌操作规程，静脉穿刺要一次成功，尽量避免肌内注射。

（3）解除焦虑，配合治疗。

（4）提高食欲，满足病儿的饮食习惯。

（杜轩）

第七章 小儿血液系统疾病的护理

第一节 小儿白血病

白血病系白细胞恶性增生．发病数占小儿时期恶性肿瘤中第一位。

【病因】

病因尚未完全明了，下列因素与白血病有密切关系。

1. 物理和化学因素　电离辐射对白血病具有明显的作用，小儿因胸腺疾病而需用放射线照射治疗者，其白血病的发生率较高，长期接触苯，白血病发病率较高，含有苯环的药物和氯霉素，也有诱发白血病的可能。

2. 病毒因素　实验研究证明，小白鼠和禽类等的白血病可由 RNA 致癌病毒引起，但于人类尚未能肯定。

3. 遗传因素　根据观察，白血病与遗传有较密切的关系，兄弟姊妹中的白血病发病率高于一般非亲属中的发病率，单卵孪生儿若有一个患急性白血病，则另一个的发病率可达 20％。染色体畸变者如 21-三体综合征者白血病的发病率高于正常人。

【临床表现】

1. 起病可急可缓，大多数急性发病，早期症状为面色苍白、精神萎靡、乏力、鼻衄，少数病儿以发热和骨痛、关节痛为首发症状，常被误诊为类风湿。

2. 发热呈高热、低热、或不规则热。

3. 贫血多表现为皮肤粘膜苍白，虚弱无力。

4. 出血多皮肤粘膜瘀斑、鼻衄、牙龈出血、消化道出血，可见颅内出血。

5. 肝、脾、淋巴结肿大，约有 25％的病儿四肢长骨和关节疼痛，有的表现为游走性关节痛，白血病细胞侵犯脑实质或脑膜时，引起中枢神经系统白血病，头痛、呕吐、嗜睡、视物不清等，急粒常侵犯眼眶骨、颅骨等，白血病细胞在局部形成绿色瘤。

【诊断】

1. 小儿白血病以急淋最为常见，其次为急粒。据国外报道，急淋者约占 80％左右，急非淋占 20％左右，而慢粒仅占 1～3％；国内资料表明，急淋占 44.4％。急非淋占 50.3％，其他为慢粒。详细分类见下：

（1）急性淋巴细胞性白血病（简称急淋）。

（2）急性非淋巴细胞性白血病（简称急非淋），又分为下列亚型：

1）原粒细胞性白血病 M_1 型。

2）粒细胞性白血病 M_2 型。

3）早幼粒细胞白血病 M_3 型。

4）粒细胞单核细胞白血病 M_4 型。

5）单核细胞性白血病 M_5 型。

6）红白血病 M_6 型。

7）巨核细胞白血病 M_7 型。

（3）慢性粒细胞性白血病：

1）成人型。

2）幼年型又分 $L_1 L_2 L_3$ 型，以 L_1 多见。

3）家庭型。

2. 实验室检查　红细胞与血红蛋白均低于正常，有 1/4 的病儿表现为重度贫血，多有血小板减少。约 1/4 病儿于 1 万/ul 以上。白细胞低于 1 万/ul 者约占半数，高于 5 万/ul 者占 1/5，白细胞减低者常不易找到幼稚细胞。必须做骨髓检查方能确诊，典型骨髓象为原始与早幼细胞极度增生，而幼红细胞明显减少，很少发现巨核细胞。

X 线检查，T 细胞型急淋常见纵隔淋巴结肿大，可见骨质疏松、溶解、骨骺端出现密度减低区以及骨膜下新骨形成。对细胞形态不易区别者需作组织化学染色加以分类。

经组化染色确诊后，有条件者应进一步作免疫分型。成人型慢粒白细胞大于 10 万/μl，婴儿型慢粒白细胞小于 10 万/μl。

【治疗与护理】

1. 贫血或出血重时要卧床休息，注意保护隔离，防止交叉感染。

2. 明显贫血时，可输血，出血时可输新鲜血或血小板。

3. 在化疗过程中，由于大量白细胞破坏分解而引起高尿酸血症，可引起少尿或急性肾功能衰竭，用别嘌呤醇抑制尿酸生成，给予 2% 苏打水口服，以碱化尿液，避免尿酸形成。

4. 联合化疗，白血病的联合化疗分以下几个阶段。

（1）诱导缓解：一般型的可用 VOP 方案，V 为长春新碱、D 为柔红霉素、P 为强的松，一般经 4 周可达完全缓解。

（2）巩固或强化治疗，缓解后用左旋门冬酰胺酶（L-ASP），每天 6 000μ/m²，静注。

（3）脑膜白血病预防，可在缓解后立即进行或在巩固治疗后开始。用 ^{60}Co 或直线加速器 1 800～2 000 rads 分 10～15 次于 3 周内照射，开始放疗前 1 天给予氨甲喋呤（MTX）120 mg/m²，加氟美松 2 mg 鞘内注射，每周 1 次，共 4 次，以后每 4 个月重复鞘内注射 1 次。在脑膜白血病预防治疗的同时，用原诱导治疗方案 4 周。

（4）维持治疗，可用 6-疏基嘌呤（6MP）50～75 mg/m²，每日口服，氨甲喋呤 20 mg/m²，每周一次，口服或静注。于进行维持治疗期间，每月用原诱导方案强化治疗一周，一般需连续用药 2.5～4 年。

5. 化疗期间要注意血象的变化，当粒细胞低于 1 000/μl 时宜将药量减半，低于 500/μl 时暂停止化疗，若血小板减少发生出血，应输新鲜血，有条件者可输血小板。最好能进行成分输预防感染，感染是导致白血病死亡的主要原因之一，由于本病常合并免疫功能低下，化疗中多有骨髓抑制，极易合并感染，因此要注意室内空气新鲜，防止交叉感染，病室内应定时进行紫外线消毒。有感染时尽量采用杀菌类抗生素。急淋白血病于第一次复发再缓解后可进行骨髓移植，但很难得到 HLA 配合的骨髓，因此尚不能广泛应用。急淋经系统治疗者 5 年以上无病存活者已达 50% 以上。

急非淋（ANLL）治疗方案多采用 COAP、HOP、POMP 等方案，COAP 为环磷酰胺、长春新碱、阿糖胞苷、激素；HOP 为三尖杉酯碱、长春新碱、激素 POMP 为强的松、长春新碱、氨甲碟呤、6-疏基嘌呤；慢粒白血病多采用马利兰或靛玉红治疗，每天4 mg/m²，用至白细胞减至 1 万/μl 停药，若白细胞上升至 15 000/μl 再给药，晚期多因急变而死亡。急变后用急性白血病治疗方案。幼年型慢粒疗效较差，如脾功能亢进症状突出，可行脾切除治疗，切脾后贫血和血小板减少症状减轻。

（周亚丽　段素梅）

第二节　特发性血小板减少性紫癜

特发性血小板减少性紫癜，简称 ITP，是一种常见的出血性疾病。临床常见皮肤及粘膜有瘀点或紫癜，可伴有内脏或其它部位出血。特发性血小板减少性紫癜分急，慢性两类，预后大多良好，死亡率仅 1%。

【病因】

急性型患儿发病前 1~3 周多有病毒感染史，体内有抗血小板抗体，说明本病的发生和病毒感染有关，亦提示自身免疫反应是发病的机理，故有人称之为免疫性或自身免疫性血小板减少性紫癜。病儿血小板的存活期缩短。血小板转换率较正常人快数倍。

【临床表现】

自发性皮肤、粘膜出血。出血部位为四肢、胸、背、颈下等部位，多为散在性针类大小的皮内或皮下出血点，或大片紫癜。

【诊断】

1. ITP 分为急慢两型，发病年龄以 2~8 岁多见。急性型约占发病总数的 85~90%，春、冬季发病较多，发病前有前驱疾病占多数，多为病毒性上呼吸道感染，少数有预防接种或服药史，皮肤及粘膜有针尖大小的出血点，紫癜或瘀斑最常见，多于四肢远端及伸侧。鼻衄、牙龈出血及口腔血泡亦常见，且可因咽入口、鼻血液而有柏油样便。注射部位可见瘀斑和针眼渗血不止。胃肠道、颅内出血少见，淋巴结、肝、脾不肿大，常因感染而发热。90%的病儿于发病后 1~6 月能自然痊愈。

慢性病例起病较缓，病程长予半年到一年。病儿多为学龄前期及学龄期小儿。发病时，没有感染史，出血症状相对较轻，皮肤粘膜反复出血，血小板数减少，约为 3~8 万/μl，且寿命缩短。病程为发作与缓解交替出现，缓解期可无症状或仅有轻度鼻出血，反复发作者脾脏可轻度肿大，约有 30~50% 病儿可于发病数年后病情自然缓解。

2. 实验室检查　一般病例血小板低予 10 万/μl，严重者低于 2 万/μl，血小板大小、结构、形态和功能均有改变，出血时间延长，血块收缩不良，凝血时间正常，血清凝血酶原消耗不良，贫血与出血量及出血频度成正比，多为正细胞性贫血并伴网织红细胞增高。骨髓中巨核细胞增加，其中幼稚型增多且有形态异常，晚幼（成熟）巨核细胞明显减少，常低于 20%。血清抗血小板抗体增高。毛细血管脆性常阳性。

【治疗与护理】

1. 一般疗法，轻微出血者一般不需特殊治疗，注意观察血小板数的变化，防止碰伤出血，禁用有抑制血小板功能的药物，如阿司匹林、非那西丁等，以免加重出血。有明显出血者，应卧床休息。

2. 用肾上腺皮质激素降低毛细血管通透性，减少出血，抑制抗体产生，能防止或减轻颅内出血。出血减轻后减量，急性型疗程不超过 4 周，慢性型疗程不超过 8 周，当血小板能达到有效止血水平，大于 6 万/μl，即可停药。

3. 输血或血小板，出血伴贫血者，可输新鲜血，但输血所提供的血小板数量有限，严重出血者往往不能达到止血目的．可输注血小板，剂量用单位（u）表示，每单位为 500 ml 正常血液中分离出来的浓缩血小板。由于病儿血浆中含有抗血小板抗体，血小板输入后极易破坏，又因反复输血小板可产生血小板抗体，使出血更难控制，因此，输血小板仅适用于抢救严重出血或脾切除的术前准备。

4. 脾切除，脾切除的目的在于除去破坏血小板的主要场所和减少抗血小板抗体的产生。

脾切除的远期疗效为 70～85%。手术指征是：

（1）病程超过一年，经激素治疗无效而且出血显著者。

（2）需长期服较大剂量激素才能控制出血者。

（3）少数急性型严重出血，并经积极治疗无效者。切脾最好在 5 岁后进行，切脾过早可因免疫力下降而致暴发感染．如必须 5 岁前切脾，则应每月注射长效青霉素 120 u。切脾有效者，术后数小时血小板数即可增加，4～5 天达正常水平，如血小板迅速升至 80 万/ml 以上时，要多给病儿饮水，以稀释血液，防止血栓形成。

5. 当激素无效时，可以选用免疫抑制药物疗法。切脾手术疗效不满意或复发病例也可使用。常用药物有长春新碱、环磷酰胺等。

6. 根据病儿病情给予适当护理，病情分四度：轻度，血小板 5～10 万/μl；中度，血小板少于 5 万，多于 2.5 万/μl；重度，血小板少于 2.5 万，多于 1 万/μl；极重度。血小板少于 1 万/μl。

轻中度者可在家庭观察护理，注意皮肤及口腔清洁，用 0.1% 雷弗奴尔溶液漱口，鼻出血用油纱条填塞，提醒病儿勿用手揉鼻孔，保持鼻腔湿润，每日用石蜡油涂鼻 2 次。注意保护病儿，避免外伤及感染。

重度以上血小板减少，由于出血较重必须住院治疗。

（齐宁宁）

第八章 小儿神经系统疾病的护理

第一节 急性颅内压增高征

急性颅内压增高是多种疾病均可以发生的一种较为常见的综合征。

【病因】

1. 急性感染

（1）颅内感染：各种脑炎及脑膜脑炎，脑脓肿。

（2）全身性感染：重症肺炎，败血症，中毒性痢疾引起的脑病。

2. 脑缺氧 新生儿窒息，溺水，心脏骤停，一氧化碳中毒，药物和食物中毒，癫痫持续状态等所致严重的脑缺氧。

3. 颅内出血 新生儿颅内出血，颅脑损伤，血液病，颅腔内血管畸形。

4. 其他 脑积水，瑞氏综合征，高血压脑病，脑肿瘤，水电解质紊乱。

【临床表现】

1. 头痛、婴幼儿表现为躁动不安和高声尖叫。

2. 呕吐、呈喷射状。

3. 意识障碍，早期表现为淡漠、迟钝、昏睡或躁动，进一步发展为昏迷。

4. 四肢肌张力增高和惊厥。

5. 前囟隆起，张力增高，脑积水时前囟闭合延迟，颅缝分离及头围增大，视神经乳头水肿，复视，脑疝时，出现两侧瞳孔不等大，对光反射消失，呼吸节律不整，意识障碍加深。

【诊断】

1. 电子计算机 X 线断层扫描（CT）。对于原因不明的颅内高压病儿，可作 cT 检查，寻找病因。

2. 硬脑膜下穿刺术，疑有硬脑膜下血肿，积液及积脓时，应做此穿刺。

3. 腰椎穿刺。凡疑为颅内高压者，腰穿应慎重，以免诱发脑疝。必要时术前静推脱水剂。术时控制脑脊液的滴速及量。

【治疗与护理】

（一）治疗

1. 降低颅内压 提高血浆渗透压，减慢脑脊液的产生，常用20%甘露醇每次 1~2g/kg，15~30min 内静推或快速滴入，4~8h 1 次。

2. 氧疗 严重迅速发展的颅内高压征紧急措施，用人工呼吸器，增加肺通气量，降低 $PaCO_2$，减少脑血流量，降低颅内压。

3. 人工冬眠或非冬眠疗法　使用冬眠药物辅以物理降温，达到降低体温及脑代谢，从而降低颅内压。

冬眠疗法：药物用氯丙嗪和异丙嗪等量混合（冬眠Ⅱ号）诱导期：以冬眠Ⅱ号按氯丙嗪计算 2mg/kg 肌注，同时用 1mg/kg 在 30min 至 1h 静滴 1 次。如睡眠不深，再用 10% 水含氯醛 60~80mg/kg 灌肠。应注意呼吸抑制和喉痉挛。待病儿进入深眠 5~15min 后，即可开始用冰袋、冰帽于头、颈侧，腋窝及腹股沟等大血管处降温。如冰敷时有寒战和皮肤起鸡皮疙瘩，可再用冬眠Ⅱ号 1mg/kg 肌注 1 次。使体温在 2~3h 内降至 37℃ 以下（肛温以 35℃ 为宜）。

冬眠期：将体温保持在 35℃，维持 12~24h，每隔 2~5h 肌注冬眠Ⅱ号 1~2mg/kg，以维持冬眠状态。用药剂量和间隔时间，可根据体温，睡眠和呼吸情况调整，开始 2~3h 重复 1 次，观察 5~8h 后，若病情稳定，可延长至 4~5h 重复 1 次，一般需应用 4~6 次。在此期间，如体温不再上升、脸色红润、全身肌肉松弛、呼吸均匀，脉搏规则有力，则冬眠良好。体温降至 35℃，可撤去冰敷。

4. 液体疗法　液体疗法的原则为补脱兼顾。既要防止脑水肿的加重，又要避免电解质紊乱或出现脱水性休克。一般按基础代谢每日 50Cal/kg，液量每日 60~80ml/kg 维持量，根据病情调整。

5. 防治呼衰　如出现中枢性呼吸衰竭，应积极抢救。

6. 病因治疗　针对不同的病因，进行及时有效的治疗。

（二）护理

1. 观察护理

（1）观察血压、脉搏、呼吸、瞳孔的变化，每 30min1 次，根据具体情况随时测量、注意、头痛、呕吐情况，警惕脑疝的发生。

（2）注意意识障碍的程度。

（3）神志不清者需协助做好基础护理。

2. 心理支持　年长儿病情较轻者，可与其交谈，鼓励接受治疗和护理，争取早日康复，危重病儿，应尽量满足其需要，做好家属的心理安慰。

（张林静）

第二节　癫痫

癫痫是由多种原因引起的突然、短暂、反复发作的脑功能紊乱，因脑部神经元群异常的超同步化放电而引起。其临床表现取决于异常放电的部位与扩散方式。是小儿时期最常见的一种病因复杂的神经系统综合征。

【病因及分类】

1. 原发性癫痫，也称特发性癫痫，是指原因不明或有遗传因素的病例．脑部多无明显病理改变或全身代谢异常。癫痫的遗传方式是常染色体显性遗传或多基因遗传。

2. 继发性癫痫，也称症状性癫痫，是指脑部有局限性或弥漫性器质性病变，或由于全身性缺氧，代谢异常或中毒疾病等引起，占癫痫病例的大多数。

【临床表现】

1. 全身性发作，为两侧大脑半球同时放电所引起。可分为不同发作程度：

（1）大发作（强直阵挛性发作）：发作时，突然意识丧失，呼吸暂定，青紫，瞳孔散大，对光反应消失。抽搐开始为四肢强直，双手握拳。然后转为阵挛性抽动，口吐白沫，心率增快，血压增高，出汗流涎，可有舌咬伤或尿失禁。年长儿发作前可有先兆，如上肢不适等。婴幼儿大发作少见。常无先兆．发作一般历时 1 ~ 5 分钟，发作后入睡，醒后头痛，周身酸痛无力，对发作过程无记忆。

（2）失神小发作：其特征为突然发生及突然终止的短暂意识障碍，病儿静止不动，面色略苍白，两眼直视或上翻。语言中止，手中握物坠落，但不跌倒，无抽搐，历时 2 ~ 10秒。发作后意识很快恢复，继续原来的活动。对发作过程不能回忆。

（3）小运动型发作：早年发病。常见于 6 个月 ~ 6 岁小儿，有些病例是从婴儿痉挛症发展而来，伴智力落后，治疗困难，发作形式多样，可有肌群阵挛发作，又表现为：

1）某个肌肉或肌群突然不自主的单次或反复收缩，引起点头或躯干肢体抽动，有时可跌倒。

2）失张性发作，突然一过性肌张力丧失，不能维持原姿势，站立时突然低头，上臂下垂，屈膝，接着跌倒，发作后立即清醒，立即站起，约 1 ~ 3 秒为 1 次发作的时间。

3）强直性发作。

4）非典型失神小发作等。

（4）婴儿痉挛症：是婴儿时期所特有的一种严重的肌阵挛发作，每次抽搐持续 1 ~ 2秒。多在 3 ~ 8 个月的婴儿中发病。

2. 部分性发作　这种病症分为以下几种：

（1）限局性运动性发作：这种病症大多有脑器质性病变，发作是由大脑皮层运动区异常放电引起，在发作后遗留暂时性局部瘫痪。

（2）限局性感觉性发作：这种类型的病症比较少见，主要表现为躯体感觉以及特殊感觉的异常。

（3）精神运动性发作：这种病症表现有：

1）精神症状，表现为不认父母、暴怒、打人、骂人、撕衣、毁物、忧郁等。

2）运动性症状，表现为无目的地动作或无意义的、不合时宜的语言和行为，如乱摸索、转圈、解扣、脱衣、无意识地行走奔跑等。

3）感觉症状，患者自感肢体麻木、刺痛、眩晕等。

（4）植物神经性发作：这种病症表现头痛、呕吐。

【诊断】

1. 要详细询问病史及向目睹发作者了解发作表现，最好能直接观察发作。

2. 细致、全面体格检查，除全身检查外，重点是神经系统检查。

3. 疑为癫痫病儿均应做脑电图。癫痫病儿的脑电图波形有棘波、尖波、棘慢波、尖慢波、高幅阵发性慢波等，其中 10% 左右的癫痫病儿即使反复检查其脑电图也始终正常，故脑电图正常不能完全排除癫痫的诊断。脑电图有助于癫痫的分类及病灶定位，并可与非癫痫期疾病相鉴别。

颅骨 X 线摄片，脑脊液常规，脑室、脑血管造影，电子计算机 X 线体层扫描（CT）等各项检查均有助于查明癫痫的病因，根据每个病例具体情况选择地进行。

怀疑先天性遗传代谢病者，应做相应的血、尿及其他生化检查。

【治疗与护理】

癫痫治疗的目的是完全控制发作，去除病因，减少脑损伤。治疗原则如下：

1. 早治　治疗越早，脑损伤越小，预后越好。

2. 病因治疗　如病儿有颅内占位性病变，应手术治疗。

3. 综合治疗　合理安排病儿的生活和学习，保证充分休息，饮食不宜过量，饮水勿过多，避免睡眠不足及情绪激动，注意安全，防止外伤。切勿单独游泳或攀高。

4. 药物治疗　癫痫药物治疗在控制发作方面起着十分重要的作用。用药时一般按以下原则掌握。

（1）根据癫痫类型选用药物，见表 5 - 8 - 1，表 5 - 8 - 2。

表 5 - 8 - 1　各型癫痫的抗癫痫药物选择

发 作 类 型	选 用 药 物（按顺序选用）
强直 - 阵挛性发作、限局性运动性发作、部分性发作演变为全身性发作	苯巴比妥、苯妥英钠、扑痫酮、丙戊酸钠、酰胺咪嗪
复杂部分性发作	酰胺咪嗪、苯巴比妥、扑痫酮、苯妥英钠、氯硝基安定、丙戊酸钠
失神小发作	乙琥胺、丙戊酸钠、硝基安定、苯巴比妥、安定
肌阵挛性发作，失张力性发作	硝基安定、氯硝基安定、丙戊酸钠、酰胺咪嗪
婴儿痉挛	激素（ACTH、肾上腺皮质类固醇）、硝基安定、苯巴比妥
限局性植物神经性发作	苯巴比妥、苯妥英钠、扑痫酮、酰胺咪嗪

表 5 - 8 - 2　常用抗癫痫药物剂量、有效血浓度、毒性反应

药 物 名 称	每日剂量(mg/kg)	有效血浓度(µg/ml)	主要毒性反应
苯巴比妥	2 ~ 5	10 ~ 40	嗜睡、烦躁、皮疹
扑痫酮	5 ~ 15	5 ~ 15	同上
苯妥英钠	3 ~ 8	10 ~ 20	齿龈增生、毛发增长、共济失调
乙琥胺	15 ~ 40	40 ~ 100	恶心、呕吐、呃逆
安定	0.1 ~ 1.0	0.16 ~ 0.70	嗜睡、口干、肌张力低
硝基安定	0.5	不明	嗜睡、共济失调、唾液增多
氯硝基安定	0.03 ~ 0.3	0.01 ~ 0.06	同上
酰胺咪嗪	5 ~ 20	4 ~ 10	嗜睡、呕吐、皮疹、血白细胞减少
丙戊酸钠	20 ~ 40	40 ~ 100	厌食、恶心、呕吐

（2）治疗开始先用一种药，对混合型发作及顽固的耐药病例，有时需要服两种药物。

（3）开始时药量宜小，以后及时调整药量。

（4）长期规律服药，保证有效的药液浓度，在发作完全停止以后，药量不减少，继续服 2 ~ 4 年。然后经 1 ~ 2 年的减药过程，最后停药。

（5）停药要慢，突然停药常可诱发严重的癫痫持续状态，故必须慎重地、逐渐减量和停药。

（6）定期复查，以便判断疗效，调整药量，注意有无毒性反应。同时观察继发性癫痫的原因。

（7）注意观察药物毒性反应，必要做化验及 X 光骨骼摄片等。长期服用抗癫痫药可使维生素 D、K、叶酸缺乏，必要时应给予补充。

（齐宁宁　于利萍）

第三节　急性感染性多发性神经根炎

急性感染性多发性神经根炎亦称格林巴利综合征（简称神经根炎），是一种病因尚不清楚的急性或亚急性周围神经麻痹。近年来发病有增加的趋势。

【病因】

迄今尚未十分清楚，多数人认为本病是由于各种病毒感染，尤其是肠道病毒感染后引起的神经变态反应。属于感染免疫性疾病。也有人认为与农药有关。但在流行病学方面尚未能证明由患者直接传染，故可能是病毒感染后期损伤神经组织，释放封闭抗原，造成的自身免疫现象。但近年有从神经根炎患者脑脊液中分离出脊髓灰质炎 Ⅲ 型病毒的病例报道。

【分类】

1. 按病理变化分为早期、晚期

（1）早期：脊神经根、脊神经节和周围神经有不同程度的小血管瘀血、扩张和血管周围淋巴细胞浸润。

（2）晚期：周围神经有脱髓鞘改变，而轴索改变相对较轻。脑干运动神经核和脊髓前角细胞可见退行性变，个别患者有轻度脑膜反应。

2. 按神经系统症状分为三型，即周围神经麻痹型、颅神经麻痹型和混合型。但临床周围神经麻痹和颅神经麻痹多先后出现，很难截然分开，故分型意义不大。

【临床表现】

一年四季都有散发的病例，每年 7 ~ 9 月为发病高峰，多见于学龄前儿童。男孩多于女孩。患者大多来自农村。一般患者如有前驱病史，感染、高热、受凉、淋雨等，多呈急性或亚急性起病。暴发性患者可突然出现肢体对称性，上行性麻痹，病情进展速度快，24 ~ 48 小时内出现呼吸肌麻痹，病情达到高峰。绝大部分患者属于急性，一般起病较急，经过 1 ~ 2 周病情达到高峰，持续数日干 2 ~ 4 周开始恢复；亚急性患者起病缓慢，病程长。3 ~ 4 周才达到高峰，此种临床少见，但应密切观察病情变化，临床主要表现为神经系统的症状。

1. 运动障碍 在前驱病完全恢复后，患者进行性肌肉无力，多从下肢开始。易跌跤。于 1~2 周内发展为广泛性周围神经麻痹。即由下肢到上肢然后到腰背部，患者不能坐起和翻身。颈肌亦无力。由不完全性麻痹逐渐发展为完全性麻痹。腹壁反射和提睾反射减弱，腱反射消失。此病也有下行者。从颅神经开始麻痹，逐渐向下发展，但较少见。神经根炎运动障碍特点为双下肢上行性、对称性、弛缓性、多发性周围神经麻痹，远端重于近端。

2. 呼吸肌麻痹 严重的和病情进展快的患者，可累及呼吸肌造成呼吸减弱甚至停止，临床要严格把握气管切开的有利时机。呼吸肌麻痹分为三度。Ⅰ度者语言稍少，咳嗽力稍弱，无呼吸困难，但呼吸次数稍增多，上胸廓有代偿性增强，哭闹或大吸气时有矛盾呼吸。X 线透视见肋间肌或/和膈肌运动稍减弱，膈肌运动幅度小于一个肋间。Ⅱ度者语音小，咳嗽力弱，呼吸次数增多，上胸廓有明显代偿性增强，有呼吸困难，说话时或稍用力就有矛盾呼吸，X 线透视见呼吸肌活动明显减弱，膈肌活动度小于 2/3~1/2 个肋间。Ⅲ度者语音很小，咳嗽力很弱，有明显呼吸困难，肋间肌与膈肌收缩很微弱或消失，安静时可见胸式或腹式矛盾呼吸，呼吸音在第六肋间以上听到。X 线透视见肋间肌或/和膈肌运动很差，膈肌活动度小于 1/3 个肋间。

3. 感觉障碍 感觉障碍远不如运动障碍明显，一般出现在发病初期，常诉肢体疼痛、发麻、全身皮肤奇痒、蚁爬感或手套、袜套式感觉障碍。

4. 颅神经麻痹 颅神经以运动性颅神经障碍为主。受累的颅神经有面神经、舌咽神经、副神经及舌下神经。患者出现口角歪斜，鼻唇沟变浅或不对称，吞咽困难，进食进水呛咳厉害，口腔分泌物多。声音嘶哑或消失，舌不能伸出或伸舌偏斜弯向病侧，不能耸肩，头不能左右转动，头后垂，面部无表情（面具式），双眼不能闭合等症状，还表现颈硬、颈痛等脑膜刺激症状，急性期少数患者有颅压增高，偶可出现视神经乳头水肿。

5. 植物神经功能紊乱 患者面部潮红，多汗是常见的症状，即使在冬天，也只盖夹被就够了。患者肠蠕动减弱，尿潴留，少数患者发热后出现肢麻痹。瘫痪严重的患者，血压不稳定。常突然上升或下降，心律不齐、早搏、脉搏增快，心电图可出现 ST—T 的改变。有心血管功能障碍者 24 小时尿中儿茶酚胺及 17-羟类固醇排出量增多，故认为心血管功能障碍是植物神经受累的结果。

【诊断】

根据病史及临床表现可做出诊断。

1. 突然出现肢体对称性、上行性、弛缓性周围神经麻痹，腱反射减弱或消失。

2. 有呼吸肌麻痹的症状，出现腹式矛盾呼吸或胸膈式矛盾呼吸。

3. 伴有颅神经麻痹的症状，常累及面神经、舌咽神经、副神经及舌下神经。患者说话声音小，吞咽困难，呛咳重，面无表情，双眼不能闭合，头后垂不能抬起。

4. 脑脊液改变，病程 1 周后大多出现蛋白细胞分离现象（蛋白增高而细胞正常）。

5. 多数患者起病较急，病情于 1~2 周达到高峰，短时间静止后开始恢复，预后良好。神经根炎应与脊髓灰质炎鉴别，见表 5-8-3。

表 5 - 8 - 3　神经根炎与脊髓灰质炎的鉴别

	骨髓灰质炎	神经根炎
起病时发热	都有发热	绝大多数不热,个别患者发热
对称性瘫痪	（±）	（+）
发病年龄	多见于 2 岁以下	多见于 2 岁以上
服小儿麻痹疫苗史	（-）	（±）
颅神经障碍	少	多
呼吸肌麻痹	肋间肌	膈肌和/或肋间肌
麻痹的进展	热退后不进展	多见于发病 1~2 周后不进展
肢体麻痹程度	近端重于远端	远端重于近端
脑脊液变化	细胞蛋白均稍增多	细胞蛋白分离
小儿麻痹抗体	（+）	（+）
急性期小儿麻痹病毒分离	（+）	（+）
预后	有后遗症	大多无后遗症

【治疗与护理】

（一）治疗

由于神经根炎病因尚不清楚，故在治疗方面意见也不一致。目前国外进行血浆置换治疗，使体内特异性抗体清除，达到病情转复。

1. 免疫抑制剂　重症患者可用氢化可的松每日 5 ~ 10mg/kg 或者用地塞米松每日 0.2 ~ 0.4 mg/kg 静脉滴入。5 ~ 10 天后改为口服，3 ~ 4 周后逐渐减量而停药。

2. 维生素　用维生素 B_1、B_6、B_{12} 等，促进神经代谢。

3. 控制感染　有合并症者，如肺炎。肺不张者应用抗生素控制感染。

4. 超声雾化治疗　痰多、粘稠不易咳或不易吸出者，应超声雾化，使痰液稀释后易于排出，避免痰堵，患者恢复期也可用针灸、按摩等。

5. 呼吸肌麻痹治疗　呼吸肌麻痹是本病的重症表现，也是死亡的主要原因。因此准确、及时地行气管切开术正确使用人工呼吸机是降低本病死亡率的必要措施，同时认真、彻底的拍背吸痰是最好的治疗方法。

气管切开的指征：①暴发性神经根炎，发病 24 ~ 48 小时内呼吸肌麻痹达到Ⅲ度，应立即行气管切开术；②膈肌重度受累，出现腹式矛盾呼吸，也达到呼吸肌麻痹Ⅲ度；③随呼吸肌麻痹Ⅱ度。但伴有吞咽神经、迷走神经麻痹者，吞咽困难。呛咳重，易误吸者；④呼吸肌麻痹Ⅰ度以上伴有合并症，如肺炎、肺不张者。均应行气管切开术。

（二）护理

神经根炎是可逆性疾病。一般半年可以恢复，不留后遗症。因此应做到竭尽全力，不失时机地抢救一切患者。

1. 工作人员的准备　组织安排固定的医护班子，学习有关理论知识，治疗及护理；训练各项操作技术（电动人工呼吸机的使用，复苏等）。医护人员必须有高度的责任感，坚守岗位，认真按时完成各项任务。

2. 一般护理

（1）神经根炎患者床上一律铺海绵垫；入院患者凡有呼吸肌麻痹者，不分男、女一律剃头，洗澡。

（2）24 小时设专人守护，保证室内有人随时巡视，主动细致关心患者，增强患者战胜疾病的信心。

（3）随意饮食。保证充足热量供给。

（4）每日洗澡或床上擦浴，并作预防褥疮护理 2 次，消瘦者臀部垫气圈，双下肢瘫痪者髁部垫海绵垫或小棉圈。

（5）眼的护理：有面神经麻痹者双眼闭合不上，敷盖盐水纱布或凡士林纱条，防止暴露性眼炎。

（6）预防便秘：喂水果、果汁或服用缓泄剂，必要时可用石蜡油 20 ml 或按常规用 1% 肥皂水灌肠。

（7）防止交叉感染，一律不陪住、不探视，工作人员不得随便出入，积极治疗院外感染。

（8）病室消毒，每日用 2% 新消净擦拭地面 2 次，紫外线照射 2 次，每月刷地 1 次，每月空气培养 1 次，进行监测。

（9）严密观察病情变化，特别是吞咽神经、迷走神经的受累，如说话声音嘶哑，吞咽时呛咳、呼吸发憋、烦躁、出汗、脉数、呼吸浅促、三凹征等应立即报告医生。

3. 气管切开的护理

（1）术前准备

1）物品准备，床旁备有 3 个带盖搪瓷敷料罐（分别置气管吸痰管、口腔吸痰管、凉开水），另备 1 份，每日更换。500 ml 葡萄糖瓶 1 个盛凉开水，橡皮呼吸囊 1 个，吸痰瓶 1 个，20 ml 注射器 1 支，2 ml 注射器 1 支，8 号针头 1 支，6 号针头 1 支，吸氧橡皮管及吸痰橡皮管。全套气管套管、套管气囊浸泡于千分之一新洁尔灭溶液中。高压消毒系带、喉垫。另备安装好电动人工呼吸机 1 台。

2）气管切开包由五官科医生带至病房。消毒皮肤的用品有无菌弯盘 1 个，小方纱布数块，2.5% 碘酒、75% 酒精、2% 普鲁卡因 2 支，生理盐水 200 ml，10ml 空针 1 副，2 ml 空针 1 副，立灯，氧气。

（2）术后护理

1）做好一般护理。

2）密切观察伤口。局部出血、渗血情况。如有粉红色分泌物可滴入 1% 麻黄素 2~4 滴，如为鲜红色血液应立即报告医生。

3）套管系带松紧要合适，以能插入食指第一指关节为度，系带要打平结，污染后随时更换。

4）保持呼吸道通畅，随时吸痰，防止痰堵。

5）观察呼吸是否与机器同步，患者一般情况及烦躁、发憋等，必要时遵医嘱给镇静剂。

6）气管切开后 6 小时第 1 次拍背吸痰，特别注意：防止脱管。以后大吸痰每 4 小时 1 次，夜间停 1 次。每次大吸痰后用 75% 的酒精棉球消毒局部，换上喉垫，连接人工呼吸机检查压力及各部件。

7）超声雾化，每次拍背吸痰前超声雾化吸入。使痰液稀释，吸痰彻底。

8）供给足够营养，鼻饲混合奶，内含牛奶、蛋黄、油、盐。奶量婴幼儿为 150 ml，每日 5 次。学龄儿为 200～250 ml，每日 5 次，鼻饲管每 24～48 小时更换 1 次。

9）鼻饲患者，每日做口腔护理 2 次。

10）观察患者呼吸肌恢复的情况，鼓励患者咳嗽。患者口周发绀应给氧，拍背吸痰时应气囊加压给氧，避免呼吸道干燥应随时进行气管滴液。

11）气管套管内管每日消毒 2 次，换下之内管用试管刷刷净后，用纱布包好煮沸消毒 10 分钟，吸痰管，罐每日更换一次，煮沸消毒 30 分钟；吸痰并吸引器橡皮管每周消毒 2 次。

12）拍背吸痰是气管切开患者重要护理。

13）拍背吸痰，护士在给患者吸痰前，必须认真洗手、戴口罩。为患者测呼吸、脉搏、血压。先洗净口鼻腔分泌物，再关闭机器，改用橡皮呼吸囊加压给氧做人工呼吸，放开气管套管气囊，改善气管粘膜局部的血液循环，以免发生水肿和坏死。然后使患者右侧卧位，抽取无菌生理盐水 5～20 ml 注入右支气管，护士用空心拳拍击右侧背部。动作要适宜，震动气管内壁附着的痰液，使之脱落，经 2～3 分钟后，将患儿置于平卧位，先用短气管吸痰管吸除气管套管内的痰。再用长气管吸痰管吸尽深部的痰。吸痰时，先将吸痰管近端折起，或用左手持钳夹住，避免负压对粘膜的损伤。吸痰管插入的深度约至气管叉的部位。吸痰管由下往上慢慢地边转动边移动，每次吸痰管在气管内的时间不宜超过 30 秒，时间过长易引起缺氧。吸完右侧，按同样方法吸尽左侧肺部痰液。吸痰过程中随时观察患者的面色、耐受情况，要配合橡皮囊予以辅助呼吸，一般每侧要吸 2～3 次，每次吸痰全过程约需 30～40 分钟，吸出痰液白稀为止。吸痰后患儿仍平卧，换上已消毒好的同型号内管，接上通气机，再用 2 ml 注射器向套管气囊注入 2 ml 空气，夹紧，启动通气机。观察胸廓起伏、面色、脉搏、神态及通气机的压力，还要听诊，双肺呼吸音是否清晰。最后消毒气管切开局部。更换无菌喉垫，检查气管套管的位置、系带的松紧度及通气机各部件接头有无松动。

患者自主呼吸恢复，频率正常能维持有效通气量；较长时间吸痰无发绀情况；咳嗽有力肺部病变好转。可间断停通气机，然后全停。停通气机一周内病情平稳，应换细管，然后半堵管，用橡皮膏堵住套管内管口的一半，病情平稳 3 天后即可全堵管。患者说话声音大，咳嗽有力，痰少，每月吸痰 1 次，咽反射好，不呛咳，全堵 3 天可以拔管。局部用 75% 酒精消毒后用蝶形橡皮膏拉紧，每日消毒 2 次至伤口愈合，通知出院。做好家长宣教，在患者基本痊愈后，要半年时间恢复，为患者经常按摩四肢，协助患者适当的肢体活动，定期来院复查。

（王夕霞　郭坤芳　杜轩）

第九章　小儿传染性疾病的护理

第一节　猩红热

猩红热是由乙型溶血性链球菌 A 型引起的急性呼吸道传染病，多发生于冬春季节，发病年龄以 2 ~ 8 岁的儿童为多。

【病因】

乙型溶血性链球菌，按其菌体内多糖体抗原"C"的不同，可分为 A、B、C、D、……等 13 组，A 组为人类最主要致病菌。A 组菌按其表面蛋白质抗原的不同，又分为很多型。任何一型 A 组链球菌，在一定条件下，都可产生红疹毒素，引起猩红热。传染源为患者或带菌者，主要通过呼吸道经飞沫直接传播，偶可由被污染的玩具、书籍等进行传播，细菌并可侵入创伤、产道引起外科或产科猩红热。

【临床表现】

1. 一般表现　病起即有发热，发热高度不定。多数体温为 38 ~ 39℃，少数可达 40℃，此外伴有头痛、咽痛、腹痛。咽下部明显充血，扁桃体红肿。

2. 皮疹　多数患儿在发热的第二天即出现皮疹，先自耳后、颈部、胸部开始，在 24 小时内蔓延至全身，皮疹为弥漫性密集的、鸡皮样、针尖大小的猩红色点状疹，有瘙痒感，疹间皮肤通红，用手指按压皮肤红色可暂时消退数秒钟，出现苍白手印，这种现象称为贫血性皮肤划痕。在皮肤皱折处如腋窝、肘窝、腹股沟处皮疹密集成线。称之为帕氏线。猩红热患儿面部无皮疹仅发红，但在口唇周围及鼻尖不发红，则显得苍白，被称为"环口苍白圈"，这种现象其它病罕见。此外。发病 2 ~ 3 天，舌乳头突出，明显红肿，舌红肿称杨梅舌。

3. 并发症

(1) 由病原菌或其它细菌引起的化脓性并发症。常见的化脓并发症有化脓性淋巴结炎、中耳炎、乳头炎、蜂窝组织炎等。严重者病原菌侵入血流，可引起脓毒败血症。

(2) 中毒性败血症，多发生于猩红热早期，多由毒素引起的非化脓性一过性病变。表现为心肌炎、关节炎、结节性红斑。严重者，可出现突然高热、体温达 40℃ 以上，有时出现寒战、惊厥、昏迷、面色苍白、四肢厥冷、脉搏细弱、血压下降等休克的表现，这些症状应加以注意。

(3) 免疫反应性并发症，病程 1 周左右。可发生关节炎，大小关节均可累积，呈游走性，可有红肿和渗出液。病程第 3 周左右，可发生急性肾小球肾炎，故此时期应多作尿检查，以便早期发现，及时治疗。

【诊断】

1. 流行病学史询问　与同类病患者或咽炎患者接触史，均有助于诊断。

2. 典型临床症状观察与检查主要有发热、咽痛、典型皮疹、杨梅舌、环口苍白圈及病程后期的脱皮现象等。

3. 细菌培养　从鼻咽部拭取渗出物作细菌培养，如检出致病菌，可确诊。

【治疗与护理】

（一）治疗

1. 一般治疗　应卧床休息，供给充足的营养和水分。

2. 抗菌治疗　青霉素为治疗猩红热首选药，一般每日 2～5 万 u/kg。分 2～3 次肌注。重症儿童可加大剂量至每日 10～20 万 u/kg，分 2～3 次静脉滴入。对青霉素过敏者，可改用红霉素或磺胺类药物，总的疗程 7～10 天。

3. 支持疗法　对重症或体弱者，除加大青霉素剂量外，可考虑输血浆或新鲜全血，以改善中毒症状。如有中毒性休克，应积极扩充血容量，纠正酸中毒，及选用血管活性药物等。

4. 对症治疗　对高热者应用物理降温或退热剂，烦躁不安者用镇静剂。

（二）护理

1. 注意口腔及皮肤护理　保持患儿口腔清洁，年龄较大儿童可用温盐水或多贝尔氏液勤漱口。年龄较小的幼儿，需用生理盐水清洗或勤喂水，以达到清洁口腔的目的。注意皮肤清洁，勤换衣裤，忌穿绒布类衣裤，以免加重痒感。皮肤瘙痒时。可用 75% 酒精涂擦皮肤。脱皮时可涂液体石蜡或凡土林油保护皮肤。有大皮脱离时要及时用剪刀剪掉，不能强行剥离，以免出血或发生继发感染。

2. 观察病情变化　及早发现并发症，每 4 小时测体温、脉搏、呼吸，体温正常后可改为每日测 2 次。注意观察患儿精神状态、面色、尿色、尿量、关节等变化。必要时及时与医生联系给以处理。

（于利萍）

第二节　流行性腮腺炎

流行性腮腺炎是腮腺病毒引起的急性呼吸道传染病。冬春季流行，多见于学龄前期及学龄期儿童。

【病因】

腮腺炎病毒属副粘液病毒。存在于患者唾液、血液、尿液及脑脊液中，此病毒耐低温，对热、紫外线照射、70% 酒精等耐受性低。传染源为患者和隐性感染者，主要通过飞沫传播。

【临床表现】

发热，可高达 40℃，同伴食欲减退，精神不佳、头痛、呕吐等。双侧腮腺肿胀（偶可见到单侧发生），肿胀以耳垂为中心，边界不清，有轻度压痛，张口或咀嚼时疼痛加重。在两侧颊粘膜上，可见腮腺管红肿。有时舌下腺、颌下腺及颈淋巴结肿大。发病 3～5 天后体温及腮肿逐渐消退。整个病程约 2 周左右。腮腺炎病毒除侵犯腮腺之外，还可侵犯神经系统和其他腺体，引起多种并发病。

常见并发症有脑膜脑炎、胰腺炎、睾丸炎。

1. 脑膜脑炎　当病程中出现剧烈头痛、频繁呕吐、精神萎靡、嗜睡、烦躁甚至惊厥、昏迷，肌张力增高、腱反射亢进、血压增高、相对缓脉，甚至出现颈强直、克氏症阳性等可视为脑膜刺激征。

2. 胰腺炎　病程中热骤然升高，上腹部剧痛，伴恶心、呕吐，剑突下腹肌紧张、压痛明显，尿、血淀粉酶急剧升高，但腮腺炎本身也可致淀粉酶增高，所以仅凭淀粉酶增高或只有轻度腹痛者，不能诊断为胰腺炎。

3. 睾丸炎　多见于青春发育期儿童，腮肿同时睾丸一侧或双侧红肿痛。

【诊断】

1. 根据流行病学资料，在当地，如学校、幼儿园有腮腺炎流行，并有接触史的，则有重要参考价值。

2. 典型临床症状与体征，以耳垂为中心的双侧腮腺非化脓性肿胀。

3. 血及尿中淀粉酶值增高，也有诊断参考价值。

4. 有条件者可对唾液、尿、脑脊液、血等标本进行病毒分离。

【治疗与护理】

（一）治疗

本病无特效治疗方法。抗生素无效，一般选用清热解毒，散结消肿的中药方剂口服。在腮肿的早期作局部冷敷，使局部血管收缩，从而减轻炎症充血的程度，减轻疼痛与肿胀。也可用茶水或醋将中药如意金黄散调成糊状后温敷。如果有并发症出现，则应采取相应的药物及治疗措施。

（二）护理

1. 卧床休息　急性期应卧床休息，以减少并发症发生。如并发睾丸炎时更需卧床休息，可用丁字带将阴囊托起，以减轻肿大的阴囊坠痛。重者局部以青黛3 g、雄黄6 g、明矾3 g、冰片1.5 g研末油调后外敷。

2. 合理的饮食　宜给富有营养易消化的半流食或软食，避免酸、硬食物。酸、硬食物会使唾液分泌增加，从而刺激红肿的腮腺管口，加重疼痛。要给患儿多喝开水，以利于退热及毒素的排出。

3. 发热的护理　当体温发热超过39℃时，可用解热剂或采用头部冷敷、酒精擦浴等物理降温方法。

4. 口腔护理　注意口腔卫生，饭后及睡觉前用淡盐水漱口或刷牙、清除口腔及牙齿上的食物残渣，防止发生继发感染。对于不会漱口的婴儿需作口腔护理或勤喂开水。

5. 加强病情观察，一旦发现并发症表现，应及时与医生联系。

（叶美欣）

第三节 化脓性脑膜炎

化脓性脑膜炎（简称化脑）是婴幼儿时期常见的感染性疾病。由于小儿机体抵抗力较弱，血脑屏障功能亦较差，所以细菌容易侵入神经系统而发病。

【病因】

多种细菌可导致化脓性脑膜炎。其中以肺炎球菌为多，其次为流感杆菌、葡萄球菌。不同年龄小儿致病菌也有不同，新生儿以大肠杆菌、变形杆菌、绿脓杆菌为多见。婴幼儿以肺炎球菌、流感杆菌为多见。3 岁以上则以脑膜炎双球菌、金黄色葡萄球菌为多见。

化脑的发生通常细菌是通过以下几个途径进入脑膜的。

1. 血行感染 细菌从呼吸道侵入者为最多，也可经皮肤、粘膜或新生儿脐部伤口侵入，然后经血循环并通过血脑屏障到达脑膜。

2. 直接扩散 感染可从颅外直接扩散引起脑膜炎，邻近组织感染，如中耳炎、乳突炎、或头部外伤或神经系统先天性缺损如脑脊膜膨出、皮肤窦道，细菌可直接侵入脑膜，引起脑膜炎症。炎症可遍及软脑膜及蛛网膜，病初以大脑表面为主，以后逐渐蔓延脑底及脊髓；蛛网膜下腔充满脓性分泌物。

【临床表现】

各种细菌所致的化脑临床表现大致相同，可归纳为感染、颅内压增高及脑膜刺激征，其表现在很大程度上取决于患儿年龄，年长儿及成人的典型表现在婴儿常不明显。

儿童时期脑膜炎的症状是起病急、高热、头痛、呕吐、食欲不振及精神萎靡，起病时神志一般清醒，病情加重后可发生谵妄、惊厥和昏迷；体检可见脑膜刺激征（克氏征、布氏征、颈强直）阳性，病情严重者可见有休克、弥散性血管内凝血、脑水肿及脑疝等症状。

婴幼儿患脑膜炎时，有发热、呼吸道感染及消化道症状，继而出现嗜睡、烦躁不安、感觉过敏、尖叫、双目凝视、惊厥。查体可见前囟饱满和布氏征阳性。

新生儿特别是未成熟儿，起病隐匿。常缺乏典型症状体征，体温可高可低，常为拒食、吐奶、哭声低微、肌张力降低、少动、黄疸、发绀、呼吸不规则等非特异性症状。查体仅见前囟张力增高。前囟突起亦出现较晚，故极易误诊。

由于中枢神经系统广泛性炎症浸润和粘连。可出现多种并发症及后遗症，常见的有硬膜下积液、脑室膜炎、脑性低钠血症、脑积水、颅神经瘫痪及脑脓肿等。

【诊断】

化脑是小儿较常见的感染性疾病，早期诊断、及时彻底治疗，是提高治愈率，降低病死率和后遗症发生的关键。遇有以下情况者应考虑有化脑的可能：

1. 患儿患呼吸道感染（上感、肺炎等）或其它感染，如骨髓炎、蜂窝组织炎、败血症，若有神经系统症状出现，应考虑有脑膜炎发生的可能。

2. 患儿有头皮或脊背中线的孔窦畸形，头颅外伤、颅底骨折等如出现神经系统症状亦应疑有脑膜炎存在。

3. 新生儿患败血症时，容易并发化脑。

4. 婴儿有不明原因的持续发热，经一般治疗无效，乳幼儿因初次高热而发生惊厥，不能用一般高热惊厥解释者，都有必要及早排除化脑。

进一步确诊的可靠措施是做腰椎穿刺检查脑脊液。腰穿不仅能确定有无化脑，还可进而查明病原菌，以便制定最适当的治疗方案。化脑患儿的脑脊液外观浑浊，压力升高，偶有脓液粘稠，流出困难的现象。镜检可见白细胞增多，每立方毫米从数百至数万，其中以多核白细胞为主。将脑脊液作涂片染色多能查见病原菌，细菌培养虽然阳性率不如涂片，但培养还是很重要的，一方面可协助确诊，另外还可以通过药物敏感试验选用更为适宜的抗生素。脑脊液生化检查结果为糖含量降低。蛋白含量增高。

【治疗与护理】

（一）治疗

1. 抗菌治疗　对预后影响仅次于早期诊断，应早期给以足量、恰当的抗生素，并完成预定疗程，可使大多数小儿治愈。给药后要观察治疗反应，若体温在 3 天左右下降，症状减轻，脑脊液细菌消失，细胞数明显减少，其他生化指标亦也相应好转，可继续用药，2 周后再复查腰穿。如治疗反应欠佳则需调整治疗计划，切忌缺乏任何指征就随意更换药物。症状消失、热退 1 周以上，脑脊液细胞数少于 20 个/mm^3，蛋白及糖量恢复正常，平均疗程 2~3 周才可停药。在抗生素选择上应注意：

（1）根据不同的致病菌，有针对性地选药。

（2）当细菌不明时应联合用药。

（3）选用杀菌药，不用抑菌药。

（4）选择能透过脑屏障的药物。常用的抗生素有氨苄青霉素、氯霉素、先锋Ⅱ、新青Ⅱ、羧苄青霉素、青霉素、庆大霉素等。

2. 激素治疗　为了减少颅内炎症粘连，化脑常规使用皮质激素。一般开始先用氢化可的松每日 5~8 mg/kg 或地塞米松每日 0.4 mg/kg 静点，5~7 天病情好转后改口服强的松每日 1 mg/kg，以后逐渐减量，在停用抗生素前数日停药，总疗程约 10~20 天左右。

3. 对症处理和硬膜下积液的治疗　某些症状或并发症能直接危及患儿生命，应及时处理。

（1）控制惊厥，频繁的惊厥必须控制，以免发生脑缺氧或呼吸衰竭。引起惊厥发生的原因很多，最常见的原因是颅内压增高和低钙：除用脱水药降低颅压和常规补钙外，采用安定、苯巴比妥、水合氯醛等药物对症治疗抗惊厥亦有必要。

（2）硬膜下积液如少量，可自行吸收，液体量多，有颅内压增高症状或神经系统局灶性体征时，可进行硬膜下穿刺，每日或隔日穿刺 1 次，每次放液量，一般不超过 30 ml。有硬膜下积脓时，可进行局部冲洗，并注入适当抗生素。

（二）护理

1. 一般护理

（1）要求病室应空气新鲜，安静。

（2）做好口腔、皮肤护理，避免强烈光线刺激患儿。

（3）保证足够入量及热量，做到耐心喂养，以少量多次为宜。呕吐频繁不能进食者，应由静脉补声营养，详细记录出入量。

（4）静脉输液速度不宜太快，以免加重或诱发脑水肿，同时根据各种药物的性质和要求按时加药。另外，因本病治疗时间长，对于静脉的保护很重要，选择静脉时，应从远心端到近端，从小静脉到大静脉。

2. 特殊护理

（1）高热的患儿，应迅速降温，以减少大脑氧的消耗，防止惊厥发生，可用退热量或物理降温，发生惊厥时应及时报告医生给予药物止惊。

（2）有呕吐者，在进食、进水、喂药后均须抬高床头或侧卧，防止呕吐物吸入气管而造成窒息，或并发吸入性肺炎。

（3）密切观察病情，观察患儿精神、面色、瞳孔的变化。观察呼吸的节律是否正常，还应注意观察治疗用药的副作用表现。

（4）腰椎穿刺后须去枕平卧 2 小时，减低脑压，防止引起头痛或脑疝形成。硬膜下穿刺放液后须按压局部半小时，以免引起头皮水肿或头皮感染。

（王美　周亚丽）